Brad Walker

Die Anatomie der Sportverletzungen

Der illustrierte Guide
für Prävention, Diagnose
und Behandlung

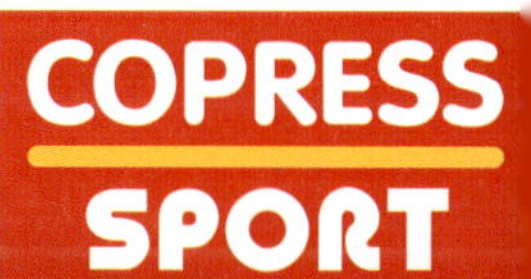

First published in 2007 by Lotus Publishing and North Atlantic Books,
Berkeley, California

Titel der Originalausgabe: »The Anatomy of Sports Injuries. Your Illustrated Guide to Prevention, Diagnosis, and Treatment«

Anatomische Zeichnungen: Amanda Williams
Illustration der Übungen: Matt Lambert

Hinweis: Die vorliegende Publikation wurde geschrieben und publiziert, um genaue und maßgebliche Informationen zu dem vorgestellten Thema zur Verfügung zu stellen. Publikation und Verkauf erfolgen unter der Voraussetzung, dass der Autor und der Verlag durch seine Autorenschaft oder die Publikation dieses Werkes keine rechtlichen, medizinischen oder anderweitigen professionellen Dienstleistungen übernehmen. Falls medizinische oder sonstige fachliche Hilfe benötigt werden, sollten die Dienste einer kompetenten Fachkraft in Anspruch genommen werden.

Dieses Buch wurde gefördert und herausgegeben von der Society for the Study of Native Arts and Sciences (dba North Atlantic Books), einer Non-Profit-Einrichtung im Bildungsbereich mit Sitz in Berkeley, Kalifornien, die zusammen mit ihren Partnern – unter der Prämisse eines heilungsorientierten Gleichgewichts von Körper, Geist und Natur – interkulturelle, ganzheitlich orientierte Perspektiven zu Kunst, Natur- und Geisteswissenschaften entwickelt, mit dem Ziel, durch deren Publikation zu persönlichen oder globalen Veränderungsprozessen beizutragen.

Bibliografische Information der Deutschen Nationalbibliothek
Die Deutsche Nationalbibliothek verzeichnet diese Publikation in der Deutschen Nationalbibliografie; detaillierte bibliografische Daten sind im Internet http://dnb.dnb.de abrufbar.

Übersetzung aus dem Englischen: Marianne Harms-Nicolai,
Petra Hucke, Annette Schelb, Dr. Sonja Vilei, Dr. Marcus Würmli

Fachberatung: Dr. Iris Klofat

Satz und Redaktion der deutschen
Ausgabe: Verlags- und Redaktionsbüro München,
www.vrb-muenchen.de

ISBN 978-3-7679-1233-5
Printed in Germany

Dieser Titel ist auch als E-Book erhältlich (ISBN 978-3-7679-2064-4).
www.copress.de

Inhalt

KAPITEL 6

KAPITEL 7

KAPITEL 8

KAPITEL 9

KAPITEL 10

KAPITEL 11

KAPITEL 12

KAPITEL 13

KAPITEL 14

KAPITEL 15

KAPITEL 16

KAPITEL 17

Einleitung

Je mehr Menschen Sport treiben, umso häufiger treten auch sportbedingte Verletzungen auf. Sportbegeisterte sollten daher schnell und leicht verständlich Informationen an die Hand bekommen, die ihnen im Detail vermitteln, wie sie präventiv vorsorgen und Sportverletzungen, wenn sie doch einmal auftreten, erkennen sowie – so es sich nicht um drastischere Verletzungen handelt – lindern und die Heilung unterstützen können. Vielen bereits erhältlichen Ratgebern zu diesem Thema fehlt eine allgemeinverständliche Vermittlung wertvoller anatomischer Details, die in dieser Situation eine aufschlussreiche Hilfe sein können – für Hobbyjogger genauso wie für professionelle Athleten, für Personal-Trainer-»Greenhorns« ebenso wie für erfahrene Sportcoachs, für Sporthochschulabsolventen genauso wie für versierte Sportmediziner.

Brad Walker kombiniert in diesem Buch anschaulich praktische Erfahrung mit theoretischem Background. Bis ins Detail stellt er komplexe Präventions-, Behandlungs- und Managementstrategien so dar, dass jeder sie verstehen kann.

Detailreiche Illustrationen machen im Bild nachvollziehbar, was bei der Behandlung von Sportverletzungen im Körper passiert. Walkers professionelle Erklärungen können Lesern und Leserinnen dieses Buches helfen, Sportverletzungen zukünftig zu vermeiden. Kommt es aber doch einmal zu einer Verletzung, zeigt er auf, wie man – parallel zur Behandlung durch einen Spezialisten – den Heilungsprozesses selbst effektiv unterstützen und schon bald wieder zu seinen sportlichen Aktivitäten zurückkehren kann.

In diesem Buch betrachten wir die sportbedingten Verletzungen aus den unterschiedlichsten Perspektiven. Kapitel 1 führt in die verschiedenen Begriffe der Thematik ein. Es erklärt die Klassifizierungen und möglichen Ausprägungsgrade von Sportverletzungen und beschreibt die beteiligten Körperstrukturen und Gewebeformen. In Kapitel 2 werden wichtige Strategien für die Prävention erläutert, die eine Verletzungsgefahr deutlich reduzieren können. Kapitel 3 skizziert einen umfassenden Behandlungs- und Rehabilitationsplan, der eine möglichst schnelle und vollständige Genesung zu gewährleisten hilft. Die Kapitel 4 bis 17 geben einen detaillierten Überblick über 120 relativ einfach selbst zu lokalisierende Sportverletzungen. Orientiert an den Schlüsselbereichen des Körpers, wird jede von ihnen in Anatomie und Physiologie, möglichen Ursachen, Anzeichen und Symptomen, Komplikationen sowie Sofortbehandlung, Rehabilitationsverfahren und Langzeitprognosen beschrieben.

Dieses Buch richtet sich an alle Fitness-Fans und Gesundheitsexperten, ganz unabhängig vom jeweiligen Vorwissen. Unterstützend zu Prävention, Behandlung und Rehabilitation bietet es eine Auswahl an Kraft- und Beweglichkeitsübungen an, die natürlich nicht erschöpfend sein kann oder soll, sondern zur Orientierung dient. Für individuelle gesundheitliche Probleme und eine auf Ihre besondere Symptomatik zugeschnittene medizinische Behandlung konsultieren Sie bitte grundsätzlich immer auch einen Arzt.

Anatomische Grundbegrifflichkeiten

Abduktion Abspreizung (des Körpers, eines Fußes, einer Hand) von der Mittellinie.

Adduktion Neigung (des Körpers, eines Fußes, einer Hand) zur Mittellinie hin.

Anatomische Position Aufrechte Körperhaltung, die Handflächen zeigen nach vorne.

Anterior Zur Vorderseite des Körpers hin (im Gegensatz zu posterior).

Bauchlage Position des Körpers, in der die ventrale Fläche nach unten zeigt (im Gegensatz zur Rückenlage).

Depression Absenkung eines Körperbereichs, Muldenbildung.

Distal Weiter von der Körpermitte oder von einem Organ entfernt gelegen (im Gegensatz zu proximal).

Dorsal An der Rückseite des Körpers, eines Körperteils beziehungsweise Organs (im Gegensatz zu ventral).

Elevation Das Anheben einer Extremität über einen Winkel von 90° zur vertikalen koronaren Ebene.

Eversion Wie beim Knickfuß wird die Fußsohle nach außen gedreht.

Extension Aktive oder passive Streckbewegung eines Gelenks, die zur Trennung zweier ventraler Flächen führt (im Gegensatz zur Flexion).

Flexion Aktive oder passive Beugebewegung eines Gelenks, die zur Annäherung zweier ventraler Flächen führt (im Gegensatz zur Dehnung).

Horizontalebene Transversalebene im rechten Winkel zur Längsachse des Körpers.

Inferior Unten bzw. weiter unten gelegen, am weitesten vom Kopf entfernt.

Inversion Drehung der Fußsohle nach innen.

Kontralateral Auf der entgegengesetzten Körperseite gelegen.

Koronarebene Eine vertikale Ebene im rechten Winkel zur Sagittalebene, die den Körper in einen vorderen und einen hinteren Teil teilt.

Lateral Seitlich, von der Körpermitte oder seitlich des Organs (versus medial).

Medial Körper- oder organmittig gelegen (versus lateral).

Median In der Körpermitte gelegen.

Oppositionsbewegung Für das Sattelgelenk des Daumens spezifische Bewegung, durch die der Daumen die Fingerspitzen derselben Hand berühren kann.

Palmar Im Bereich der vorderen (Hand-)Fläche gelegen.

Plantar Im Bereich der Fußsohle gelegen.

Posterior Bezogen auf den Rücken oder die dorsale Seite des Körpers (im Gegensatz zu Anterior).

Pronation Drehung aus der anatomischen Position heraus, z.B. der Handfläche nach unten zum Boden.

Protraktion Transversale Vorwärtsbewegung oder Ausdehnung.

Proximal Anatomisch näher zur Körpermitte oder zum Befestigungspunkt einer Extremität gelegen.

Retrakion Horizontale Rückwärtsbewegung, Zusammenziehen.

Rotation Bewegung rund um eine fixierte Achse.

Rückenlage Position des Körpers, in der die ventrale Oberfläche nach oben zeigt (im Gegensatz zur Bauchlage).

Sagittalebene Eine vertikale Ebene oder Körperachse, die sich von vorne nach hinten erstreckt und den Körper in zwei gleich große rechte und linke Hälften teilt.

Superfiziell An oder knapp unter der Oberfläche (versus Tief).

Superior Oben, am nächsten zum Kopf hin gelegen.

Supination »Auswärtsdrehung«, durch die die Daumenseite nach außen und der Handrücken nach hinten gedreht wird.

Tief Weg von der Oberfläche (im Gegensatz zu oberflächlich).

Ventral Anatomisch auf den vorderen Teil des Körpers bezogen (im Gegensatz zu dorsal).

Zirkumduktion Kreisende Bewegung, bei der das distale Ende eines Knochens rotierend bewegt wird, während das proximale Ende unbewegt bleibt.

KAPITEL 1

Sportverletzungen – eine Definition

Niemand bezweifelt die positiven Effekte regelmäßiger sportlicher Betätigung: Die kardiovaskuläre Fitness nimmt zu, Muskelaufbau und erhöhte Beweglichkeit führen zu einer signifikanten Steigerung der Lebensqualität. Einer der ganz wenigen Nachteile einer höheren Frequenz sportlicher Aktivitäten scheint das damit verbundene Risiko erhöhter Verletzungsgefahr zu sein. Tatsächlich treiben immer mehr Menschen aktiv Sport (was gut ist!), doch auch die Zahl der sportbedingten Verletzungen ist parallel messbar nach oben geklettert. So verletzen sich nach Angaben des Bundesinstituts für Sport von den 23 Mio. Bundesbürgern, die regelmäßig Sport treiben, pro Jahr 1,25 Mio. so schwer, dass sie ärztlich versorgt werden müssen. Die drei häufigsten Unfallsportarten im nicht organisierten Sport sind Fußball, alpiner Skilauf und Inline Skaten, im Schulsport sind es Fußball, Basketball und Turnen. Die drei häufigsten Unfallsportarten im Vereinssport sind Fußball, Handball sowie Volleyball (www.bisp-surf.de/Record/PU200401000169).

WAS MACHT EINE SPORTVERLETZUNG AUS?

Generell betrachtet man jede Belastung für den Körper, durch die sein Organismus nicht mehr ordnungsgemäß funktionieren kann, als Verletzung. Der Körper muss in einen »Reparaturprozess« eintreten. Eine Sportverletzung definiert sich also als die Art von Verletzung, Schmerz oder körperlicher Versehrtheit, die infolge eines Trainings oder einer sportlichen Aktivität auftreten.
Obwohl der Begriff »Sportverletzung« im Grunde jedes physische Trauma bezeichnen kann, das durch Sport und Bewegung verursacht wird, beschreibt er in der Regel nur die Beeinträchtigungen des Bewegungsapparates (Muskuloskelettales System). Schwerere Verletzungen, wie Kopf-, Hals- und Rückenmarkstraumata, werden in der Regel getrennt von den häufiger vorkommenden, vergleichsweise harmloseren Sportverletzungen wie Verstauchungen, Zerrungen, Brüchen und Prellungen betrachtet.

WAS KANN DURCH EINE SPORTVERLETZUNG BEEINTRÄCHTIGT SEIN?

Sportverletzungen sind meistens mit dem Bewegungsapparat verbunden, also Muskeln, Knochen, Gelenken und den dazugehörigen Geweben, wie Bändern und Sehnen. Im Folgenden werden die Komponenten des Bewegungsapparates kurz erläutert..

Muskeln

Ein Muskel besteht zu 75 % aus Wasser, 20 % aus Eiweiß und 5 % aus Mineralsalzen, Glykogen und Fett. Man unterscheidet drei Arten von Muskeln: Skelettmuskeln, Herzmuskel und die glatte Muskulatur. Der an der Bewegung beteiligte Muskeltyp ist die (quergestreifte, somatische) Skelettmuskulatur, die wir willkürlich einsetzen können. Sie macht etwa 40 Prozent des gesamten menschlichen Körpergewichts aus.
Die Skelettmuskulatur überzieht unser Knochengerüst und/oder ist mit Sehnen daran befestigt. Sie ist zu schnellen starken, aber auch längeren konstanten Kontraktionen in der Lage. So ermöglicht uns die Skelettmuskulatur sowohl physische »Kraftakte« als auch feine, kontrollierte Bewegungen. Der obere Punkt, an dem ein Muskel direkt oder über eine Sehne an einem relativ konstanten Punkt eines Knochens angesetzt ist, wird als sein »Ansatz« oder »Ursprung« bezeichnet. Zieht sich der Muskel zusammen, überträgt er die Spannung über ein oder mehrere Gelenke auf das Knochenskelett und es kommt zu einer Bewegung. Die untere Ansatzstelle des Muskels an den sich bewegenden Knochen wird »Insertion« genannt.

Überblick über die Skelettmuskulatur

Die funktionelle Einheit des Skelettmuskels, die Muskelfaser, ist eine längliche, zylinderförmige Zelle mit mehreren Kernen, die ca. 10–100 Mikrometer breit und zwischen einigen Millimetern bis zu über 30 Zentimetern lang sein kann. Das Zytoplasma der Muskelfaser wird als Sarkoplasma bezeichnet; es ist in einer Zellmembran, dem Sarkolemm, verkapselt. Jede einzelne Muskelfaser ist von einer zarten Membran, dem sogenannten Endomysium, umgeben.

Die Muskelfasern sind in Bündeln zusammengefasst, die vom Perimysium umschlossen werden. Diese Bündel sind gruppiert, und der gesamte Muskel ist von einer Bindegewebshülle umgeben, die man als Epimysium bezeichnet. Diese Muskelmembranen durchziehen die gesamte Länge des Muskels, von der Ursprungssehne bis zur Insertionssehne. Die komplette Struktur wird auch als muskulotendinöse Einheit bezeichnet.

HINWEIS: Bei der Kontraktion erzeugen alle Muskelarten Wärme, die für die Aufrechterhaltung einer normalen Körpertemperatur elementar ist. Man schätzt, dass 85 % der gesamten Körperwärme durch Muskelkontraktion erzeugt wird.

Zu den wichtigsten Muskeln gehören der M. quadrizeps des Oberschenkels und der M. bizeps brachii des Oberarms.

Knochen

Babys kommen mit etwa 350 Knochen auf die Welt. In der Kindheit verschmelzen diese miteinander, bis wir in der Pubertät nur noch 206 einzelne Knochen besitzen. Knochen bilden die innenliegende tragende Struktur unseres Körpers; insgesamt nennt man sie das Endoskelett. (Bei der Klasse der wirbellosen Lebewesen spricht man von einem Exoskelett; beim Menschen ist dies nur noch an den Zähnen, Nägeln und Haaren zu erahnen.) Vollentwickelter Knochen ist der härteste Gewebetyp unseres Körpers. Er besteht zu 20 % aus Wasser, 30 – 40 % aus organischer und 40 – 50 % aus anorganischer Substanz.

Knochenentwicklung und -wachstum

Der größte Teil der Knochen entsteht aus einer knorpeligen Grundsubstanz, die mit der Zeit verkalkt und dann zu echtem Knochen wird. Dieser Prozess erfolgt in vier Schritten:

1. Im zweiten oder dritten Entwicklungsmonat eines Embryos werden sogenannte Osteoblasten, knochenbildende Zellen, aktiv.
2. Zunächst bilden die Osteoblasten eine stoffliche Matrix zwischen den Einzelzellen, die mit dem faserigen Protein Kollagen angereichert ist. Dieses Kollagen verstärkt das Gewebe. Mithilfe von Enzymen wird schließlich die Ablagerung von Calciumverbindungen in der Matrix ermöglicht.

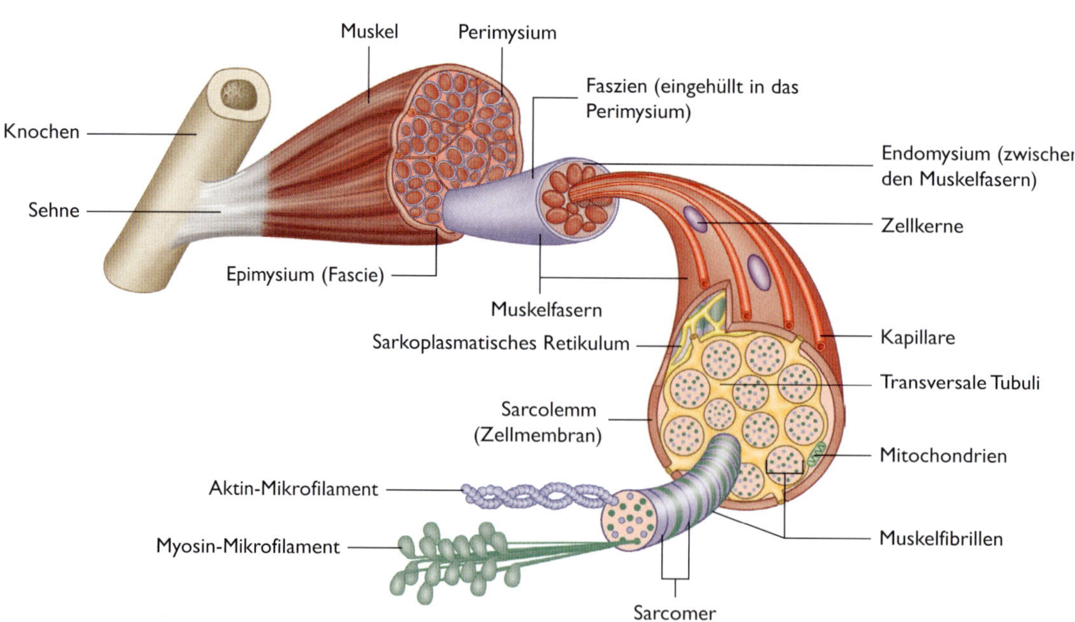

Die Struktur des Muskelgewebes von der mikroskopischen bis zur äußeren Anatomie

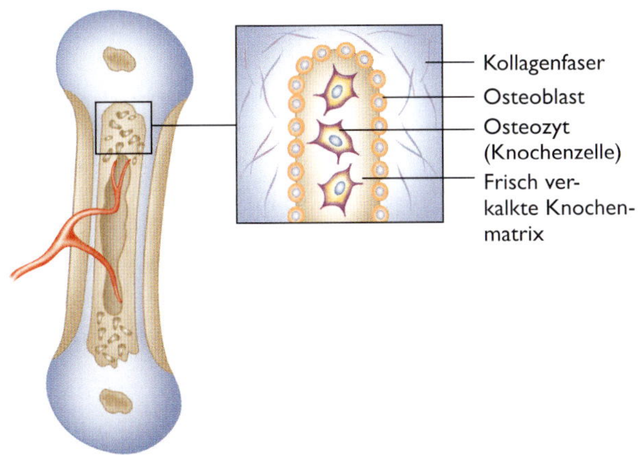

Knochenentwicklung und -wachstum

3. Das interzelluläre Material härtet um die Zellen herum aus, die zu Osteozyten werden: lebende Zellen, die den Knochen erhalten
4. Andere Zellen, die als Osteoklasten bezeichnet werden, bauen den Knochen ab, um und reparieren ihn. Dieser Prozess dauert ein Leben lang an, verlangsamt sich aber mit zunehmendem Alter. Folglich sind die Knochen älterer Menschen schwächer und zerbrechlicher.

Kurz gesagt, sind Osteoblasten und Osteoklasten die Zellen, die den Knochen aufbauen bzw. abbauen, damit sich die Knochen in Form und Stärke ganz langsam nach Bedarf anpassen können.

Knochenzellen sitzen in Hohlräumen, den sogenannten Lacunae (Singular: Lacuna), umgeben von kreisförmigen Schichten einer sehr harten Matrix, die Kalziumsalze und größere Mengen an Kollagenfasern enthält. Knochen schützen die inneren Organe und erleichtern die Bewegunglichkeit. Zusammen bilden sie eine starre Struktur: das Skelett. Zu den wichtigsten Knochen gehören der Oberschenkelknochen und der Oberarmknochen

Knochenarten nach Dichte

Kompakter Knochen

Kompakter Knochen ist dicht und sieht mit bloßem Auge glatt aus. Durch das Mikroskop erscheint kompakter Knochen als eine Verdichtung Havers'scher Systeme, die Osteonen genannt werden. Jedes System bildet einen länglichen Zylinder, der entlang der Längsachse des Knochens ausgerichtet ist und aus einem zentralen Havers'schen Kanal besteht, der Blutgefäße, Lymphgefäße und Nerven enthält, die von konzentrischen Knochenplatten, den Lamellen, umgeben sind. Mit anderen Worten, jedes Havers'sche System ist eine Gruppe von Hohlrohren aus Knochenmatrix (Lamellen), die ineinander übergehen. Zwischen diesen Lamellen befinden sich Lücken (»lacunae«), die Lymphe und Osteozyten enthalten.

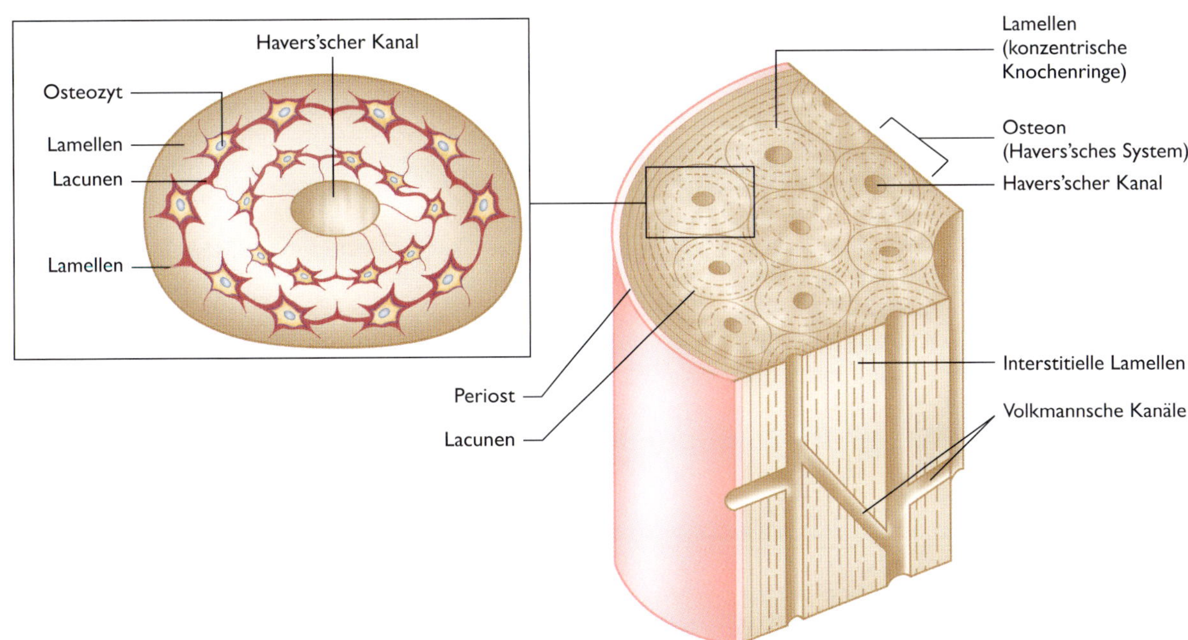

Struktur des kompakten Knochens

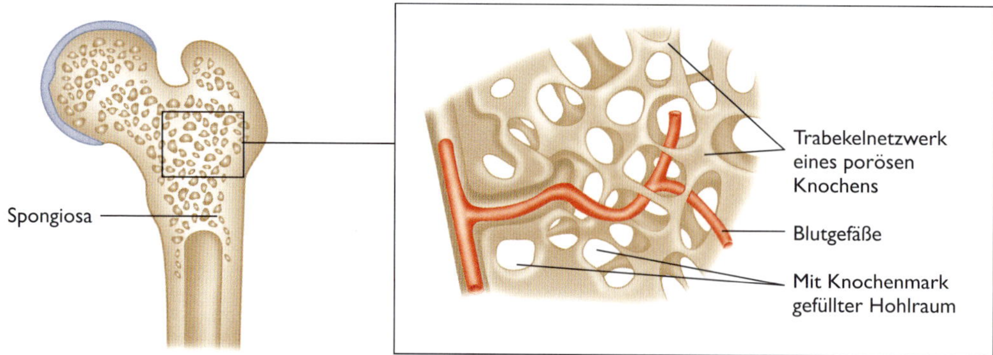

Struktur eines spongiösen (porösen) Knochens

Die Lücken sind über haarähnliche Kanälchen, sogenannte Canaliculi, mit den Lymphgefäßen im Havers'schen Kanal verbunden, sodass die Osteozyten sich von der Lymphe ernähren können. Diese röhrenförmige Lamellenanordnung verleiht dem Knochen eine hohe Festigkeit.

Andere Kanäle, auch Perforationskanäle genannt, verlaufen rechtwinklig zur Längsachse des Knochens und verbinden die Blutgefäße und die Nervenversorgung im Knochen mit dem Periost.

Spongiöser Knochen (Spongiosa)

Spongiöser, schwammartiger Knochen besteht aus kleinen nadelförmigen Trabekeln (trabeculae, trabecula; wörtlich: »kleine Balken«) mit unregelmäßig angeordneten Lamellen und Osteozyten, die durch Kanäle miteinander verbunden sind. Es gibt keine Havers'schen Systeme, sondern viele freie Zwischenräume, die man sich als große Havers'sche Kanäle vorstellen kann. Sie ergeben ein wabenförmiges Erscheinungsbild und sind mit rotem oder gelbem Mark und Blutgefäßen gefüllt.

Diese Struktur bildet ein dynamisches Gitter, das in der Lage ist, sich allmählich in Reaktion auf Gewichtsbelastungen, Haltungsänderungen und Muskelverspannungen neu auszurichten und zu verändern. Spongiösen Knochen findet man in den Epiphysen langer Knochen, Wirbelkörpern und anderen Knochen ohne Hohlräume.

Knochenarten je nach Form

Unregelmäßige Knochen

Unregelmäßige Knochen haben komplizierte Formen; sie bestehen hauptsächlich aus spongiösem Knochen, der von dünnen Schichten aus kompaktem Knochen umgeben ist. Beispiele dafür sind einige Schädelknochen, die Wirbel und die Hüftknochen.

Flache Knochen

Flache Knochen sind dünne, abgeflachte Knochen; sie sind häufig leicht gebogen. In der Regel bestehen sie aus einer Schicht spongiösem Knochen, die zwischen zwei dünnen Schichten aus kompaktem Knochen liegt. Beispiele dafür sind die meisten Schädelknochen, die Rippen und das Brustbein.

Kurze Knochen

Kurze Knochen sind meistens würfelförmig; sie bestehen zum überwiegenden Teil aus schwammartigem (spongiösem) Knochen. Beispiele dafür sind die Karpalknochen im Handgelenk und die Fußwurzelknochen im Knöchel.

Sesambeine

Sesambeine (auch sesamoide Knochen, lat. für »geformt wie Sesamsamen«) sind eine spezielle Art kurzer Knochen, die sich in einer Muskelsehne bilden und in ihr eingebettet sind. Beispiele dafür sind die Patella (Kniescheibe) und das sogenannte »Erbsenbein« des Handgelenks.

Lange Knochen

Lange Knochen sind länger als breit.Sie haben einen Schaft und an beiden Schaftenden einen Kopf und bestehen überwiegend aus kompaktem Knochen. Beispiele sind die Knochen der Gliedmaßen, mit Ausnahme der Hand- Sprungelenks- und Fußknochen. (auch wenn die Knochen der Finger und Zehen tatsächlich lange Knochen in Miniatur sind)

Komponenten eines langen Knochens

Die Umwandlung des Knorpels innerhalb eines langen Knochens beginnt in der Mitte des Schaftes. Sekundäre, knochenbildende Zentren entwickeln sich später an den Knochenenden. Von diesen Knochenbildungszentren aus wächst der

Knochen kontinuierlich während der Kindheit und Jugend bis zum 21. oder 22. Lebensjahr. Dann werden die Wachstumszentren hart.

Diaphyse

Die Diaphyse (griechisch: »Separation«) ist mit dem Schaft der zentrale Teil eines langen Knochens. Sie hat eine markgefüllte Aushöhlung (Kavität oder Markraum), die von kompaktem Knochen umgeben ist. Sie wird aus einer oder mehreren primären Verknöcherungsstellen gebildet und von einer oder mehreren Nährstoffarterien versorgt.

Epiphyse

Die Epiphyse (vom griechischen Wort für »Wucherung«) ist das Ende eines noch nicht ausgereiften, jugendlichen Knochens oder Knochenteils, der an der Epiphysenfuge noch durch Knorpel von dessen Hauptkörper getrennt ist. In einem sekundären Entwicklungsprozess verknöchert sie und besteht im Erwachsenenalter dann schließlich größtenteils aus Schwammknochen.

Epiphysenlinie

Die Epiphysenlinie ist der Überrest der flachen Epiphysenplatte aus hyalinem Knorpel langer junger (Röhren-) Knochen, die an dieser Stelle wachsen. Zum Ende der Pubertät stoppt das lange Knochenwachstum. Die Platte wird vollständig durch Knochengewebe ersetzt. Später erinnert nur noch die Epiphysenlinie an diesen Wachstumsprozess.

Gelenkknorpel

Der Gelenkknorpel in synovialen, also frei beweglichen Gelenken ist der einzige Hinweis auf die ursprünglich knorpelige Vergangenheit eines erwachsenen Knochens. Der Knorpel ist glatt, rutschig, porös, formbar, unempfindlich und hat keine Blutgefäße. Er wird durch Bewegung massiert und verteilt und bewegt damit Synovialflüssigkeit, Sauerstoff und Nährstoffe.

HINWEIS: Der degenerative Prozess der Arthrose (und die letzten Stadien einiger Formen rheumatoider Arthritis) bewirken den Abbau des Gelenkknorpels.

Periost

Das Periost ist eine faserige Bindegewebsmembran, die die Außenfläche des Knochens umhüllt. Es ist mit Gefäßen versorgt und stellt eine hochempfindliche, doppellagige, lebenserhaltende Scheide dar. Die äußere Schicht besteht aus dichtem, unregelmäßigem Bindegewebe. Die innen direkt an der Knochenoberfläche liegende Schicht enthält sowohl knochenbildende Osteoblasten als auch knochenzerstörende Osteoklasten. Das Periost ist durchzogen von Nervenfasern, Lymphgefäßen und Blutgefäßen, die über Nährstoffkanälchen den Knochen versorgen. Kollagenfasern, die sogenannten Sharpey-Fasern, befestigen es am Knochen. Das Periost fungiert auch als Ankerpunkt für Sehnen und Bänder.

Markhöhle

Die Markhöhle ist der Hohlraum der Diaphyse (beispielsweise im Zentrum eines Röhrenknochens). Sie enthält Knochenmark, das in der Kindheit und Jugend rot, im Erwachsenenalter gelb ist.

Rotes Knochenmark

Rotes Knochenmark hat eine rote, gelartige Konsistenz und besteht aus roten und weißen Blutkörperchen in verschiedenen Entwicklungsstadien.

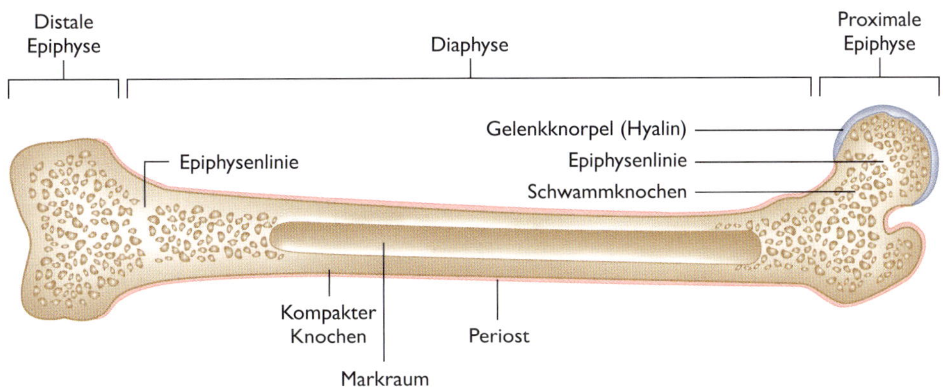

Bestandteile eines langen Knochens

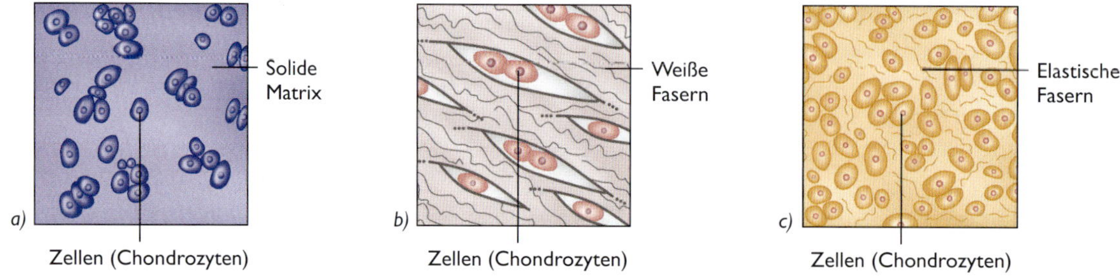

Knorpelstruktur: a) hyaliner Knorpel, b) weißer Faserknorpel, c) gelber elastischer Knorpel

Es befindet sich typischerweise im Schwammknochenteil langer Knochen und flacher Knochen. Bei Erwachsenen tritt das rote Knochenmark, das neue rote Blutkörperchen bildet, nur noch im Oberschenkel- und Oberarmkopf sowie in flachen Knochen wie dem Brustbein und unregelmäßigen Knochen wie den Hüftknochen auf. An diesen Stellen werden routinemäßig Knochenmarksproben entnommen, wenn man Probleme mit dem blutbildenden Gewebe vermutet.

Gelbes Knochenmark

Gelbes Mark ist ein fettiges Bindegewebe, das keine Blutzellen mehr produziert.

Knorpel

Knorpel ist ein spezialisiertes, fibröses Bindegewebe. Sein Hauptzweck ist es, glatte Oberflächen für die Bewegungen der Gelenke zu schaffen, die Stöße und Reibungen an den Stellen absorbieren, an denen Knochen aneinanderstoßen oder -reiben. Knorpel existieren entweder während einer bestimmten Wachstumsphase und werden später durch Knochen ersetzt oder als dauerhaft den Knochen ergänzende, weichere Struktur. Die Knorpelstärke ergibt sich vor allem aus dem in ihm enthaltenen Kollagen. Ein Knorpel ist überwiegend nichtvaskulär (also nicht von den Blutgefäßen durchdrungen) und ernährt sich hauptsächlich über ihn umgebende Gewebeflüssigkeiten.
Es gibt hyalinen Knorpel, Faserknorpel und elastische Knorpel. Der wichtigste ist der hyaline (Gelenk-)Knorpel, der sich aus Kollagenfasern und Wasser zusammensetzt. Als Gelenkknorpel bildet hyaliner Knorpel die Basis für die Entwicklung vieler Knochen. Im Erwachsenenalter existieren sie weiter als:

- Gelenkknorpel der Synovialgelenke
- Knorpelplatten zwischen – in der Wachstumsphase getrennt verknöchernden – Skelettbereichen
- Schwertfortsatz des Brustbeins (der spät oder gar nicht verknöchert) und der Rippenknorpel.

Hyaliner Knorpel existiert auch in der Nasenscheidewand, in den meisten Knorpeln des Kehlkopfes und in den Stützringen der Luftröhre sowie der Bronchien.

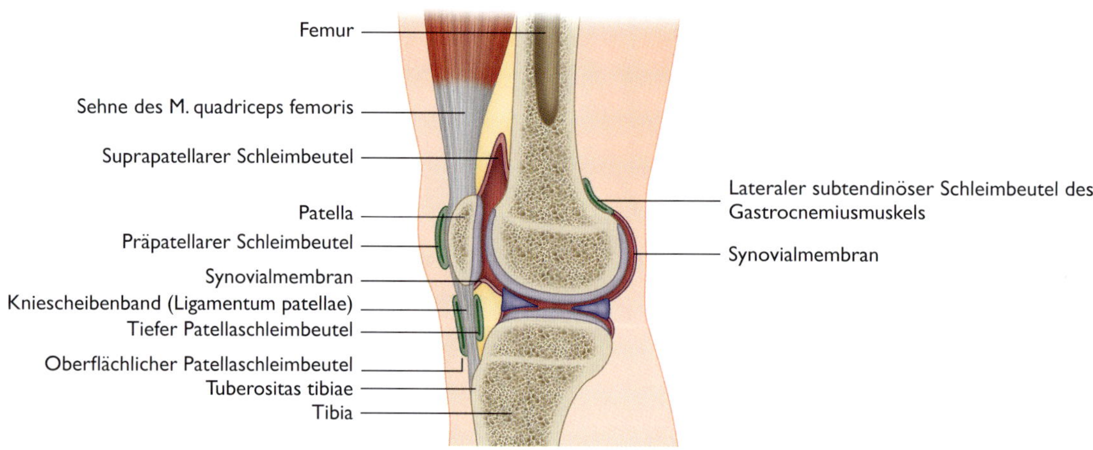

Das Kniegelenk: rechtes Bein, Ansicht in der Mitte der Speiche (Tibia)

Bänder

Bänder sind das faserige Bindegewebe, das Knochen mit Knochen verbindet. Zusammengesetzt aus dichtem, regelmäßig strukturiertem Bindegewebe, enthalten Bänder mehr Elastin als Sehnen und sind daher elastischer. Bänder sorgen für Stabilität in den Gelenken und ermöglichen oder begrenzen, zusammen mit den Knochen, die Bewegung der Gliedmaßen.

Sehnen

Sehnen sind das faserige Bindegewebe, das die Muskeln mit den Knochen verbindet. Durch ihre parallel angeordneten Kollagenfasern haben sie eine starke Widerstandsfähigkeit gegen hohe, unidirektionale Zugbelastungen bei Kontraktion des dazugehörigen Muskels. Sehnen arbeiten mit den Muskeln zusammen, um Kraft auf die Knochen auszuüben und Bewegung zu erzeugen.

Gelenke

Ein Gelenk (lateinisch: *articulatio*) ermöglicht Mobilität und macht das starre knöcherne Skelett beweglich. Physikalisch betrachtet nehmen die Gelenke Kräfte auf und übertragen sie in Bewegung. Wächst der Körper, finden die Wachstumsprozesse vor allem in der Nähe der Gelenke statt.
Man unterscheidet drei Haupttypen: fibröse Gelenke mit geringem oder keinem Bewegungsspielraum; immobile oder wenig bewegliche Knorpelgelenke sowie Synovialgelenke, die frei beweglich sind. Aufgrund ihrer freien Beweglichkeit sind Synovialgelenke wie z.B. Knie, Hüfte, Schulter und Ellenbogen am häufigsten von Sportverletzungen betroffen. Die folgenden Merkmale prädestinieren sie für Sportverletzungen:

Gelenkkapsel

Die Gelenkkapsel umhüllt das gesamte Synovialgelenk. Sie besteht aus einer äußeren Fasergewebsschicht und der innenliegenden Synovialmembran, die Gelenkflüssigkeit ausscheidet, um das Gelenk zu schmieren und zu versorgen. Die Gelenkkapsel wird durch starke Bänder stabilisiert (siehe oben).

Gelenkhöhle

Synovialgelenke haben eine Gelenkhöhle, die Gelenkflüssigkeit enthält. Bei faserigen oder knorpeligen Gelenken fehlt diese vollständig.

Hyaliner Gelenkknorpel

Hyaliner Knorpel bedeckt das Ende der Knochen und bietet eine glatte, »geschmierte« Oberfläche, die es dem Gelenk ermöglicht, sich frei zu bewegen. Aufgabe des Gelenkknorpels ist es, die Reibung der Knochen während der Bewegung zu reduzieren und Stöße zu absorbieren.

Schleimbeutel

Ein Schleimbeutel (lateinisch bursa, Plural bursae) ist ein kleiner Beutel, der mit visköser Flüssigkeit gefüllt ist. Bursae sind am häufigsten an der Stelle eines Gelenks zu finden, an der Muskel und Sehne über den Knochen gleiten. Aufgabe des Schleimbeutels ist es, die Reibung zu reduzieren und für eine gleitende Bewegung des Gelenks zu sorgen.

Die sieben Gelenktypen

Flach oder gleitend

Bei diesem Gelenktyp entsteht eine Bewegung, wenn zwei eigentlich flache oder leicht gekrümmte Oberflächen übereinander gleiten. Beispiele: Schultereckgelenke und Interkarpalgelenke des Handgelenks

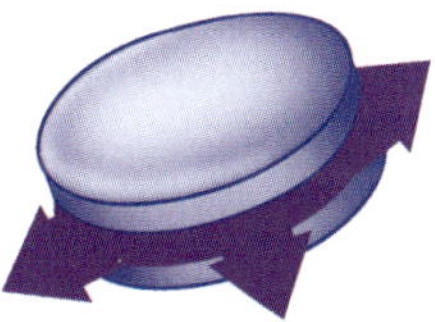

Scharnier

Hier erfolgt die Bewegung über eine Querachse wie bei einem Scharnier. Ein Knochenvorsprung passt beispielsweise in die konkave oder zylindrische Gelenkfläche eines anderen und ermöglicht Flexion und Extension. Beispiele: die Interphalangealgelenke der Finger- und Zehenknochen und das Ellenbogengelenk.

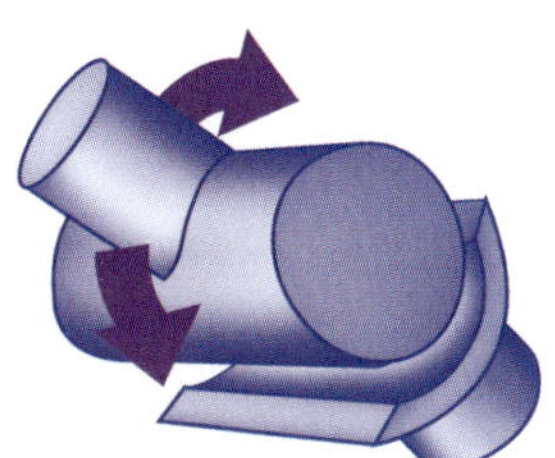

Drehgelenk

Die Bewegung erfolgt um eine vertikale Achse, ähnlich dem Steckscharnier eines Tores. Eine mehr oder weniger zylindrische Gelenkoberfläche aus Knochen ragt in einen Ring aus Knochen oder Band hinein und dreht sich in diesem. Ein Beispiel dafür ist das proximale Radioulnargelenk am Ellenbogen.

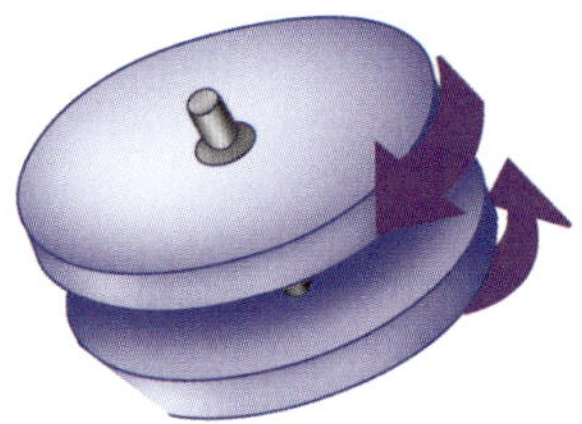

Sphäroides oder Kugelgelenk

Hier bildet einer der Knochen einen kugel- oder halbkugelförmigen Kopf aus, der sich innerhalb der konkaven Gegenform eines anderen Knochens dreht und dadurch Flexion, Extension, Adduktion, Abduktion, Zirkumduktion und Rotation ermöglicht. Diese Gelenkform funktioniert mehrachsig und ermöglicht den größten Bewegungsspielraum aller Gelenke. Beispiele: Schultergelenk und Hüfte.

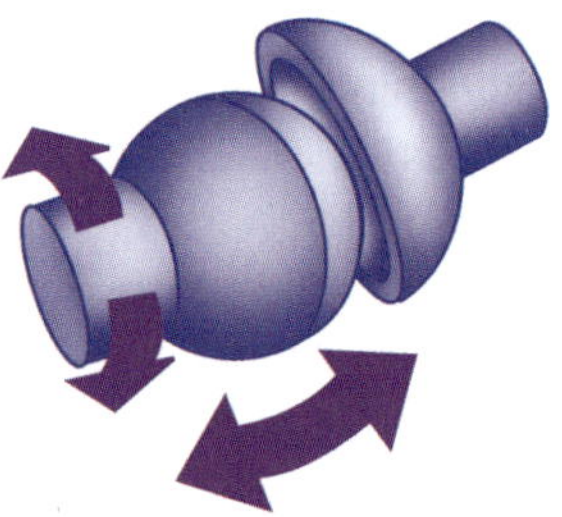

Ellipsoid

Diese Gelenke haben eine ellipsenähnliche Gelenkfläche, die in eine passende Wölbung am Gegenknochen passt; dadurch werden Flexion, Extension sowie leichte Abduktion und Adduktion ermöglicht. Beispiel: die metakarpophalangealen Gelenke der Hand (nicht aber der Daumen).

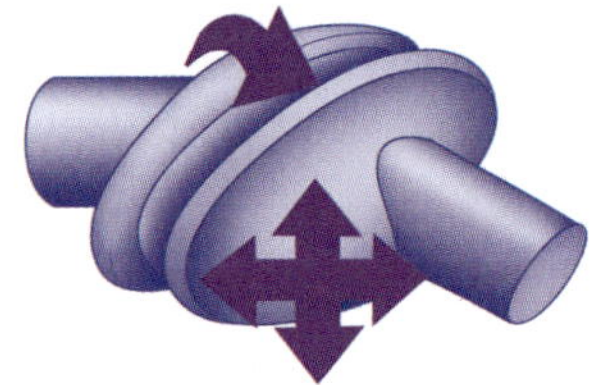

Sattel

Hier haben beide Gelenkflächen sowohl konvexe als auch konkave Bereiche und ähneln somit zwei »Sätteln«, die genau ineinanderpassen. Wie Ellipsoidgelenke ermöglichen sie Flexion, Extension, Abduktion und Adduktion, aber mehr Rotationsbewegung als diese, wie man etwa an der Möglichkeit, den Daumen in eine Oppositionsstellung zu den Fingern zu bringen, gut erkennt. Beispiel: das Daumensattelgelenk.

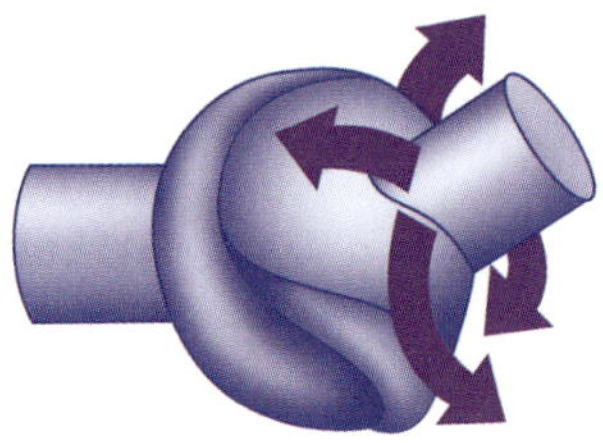

Kondylen/Bikondylen

Eine reziproke konvexe/konkave Gelenkfläche ermöglicht hier Flexion, Dehnung und begrenzte Rotation um eine Längsachse. Beispiel: das Tibiofemoralgelenk des Knies.

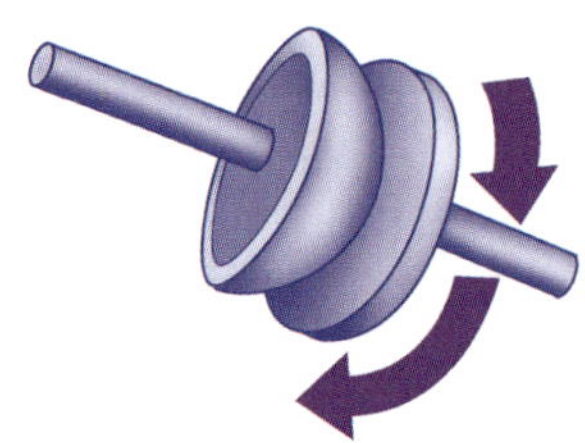

IST DIE SPORTVERLETZUNG AKUT ODER CHRONISCH?

Unabhängig davon, wo am Körper die Verletzung auftritt oder wie schwer sie ist, werden Sportverletzungen häufig einer von zwei Kategorien zugordnet: akut oder chronisch.

Akute Verletzungen

Akute Sportverletzungen treten plötzlich auf, von einem Moment auf den anderen. Dazu zählen beispielsweise Knochenbrüche, Muskelfaser-, Bänder- oder Sehnenüberdehnungen bzw. -risse, Verstauchungen und Prellungen. Akute Verletzungen führen in der Regel zu Schmerzen, Schwellungen, Druckempfindlichkeit, Schwäche und einem Ausfall der Beweglichkeit und Tragfähigkeit der verletzten Stelle; diese lässt sich nicht mehr belasten.

Chronische Verletzungen

Sportverletzungen, die sich über einen längeren Zeitraum hinziehen und auch als Überlastungsverletzung bezeichnet werden können, betrachtet man als chronisch. Bekannte Beispiele dafür sind Tendinitis (Sehnenscheidenentzündung), Bursitis (Schleimbeutelentzündung) oder Stressfrakturen. Soche chronischen Verletzungen führen ebenfalls zu Schmerzen, zu Schwellungen, Druckempfindlichkeit, Schwäche und der Unfähigkeit, den verletzten Bereich weiter zu benutzen oder zu belasten.

WIE WERDEN SPORTVERLETZUNGEN KLASSIFIZIERT?

Neben der Unterscheidung in akute oder chronische Sportverletzungen unterscheidedet man diese auch nach drei Schwierigkeitsgraden: leicht, mittel und schwer.

Leicht

Eine leichte Sportverletzung führt zu minimalen Schmerzen und Schwellungen. Sie beeinträchtigt die sportliche Leistung nicht. Die betroffene Stelle ist weder berührungsempfindlich noch in irgendeiner Weise verformt.

Mittel

Eine moderate Sportverletzung geht mit mittelgradigen Schmerzen und Schwellungen einher. Sie wirkt sich aber nur begrenzt auf die sportliche Leistung aus. Die betroffene Verletzungsstelle ist leicht berührungsempfindlich und kann auch leicht verfärbt sein.

Schwer

Eine schwere Sportverletzung führt zu erhöhten Schmerzen und Schwellungen. Sie wirkt sich nicht nur auf die sportliche Leistung aus, sondern auch auf die normalen täglichen Aktivitäten. Die Verletzungsstelle ist in der Regel sehr berührungsempfindlich und häufig (stark) verfärbt und/oder deformiert.

WIE WERDEN VERSTAUCHUNGEN UND ÜBERDEHNUNGEN KLASSIFIZIERT?

Der Begriff »Verstauchung« beschreibt immer eine Verletzung der Bänder, während bei einer Überdehnung stets Muskeln oder Sehnen betroffen sind. Wie oben beschrieben verbinden Bänder Knochen mit Knochen, während Sehnen Muskeln an Knochen befestigen. Verletzungen von Bändern, Muskeln und Sehnen werden in der Regel ihrerseits in drei Kategorien eingeteilt: als Verstauchungen und Überdehnungen ersten, zweiten oder dritten Grades.

Grad 1

Eine Verstauchung/Überdehnung ersten Grades ist die am wenigsten schwere Verletzung. Sie ist das Ergebnis einer geringfügig zu starken Beanspruchung der Bänder, Muskeln oder Sehnen und wird begleitet von leichten Schmerzen, Schwellungen und steifen Gelenken. In der Regel kommt es bei Verstauchungen oder Überdehnungen ersten Grades nur zu sehr geringen Verlusten der Gelenkstabilität.

Grad 2

Eine Verstauchung/Überdehnung zweiten Grades kann zu leichten Rissen in Bändern, Muskeln oder Sehnen führen. Es kommt zu stärkeren Schwellungen und Schmerzen, die mit einem moderaten Stabilitätsverlust um das Gelenk herum verbunden sein können.

Grad 3

Eine Verstauchung/Überdehnung dritten Grades ist am schwersten. Sie resultiert in einem vollständigen Riss oder Bruch eines oder mehrerer Bänder, Muskeln oder Sehnen und führt zu massiven Schwellungen, starken Schmerzen sowie zu einer stark ausgeprägten Instabilität.

Ein interessanter Punkt bei Verstauchungen/Überdehnungen dritten Grades ist, dass kurz nach der Verletzung der Großteil der lokalisierten Schmerzen zunächst verschwinden kann. Dies kann eine Folge der Durchtrennung der Nervenenden sein, die unter Umständen zu einem Verlust der Sensibilität und des Gefühls an der Verletzungsstelle führt.

KAPITEL 2

Prävention von Sportverletzungen

EINFÜHRUNG IN DIE PRÄVENTION VON SPORTVERLETZUNGEN

Schätzungen der Zeitschrift *Sports Medicine Australia* zufolge zieht sich einer von siebzehn Sportlern beim Training bzw. bei der Ausübung seines Lieblingssports eine Verletzung zu. Diese Zahl erhöht sich noch einmal bei Kontaktsportarten wie Fußball. Tatsächlich hätten fast 50 Prozent dieser Verletzungen verhindert werden können. Eine Steigerung sportlicher Leistungen kann folglich nur mit dem Ziel verbunden sein, sich nicht zu verletzen. Mit den folgenden Tipps und Strategien können Sie Verletzungen vorbeugen. Wenn diese routinemäßig befolgt und richtig umgesetzt werden, kann die Zahl der Sportverletzung um bis zu 50 Prozent gesenkt werden.

Bitte beachten Sie, dass jede einzelne Technik zur Vorbeugung von Verletzungen nur ein Baustein ist, der dazu beitragen kann, das Verletzungsrisiko insgesamt zu senken. Die besten Ergebnisse werden erreicht, wenn alle Techniken kombiniert angewandt werden. Getreu dem Motto: Vorbeugen ist besser als heilen.

AUFWÄRMÜBUNGEN

Aufeinander aufbauende Aufwärmübungen sind ein wesentlicher Teil jeder Übung und jedes Sporttrainings und tragen zur Vermeidung von Sportverletzungen bei. Sie können daher gar nicht hoch genug geschätzt werden.

Effektive Aufwärmübungen beinhalten eine Reihe von Schlüsselelementen, die zusammenwirken sollten und damit die Wahrscheinlichkeit von Sportverletzungen bei körperlichen Aktivitäten reduzieren können.

Das Aufwärmen vor körperlichen Aktivitäten hat eine ganze Reihe von Vorteilen, aber ihr Hauptzweck ist es, den Körper und den Geist auf eine größere Belastung vorzubereiten, indem die Kerntemperatur des Körpers durch Erhöhung der Muskeltemperatur angehoben wird. Mit dem Erhöhen der Muskeltemperatur werden die Muskeln locker und geschmeidig. Außerdem steigert das gezielte Aufwärmen die Herz- und Atemfrequenz sowie die Durchblutung mit der Folge, dass die für die Muskeltätigkeit wichtige Versorgung mit Sauerstoff und Nährstoffen erhöht wird und die Muskeln, Sehnen und Gelenke für die höhere Belastung fit gemacht werden.

Wie sollte das Aufwärmtraining aufgebaut sein?

Das Aufwärmtraining beginnt mit den einfachsten und schonendsten Übungen und wird dynamisch aufgebaut, bis Körper und Geist optimal auf die körperliche Belastung eingestellt sind. In diesem Zustand ist das Verletzungsrisiko am geringsten. Um diesen Zustand zu erreichen, sollte das Aufwärmtraining nach bestimmten Kriterien aufgebaut sein.

Ein effektives und vollständiges Aufwärmprogramm beinhaltet vier Schlüsselelemente:

1. Allgemeines Aufwärmen
2. Statisches Dehnen (Stretching)
3. Auf die Sportart abgestimmtes Aufwärmen
4. Dynamisches Dehnen (Stretching)

Alle Teile sind gleich wichtig, daher darf kein Teil vernachlässigt oder als unnötig erachtet werden. Die vier Elemente in ihrer Gesamtheit versetzen Körper und Geist in die Lage, sportliche Höchstleistungen zu erbringen; zugleich stellen sie sicher, dass für die Sportler nur ein geringes Verletzungsrisiko besteht.

1. Allgemeines Aufwärmtraining

Das allgemeine Aufwärmtraining aktiviert den Körper schonend. Das Fitnesslevel des Sportlers bestimmt sowohl die Trainingsintensität (wie hart) als auch die Trainingsdauer (wie lang) während des gesamten Aufwärmtrainings. Das allgemeine Aufwärmen für eine durchschnittlich trainierte Person sollte 5 bis 10 Minuten lang dauern und leicht schweißtreibend sein.

Das Aufwärmen soll die Herz- und Atemfrequenz erhöhen. Das wiederum fördert die Durchblutung und den Transport von Sauerstoff und Nährstoffen zu den arbeitenden Muskeln. Außerdem wird die Muskeltemperatur erhöht – dadurch wird die statische Dehnung verbessert.

2. Statisches Dehnen

Das statische Dehnen ist eine relativ sichere und effektive Form des Dehnens mit nur geringem Verletzungsrisiko (sofern die Übungen korrekt ausgeführt werden). Es fördert die allgemeine Beweglichkeit. Dieser Teil des Aufwärmtrainings sollte alle großen Muskelgruppen einbeziehen und 5 bis 10 Minuten lang andauern.

Beim statischen Dehnen wird der Körper in eine Position gebracht, in welcher der zu dehnende Muskel (bzw. die zu dehnenden Muskelgruppen) unter Spannung kommen. Sowohl die antagonistisch wirkenden Muskelgruppen (die Muskeln auf der Vorder- bzw. der Rückseite) als auch die zu dehnenden Muskeln bleiben dabei entspannt.

Dann wird der Körper langsam und vorsichtig bewegt, um die Spannung der zu dehnenden Muskeln oder Muskelgruppen zu erhöhen. An diesem Punkt wird die Position gehalten, damit die Muskeln und Sehnen sich verlängern können.

Dieser zweite Teil des effektiven Aufwärmens ist extrem wichtig: Die Muskeln und Sehnen werden gedehnt und ermöglichen den Gelenken so mehr Bewegungsspielraum – was Verletzungen an Muskeln und Sehnen wesentlich vorbeugt.

Die beiden beschriebenen Bausteine bilden die Grundlage für das vollständige und effektive Aufwärmen. Es ist extrem wichtig, dass sie vor den beiden nächsten Schritten vollständig durchgeführt werden, denn sie bereiten die Sportler auf die für die Schritte drei und vier zugeschnittenen spezifischeren und dynamischeren Übungen vor. Zudem haben Studien ergeben, dass sich das statische Dehnen nachteilig auf die Geschwindigkeit der Muskelkontraktion auswirkt und somit solche sportlichen Leistungen beeinträchtigen kann, bei denen es auf ein hohes Maß an Kraft und Geschwindigkeit ankommt. Deshalb sollte das statische Dehnen in der frühen Aufwärmphase durchgeführt sowie durch sportspezifische Übungen und dynamisches Dehnen ergänzt werden.

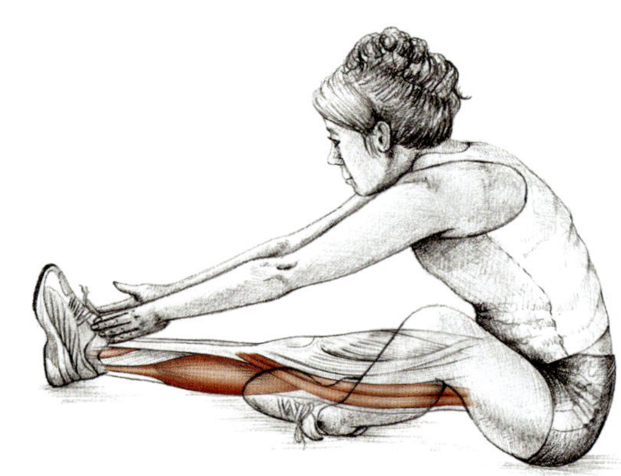

Ein Beispiel für statisches Dehnen

3. Sportspezifisches Aufwärmen

Wenn die ersten beiden Schritte des Aufwärmtrainings gewissenhaft und korrekt ausgeführt wurden, kann nun zum dritten Teil des effektiven Aufwärmens gewechselt werden. In diesem Teil bereiten sich die Sportler körperlich genau auf die Anforderungen ihrer speziellen Sportart vor.

Dieser Teil des Aufwärmens setzt anstrengendere Übungen ein. Die Aktivitäten sollten die Bewegungsarten berücksichtigen, die für das sportliche Ereignis erforderlich sind.

4. Dynamisches Dehnen
Achtung: Das dynamische Dehnen birgt ein hohes Verletzungsrisiko, wenn es nicht korrekt durchgeführt wird!

Dynamisches Dehnen fördert den Muskelaufbau und die Beweglichkeit und ist nur für gut trainierte Sportler mit sehr guter Kondition geeignet. Es sollte ausschließlich bei einem bereits hohen Grad an Beweglichkeit zum Einsatz kommen.

Dynamisches Dehnen beinhaltet kontrollierte, sanft federnde oder schwingende Bewegungen, die ein bestimmtes Körperteil an die Grenze seiner Bewegungsmöglichkeit bringt. Die Intensität des Federns oder Schwingens wird stufenweise erhöht, darf aber nie zu intensiv sein oder unkontrolliert werden.

Beim letzten Teil des effektiven Aufwärmens soll das dynamische Dehnen der jeweiligen Sportart angepasst und der Sportler vorbereitend in die optimale körperliche und mentale Verfassung gebracht werden, um den Anforderungen seines Sports bzw. der sportlichen Aktivität gewachsen zu sein.

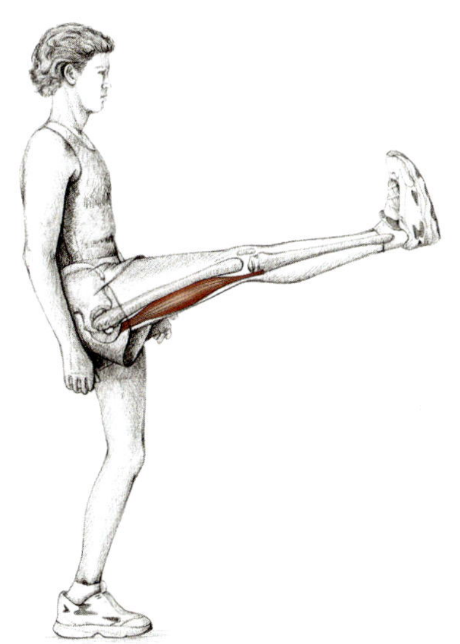

Ein Beispiel für dynamisches Dehnen

Die oben beschriebenen Inhalte bilden die Basis für ein vollständiges und effektives Aufwärmen. Sie beschreiben allerdings eine Art ideales oder perfektes Aufwärmtraining, das in der Realität nicht immer möglich oder geeignet ist. In der Praxis muss jeder Sportler selbstverantwortlich seine Ziele festlegen und die Aufwärmübungen entsprechend darauf abstimmen.

Die Aufwärmzeit sollte in Relation zu den Anforderungen des Athleten in seiner jeweiligen Sportart stehen. Für Menschen, die in erster Linie etwas für ihre Gesundheit und allgemeine Fitness tun wollen, reicht ein 5- bis 10-minütiges Aufwärmtraining. Sportler, die einen Hochleistungssport betreiben, müssen entsprechend mehr Zeit für ein ausgedehnteres und umfassenderes Aufwärmtraining investieren.

ABKÜHLEN

Viele Menschen halten das Abkühlen nach der sportlichen Aktivität für eine Zeitverschwendung. Dabei ist es ebenso wichtig wie das Aufwärmen, und wenn es Ihnen darum geht, Verletzungen zu vermeiden, ist es sogar unabdinglich.

Das Aufwärmen und das Abkühlen sind zwar gleichermaßen wichtig, aber aus unterschiedlichen Gründen. Der Hauptzweck des Aufwärmens ist es, Körper und Geist auf die anstrengenden sportlichen Aktivitäten vorzubereiten, während das Abkühlen ein völlig anderes Ziel verfolgt.

Warum Abkühlen?
Mit dem Abkühlen soll primär die Erholung gefördert und der Körper wieder auf den Status vor dem Training gebracht werden. Während des anstrengenden Trainings durchläuft der Körper eine Reihe von strapaziösen Prozessen – Muskelfasern, Sehnen und Bänder werden beschädigt und Abfallprodukte produziert. Richtig durchgeführtes Abkühlen unterstützt den Körper bei seinen Regenerationsprozessen und wirkt mit speziellen Übungen für einen Bereich dem danach auftretenden Muskelkater entgegen. Ein anderer Begriff für den Muskelkater nach Belastung ist »verzögert einsetzender Muskelkater«.

Dies ist der Muskelkater, der normalerweise einen Tag nach einem harten Muskeltraining auftritt. Die meisten Menschen haben Muskelkater nach einer Trainingspause oder zu Beginn der Sportsaison. Ein Beispiel wäre der Zehnkilometerlauf nur so zum Spaß oder ein Halbmarathon ohne große Vorbereitung – mit der Folge, dass es am nächsten Tag schwierig wird, die Treppe hinunterzugehen, weil die Quadrizepsmuskeln infolge des verzögert auftretenden Muskelkaters übersäuert sind. Dieses Missempfinden wird als verzögert einsetzender Muskelkater bezeichnet.

Zeitlich verzögerter Muskelkater wird durch verschiedene Faktoren begünstigt. Erstens entstehen während der Sportausübung winzige (Mikro-) Risse in den Muskelfasern. Sie rufen Schwellungen hervor, die auf die Nervenenden drücken und Schmerzen verursachen.

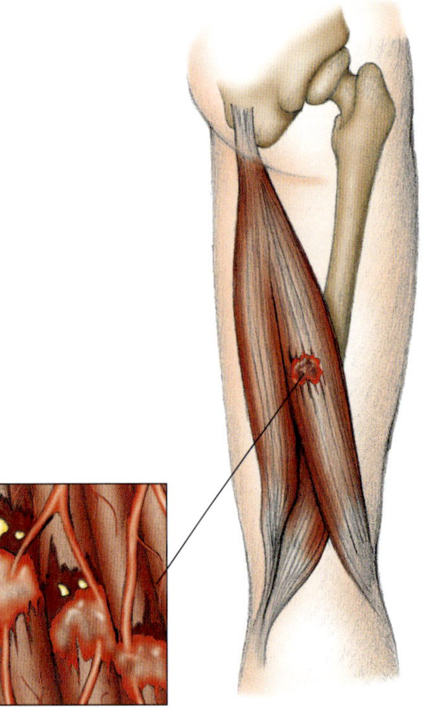

Zeitlich verzögerter Muskelkater

Zweitens pumpt das Herz während des Trainings große Blutmengen in die Arbeitsmuskeln. Dieses Blut transportiert den Sauerstoff und die Nährstoffe, die die aktiven Muskeln benötigen. Die Muskeln verbrauchen den Sauerstoff und die Nährstoffe, und durch die Kontraktion der arbeitenden Muskeln wird das Blut wieder zurück zum Herzen gebracht, wo es erneut mit Sauerstoff angereichert wird. Mit Beendigung der Übung stoppt auch die Kraft, die das Blut zum Herzen zurückbringt. Dieses Blut und Abfallprodukte wie zum Beispiel Milchsäure verbleiben in den Muskeln, die dann Schwellungen und Schmerzen verursachen.

Das Abkühlen unterstützt die Blutzirkulation, außerdem entfernt es Abfallprodukte aus den Muskeln. Das zirkulierende Blut versorgt die zu reparierenden Muskeln, Sehnen und Bänder mit Sauerstoff und Nährstoffen.

Die wichtigsten Bausteine für ein effektives Abkühlen

Nachdem die Wichtigkeit des Abkühlens verdeutlicht wurde, wenden wir uns nun dem richtigen und effektiven Abkühlen zu, das aus drei Schlüsselelementen besteht: schonende Übungen, Dehnen und Wiederaufladen.

Alle Elemente sind gleichermaßen wichtig. Da sie bei der Wiederherstellung und Regenerierung des Körpers nach dem Training zusammenwirken, darf kein Teil vernachlässigt oder als unbedeutend angesehen werden.

Hier zwei Beispiele für ein effektives Abkühlen. Das erste Beispiel zeigt ein typisches Abkühlen für einen professionellen Sportler, das zweite ein typisches Abkühlen für jemanden, der etwas für seine Gesundheit und Fitness tun und Spaß haben will.

Abkühlen für Profis

- Beginnen Sie das Abkühlen mit 10- bis 15-minütigen einfachen Übungen, die mit den Übungen während des Workouts übereinstimmen – wenn das also beispielsweise viel Laufen beinhaltet hat, dann laufen oder walken Sie entspannt und locker.
- Atmen Sie während der Übung mehrfach tief durch – das reichert Ihren Körper mit Sauerstoff an.
- Dehnen Sie danach 20 bis 30 Minuten. Statisches Dehnen und Propriozeptive Neuromuskuläre Fazilitation (PNF, eine Kombination aus isometrischem und passivem Dehnen) sind optimal zum Abkühlen.
- Tanken Sie wieder auf – trinken Sie viel Wasser, ergänzt mit hochwertigen Sportdrinks, und essen Sie direkt nach dem Training nur leicht verdauliche Lebensmittel wie beispielsweise Obst.

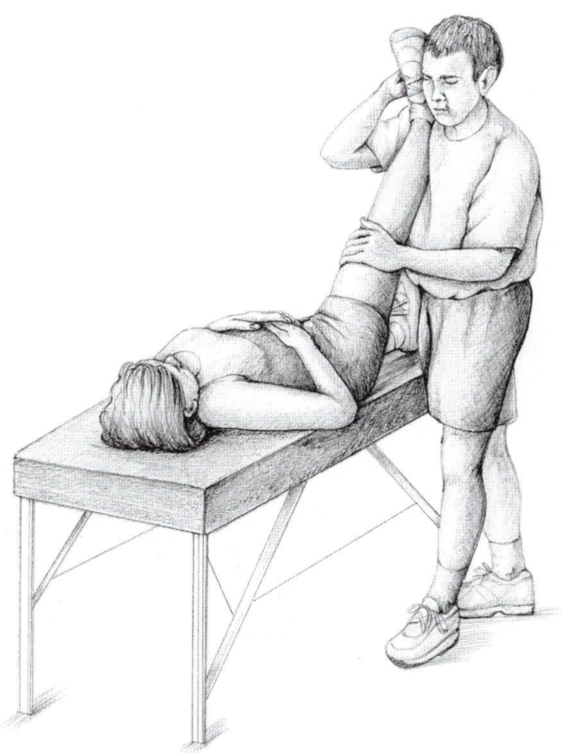

Beispiel für das PNF-Dehnen

Abkühlen für Amateure

- Beginnen Sie mit 3- bis 5-minütigem leichten Training. Die Übungen sollten denen im Workout entsprechen. Wenn das Workout zum Beispiel Schwimmen oder Radfahren beinhaltet, schwimmen Sie zum Abkühlen ein paar lockere Runden durch den Pool, oder fahren Sie langsam um den Block.
- Atmen Sie während der Übung mehrfach tief durch – das reichert Ihren Körper mit Sauerstoff an.
- Dehnen Sie danach 5 bis 10 Minuten. Statisches Dehnen und PNF sind optimal zum Abkühlen.
- Tanken Sie wieder auf – trinken Sie viel Wasser, ergänzt mit hochwertigen Sportdrinks, und essen Sie direkt nach dem Training nur leicht verdauliche Lebensmittel wie beispielsweise Obst.

DAS FITT-PRINZIP

Das Fitt-Prinzip (bzw. die Fitt-Formel) hilft bei der Überprüfung des Übungsprogramms. Dieses Initialwort (Akronym) beinhaltet die wesentlichen Elemente eines effektiven Übungsprogramms. Die einzelnen Initialen stehen für:

F: Frequenz **I:** Intensität **T:** Time (Zeit) **T:** Typ

Frequenz

Frequenz bezieht sich auf die Trainingszeiten – wie häufig werden die Übungen ausgeführt bzw. wie oft trainiert der Sportler wöchentlich. Häufigkeit ist ein Kernelement des FITT-Prinzips, das nach folgenden Überlegungen angepasst werden muss: durchgängiges Fitnesslevel des Sportlers, realistische Trainingszeiten (unter Berücksichtigung von Verpflichtungen wie Familie und Arbeit) sowie die spezifischen Ziele, die ein Sportler sich selbst gesetzt hat.

Intensität

Intensität bezieht sich auf die Übungsintensität bzw. auf die Härte des Trainings. Dieser Punkt ist ein extrem wichtiger Aspekt des FITT-Prinzips und wahrscheinlich am schwierigsten zu beurteilen. Am besten lässt sich die Übungsintensität mittels der Herzfrequenz messen.

Es gibt verschiedene Möglichkeiten, die Herzfrequenz zu messen. Ooptimal ist hier der Einsatz eines Pulsmessers. Pulsmesser sind in den meisten Sportgeschäften erhältlich. Sie bestehen aus einem elastischen Brustband und einer Uhr fürs Handgelenk, die die Herzfrequenz während des Trainings in Schlägen pro Minute misst.

Time (Zeit)

Der Faktor Zeit bezieht sich auf die Trainingszeit oder auf die Zeitdauer einer Übung. Sie ist üblicherweise abhängig von der Art der ausgeführten Übungen. Mindestens 20 bis 30 Minuten Trainingszeit am Stück werden beispielsweise zur Verbesserung der Herzkreislauf-Fitness empfohlen. Um abzunehmen, ist mehr zeitlicher Einsatz nötig – nämlich mindestens 40 Minuten moderates Belastungstraining. Für die Verbesserung der Muskelkraft werden in der Regel drei Trainingssets und acht Repitionen (Reps) empfohlen.

Typ

Der Faktor Typ bezieht sich auf die Trainingsart oder auf die Art der vom Sportler ausgeführten Übungen. Wie die Zeit, so hat auch die Übungsart einen großen Einfluss auf die erzielten Ergebnisse.

Wenn das Ziel die Verbesserung der Herzkreislauf-Fitness ist, sind Übungen wie Walken, Joggen, Schwimmen, Radfahren, Treppensteigen, Aerobic und Rudern sehr effektiv. Zum Abnehmen ist jede Übung effektiv, die einen Großteil der großen Muskelgruppen beansprucht. Für die Steigerung der Muskelkraft sind Hanteln, Kraftmaschinen und Eigengewichtsübungen wie Liegestütze, Klimmzüge und Dips optimal.

Was hat das alles mit der Verletzungsprävention zu tun?

Die beiden größten Fehler bei der Erstellung eines Übungsprogramms sind zu hartes Training und zu wenig Abwechslung.

Ein häufiges Problem ist, dass Menschen eine Übung finden, die sie mögen und dann nichts anderes mehr machen. Das kann zu lange andauernden und monotonen Belastungen einer Muskelgruppe führen und andere Muskelgruppen vernachlässigen oder schwächen. Das führt zu einem unausgeglichenen Muskelsystem, das sehr anfällig für Verletzungen ist.

Beachten Sie folgende Punkte beim Erstellen eines Übungsprogramms nach den FITT-Prinzipien:

Frequenz

Nach dem Training durchläuft der Körper einen Umbau- und Wiederherstellungsprozess.Während dieses Prozesses wird der Übungserfolg sichtbar.

Wenn täglich (5- bis 6-mal pro Woche) anstrengende Übungen durchgeführt werden, »bemerkt« der Körper keinen Fortschritt oder Gewinn – was häufig dazu führt, dass der Sportler erschöpft ist, sich verletzt oder ganz aufhört. Gönnen Sie sich daher Ruhe und Zeit zum Relaxen und reduzieren Sie anstregende Übungen auf drei- bis viermal pro Woche.

Das mag anfangs befremdlich und kaum nachvollziehbar klingen, weil den meisten Menschen vermittelt wurde, dass sie täglich üben müssen. Aber nach einiger Zeit wird ein abgespecktes Training zum Vergnügen werden, auf das man sich freuen kann.

Zudem wird die Verletzungsgefahr drastisch reduziert, weil der Körper mehr Zeit zum Erholen und Regenerieren hat. Viele Elitesportler haben erlebt, dass Ihre Leistung sich nach einer erzwungenen längeren Pause erheblich verbesserte. Die meisten merken allerdings gar nicht, dass sie zu hart und zu oft trainieren.

Intensität und Zeit

Abwechslung ist der Schlüssel. Verlassen Sie Ihre Routine. Bauen Sie lange, einfache Einheiten wie ausgedehnte Spaziergänge oder leichte Übungen mit Gewichten ebenso ein wie kurze, sehr intensive Übungen wie Treppensteigen oder ein Intervalltraining.

Typ

Die Art der Übungen ist ebenfalls sehr wichtig. Viele Menschen machen immer die gleichen Übungen. Wenn Sie Ihr Verletzungsrisiko senken möchten, sollten Sie verschiedene Übungen variieren. Davon profitieren die großen Muskelgruppen, der Sportler wird vielseitiger und umfassender trainiert.

ÜBERTRAINING

Es gibt einen großen Unterschied zwischen »ein bisschen müde« oder in einer Tiefphase und »außer Gefecht« sowie übertrainiert zu sein. Um verletzungsfrei zu bleiben und die Leistung weiter steigern zu können, ist es wichtig, den Unterschied zu kennen zwischen »erschöpft sein« nach einer Anstrengung und dem Übertraining.

Regelmäßigkeit heißt der Trick, um Fitnessziele zu erreichen. Wenn ein Sportler wiederholt krank, erschöpft oder übertrainiert ist, steigt sein Verletzungsrisiko. Die folgenden Informationen zeigen, wie ein regelmäßiges, ausgeglichenes und gesundes Training aussehen kann.

Amateure und Profis kämpfen gleichermaßen mit dem Problem des Übertrainings. Ausgewogene Trainingszeiten mit ausreichend viel Schlaf und Ruhe und der richtigen Ernährung zu erreichen, ist ein Balanceakt. Karriere und Familie dabei nicht vernachlässigen zu wollen, macht die Sache nicht gerade einfacher.

Was ist Übertraining?

Übertraining entsteht, wenn der Körper mehr arbeiten muss oder gestresst wird, als er verkraften kann, wenn ein Mensch also mehr Stress und körperliche Trainingsschäden hat, als der Körper reparieren kann.

Dieser Zustand kommt nicht über Nacht und ist auch nicht das Ergebnis von ein oder zwei Workouts. Tatsächlich ist das regelmäßige Training gut für Gesundheit und Fitness, aber der Sportler muss sich immer wieder klarmachen, dass ein Zuviel den Körper schwächt, während Ruhe und Erholung ihn stärken, gesund erhalten und wichtig sind für eine Leistungssteigerung.

Stress kann viele Ursachen haben. Natürlich führt exzessives Training ohne entsprechende Ruhezeiten zum Übertraining, hinzu kommen noch Stress mit der Familie oder Verpflichtungen im Beruf.

Denken Sie daran: Stress ist Stress und hat immer die gleichen Auswirkungen auf das körperliche Wohlbefinden und die Gesundheit – ganz gleichgültig, ob er nun körperliche, mentale oder emotionale Ursachen hat.

Die Zeichen deuten

Um festzustellen, ob ein Sportler übertrainiert ist oder nicht, sollte man einige Anzeichen und Symptome beachten, die wie eine Alarmglocke vor möglichen Gefahren warnen. In diesem Zusammenhang unterscheiden wir körperliche und psychische Anzeichen und Symptome.

Wenn ein Sportler an ein oder zwei der folgenden Anzeichen oder Symptome leidet, heißt das nicht automatisch, dass er übertrainiert ist. Wenn allerdings fünf oder sechs vorhanden sind, ist es an der Zeit, den Trainingsumfang und die aktuelle Trainingsintensität genauer unter die Lupe zu nehmen.

Körperliche Anzeichen und Symptome

- Erhöhter Ruhepuls/erhöhte Herzfrequenz
- Häufige leichte Infektionen
- Erhöhte Anfälligkeit für Erkältungen und Grippe
- Häufige kleinere Verletzungen
- Chronischer Muskelkater oder Gelenkschmerzen
- Erschöpfung
- Lethargie
- Gewichtsabnahme
- Appetitlosigkeit
- Ständiger Durst bzw. Dehydrierung
- Übungsunlust
- Nachlassende Leistung
- Lange Erholungsphasen nach dem Training

Psychische Anzeichen und Symptome

- Müdigkeit, Erschöpfung oder Energielosigkeit
- Konzentrationsschwierigkeiten
- Apathie und fehlende Motivation
- Reizbarkeit
- Angst
- Depression
- Kopfschmerzen
- Schlaflosigkeit
- Unfähigkeit, sich zu entspannen
- Zuckungen, Zappeln, Nervosität

Es gibt also mehrere Anzeichen und Symptome. Aber das wichtigste Anzeichen für ein Übertraining ist ein Motivationsverlust in allen Lebensbereichen (Arbeit oder Karriere, Gesundheit und Fitness usw.), verbunden mit einem allgemeinen Gefühl der Erschöpfung. Bei diesen Anzeichen muss unbedingt eine Trainingspause eingelegt werden, bevor die Dinge entgleisen.

Wie beugen wir dem Übertraining vor?

Betrachten wir die folgende Situation: Wir fühlen uns fertig, sind völlig erschöpft. Wir haben keine Motivation, etwas zu tun. Wir werden diese quälende Knieverletzung nicht los. Wir sind gereizt, depressiv und haben überhaupt keinen Appetit mehr. Was tun?

Generell gilt auch beim Thema Übertraining: Vorbeugen ist besser als heilen. Hier finden Sie ein paar Maßnahmen, mit denen Sie dem Übertraining vorbeugen können:

- Streben Sie kleine und allmähliche Verbesserungen über einen längeren Zeitraum an.
- Achten Sie auf eine ausgewogene und nährstoffreiche Ernährung.
- Achten Sie auf ausreichend viel Entspannung und Schlaf.
- Passen Sie Ihr Training den äußeren Gegebenheiten an. Gehen Sie an einem sehr heißen Tag also lieber in den Pool als auf die Laufstrecke.
- Berücksichtigen Sie andere Anforderungen in Ihrem Leben und passen Sie diese an Ihre jetzige Situation an.
- Vermeiden Sie ein monotones Training, indem Sie Übungen so oft wie möglich variieren.
- Trainieren Sie nicht, wenn Sie krank sind.
- Bleiben Sie locker – das Training soll Spaß machen.

Wie kommen wir wieder in die richtige Spur?

Auch wenn Vorbeugung immer das oberste Ziel bleiben muss, kommt es doch immer mal wieder zu einem Übertrainig. Die folgenden Informationen helfen Ihnen dabei, wieder in die richtige Spur zu kommen.

Am wichtigsten ist es, sich auch mal eine 3- bis 5-tägige Pause zu gönnen. Die Dauer hängt davon ab, wie fortgeschritten das Übertraining ist. In dieser Zeit sollten Sie Ihr Training ausblenden und den Körper wie den Geist zur Ruhe kommen lassen. Gönnen Sie sich so viel Schlaf und Erholung wie möglich. Gehen Sie früh zu Bett, und leisten Sie sich durchaus auch mal ein kleines Nickerchen zwischendurch. Essen Sie (noch) mehr hochnährstoffreiche Nahrung und ergänzen Sie diese mit einer Extradosis Vitaminen und Mineralien.

Nach dieser Ruhephase können Sie sukzessive wieder in Ihr normales Training einsteigen. Beginnen Sie jedoch langsam. Wenn das Training statt drei- bis viermal wöchentlich auf zum Beispiel zweimal pro Woche gekürzt wird, können Sie nach zwei Wochen meistens wieder ganz normal trainieren.

Manchmal empfiehlt es sich aber auch ohne Symptome eines Übertrainings, zwischendurch eine Pause einzulegen – egal, ob es Ihnen nun gerade schlecht geht oder nicht. Damit geben Sie Körper und Geist die Möglichkeit, sich von Problemen zu erholen, von denen Sie vielleicht gar nicht wissen, dass Sie sie haben. Auf jeden Fall erfrischen Pausen den Geist, erneuern die Motivation und steigern die Freude aufs Training. Pausen, das lässt sich ganz allgemein feststellen, sind eine Wohltat, die gar nicht hoch genug geschätzt werden kann.

DIE ENTWICKLUNG VON FITNESS UND KÖNNEN

Körperliche Fitness ist die Summe aus vielen Komponenten, insbesondere von Kraft, Leistung, Schnelligkeit, Durchhaltevermögen, Beweglichkeit, Gleichgewicht, Koordination, Flinkheit und Können. Obwohl einzelne Sportarten unterschiedliche Levels der einzelnen Komponenten erfordern, ist es wesentlich, ein regelmäßiges Trainingsprogramm zu erstellen, bei dem alle Hauptkomponenten berücksichtigt werden.

Sportler machen häufig den Fehler, zu sehr auf die Komponenten zu schauen, die für ihre spezielle Disziplin einfach zu erkennen sind, und die anderen zu vernachlässigen. Obwohl eine Komponente möglicherweise häufiger eingesetzt wird als eine andere, ist jede Komponente nur ein kleines Rädchen im Fitnessgetriebe. Unausgewogenheit in einem Bereich trägt mit zu Sportverletzungen bei.

Fußball basiert zum Beispiel im Wesentlichen auf Kraft und Leistung, dennoch müssen auch andere Fähigkeiten wie zum Beispiel die Beweglichkeit trainiert werden, ansonsten besteht die Gefahr von Verletzungen und schlechten Ergebnissen. Für Turner sind Kraft und Beweglichkeit besonders wichtig – ein vernünftig ausgewogenes Training würde allerdings auch Leistung, Schnelligkeit und Durchhaltevermögen beinhalten.

Diese Aussagen gelten für jeden Menschen. Nur weil eine Person von Natur aus stark oder beweglich ist, heißt das noch nicht, dass sie die anderen Komponenten für ihre körperliche Fitness ignorieren könnte. Nur wenige Sportler – Triathleten zum Beispiel – gelten als rundum fit. Ihre vielschichtige Disziplin erfordert eine gleichmäßige Entwicklung aller entscheidenden Komponenten, die körperliche Fitness ausmachen. Dabei die richtige Balance zu finden, ist vielleicht die wichtigste Voraussetzung für Gesundheit, Fitness, Erfolg und Verletzungsfreiheit. Im Detail kann Sie ein qualifizierter Profitrainer bei der Ausabeitung eines alle wichtigen Komponenten berücksichtigenden, auf Sie persönlich abgestimmten Trainingsplans unterstützen. Grundsätzlich werden dabei diese vier Trainingsmethoden wesentlich sein: Krafttraining, Zirkeltraining, Crosstraining und plyometrisches Training.

Fitness

1: Krafttraining

Seit vielen Jahren gehören Krafttraining und sportliche Ertüchtigung zusammen. Es wird für seine Effekte im Hinblick auf Geschwindigkeit, Kraft, Beweglichkeit und Muskelmasse gepriesen. Nicht zuletzt trägt es aber auch dazu bei, Verletzungen vorzubeugen.

Was ist Krafttraining?

Beim Krafttraining bewegen sich die Gelenke innerhalb eines Bewegungsspielraums gegen einen Widerstand. Dabei müssen die Muskeln Energie aufwenden und sich kraftvoll zusammenziehen, um die Knochen zu bewegen. Es können vielfältige Widerstände mit oder ohne Ausrüstung genutzt werden.

Krafttraining verfolgt das Ziel, die Muskeln, Sehnen, Knochen und Bänder zu kräftigen sowie Muskelmasse aufzubauen. Es sollte bei allen sportlichen Disziplinen, nicht nur bei Kraftsportarten eingeführt werden, weil der durch das Krafttraining begünstigte Zuwachs an Geschwindigkeit, Kraft, Beweglichkeit und (muskulärer) Ausdauer allen Sportlern zugutekommt.

Verschiedene Kraftsportarten

Krafttraining gibt es in verschiedenen Arten und Varianten. Diese werden nach der Art des Widerstands und des nötigen Equimpents beschrieben.

Kraftmaschinen

Das Training an Kraftmaschinen beinhaltet Übungen, bei denen Muskeln gegen den durch Gewichte, Hydraulik, Stangen oder Bänder sowie durch Theraband und Sprungseile produzierten Widerstand an verschiedenen Kraftmaschinen arbeiten. Der Widerstand bzw. das Gewicht kann verändert werden, um die Übungsintensität zu erhöhen. Der Bewegungsspielraum und die Stellung, in der die Bewegung durchgeführt wird, werden durch die Maschine kontrolliert. Der Widerstand kann während der gesamten Bewegung gleichbleiben oder durch die hydraulischen Systeme verändert werden. Maschinen berücksichtigen oft verstärkt die Sicherheitsaspekte, vernachlässigen aber die Stabilisatoren, die Muskeln in der Bewegung unterstützen.

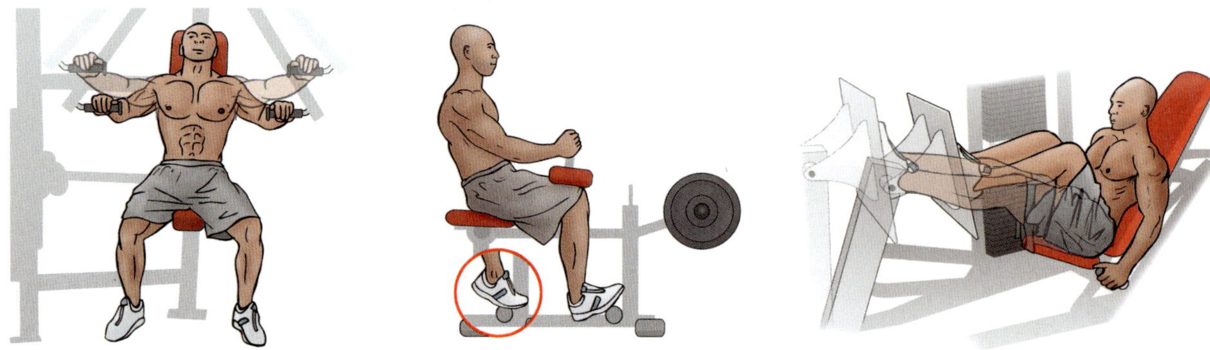

Beispiele für Gewichte an Kraftmaschinen

Freie Gewichte

Beim Krafttraining mit freien Gewichten kommen Gewichte zum Einsatz, die nicht an die von der Maschine vorgegebenen Bewegungsmuster gebunden sind. Dazu zählen Hanteln und Langhanteln, Kugelhanteln, Medizinbälle, Gewichte für die Knöchel und Handgelenke sowie Gewichthebeketten. Das verwendete Gewicht kann, wie bei den Geräten, verändert werden, um den Widerstand einer Übung zu erhöhen. Der Widerstand an verschiedenen Punkten entlang des Bewegungsraums wird auf verschiedene Muskeln übertragen und kann durch die Winkelbildung zeitweise abnehmen. An der Grenze des Bewegungsspielraums eines Gelenkes wird das Gewicht auf das Gelenk übertragen, weil die Muskeln das Gelenk nur stabilisieren. Der Bewegungsumfang und der Bewegungsradius sind nicht begrenzt, sodass die stabilisierenden Muskeln arbeiten müssen, um die Gelenke während der Bewegung in einer korrekten Stellung zu halten. Weil der Bewegungsablauf nicht festgelegt ist, kann es zu Problemen bei der korrekten Ausführung kommen.

Eigengewichtskörperübungen

Eigengewichtskörperübungen nutzen das Körpergewicht des Sportlers während der Übung als Widerstand. Wie bei den freien Gewichten werden der Bewegungsraum und der Bewegungsradius nicht durch eine Maschine festgelegt. Übungen wie plyometrisches Springen, Push-ups, Pull-ups, Bauchmuskelübungen, aber auch Sprinten und Seilspringen fallen in diese Kategorie. Das bei diesen Übungen verwendete Gewicht ist konstant und ändert sich nur, wenn sich der Körper des Sportlers verändert. Die Veränderungen im Widerstand während der Bewegung sind ähnlich wie beim Freihanteltraining. Der Bewegungsraum und der Bewegungsradius folgen keiner festen Vorgabe, sodass die stabilisierenden Muskeln ins Spiel kommen. Auch hierbei ist die korrekte Ausführung wieder ein Thema. Da das Gewicht nicht verändert werden kann, ist die Übung nicht für alle Sportler effektiv. Größere Sportler werden in den Übungen, die sie ausführen können, und in der Anzahl der Wiederholungen eingeschränkt. Kleinere Sportler gehen schnell über die gewünschten Wiederholungen für den Kraftaufbau hinaus.

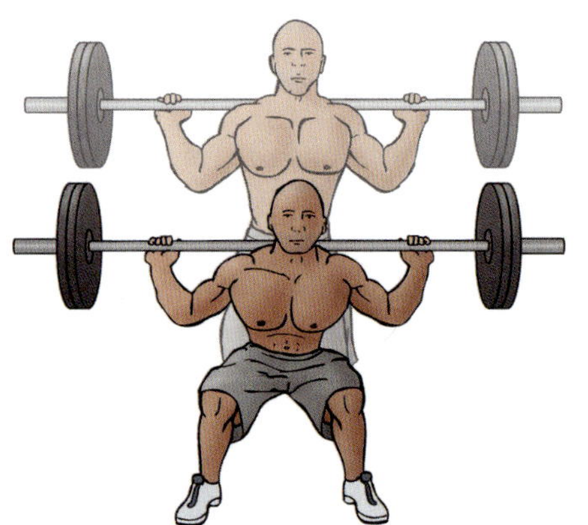

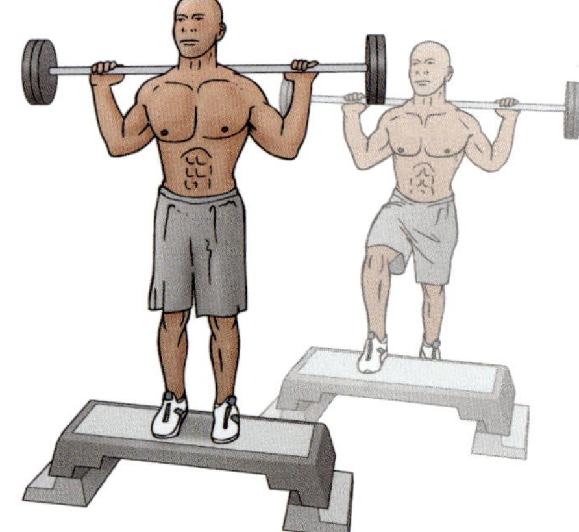

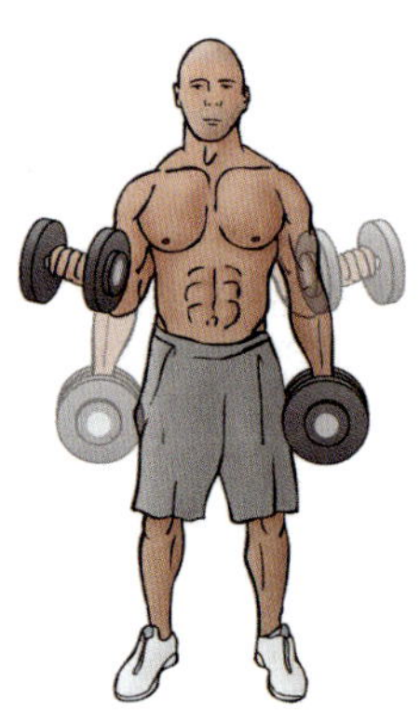

Beispiele für freie Gewichte

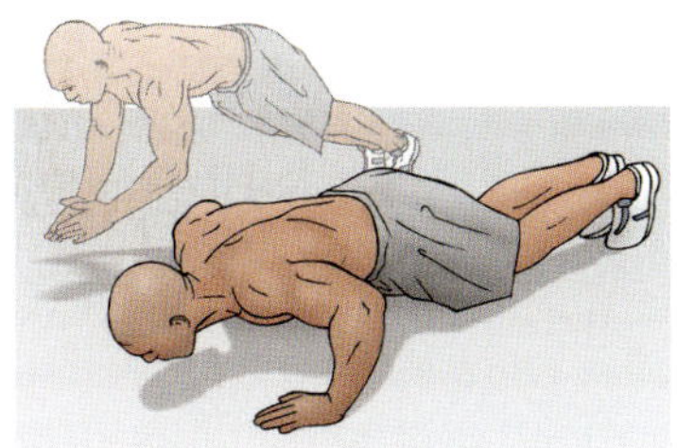

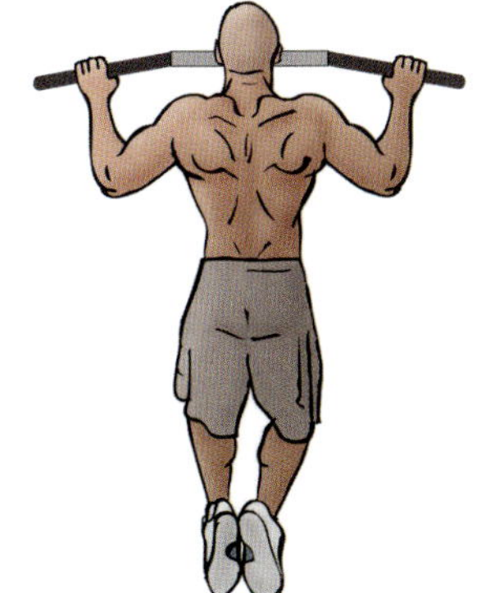

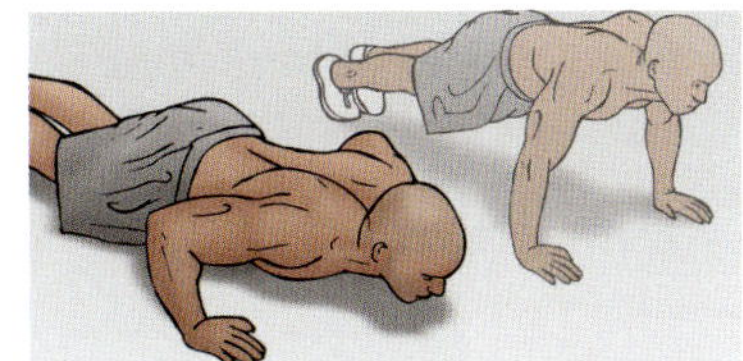

Beispiele für Eigengewichtsübungen

Wie beugt das Krafttraining Verletzungen vor?

Krafttraining ist heute gängige Praxis in vielen Sportarten. Die Vorteile liegen auf der Hand. Da sie sofort auf das Spielfeld übertragen werden können, ist das Krafttraining ideal zum Konditionsaufbau außerhalb der Saison. Hinz kommt ein weiterer Vorteil, der häufig übersehen wird: Krafttraining ist aus verschiedenen Gründen auch sehr gut geeignet, Verletzungen vorzubeugen.

Krafttraining verbessert die Kraft der Muskeln, Sehnen und sogar der Bänder und Knochen. Die stärkeren Muskeln und Sehnen helfen den Körper in der richtigen Ausrichtung zu halten und sie schützen die Knochen und Gelenke bei Bewegungen oder Stößen. Die Knochen werden durch die Belastung während des Trainings stärker, die Bänder werden flexibler und absorbieren die Stöße, die bei dynamischen Bewegungen auf sie einwirken.

Wenn ein Körperbereich bei einer Sportart weniger genutzt wird, kann er schwächer werden als andere Bereiche. Das ist unter Umständen problematisch, wenn dieser Bereich (Muskel, Band, Gelenk oder ein bestimmter Knochen) plötzlich reagieren muss. Falls der Bereich nicht mit der plötzlichen Belastung fertig wird, kann es zu einer Verletzung kommen. Krafttraining mit einem ausgewogenen Programm hilft beim Auftrainieren dieser schwachen Bereiche, balanciert den Körper aus und macht ihn fit für Herausforderungen.

Eine Dysbalance im Muskelsystem ist eine der häufigsten Ursachen für Sportverletzungen. Wenn ein Muskel oder eine Muskelgruppe stärker wird als die entsprechenden Gegenspieler, ermüden die schwächeren Muskeln schneller und werden anfälliger für Verletzungen. Eine starke Kontraktion nahe der maximalen Leistung des stärkeren Muskels kann zudem den schwächeren Gegenspieler schädigen, da dieser der Kraft nicht entgegenwirken kann. Zudem bewirken Dysbalancen einen starken Zug an Gelenken und Knochen – sie ziehen die Gelenke aus ihrer natürlichen Lage in Richtung des stärkeren Muskelzugs. Auf diese Weise werden die gegenüberliegenden Bänder gedehnt und die stützenden Bänder verhärtet. Das kann zu chronischen Schmerzen und zu einem vermehrten Knochenverschleiß führen. Ein ausgewogenes Krafttraining hilft, dem entgegenzuwirken, indem es die schwächeren Muskeln stärkt und sie in die Balance mit ihren Gegenspielern bringt.

Vorsichtsmaßnahmen für das Krafttraining

Krafttraining ist generell ein großartiges Instrument zur Prävention von Verletzungen. Im Detail kommt es aber entscheidend darauf an, dass auch alle Übungen korrekt ausgeführt werden. So minimiert zum Beispiel die richtige Körperhaltung in der korrekten Ausrichtung während des Trainings die Verletzungsgefahr. Auch wenn beim Üben die zunächst leichten Gewichte oder Widerstände nur in kleinen Schritten erhöht werden, muss also die Haltung stimmen.

Hinzu kommt: Ruhepausen sind maßgeblich für die Effizienz und Sicherheit des Trainings. Denken Sie daran: Die Muskeln werden *während der Ruhezeit* repariert und gestärkt – nicht während des Trainings. Es ist wichtig, beim Training derselben Muskelgruppen ausreichend lange Ruhezeiten zwischen den Einheiten einzubauen, um ein Übertraining zu vermeiden, sonst können die Muskeln sich nicht richtig regenerieren und keine zusätzliche Arbeit leisten, zudem ist das Risiko einer akuten oder chronischen Verletzung hoch.

Fitness
2: Zirkeltraining

Zirkeltrainings sind bei vielen Trainern und Sportlern überaus beliebt. Sie können als Teil von Rehabilitationsprogrammen nach Verletzungen, zum Konditionstraining von Spitzensportlern oder zur Unterstützung bei der Gewichtsabnahme eingesetzt werden. Zirkeltrainings haben also ein ausgesprochen breites Spektrum.

Ein Zirkeltraining besteht aus einer Reihe von aufeinanderfolgenden, zeitlich begrenzten Übungen, die nacheinander mit unterschiedlichen Pausen zwischen den einzelnen Übungen durchgeführt werden.

Ein einfaches Zirkeltraining kann zum Beispiel aus Liegestützen, Sit-ups, Kniebeugen, Klimmzügen und großen Schritten bestehen. Die Routine könnte wie folgt aufgebaut sein und kann so oft wie nötig wiederholt werden:

- Machen Sie so viele Liegestütze wie möglich in 30 Sekunden und ruhen Sie sich dann für 30 Sekunden aus.
- Machen Sie so viele Kniebeugen wie möglich in 30 Sekunden und ruhen Sie sich dann für 30 Sekunden aus.
- Machen Sie so viele Sit-ups wie möglich in 30 Sekunden und ruhen Sie sich dann für 30 Sekunden aus.
- Machen Sie so viele (große) Schritte wie möglich in 30 Sekunden und ruhen Sie sich dann für 30 Sekunden aus.
- Machen Sie so viele Klimmzüge wie möglich in 30 Sekunden und ruhen Sie sich dann für 30 Sekunden aus.

Was macht das Zirkeltraining so gut?

Das schnelle Tempo und die schnellen Veränderungen im Zirkeltraining stellen eine einzigartige Belastung für den Körper dar, die sich von anderen Trainingsarten wie Krafttraining und Aerobic unterscheidet.

Das Zirkeltraining ist eine außergewöhnliche Übungsform und fordert den gesamten Körper auf vielfältige Weise. Es unterstützt in besonderer Weise die Verletzungsprävention und ist eine der besten Möglichkeiten, um den gesamten Körper und den Geist zu trainieren.

Es gibt noch viele andere Gründe, die das Zirkeltraining als Übungsform auszeichnen. Einer davon ist die Flexibilität, denn das Zirkeltraining kann vollständig an die spezifischen Bedürfnisse des Einzelnen angepasst werden.

- Das Zirkeltraining kann ganz individuell gestaltet werden. Die Übungseinheiten können für Anfänger ebenso wie für Elitesportler so modifiziert werden, dass sie die bestmöglichen Ergebnisse erzielen.
- Die Einheiten können so gestaltet werden, dass jeder Sportler genau das bekommt, was er möchte – ein Ganzkörpertraining ist genauso möglich wie die Arbeit an einem bestimmten Körperbereich oder an anderen Aspekten der gewählten Sportart.
- Es ist ganz einfach, den Fokus des Zirkeltrainings nach den individuellen Bedürfnissen zu verändern, um Kraft, Ausdauer, Beweglichkeit, Geschwindigkeit und Geschicklichkeit zu fördern, um Gewicht abzubauen oder die Fitness ganz allgemein zu stärken.
- Zirkeltraining ist zeitsparend und bringt in kürzester Zeit maximale Ergebnisse.
- Außerdem kann es fast überall durchgeführt werden. Auf begrenztem Raum ist das Zirkeltraining manchmal sogar die einzig mögliche Trainingsform.
- Für ein Zirkeltraining ist keine teure Ausrüstung nötig – nicht einmal eine Mitgliedschaft im Fitnessstudio. Ein effektives Zirkeltraining ist auch zu Hause oder im Park möglich. Mit etwas Fantasie können Stühle und Tische oder Kinderspielzeuge wie Schaukeln oder

Klettergerüste für die Übungen umdefiniert werden.

- Nicht zuletzt sind Zirkeltrainings auch deshalb so beliebt, weil es viel Spaß macht, zu zweit oder in der Gruppe zu trainieren: Die eine Hälfte der Gruppe übt, während die andere ruht oder die Trainierenden motiviert.

Arten des Zirkeltrainings

Wie bereits erwähnt, kann das Zirkeltraining komplett individuell angepasst werden, weil es eine unbegrenzte Anzahl von Übungsmöglichkeiten gibt. Hier ein paar Trainingsbeispiele:

Zeitzirkel

Diese Art des Zirkeltrainings arbeitet mit festgelegten Zeiten für Ruhe- und Übungsintervalle, beispielsweise 30 Sekunden Übung und 30 Sekunden Pause zwischen jeder Übung.

Wettkampfzirkel

Er gleicht dem Zeitzirkel, allerdings pusht hier jeder sich selbst, um zu sehen, wie viele Wiederholungen er in einem bestimmten Zeitraum schafft (zum Beispiel 12 Liegestütze in 30 Sekunden). Das Konzept ist, den Zeitraum nicht zu verändern, aber die Anzahl der Wiederholungen zu erhöhen.

Wiederholungszirkel

Diese Art von Zirkel ist bestens geeignet für die Arbeit mit großen Gruppen von Menschen mit unterschiedlichen Niveaus im Hinblick auf Fitness und Können. Die Idee ist, dass die beste Gruppe 20 Wiederholungen von jeder Übung macht, die Zwischengruppe 15 und die Anfänger nur 10 Wiederholungen.

Sportspezifischer bzw. Laufzirkel

Dieser Zirkel wird am besten im Freien oder auf einer großen Freifläche mit Übungen durchgeführt, die speziell auf die Sportart der Teilnehmer zugeschnitten sind oder einen Aspekt des Sports in den Vordergrund stellen, der verbessert werden soll. Zwischen den Übungen können die Teilnehmer ausruhen oder 200 bis 400 Meter locker und entspannt laufen.

Wichtige Vorsichtsmaßnahmen

Zirkeltraining ist eine fantastische Übungsform. Allerdings neigen Menschen bei Zeitvorgaben dazu, sich stärker unter Druck zu setzen als sonst. Das kann zu Muskel- und Gelenkschmerzen und erhöhter Verletzungsgefahr führen. Dazu im Folgenden zwei Vorsichtsmaßnahmen:

Fitness-Niveau

Auch fitte Sportler, die noch nie ein Zirkeltraining gemacht haben, sollten langsam einsteigen, denn ein Zirkeltraining ist anders als alle anderen Übungsformen. Es stellt verschiedene Anforderungen an Körper und Geist, und ein Neuling wird einige Zeit brauchen, bis sich sein Körper an diese neue Trainingsform gewöhnt hat.

Aufwärmen und Abkühlen

Wärmen Sie sich vor dem Zirkeltraining immer gründlich auf, und bauen Sie Dehnübungen ein. Da das Zirkeltraining sich stark von anderen Übungsformen unterscheidet, muss der Körper vor dem Training besonders gut darauf vorbereitet werden.

Fitness 3: Crosstraining

Das Crosstraining beinhaltet verschiedene Übungen zur Verbesserung der Gesamtkondition. Diese Trainingsform ist nicht auf spezifische Sportarten ausgerichtet, sondern die Übungen bieten vielmehr die Gelegenheit, sich von anstrengenden anderen Trainingsformen zu erholen und den Muskeln, Sehnen, Knochen, Gelenken und Bändern eine kurze Pause zu gönnen. Die Übungen im Crosstraining sorgen für das muskuläre Gleichgewicht eines Sportlers. Sie kräftigen alle Muskeln gleichmäßig und bringen den Sportler in die Balance. Crosstraining ist eine effektive Möglichkeit, den Körper zu regenerieren und die Kondition zu erhalten. Im Prinzip kann jede Übung oder Aktivität für das Crosstraining verwendet werden, sofern sie nicht speziell auf eine Sportart abzielt.

Beispielsweise ist das Trainieren mit Gewichten ein häufig verwendetes Crosstrainingtool. Auch Schwimmen, Radfahren, Laufen und sogar Skifahren sind Aktivitäten, die für das Crosstraining genutzt werden können. Ebenfalls populär als Crosstrainingstool ist die Plyometrie.

Kritische Anmerkungen zum Crosstraining

Zwar ist ein vielfältiges und abwechslungsreiches Crosstraining bestens geeignet, die Muskulatur gleichmäßig zu trainieren und in die Balance zu bringen, aber es trainiert bzw. stärkt keine sportartspezifischen Fähigkeiten. Ein Fußballspieler, der im Sommer drei bis fünf Kilometer joggt und Gewichte hebt, wird dadurch zu Beginn der Vorsaison noch nicht in der richtigen Form für seinen Sport sein. Crosstraining kann und sollte also nur als Ergänzung zum sportartspezifischen Konditions- und Geschicklichkeitstraining eingesetzt werden.

Körperbelastende Sportarten wie Basketball, Gymnastik, Fußball und Laufen wirken einseitig auf das Skelett ein. Crosstraining kann hier ausgleichend unterstützen, einige sportartspezifische Belastungen sind allerdings notwendig, um die Sportler für ihren Sport fit zu machen. Läufer, die beim Training nur im Wasser laufen, können sich eine Knochenhautentzündung am Schienbein und andere Verletzungen zuziehen, wenn sie später auf hartem Untergrund laufen oder trainieren müssen, denn ihr Körper ist nicht auf diese Belastung vorbereitet und reagiert entsprechend.

Auch die nicht gut vorbereitete Aufnahme eines intensiven Crosstrainingsplans kann problematisch sein. Es ist wichtig, die Intensität, Dauer und Häufigkeit in kleinen Schritten zu steigern.

Beispiele für Crosstrainings

Crosstraining ist vielfältig. Der Schlüssel zu einer erfolgreichen Ausübung liegt darin, die gleichen Systeme zur Bereitstellung von Energie wie im Sport anzusprechen und sich gleichzeitig von sportartspezifischen Aktivitäten zu erholen. Dieselben Hauptmuskelgruppen auf andere Weise zu stärken erhält die Kondition und trägt dazu bei, Verletzungen durch Überbeanspruchung zu vermeiden.

- Ein Radfahrer könnte zum Beispiel schwimmen, um seinen Oberkörper zu stärken und die kardiovaskuläre Ausdauer zu trainieren. Langlauf in der Wintersaison wäre ebenfalls eine Alternative, um die Beinkraft und Ausdauer zu erhalten, wenn Schnee und Eis das Fahrradfahren unmöglich machen.
- Schwimmer könnten mit Hanteln arbeiten, um ihre Kraft zu stärken und zu erhalten. Auch das Klettern kräftigt den Oberkörper und stärkt das Durchhaltevermögen.
- Das Mountainbiking trainiert die Beine eines Läufers mit anderen Mitteln.
- Läufer könnten auch durch tiefes Wasser laufen, um Erschütterungen abzufangen, und dennoch ihren Trainingsplan einzuhalten.
- Ein Kugelstoßer kann olympische Gewichthebeübungen machen, um seine Schnellkraft allgemein aufzubauen, sowie Plyometrie und Sprints, um Schnellkraft in den Hüften und Beinen zu entwickeln.

Wie verhindert Crosstraining Verletzungen?

Crosstraining ist ein wichtiges Instrument in der Verletzungsprävention. Mit dem richtigen Crosstraining können Trainer und Sportler ohne das Risiko von Übertrainings- oder Überlastungsverletzungen das ganze Jahr über hart trainieren, indem sie einfach die Trainingsart und damit die körperliche Belastung verändern.

Das Crosstraining erlaubt den im Primärsport trainierten Muskeln eine Pause von den Belastungen, denen sie täglich ausgesetzt sind. Dennoch können sie intensiv und mit anderen Mitteln und Belastungen gestärkt werden und sich gleichzeitig von den Strapazen der Saison erholen. Diese aktive Ruhepause eignet sich viel besser zur Regenerierung als völlige Ruhe, weil sie den Körper zwingt, sich an verschiedene Reize anzupassen.

Das Crosstraining hilft auch, Dysbalancen im Körper zu reduzieren oder umzukehren. Ein Werfer im Baseball kann zum Beispiel ein seitliches Ungleichgewicht zwischen den beiden Körperseiten sowie im Schultergürtel des Wurfarms entwickeln. Tausende von Wurfbewegungen pro Saison führen dazu, dass die direkt am Werfen beteiligten Muskeln stärker und die beim Werfen nicht benutzten Muskeln ohne Training schwächer werden. Hier kann das Crosstraining helfen, die Kraft in den Muskeln auf beiden Seiten sowie die stabilisierenden Muskeln auszugleichen. Dieses Gleichgewicht von Kraft und Beweglichkeit trägt dazu bei, dass eine Muskelgruppe den Körper nicht aus seiner natürlichen Ausrichtung bringen kann. Es verhindert auch Muskelzerrungen und -risse, die entstehen, wenn ein Muskel mehr Kraft ausübt als sein Gegenspieler.

Vorsichtsmaßnahmen für das Crosstraining

Bei jeder neuen Tätigkeit ist es wichtig, sich mit den entsprechenden Techniken und Sicherheitsmaßnahmen zu befassen. Kajakfahren beispielsweise kann eine tolle Crosstraining-Aktivität für Tennisspieler sein, die den Oberkörper und das Durchhaltevermögen stärkt – hier ist es allerdings lebenswichtig, sämtliche Techniken und Sicherheitsmaßnahmen zu kennen.

Geräte für das Crosstraining sollten richtig montiert und für die Übungen ausgelegt sein. Unsicheres oder schlecht montiertes Equipment kann zu Verletzungen führen.

Das Crosstraining ist optimal, um Überlastungsschäden und Übertraining zu vermeiden. Aber auch hier gilt es, ein paar grundsätzliche Regeln zu beachten. So sind ein abwechslungsreiches Training, ausreichende Erholungsphasen zwischen den Trainingseinheiten und ein guter Aufbau mit allmählichen Steigerungen des Widerstands in jedem Trainingsprogramm wichtig. Außerdem darf das Crosstraining nicht zusätzlich zum sonstigen Training ausgeführt werden, sondern nur als dessen Ersatz. Die Addition würde ein Übertraining zur Folge haben und somit das eigentliche Ziel – die Verletzungsprävention – konterkarieren.

Fitness
4: Plyometrisches Training

Plyometrische Übungen entstanden im Wesentlichen aus der Notwendigkeit heraus, mit der Schwerkraft zurecht zu kommen. Die Gegenbewegung vor einem Sprung, einem Sprint oder Wurf spiegelt die natürliche Neigung des Sportlers wider, eine Strategie zur Überwindung der Schwerkraft oder Trägheit eines Objekts oder des eigenen Körpers zu entwickeln, um eine kraftvollere Leistung zu erzeugen. Auch wenn die Strategie einfach zu sein scheint, umfassen die physiologischen Mechanismen bei der Ausführung plyometrischer Bewegungen eine Reihe koordinierter, synergistischer Muskelaktionen für beste Ergebnisse. Um die Wirkung zu verstehen, sind einige Hintergrundinformationen über Muskelkontraktionen nötig. Diese kontrahieren auf drei Arten:

1. Exzentrische Muskelkontraktion

Bei einer exzentrischen Muskelkontraktion verkürzt und verlängert sich der Muskel gleichzeitig. Beispiel einer exzentrischen Muskelkontraktion: Senken Sie eine Hand, in der Sie ein Objekt halten, zur Seite ab. Der M. bizeps brachii (Oberarmmuskel) zieht sich exzentrisch zusammen, um ein kontrolliertes Senken des Arms zu ermöglichen.

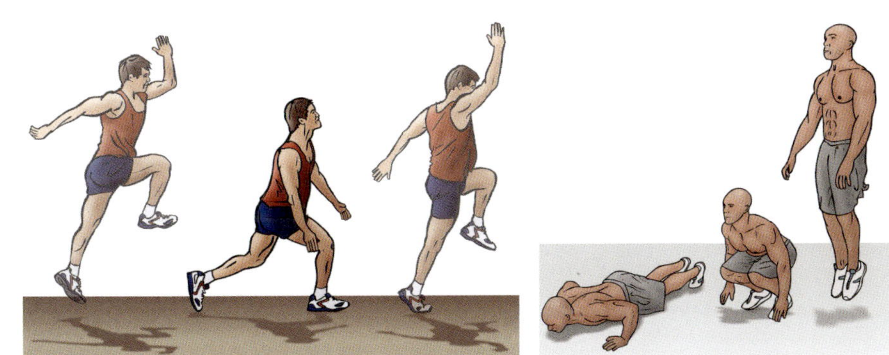

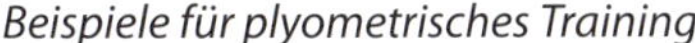
Beispiele für plyometrisches Training

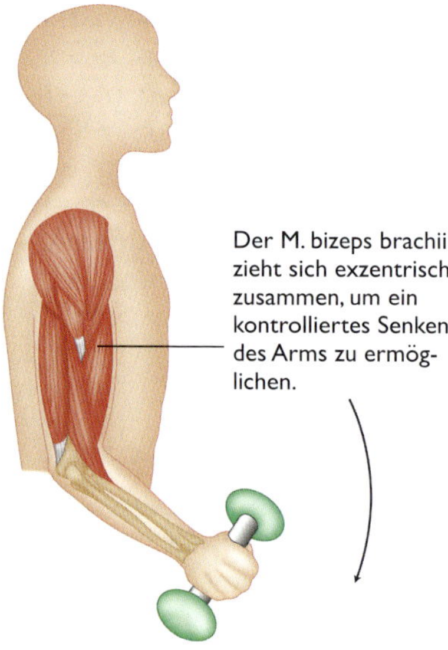

2. Konzentrische Muskelkontraktion

Wenn sich ein Muskel zusammenzieht und gleichzeitig verkürzt, sprechen wir von einer konzentrischen Muskelkontraktion. Ein Beispiel ist das Hochziehen des Körpers bis zum Kinn (Klimmzug). Der M. bizeps brachii zieht sich zusammen und verkürzt sich, wenn der Körper an einer Stange bis zum Kinn hochgezogen wird.

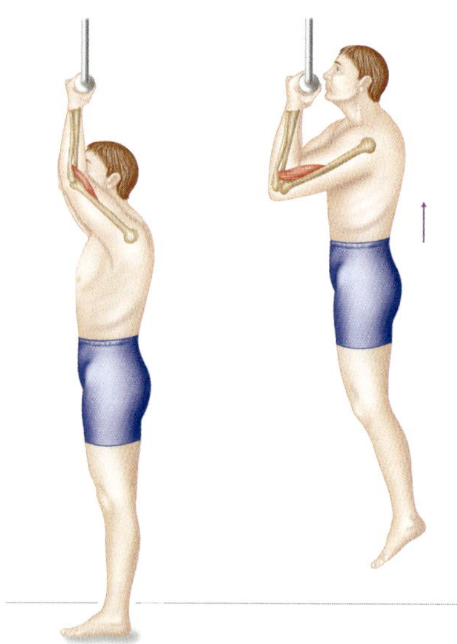

3. Isometrische Muskelkontraktion

Wenn sich der Muskel zusammenzieht, aber nicht seine Länge ändert, spricht man von einer isometrischen Muskelkontraktion. Ein Beispiel dafür ist das Halten eines schweren Gegenstands, wobei der Ellenbogen in einer 90-Grad-Position gebeugt bleibt. Der M. bizeps brachii zieht sich zusammen, ändert sich aber nicht in der Länge, weil sich der Körper nicht nach oben oder unten bewegt.

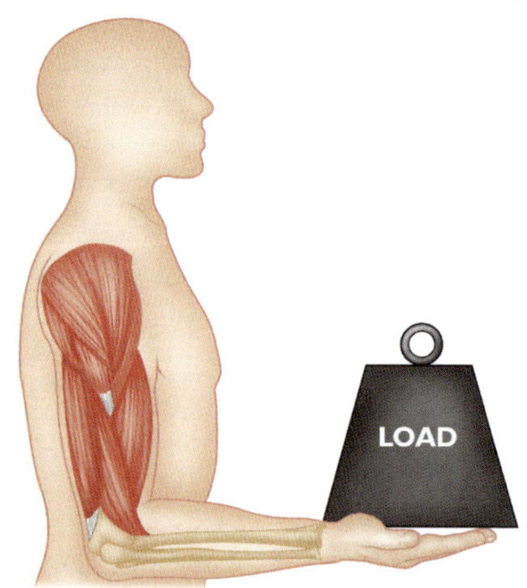

Bei einer plyometrischen Übung kommt nach einer exzentrischen Muskelkontraktion schnell eine konzentrische. Wird ein Muskel also schnell kontrahiert und verlängert und folgt sofort eine weitere Kontraktion und Verkürzung, sprechen wir von einer plyometrischen Übung; der Prozess der Kontraktion-Dehnung, Kontraktion-Verkürzung wird als Dehnungs-Verkürzungs-Zyklus bezeichnet.

Ein gutes Beispiel für eine plyometrische Übung (hier in einer schnellen Bewegung) ist ein Sprung von einem Stepbrett herunter, bei dem beide Füße auf dem Boden landen und danach ein Sprung nach vorne folgt: Beim Absprung ziehen sich die Muskeln in den Beinen exzentrisch zusammen, bei der Landung auch – um den Körper zu verlangsamen. Beim Vorwärtsspringen ziehen sich die Muskeln konzentrisch zusammen, um vom Boden abzuschnellen.

Warum sind plyometrische Übungen wichtig für die Verletzungsprävention?

Oft nutzen Sportler die Plyometrie, um Kraft für ihre Sportart zu entwickeln, und es wurde viel darüber geschrieben, wie das genau funktioniert. Die Plyometrie ist aber auch sehr wichtig für die Verletzungsprävention: Im Wesentlichen zwingen plyometrische Übungen den Muskel, sich schnell aus einer vollen Streckung zusammenzuziehen. Dies ist die Position, in der die Muskeln am schwächsten sind. Durch die Kräftigung des Muskels an seinem schwächsten Punkt (volle Streckung) ist er besser auf diese Art von Belastung im Alltag oder bei Sport und Spiel vorbereitet.

Warum sind plyometrische Übungen wichtig für die Rehabilitation von Verletzungen?

Viele Rehabilitationsprogramme für Sportverletzungen berücksichtigen (noch) nicht die Erkenntnis, dass eine exzentrische Muskelkontraktion bis zu dreimal stärker sein kann als eine konzentrische Muskelkontraktion. Plyometrische Übungen sind deshalb vor allem in der Endphase der Rehabilitation wichtig, denn sie stärken die Muskeln für die zusätzliche Belastung durch exzentrische Kontraktionen. Die Vernachlässigung dieser letzten Phase des Rehabilitationsprozesses führt oft zu einer erneuten Verletzung, da die Muskeln nicht auf die zusätzliche Kraft exzentrischer Muskelkontraktionen vorbereitet wurden.

> ***Vorsicht, Vorsicht, Vorsicht!***
> *Plyometrie ist nicht für jeden geeignet. Plyometrische Übungen sind nichts für Amateure. Denn es handelt sich um eine fortgeschrittene Form des sportlichen Trainings, die untrainierte Muskeln, Gelenke und Knochen massiv belasten können.*

Plyometrische Übungen sollten nur von gut trainierten Sportlern und am besten unter Aufsicht eines professionellen Sporttrainers durchgeführt werden. Wenn Sie Ihr reguläres Training mit plyometrischen Übungen ergänzen möchten, beachten Sie die folgenden Vorsichtsmaßnahmen:

- Kinder oder Jugendliche, die noch im Wachstum sind, sollten keine intensiven, sich wiederholenden plyometrischen Übungen machen.
- Vor dem Einstieg ins plyometrische Training müssen Muskeln und Ausdauer ausreichend trainiert sein. Eine gute Faustregel dabei ist, dass wir, bevor wir mit den plyometrischen Übungen beginnen, in der Lage sein sollten, mindestens das 1,5-fache unseres eigenen Körpergewichts zu stemmen. Erst dann sollten wir uns auf die Entwicklung unserer Rumpfmuskulatur konzentrieren.
- Ein gründliches Aufwärmen ist unerlässlich, damit der Sportler gut auf die Intensität der plyometrischen Übungen vorbereitet ist.
- Keine plyometrischen Übungen auf Beton, Asphalt oder einem anderen harten Untergrund ausführen. Gras ist einer der besten Untergründe für plyometrische Übungen.
- Die richtige Technik ist wichtig. Sobald sich Ihre Form verschlechtert oder Sie sich müde fühlen, hören Sie auf.
- Übertreiben Sie es nicht. Die Plyometrie ist sehr intensiv. Gönnen Sie sich viel Ruhe, und machen Sie immer mindestens einen Tag Pause zwischen den Trainings.

DEHNUNG UND FLEXIBILITÄT

1: Wie verhindert das Dehnen Sportverletzungen?

Dehnen (Stretching) ist einfach und effektiv. Es hilft, die sportliche Leistung zu verbessern, die Verletzungswahrscheinlichkeit zu verringern und einen Muskelkater zu minimieren. Aber wie genau verhindert Stretching Sportverletzungen?

Mehr Bewegungsfreiheit

Indem wir bestimmte Körperteile in bestimmte Positionen bringen, können wir die Länge unserer Muskeln erhöhen. Dadurch wird eine Reduzierung der allgemeinen Muskelspannung erreicht und unser normaler Bewegungsumfang größer. Durch die Vergrößerung unseres Bewegungsumfangs vergrößern wir den Abstand zwischen unseren Gliedmaßen, bevor es durch Bewegung zu Schäden an Muskeln und Sehnen kommt. Beim Fußballspielen zum Beispiel werden die Muskeln und Sehnen im hinteren Teil des Beins stark beansprucht. Je flexibler und geschmeidiger diese

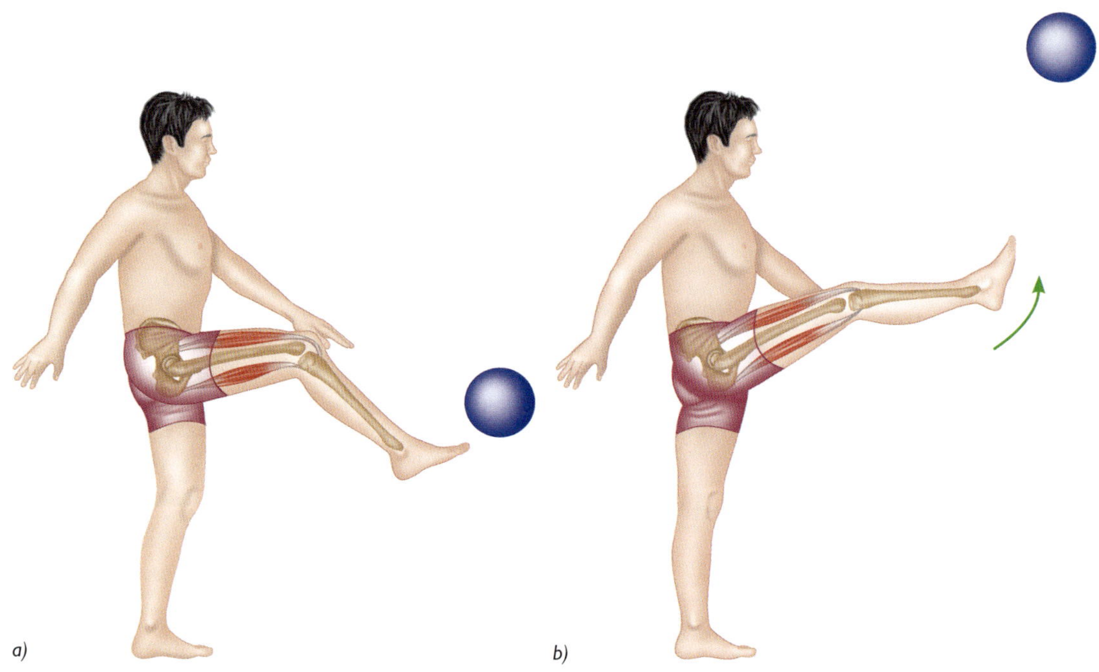

Verbesserter Bewegungsumfang beim Treten eines Fussballs: a) eingeschränkter Bewegungsumfang beim Treten eines Fußballs, b) verbesserter Bewegungsumfang nach dem Training

Muskeln sind, desto weiter kann sich das Bein vorwärts bewegen, bevor es zu einer Belastung oder Verletzung kommt.

Zu den Vorteilen eines erweiterten Bewegungsumfangs gehören: mehr Wohlbefinden, mehr Bewegungsfreiheit und eine geringere Anfälligkeit für Muskel- und Sehnenverletzungen.

Weniger Muskelkater nach dem Sport

Wir haben alle schon erlebt, was passiert, wenn wir zum ersten Mal nach Monaten ins Fitnessstudio oder zum Joggen gehen. Am nächsten Tag sind unsere Muskeln angespannt, übersäuert und hart; oft fällt es uns sogar schwer, eine Treppe nach unten zu gehen. Die Schmerzen nach einer anstrengenden körperlichen Aktivität bezeichnet man als Muskelkater. Sie entstehen durch Mikrorisse (winzige Risse in den Muskelfasern), Blutansammlungen und anfallende Abfallprodukte wie zum Beispiel Milchsäure. Dehnen als Teil eines wirksamen Abkühlens hilft dabei, diesen Muskelkater zu lindern, indem die einzelnen Muskelfasern gedehnt, die Blutzirkulation verbessert und Abfallprodukte abtransportiert werden.

Weniger schwere Erschöpfung

Erschöpfung ist ein großes Problem für jeden, insbesondere für Menschen, die trainieren. Erschöpfung mindert sowohl die körperliche als auch die geistige Leistungsfähigkeit. Erhöhte Flexibilität durch Dehnung kann die Auswirkungen der Erschöpfung verhindern, weil der Arbeitsmuskel (Agonist) entlastet wird. Für jeden Muskel im Körper gibt es einen Gegenspieler (Antagonist). Wenn die Gegenspieler flexibler sind, müssen die arbeitenden Muskeln nicht so viel Kraft aufwenden. Daher wird jede Bewegung, die ein Arbeitsmuskel durchführt, weniger anstrengend.

Zusätzliche Vorteile

Neben den oben genannten Vorteilen verbessert regelmäßiges Dehnen auch die Körperhaltung, die Entwicklung des Körperbewusstseins, die Verbesserung der Koordination, die Durchblutung sowie die Energie und bringt zudem Entspannung und Stressabbau.

2: Die Regeln für sicheres Stretching

So, wie es keine guten oder schlechten Übungen gibt, gibt es auch keine guten oder schlechten Dehnungen. Eine Dehnung, die für eine Person ideal ist, kann für eine andere ungeeignet sein. Beispielsweise sollte jemand mit einer Schulterverletzung keine Push-ups oder Freestyle-Schwimmen durchführen. Das bedeutet aber nicht, dass die Übungen für sich betrachtet schlecht sind. Das Gleiche gilt für das Dehnen: Natürlich sollte eine Person mit einer Schulterverletzung Schulterdehnungen vermeiden. Aber auch hier gilt, dass deshalb nicht alle Schulterdehnungen für sich betrachtet schlecht sind. Ob eine Dehnung effektiv und sicher oder unwirksam und schädlich ist, kommt darauf an, wie und von wem sie ausgeführt wird. In jedem Fall gilt es eine Reihe von Regeln und Vorsichtsmaßnahmen zu berücksichtigen.

Achten Sie auf die spezifischen Bedürfnisse jedes Einzelnen

1. Machen Sie sich zunächst ein allgemeines Bild von der Person: Ist sie gesund und körperlich aktiv, oder pflegt sie seit fünf Jahren einen sitzenden Lebensstil? Ist sie Profisportler? Erholt sie sich gerade von einer schweren Verletzung? Hat sie mehr oder weniger starke Schmerzen oder Muskelverspannungen bzw. steife Gelenke in einem Körperbereich?

2. Nehmen Sie die zu dehnende Muskelgruppe genauer unter die Lupe: Sind die Muskeln gesund? Gibt es Schäden an Gelenken, Bändern oder Sehnen? Gab es kürzlich Verletzungen in diesen Bereichen, die sich noch regenerieren müssen?

Wenn die zu dehnende Muskelgruppe nicht 100-prozentig gesund ist, darf der gesamte Bereich nicht gedehnt werden. Arbeiten Sie vielmehr an der Genesung und Rehabilitation, bis die Person wieder gesund und der zu dehnende Bereich verletzungsfrei ist, und wenden Sie dann die folgenden Regeln für das richtige Dehnen an.

Aufwärmen vor dem Stretching

Diese grundlegende Regel wird oft übersehen: Stretching ohne effektives Aufwärmen kann zu schweren Verletzungen führen. Nicht erwärmte Muskeln zu dehnen ist wie der Versuch, alte, trockene Gummibänder zu dehnen – sie können reißen.

Das Aufwärmen vor dem Dehnen hat eine ganze Reihe von Vorteilen, aber in erster Linie dient es dazu, Körper und Geist auf anstrengendere Belastungen vorzubereiten. Eine Möglichkeit, dies zu begünstigen, ist es, die Körperkerntemperatur zu erhöhen, während gleichzeitig die Muskeltemperatur erhöht wird. Die erhöhte Temperatur lockert die Muskeln und macht sie geschmeidig. Das ist wichtig, um die maximalen Vorteile des Dehnens sicherzustellen. Das richtige Aufwärmen erhöht die Herz- und Atemfrequenz und fördert die Durchblutung. So wird die Zufuhr von Sauerstoff und Nährstoffen zu den arbeitenden Muskeln gesteigert, und die Muskeln werden für das Dehnen vorbereitet.

Das korrekte Aufwärmtraining aktiviert den Körper schonend und sollte in der Intensität und Dauer auf das Fitness-Niveau des teilnehmenden Sportlers abgestimmt sein. Die korrekte Aufwärmzeit für die meisten Menschen sollte etwa zehn Minuten dauern und zu einem leichten Schwitzen führen.

Stretching vor oder nach dem Training?

Die einfache Antwort auf diese oft gestellte Frage ist: Nicht *oder*, sondern *und*. Beides ist wichtig, das Stretching vor wie das nach dem Training. Wobei das Dehnen nach dem Training eine ganz andere Wirkung hat als das Dehnen davor.

Das Dehnen vor dem Training soll Verletzungen vorbeugen. Dabei werden die Muskeln und Sehnen verlängert, was wiederum den Bewegungsumfang erhöht. So können wir uns frei(er) bewegen, ohne mit Einschränkungen oder Verletzungen rechnen zu müssen.

Das Dehnen nach dem Sport unterstützt dagegen primär die Reparatur und Wiederherstellung der Muskeln und Sehnen. Durch die Verlängerung von Muskeln und Sehnen beugt das Dehnen Muskelverspannungen nach Belastung und einem Muskelkater vor.

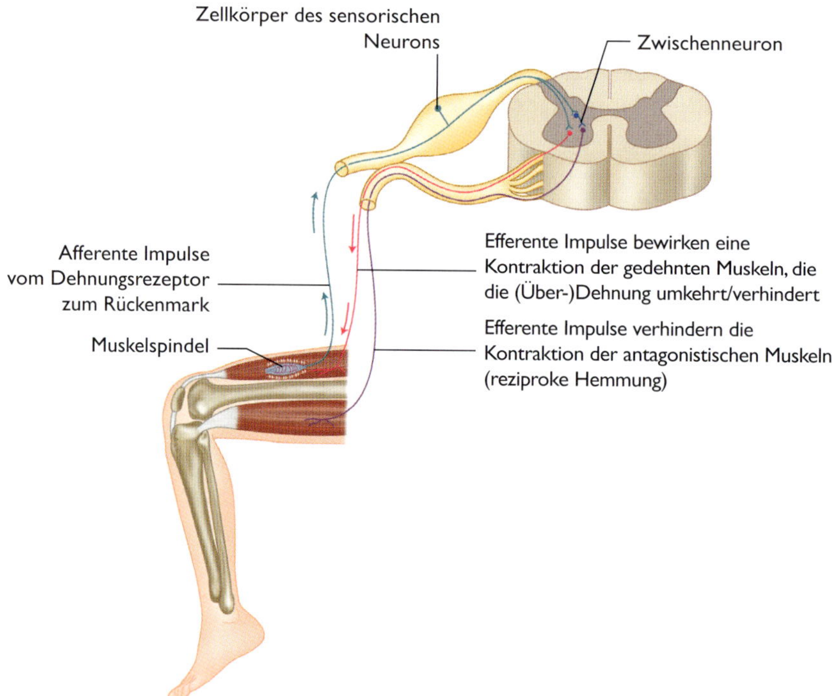

Der Dehnungsreflexbogen

Nach dem Training sollte die Dehnung als Teil des Abkühlens durchgeführt werden. Das Abkühlen hängt von der Dauer und Intensität der Übung ab, besteht aber in der Regel aus 5 bis 10 Minuten sehr leichter körperlicher Aktivität, gefolgt von 5- bis 10-minütigem statischen Dehnen.

Eine effektive Abkühlung mit leichter körperlicher Aktivität und Dehnung hilft dabei, Abfallprodukte aus den Muskeln zu entfernen, Blutansammlungen zu verhindern und die Zufuhr von Sauerstoff und Nährstoffen zu den Muskeln zu fördern. Das unterstützt den Körper, wieder auf ein normales Niveau zu kommen und sich zu regenerieren.

Dehnen Sie alle Hauptmuskeln und ihre Gegenspieler

Beim Stretching ist es essenziell, dass wir auf alle wichtigen Muskelgruppen im Körper achten. Nur weil eine bestimmte Sportart zum Beispiel vorwiegend die Beinmuskulatur braucht, bedeutet das nicht, dass man die Muskeln des Oberkörpers beim Dehnen vernachlässigen darf.

Bei allen körperlichen Aktivitäten spielen grundsätzlich nicht nur einige wenige ausgewählte Muskeln eine Rolle, sondern alle. So sind zum Beispiel bei jeder Laufsport nicht nur die Beinmuskeln wichtig, sondern auch die Muskeln im Oberkörper: Diese spielen eine entscheidende Rolle für die Stabilität und das Gleichgewicht des Körpers während der Laufbewegung. Weshalb es wichtig ist, sie flexibel und geschmeidig zu halten.

Jeder Muskel im Körper hat einen Gegenspieler. Den Muskeln auf der Vorderseite des Oberschenkels (Quadrizeps) beispielsweise wirken die Muskeln auf der Rückseite des Oberschenkels (Hamstrings) entgegen. Diese beiden Muskelgruppen geben einander Widerstand, um den Körper in der Balance zu halten. Wird eine Muskelgruppe stärker oder flexibler als die andere, kann es zu Dysbalancen kommen, die zu Verletzungen oder Haltungsschäden führen können.

Risse in den Muskeln an der Rückseite des Oberschenkels (Hamstrings oder ischiocrurale Muskulatur) sind zum Beispiel häufig auftretende

Verletzungen bei Laufsportarten. Sie werden oft durch starke Quadrizeps- und schwache, unflexible Hamstrings verursacht. Dieses Ungleichgewicht übt großen Druck auf die Hamstrings aus und kann zu einem Muskelriss oder einer Muskelzerrung führen.

Dehnen Sie sanft und langsam
Sanftes und langsames Dehnen hilft, die Muskeln zu entspannen, was wiederum das Dehnen angenehmer und wirksamer macht und zur Vermeidung von Muskelrissen und Zerrungen beiträgt, die durch schnelle, ruckartige Bewegungen verursacht werden können.

Dehnen Sie NUR bis zum Spannungspunkt
Dehnen darf NICHT wehtun. Dehnen sollte angenehm, entspannend und sehr effektiv sein. Viele Menschen glauben, dass die optimale Dehnung schmerzhaft ein muss. Das ist einer der größten Denkfehler im Hinblick auf gesundes Dehnen. Denn wenn die Muskeln bis zum Schmerzpunkt gedehnt werden, verwendet der Körper einen Abwehrmechanismus, den sogenannten Dehnungsreflex – ein Sicherheitsreflex des Körpers, um schwere Schäden an Muskeln, Sehnen und Gelenken zu vermeiden. Dieser Dehnungsreflex schützt die Muskeln und Sehnen, indem er sie zusammenzieht und so eine Dehnung verhindert.

Wenn Sie also den Dehnungsreflex vermeiden wollen, müssen Sie Schmerzen vermeiden. Gehen Sie nie über Ihre Dehnungsgrenze hinaus und dehnen Sie nur so weit, dass Sie eine Spannung in den Muskeln spüren. Auf diese Weise können Sie Verletzungen vermeiden und das Dehnen zu einem Gewinn für sich machen.

Atmen Sie beim Stretching langsam und entspannt
Viele Menschen halten beim Dehnen unbewusst den Atem an. Das führt zu Verspannungen in den Muskeln, was wiederum die Dehnung sehr erschwert. Um das zu vermeiden, denken Sie daran, bei allen Dehnübungen langsam und tief zu atmen. Das hilft, die Muskeln zu entspannen, fördert die Durchblutung und erhöht wiederum die Zufuhr von Sauerstoff und Nährstoffen zu den Muskeln.

Ein Beispiel
Lassen Sie uns an dieser Stelle einen Blick auf eine der am kontroversesten diskutierten Dehnungen überhaupt werfen:

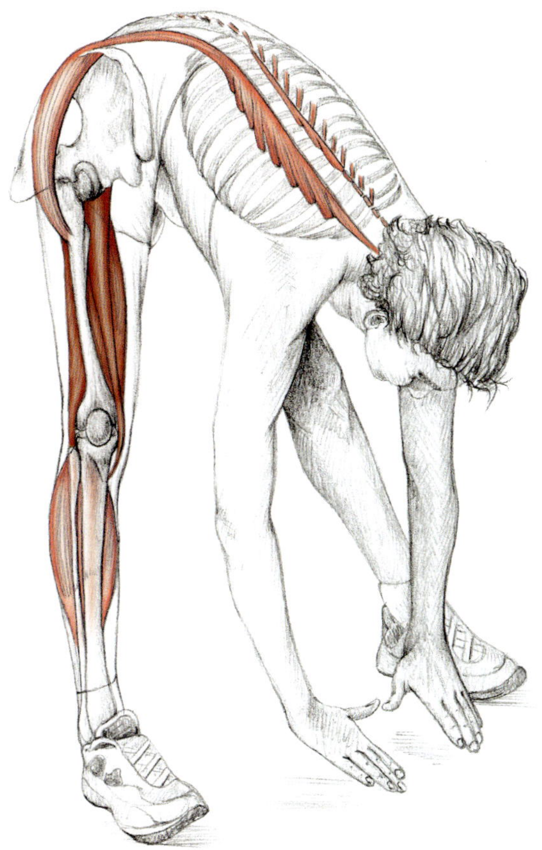

Betrachten wir zunächst die Person, die diese Dehnungsübung ausführt. Ist sie schon etwas älter, übergewichtig oder vielleicht aus einem anderen Grund körperlich nicht ganz fit? Ist sie jung und befindet sich noch im Wachstum? Sitzt sie viel? Wenn die Antwort auf eine dieser Fragen ja lautet, dann sollte diese Person – genau wie mindestens die Hälfte der Bevölkerung – diese Dehnung auf keinen Fall machen!

Nehmen Sie dann den zu dehnenden Bereich in den Blick: Die abgebildete Dehnung belastet offensichtlich die Muskulatur der Hamstrings und die des unteren Rückens. Wenn unsere Hamstrings oder unser unterer Rücken nicht 100-prozentig in Ordnung sind, sollte wir diese Dehnung vermeiden: Das trifft wahrscheinlich auf weitere 25 Prozent der Bevölkerung zu, und damit ist die abgebildete Dehnung nur für etwa 25 Prozent der Bevölkerung geeignet, letztlich also nur für gut trainierte, körperlich leistungsfähige und verletzungsfreie Sportler. Werden die oben genannten Vorsichtsmaßnahmen beachtet, so folgt daraus, dass ein gut trainierter, körperlich fitter und verletzungsfreier Sportler diese Dehnung sicher und effektiv ausführen kann.

3: Wie Sie (sich) richtig dehnen

Wann sollen Sie (sich) dehnen?

Das Dehnen ist genauso wichtig wie der Rest des Übungsprogramms. Für den Sportler, der an einer Wettkampfsportart oder -übung teilnimmt, ist es essenziell, sich Zeit zu nehmen für spezielle Dehnungsübungen und die Arbeit an bestimmten Körperregionen, die fest oder steif sind. Je mehr Sie sich für Ihre Fitness und Ihre Übungen einsetzen, desto mehr Zeit und Mühe müssen Sie auf das Dehnen verwenden.

Die Wahl der richtigen Dehnungübungen für das richtige Ziel wird einen großen Unterschied in der Effektivität Ihres Beweglichkeitstrainings bewirken und wesentlich zur Erreichung Ihrer Ziele beitragen. Hier finden Sie nun einige Vorschläge, wann Sie die verschiedenen Arten der Dehnübungen einsetzen sollten:

Zum Aufwärmen ist dynamisches Dehnen am effektivsten, zum Abkühlen statisches, passives und PNF-Dehnen (siehe S. 24). Wenn Sie Ihren Bewegungsumfang verbessern möchten, versuchen Sie PNF und aktives isoliertes Dehnen. Für die Rehabilitation wird eine Kombination aus PNF, isometrischem und aktivem Dehnen die besten Ergebnisse liefern.

Wann – außer vor und nach sportlichen Aktivitäten – sollten wir uns noch dehnen?

Am besten immer wieder während des Tages. Dehnen ist eine gute Möglichkeit, locker zu bleiben und den Alltagsstress besser zu meistern. Eine der produktivsten Möglichkeiten, unsere Zeit zu nutzen, ist das Dehnen vor dem Fernseher. »Marschieren« oder joggen Sie zum Einstieg fünf Minuten am Platz, setzen Sie sich dann vor dem Fernseher auf den Boden und fangen Sie an, sich zu strecken.

Halten, Zählen, Wiederholen

Die Frage, bei der die Meinungen zum Thema Stretching wohl am weitesten auseinandergehen, lautet: »Wie lange soll ich jede Dehnung halten?« Manche gehen davon aus, dass schon zehn Sekunden ausreichen. Das ist allerdings das absolute Minimum. Zehn Sekunden reichen gerade, um die Muskeln zu entspannen und zu verlängern. Für einen echten Zuwachs an Beweglichkeit sollte jede Dehnung schon mindestens 20 bis 30 Sekunden lang gehalten werden.

Die Zeit, die ein Mensch für das Dehnen aufwendet, hängt von seinem Engagement in einer bestimmten Sportart ab. Für Menschen, die ihr allgemeines Gesundheits- und Fitnessniveau steigern wollen, reichen 20 Sekunden aus. Ein Hochleistungssportler dagegen muss jede Dehnung mindestens 30 Sekunden lang halten und dann sukzessive auf 60 Sekunden und mehr erhöhen.

»Wie oft soll ich dehnen?«

Wie oft ein Mensch jede Muskelgruppe dehnt, hängt ebenfalls davon ab, wie intensiv er eine Sportart betreibt. Ein Anfänger sollte jede Muskelgruppe zwei- bis dreimal dehnen, fortgeschrittene Sportler drei- bis fünfmal.

»Wie lange soll ich dehnen?«

Auch dafür gilt das gleiche Prinzip. Für den Anfänger reichen ca. fünf bis zehn Minuten, für den Profisportler können es bis zu zwei Stunden sein. Wer sich zwischen Amateur und Profi einordnet, sollte die Zeit entsprechend anpassen. Bitte seien Sie geduldig beim Dehnen. Niemand kann nach ein paar Wochen fit werden, also erwarten Sie auch keine Wunder im Hinblick auf Ihre Routine beim Dehnen. Einige Muskelgruppen benötigen mindestens drei Monate intensiver Dehnung, bevor Sie eine wirkliche Verbesserung feststellen können. Bleiben Sie trotzdem dabei, es lohnt sich.

Sequenz (Ablauf)

Wenn Sie ins Dehnen einsteigen, ist es eine gute Idee, mit allgemeinen Dehnungen für den ganzen Körper zu beginnen, statt nur einige wenige Regionen auszuwählen. Das Konzept besteht darin, die gesamte Muskelspannung zu reduzieren und so die Beweglichkeit der Gelenke und Gliedmaßen zu erhöhen.

Der nächste Schritt sollte die Verbesserung der Gesamtbeweglichkeit sein. Dabei werden die Muskeln und Sehnen nach und nach über ihren üblichen Bewegungsumfang hinaus gedehnt. Anschließend arbeiten Sie an bestimmten Bereichen, die verspannt oder für eine bestimmte Sportart besonders wichtig sind. Denken Sie daran, daß dies alles Zeit braucht. Rechnen Sie damit, dass es bis zu drei Monate lang dauern kann, bis sich bei dieser Dehnungssequenz Erfolge einstellen; insbesondere dann, wenn Sie keine gut entwickelte Muskulatur haben und keine Sportarten betreiben, die die Geschicklichkeit fördern.

Was die Reihenfolge der Übungen angeht, wird empfohlen, mit Dehnungen im Sitzen zu beginnen: Dabei ist die Verletzungsgefahr geringer. Erst dann sollten Sie zu den Dehnungen im Stehen übergehen. Sie können hier im Knöchelbereich beginnen und sich bis zum Halsbereich vorarbeiten oder umgekehrt – die Hauptsache dabei ist, dass alle wichtigen Muskelgruppen und ihre Gegenspieler abgedeckt sind.

Wenn Sie Ihre allgemeine Beweglichkeit verbessert haben und den Bewegungsumfang bestimmter Muskeln oder Muskelgruppen verbessern wollen, ist es wichtig, diese Muskeln während der Dehnungen zu isolieren. Konzentrieren Sie sich auf jeweils nur eine Muskelgruppe. Dehnen Sie zum Beispiel nicht beide Hamstrings gleichzeitig, sondern nur eine Gruppe. Diese Dehnung hilft, den Widerstand anderer unterstützender Muskelgruppen zu reduzieren.

Haltung

Es ist wichtig, sich bewusst zu machen, wie wichtig die Haltung für den Gesamtnutzen des Dehnens sein kann. Schlechte Körperhaltung und eine falsche Technik können Dysbalancen in den Muskeln verursachen, die ihrerseits Verletzungen zur Folge haben. Die richtige Körperhaltung sorgt dafür, dass die zu bearbeitende Muskelgruppe optimal gedehnt wird. Große Muskelgruppen bestehen aus einer Reihe verschiedener Muskeln, die zusammenarbeiten. Wenn die Haltung schlampig oder falsch ist, können Dehnübungen einen

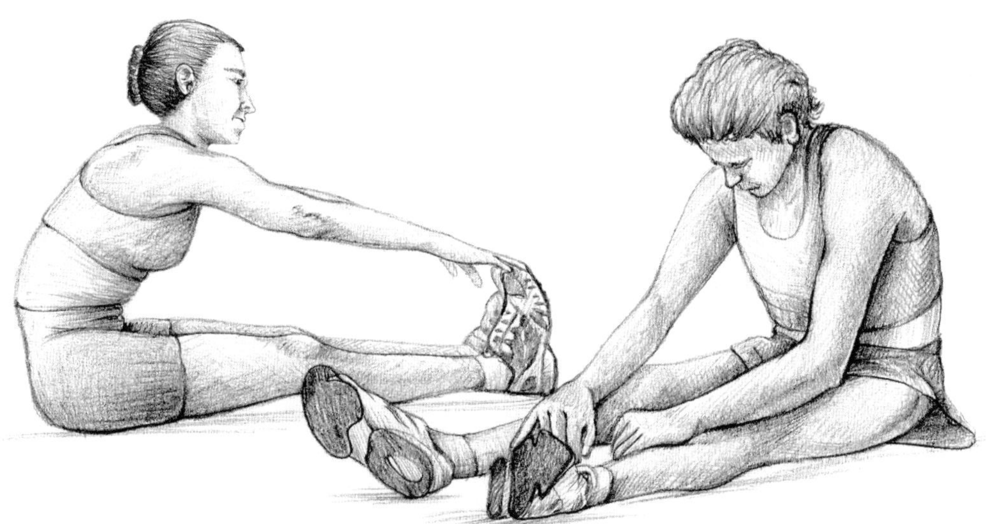

Der Unterschied zwischen guter und schlechter Haltung: Beachten Sie die Sportlerin links – ihre Füße sind aufrecht, der Rücken ist relativ gerade. Die Sportlerin auf der rechten Seite ist stärker gefährdet, in eine muskuläre Dysbalance zu kommen, was ihr Verletzungsrisiko erhöht.

bestimmten Muskel in dieser Muskelgruppe stärker belasten, was ebenfalls eine Dysbalance mit den gleichen Folgen verursachen kann. Bei der Dehnung der Hamstrings zum Beispiel müssen beide Füße nach oben zeigen. Wenn die Füße zur Seite fallen, wird ein bestimmter Teil der Hamstrings übermäßig beansprucht, was zu einer Dysbalance der Muskulatur führen kann.

EINRICHTUNGEN, REGELN UND SCHUTZVORRICHTUNGEN

Viele nicht direkt im Fokus stehenden Präventionsmöglichkeiten werden oft übersehen, sind aber ebenso wichtig.

Spielbereiche und Einrichtungen

Bereiche, die speziell für den Sport und die sportliche Betätigung entwickelt wurden, sind oft eine Quelle unnötiger Sportverletzungen. Zerbrochene, fehlerhafte oder aber schlecht konstruierte Geräte können zu Verletzungen führen, auch beschädigte oder schlecht gewartete Spielflächen stellen ein unnötiges Risiko für die Sportler dar. Stellen Sie vor dem Trainingsbeginn sicher, dass die Spielflächen hindernisfrei und in gutem Zustand sind. Nicht zuletzt sollten Zuschauer darauf aufmerksam gemacht werden, wie wichtig es ist, sich vom Spielfeld fernzuhalten.

Regeln

Die Sportregeln sollen die Sportler schützen und einen sicheren Raum für Teilnehmer und Zuschauer schaffen. Es liegt in der Verantwortung der Trainer, Spieler und Schiedsrichter, alle Regeln ihrer jeweiligen Sportart zu kennen und einzuhalten. Weitere Schwerpunkte sind Sportsgeist und Fairplay sowie die Vermeidung von Gewalt oder der mutwilligen Gefährdung anderer Sportler auf dem Platz.

Schutzvorrichtungen

Schutzvorrichtungen wurden entwickelt, um die Leistung zu verbessern und Verletzungen zu reduzieren. Alle Sportarten profitieren davon. Selbst der Laufsport profitiert enorm von gutem, das Fußgewölbe unterstützendem Schuhwerk, Schwimmer profitieren von einer Schutzbrille. Weitere wichtige Schutzvorrichtungen können ein Mundschutz, individuelle Polster, Helme, Schienbeinschoner, Augenschutz, Neoprenanzüge, Torpfostenpolsterungen und Matten für Sportarten sein, die eine gepolsterte Landung erfordern – wie zum Beispiel das Kunstturnen.

KAPITEL 3

Behandlung von Sportverletzungen und Rehabilitation

EINFÜHRUNG IN DAS SPORT-VERLETZUNGSMANAGEMENT

Das Sportverletzungsmanagement umfasst den gesamten Behandlungsprozess einer Sportverletzung vom Zeitpunkt der Verletzung an bis zu dem Zeitpunkt, da der Sportler vollständig genesen und 110 Prozent stärker und gesünder ist als vor der Verletzung (nein, das ist kein Tippfehler: Das Ziel ist 110 Prozent, denn das Sportverletzungsmanagement sollte immer darauf abzielen, den verletzten Bereich so weit zu rehabilitieren, dass er nach der Verletzung stärker ist als vor der Verletzung).

Dieser Management-Prozess ist ausgelegt für Weichteilverletzungen, die in den meisten Sportarten sehr verbreitet sind. Zu diesen Verletzungen gehören Verstauchungen, Zerrungen sowie Risse und Prellungen, die sich auf die Weichteile des Körpers, also auf die Muskeln, Sehnen, Bänder und Gelenke auswirken.

Beispiele für häufige Weichteilverletzungen sind unter anderem Risse an den Hamstrings (ischiocrurale Muskeln), verstauchte Knöchel, gezerrte Wadenmuskeln und Schulterbänder sowie Verletzungen am Oberschenkel (Bluterguss im M. quadriceps femori). Eine Verrenkung verweist auf einen Anriss oder Riss der Bänder, während eine Zerrung auf einen Anriss oder Riss der Muskeln oder Sehnen verweist.

Das Sportverletzungsmanagement deckt keine Verletzungen ab, die den Kopf, den Hals, das Gesicht oder das Rückenmark betreffen – oder Verletzungen, die einen Schock, übermäßige Blutungen oder Knochenbrüche beinhalten. Die Behandlung, die für diese Art von Verletzungen erforderlich ist, übersteigt die Möglichkeiten des Sportverletzungsmanagements (das, um es noch einmal zu betonen, nur die Behandlung der relativ einfachen Weichteilverletzungen abdeckt) und müssen sofort von einem Arzt behandelt werden.

Das Verletzungsmanagement im Weichteilbereich umfasst vier Phasen:

1. Erste Hilfe: während der ersten drei Minuten
2. Behandlung: während der nächsten drei Tage
3. Rehabilitation: während der nächsten drei Wochen
4. Konditionstraining: während der nächsten drei Monate

1. Erste Hilfe: Die ersten drei Minuten

Die ersten drei Minuten nach einer Verletzung sind entscheidend. Zu diesem Zeitpunkt erfolgt eine erste Beurteilung der Verletzung. Hinzu kommen geeignete Maßnahmen zur Minimierung von Traumata und zur Vorbeugung weiterer Schäden. Dieses Vorgehen hat oberste Priorität bei der Behandlung von Sportverletzungen.

Egal, ob Sie selbst betroffen sind oder eine andere Person – vor der Behandlung von Verletzungen ist zunächst ein STOP wichtig, um zu reflektieren, was passiert ist. Sichern Sie ggf. den Bereich. Stellen Sie fest, ob die Verletzung lebensbedrohlich bzw. ob Notfall-Hilfe erforderlich ist.

Verstehen Sie das Wort STOP als Akronym:

Stop: Hindern Sie den verletzten Sportler daran, sich zu bewegen. »Stoppen« Sie den Sport oder das Spiel, wenn nötig.

Talk (Reden): Stellen Sie Fragen wie: Was ist passiert? Wie ist es passiert? Wie hat es sich angefühlt? Wo tut es weh? War die Stelle schon einmal verletzt?

Observe (Beobachten): Achten Sie auf Anzeichen wie Schwellungen, Prellungen, Fehlstellungen und Schmerzempfindlichkeit.

Prevent (Verhindern): Verhindern Sie weitere Verletzungen.

Bewerten Sie dann den Grad der Verletzung:

Liegt eine *leichte Verletzung* vor – eine Beule oder ein blauer Fleck vielleicht, der die körperliche Leistungsfähigkeit des Sportlers nicht beeinträchtigt? Wenn ja, lassen Sie ihn weiterspielen. Motivieren Sie ihn mit ein paar Worten und beobachten Sie seine Verletzung. Um auf der sicheren Seite zu sein, wenden Sie die in den Kapiteln 4 bis 17 beschriebenen Behandlungsmaßnahmen an.

Ist es eine *mittelgradige Verletzung* – eine Verstauchung, Zerrung oder ein schwerer Bluterguss vielleicht, die die Spielfähigkeit beeinträchtigt? Wenn ja, holen Sie den Spieler vom Feld und wenden Sie die in den Kapiteln 4 bis 17 beschriebenen Behandlungsmaßnahmen so schnell wie möglich an.

Ist es eine *schwere Verletzung?* Hat die Verletzung Auswirkungen auf Kopf, Hals oder Gesicht? Besteht die Gefahr einer Rückenmarksverletzung oder eines Schocks? Gibt es schwere Blutungen, Knochenbrüche oder Risse? Die Behandlung solcher Verletzungen erfordert sehr viel mehr als die einfache Behandlung von Weichteilverletzungen. Holen Sie sofort professionelle Hilfe.

Wenn nach kurzer Zeit klar ist, dass die Verletzung nicht lebensbedrohlich ist, beginnen Sie mit der Behandlung der Verletzung – je früher, desto größer ist die Chance des verletzten Sportlers auf vollständige Genesung.

2. Behandlung: Die nächsten drei Tage

Die effektivste Erstbehandlung bei Weichteilverletzungen ist die nach dem RICER-Schema. Auch dabei handelt es sich um ein Akronym, das den folgenden Initialen entspricht:

Rest: Ruhe

Ice: Eis

Compression: Kompression

Elevation: Hochlagerung

Referral (… for appropriate medical treatment): Überweisung zur weiteren medizinischen Versorgung

Es hat sich gezeigt, dass die unmittelbare Anwendung des RICER-Schemas nach der Verletzung die Genesungszeit deutlich verkürzt. RICER ist damit der erste und vielleicht wichtigste Schritt zur Rehabilitation von Verletzungen und zur vollständigen Genesung.

Bei einer Weichteilverletzung kommt es zu einer Entzündung um die Verletzungsstelle herum. Entzündungen verursachen Schwellungen, die Druck auf die Nervenenden ausüben und zu vermehrten Schmerzen führen. Hier kann das RICER-Schema zur Linderung beitragen, Gewebeschäden begrenzen und den Heilungsprozess unterstützen. Dazu hier noch ein paar ausführlichere Hinweise im Einzelnen …

Rest (Ruhe)

Es ist wichtig, dass der verletzte Bereich so ruhig wie möglich gehalten wird. Falls erforderlich, unterstützen Sie die verletzte Stelle mit einer Schlinge oder einer Spange, um den Blutfluss in den verletzten Bereich zu verlangsamen und weiteren Schaden zu verhindern.

Ice (Eis)

Das Auflegen von Eis ist der wichtigste Part. Kälte trägt am wirksamsten dazu bei, Entzündungen, Blutungen, Schwellungen und Schmerz einzudämmen. Legen Sie das Eis so schnell wie möglich nach dem Verletzungseintritt auf. Verwenden können Sie dafür zerstoßenes Eis im Kunststoffbeutel, Eiswürfel, kommerzielle Kühlpackungen – auch Beutel mit gefrorenen Erbsen tun ihren Dienst, und selbst kaltes Wasser aus dem Wasserhahn ist besser als gar nichts.

Aber legen Sie das Eis nicht direkt auf die Haut. Das kann zu Eisbeulen und weiteren Hautschäden führen. Wickeln Sie es besser in ein feuchtes Handtuch. Das schützt die Haut am besten.

Im Allgemeinen wird empfohlen, die ersten 48 bis 72 Stunden alle 2 Stunden für 20 Minuten mit Eis zu kühlen. Aber auch hier gilt es, den Einzelfall zu betrachten: Manche Menschen sind kälteempfindlicher als andere; Kinder, ältere Menschen und solche mit Durchblutungsstörungen haben eine geringere Kältetoleranz. Für einige werden 20 Minuten schon zu lang sein. Andere, besonders Sportler mit einer guten Kondition, können die Eisauflage vermutlich viel länger aushalten. Vertrauen Sie auf das individuelle Empfinden der betroffenen Person: Diese kann letztlich am besten entscheiden, wie lange das Eis auf der verletzten Stelle angenehm bzw. nicht zu unangenehm ist. In jedem Fall gilt: Sobald die Eisauflage Schmerzen oder großes Unbehagen verursacht, muss sie entfernt werden. Und es ist generell besser, Eis mehrmals stündlich für 3 bis 5 Minuten aufzulegen, als gar nicht.

Compression (Kompression und Kompressen)

Mit der Kompression werden zwei Dinge erreicht: Zum einen hilft die Kompression, Blutungen und Schwellungen um den verletzten Bereich herum zu reduzieren. Zum anderen unterstützen Kompressen den verletzten Bereich. Bringen Sie also einen breiten, festen, elastischen Kompressionsverband so an, dass der verletzte Bereich wie die Bereiche oberhalb und darunter abgedeckt sind.

Elevation (Hochlagern)

Bringen Sie den verletzten Bereich möglichst in eine Position über der Herzhöhe. Auch das trägt dazu bei, dass Blutungen und Schwellungen reduziert werden.

Referral (Überweisung/Empfehlung)

Bei einer erheblichen Verletzung muss der verletzte Sportler einen Physiotherapeuten oder einen qualifizierten Sportarzt aufsuchen, um die Verletzung richtig diagnostizieren zu lassen. Mit der korrekten Diagnose kann der Sportler dann an einem speziellen Rehabilitationsprogramm teilnehmen und so die Genesungszeit weiter verkürzen.

Warnhinweis!

Während der ersten 48 bis 72 Stunden nach einer Verletzung müssen Dinge nicht nur getan, sondern auch unterlassen werden. Vermeiden Sie unbedingt jede Form von Erwärmung oder Erhitzung an der Verletzungsstelle. Dazu gehören auch Wärmelampen, Wärmecremes, Spas, Whirlpools und Saunen. Unterlassen Sie alle Bewegungen und Massagen im verletzten Bereich. Vermeiden Sie übermäßigen Alkoholkonsum. Denn all das erhöht die Blutung, die Schwellung und den Schmerz im Zusammenhang mit einer Verletzung.

3. Rehabilitation: Die nächsten drei Wochen

Wenn zum Beispiel ein Muskel gerissen oder ein Band beschädigt ist, erwartet man vielleicht, dass der Körper diese Schäden selbst repariert, indem er die Risse oder Schäden mit neu gebildetem Muskel- oder Bandgewebe usw. wieder schließt. Tatsächlich tut er das nicht. Vielmehr repariert er solche Schäden mit Narbengewebe.

Die sofortige Anwendung des RICER-Schemas nach einer Weichteilverletzung reduziert die Bildung von Narbengewebe soweit wie möglich. Das klingt vielleicht nicht nach einer großen Sache, aber jeder, der einmal eine Weichteilverletzung erlitten hat, weiß, wie lästig es ist, sich genau an dieser Stelle immer und immer wieder neu zu verletzen.

Unbehandeltes Narbengewebe ist eine der Hauptursachen für eine erneute Verletzung – nicht selten Monate später, als man eigentlich längst davon ausging, dass die Verletzung vollständig ausgeheilt sei.

Narbengewebe besteht aus einem unflexiblen, faserigen Material namens Kollagen. Dieses Fasermaterial bindet sich an geschädigte Weichgewebefasern, um die beschädigten Fasern wieder zurückzuziehen – mit dem Ergebnis, dass eine Masse aus faserigem Narbengewebe die Verletzungsstelle vollständig umgibt. In einigen Fällen ist es sogar möglich, das verdickte Gewebe unter der Haut zu fühlen.

Narbengewebe an der Verletzungsstelle ist nie so stark wie das ersetzte Gewebe. Es hat zudem die Tendenz, das umliegende Gewebe zusammenzuziehen und zu verformen. Narbengewebe ist also nicht nur nicht so stark wie gesundes Gewebe, sondern reduziert außerdem auch noch dessen Flexibilität.

Was bedeutet das für den Sportler?
Erstens bedeutet es eine Verkürzung der Weichteile und damit verbunden einen Verlust an Flexibilität. Zweitens bedeutet es, dass sich eine Schwachstelle im Weichteilgewebe gebildet hat, die wiederum zu weiteren Schäden oder Verletzungen führen kann.

Die Bildung von Narbengewebe führt zu einem Verlust von Kraft und Leistung. Ein Muskel muss vor der Anspannung voll gedehnt sein, um die volle Leistung zu bringen. Diese Leistung ist mit verkürztem und geschwächtem Gewebe allerdings nicht mehr möglich.

Die Beseitigung von Narbengewebe

Um den Wiederherstellungsprozess zu beschleunigen und das unerwünschte Narbengewebe neu zu strukturieren, müssen zwei wesentliche Behandlungen eingeleitet werden.

Die erste wird häufig von Physiotherapeuten eingesetzt, um in erster Linie die Durchblutung des verletzten Bereichs zu erhöhen mit dem Ziel, die Zufuhr an Sauerstoff und Nährstoffen zu den geschädigten Geweben zu erhöhen. Physiotherapeuten erreichen dieses Ziel durch den Einsatz einer Reihe von Aktivitäten zur Stimulierung des verletzten Bereichs. Die gebräuchlichsten Methoden sind Ultraschall, TENS (Transkutane Elektrische Nervenstimulation) und Hitze.

Ultraschall nutzt hochfrequente Schallwellen zur Stimulierung des betroffenen Bereichs. TENS verwendet einen kleinen elektrischen Impuls zur Schmerzlinderung und zur Durchblutungssteigerung. Auch Strahler oder Wärmflaschen geben Wärme ab und stimulieren die Durchblutung des geschädigten Gewebes.

Die zweite Behandlung, die hilft, unerwünschtes Narbengewebe zu reduzieren, sind Sportmassagen des tiefen Gewebes. Ultraschall und Hitze helfen dem verletzten Bereich zwar, aber sie können das Narbengewebe nicht wirklich reduzieren. Das können letztlich nur Massagen.

Finden Sie also jemanden, der die betroffene Stelle massieren kann, oder massieren Sie das geschädigte Gewebe selbst, sofern Sie es erreichen können. Eine Selbstmassage hat den Vorteil, dass Sie genau erspüren können, wie stark oder wie tief das Gewebe massiert werden darf.

Anfangs ist der Bereich vermutlich ziemlich schmerzempfindlich. Beginnen Sie mit einem leichten Streichen und erhöhen Sie allmählich den Druck, bis die Streichungen tiefer und fester werden können.

Massieren Sie in Richtung der Muskelfasern und konzentrieren Sie sich besonders auf den direkten Punkt der Verletzung. Benutzen Sie die Daumen, um hier so tief wie möglich massieren zu können und das Narbengewebe abzubauen.

Ein empfehlenswertes Heilmittel für die verbesserte Behandlung von Weichteilen ist Arnika. Das gilt vor allem bei Verstauchungen, Zerrungen und Rissen. Das Heilmittel ist in verschiedenen Variationen erhältlich – beispielsweise als Massagegel oder als Lotion.

Ebenfalls wird empfohlen, während des Heilungsprozesses viel zu trinken. Die zusätzlich aufgenommene Flüssigkeit hilft, die bei Verletzungen und Entzündungen entstehenden Abfallprodukte aus dem Körper zu spülen.

Aktive Rehabilitation

Im Rahmen der Rehabilitationsphase werden die verletzten Sportlerinnen und Sportler dazu angehalten, Übungen zu machen, die dazu beitragen, die Heilung zu beschleunigen. Einige bezeichnen diese Phase des Genesungsprozesses als »aktive Rehabilitation«, weil die Sportler in dieser Phase selbst aktiv (mit)verantwortlich für den Rehabilitationsprozess sind.

Ziel dieser aktiven Rehabilitation ist es, die einzelnen Fitnesskomponenten wiederherzustellen, die im Lauf der Zeit verloren gingen. Das Hauptaugenmerk liegt darauf, Beweglichkeit und Kraft, muskuläre Ausdauer, Balance und Koordination zurückzugewinnen.

Ohne diese Phase des Rehabilitationsprozesses gibt es keine Hoffnung auf eine vollständige und dauerhafte Genesung von einer Verletzung. So betonen auch Dornan und Dunn in *Sporting Injuries* (siehe s. 251, Quellen) den Wert einer aktiven Rehabilitation:

> »*Die Verletzungssymptome werden erst dann für immer verschwinden, wenn der Patient ein sehr spezifisches Bewegungsprogramm durchlaufen hat, das ganz bewusst Dehnung und Stärkung zur Wiedererlangung aller Fitnessparameter der beschädigten Struktur oder der beschädigten Strukturen vorsieht. Man geht ferner davon aus, dass beim Durchlaufen dieses Programms die Narbenfasern sich dauerhafter reorganisieren, wodurch die Durchblutung normalisiert wird und die schmerzhaften Symptome für immer verschwinden.*« (Ebd., 42-3)

Immer wieder muss betont werden, wie wichtig es ist, aktiv zu bleiben. Oft raten Ärzte und medizinisches Personal dazu, sich einfach auszuruhen. Das ist so ziemlich das Schlimmste, was ein verletzter Sportler tun sollte. Ohne irgendeine Form von Aktivität wird der verletzte Bereich nicht durchblutet – was für die Genesung aber wesentlich ist. Ein aktiver Kreislauf liefert sowohl den Sauerstoff als auch die Nährstoffe, die notwendig sind, damit die Verletzung heilen kann.

Jede Form von sanfter Aktivität fördert nicht nur die Durchblutung, sondern aktiviert auch das Lymphsystem. Dieses System ist essenziell daran beteiligt, den Körper von Toxinen und Abfallprodukten zu reinigen, die sich nach einer schweren Verletzung im Körper ansammeln. Aktivität ist die einzige Möglichkeit, das Lymphsystem zu aktivieren. Auch Dornan und Dunn unterstützen diesen Ansatz:

> »*Man kann nicht von einer vollständigen körperlichen Heilung ausgehen, solange die Muskeln nicht wieder aufgebaut sind. Das Training kann während des Heilungsprozesses zunächst schrittweise beginnen. Das gleiche Prinzip gilt für Bänder- und Sehnenverletzungen.*« (Ebd., 39)

Warnhinweis!

Führen Sie niemals Übungen aus, die die verletzte Stelle erneut verletzen oder Schmerzen verursachen könnten. Natürlich kann es beim Bewegen hier und da unangenehm werden, aber bewegen Sie die verletzte Stelle nie bis zu dem Punkt, an dem es schmerzhaft wird. Der Genesungsprozess ist eine »lange Reise«: Tun Sie alles dafür, Ihr Ziel zu erreichen, und überanstrengen Sie die verletzte Stelle auf keinen Fall. Seien Sie im Gegenteil äußerst vorsichtig bei allem, was Sie tun. Schmerz ist ein Warnzeichen – ignorieren Sie ihn nicht!

WIEDERHERSTELLUNG DER FITNESS-KOMPONENTEN

Jetzt ist es an der Zeit, an der Wiederherstellung Ihrer Fitness-Komponenten zu arbeiten, die durch die Verletzung gelitten haben. Die Hauptbereiche, die bearbeitet werden müssen, sind: Bewegungsumfang, Beweglichkeit, Kraft und Koordination.

Diese Komponenten sollten mit Blick auf die Bedürfnisse des Sportlers zuerst trainiert werden. Beim Training können die Bereiche Bewegungsumfang, Beweglichkeit, Kraft und Koordination dann im Hinblick auf die Kriterien der jeweils betriebenen Sportart entsprechend angepasst werden.

Bewegungsumfang

Die Wiedererlangung des vollen Bewegungsumfangs hat oberste Priorität in dieser Phase des Rehabilitationsprozesses. Die vollständige Wiederherstellung des Bewegungsumfangs ist extrem wichtig, da er die Basis für intensivere und herausforderndere Übungen im späteren aktiven Rehabilitationsprozess ist.

Durch die Arbeit in der Anfangsphase beginnt die Verletzung zu heilen. Der Sportler kann nun mit ausgesucht sanften, bewegungsbasierten Übungen beginnen. Dabei wird zunächst der verletzte Bereich gebeugt und gedehnt, und wenn diese Übungen als angenehm empfunden werden, kann man auch Rotationsübungen einbinden. Drehen Sie den verletzten Bereich im Uhrzeigersinn und gegen den Uhrzeigersinn.

Dornan und Dunn betonen in diesem Zusammenhang:

> *»Es ist wichtig, sanfte Dehnübungen frühzeitig einzuleiten, wenn die normale Flexibilität wiedererlangt werden soll. Bei Prellungen des Oberschenkels zum Beispiel soll schmerzfrei so weit wie möglich aktiv gedehnt und die Adhäsionsbildung begrenzt werden, sodass die Oberschenkelmuskulatur wieder den gleichen Bewegungsumfang erlangt wie vor der Verletzung.«* (Ebd., 39)

Wenn diese Bewegungsübungen relativ schmerzfrei durchgeführt werden können, kann mit der nächsten Phase des aktiven Rehabilitationsprozesses begonnen werden.

Dehnen und Kräftigen

In diesem Stadium wird die Intensität der Übungen zur Verbesserung des Bewegungsumfangs erhöht. Ziel dabei ist es, allmählich die Beweglichkeit wieder zu verbessern und die verletzten Strukturen zu kräftigen.

Wenn Sie die Kraft und Beweglichkeit an der verletzten Stelle wieder aufbauen möchten, gehen Sie schrittweise und systematisch vor, und überlasten Sie die verletzte Stelle nur leicht. Tun Sie bei dieser Trainingsmethode nicht zuviel des Guten. Seien Sie geduldig und denken Sie daran, dass die Verbesserung der Beweglichkeit an einer verletzten Stelle immer auch die benachbarten Muskelgruppen mit einbeziehen muss.

Das Training an Kraftmaschinen kann zur Stärkung eines verletzten Bereichs sehr effektiv sein, weil die Gelenke und Muskeln dadurch in gewisser Weise stabilisiert werden, was der Ausführung der Rehabilitationsübungen zugute kommt.

Ein weiterer effektiver und relativ sicherer Weg für den Einstieg sind isometrische Übungen. Bei diesen Übungen bewegt sich der verletzte Bereich nicht, obwohl er belastet wird und die Muskeln an der verletzten Stelle kontrahiert werden. Stellen Sie sich beispielsweise vor, dass Sie in Richtung einer Wand auf einem Stuhl sitzen und Ihren Fußballen an die Wand bringen. In dieser Position können Sie mit dem Fuß gegen die Wand drücken, ohne gleichzeitig Ihr Sprunggelenk zu bewegen. Die Muskeln ziehen sich also zusammen, obwohl das Sprunggelenk sich nicht bewegt. Das ist eine isometrische Übung.

Es ist während der aktiven Rehabilitation auch wichtig, mit sanften Dehnübungen zu beginnen. Diese Übungen tragen dazu bei, den Bewegungsumfang weiter zu vergrößern und den verletzten Bereich auf anstrengendere Tätigkeiten vorzubereiten. Denken Sie daran, auch die Muskelgruppen, die in der Nähe der Verletzung liegen, mit zu kräftigen, wenn Sie die Beweglichkeit des verletzten Bereichs verbessern wollen.

Balance und Propriozeption

Gleichgewicht und Propriozeption (der Bewegungssinn und der Sinn für die Position des Körpers im Raum) sind nach Weichteilverletzungen häufig beeinträchtigt. Dieser Aspekt wird beim Rehabilitationsprozess oft nicht berücksichtigt. Er ist allerdings einer der Hauptgründe, warum alte Verletzungen wieder auftreten.

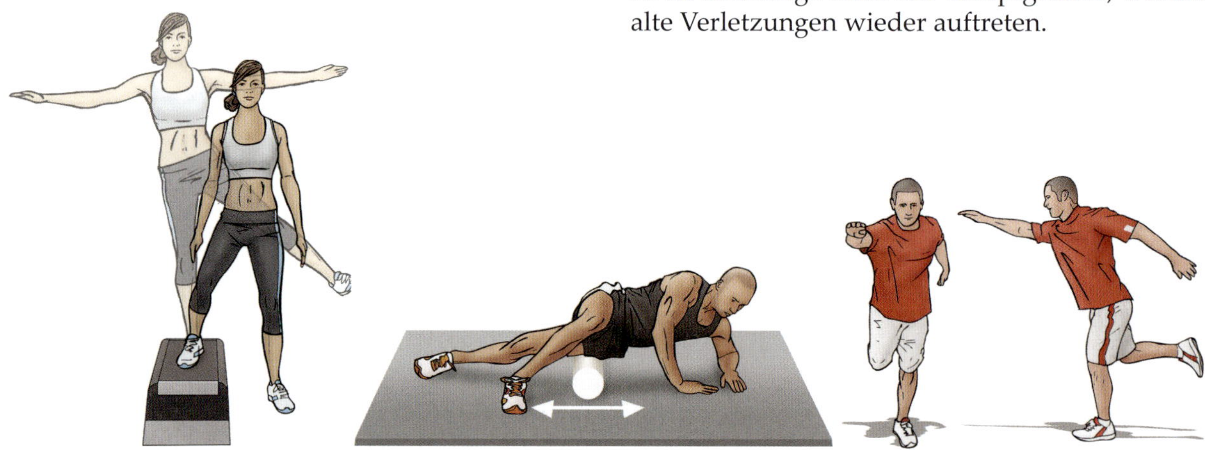

Beispiele für Gleichgewichts- und Propriozeptionsübungen

Bei Weichteilverletzungen werden immer auch die Nervenenden und Nervenbahnen um den verletzten Bereich herum geschädigt. Mit weniger propriozeptiver Information hat das Gehirn weniger Informationen über die Lage der Gelenke und Gliedmaßen im Verletzungsbereich; die Muskeln können hier nicht mehr so effektiv arbeiten. Ein solcher Verlust an propriozeptiver Information zeigt sich durch verminderte Balance, Koordination, Kraft und Stabilität. Die Weichteile an dieser Stelle sind anfälliger für Zerrungen und Verstauchungen. Somit können Verletzungen, die lange Zeit zurückliegen und von denen man dachte, sie seien völlig ausgeheilt, wieder auftreten.

Wenn der verletzte Bereich wieder flexibler und kräftiger ist, kann ein Gleichgewichtstraining mit geeigneten Übungen integriert werden. Gleichgewichtsübungen sind wichtig, um die geschädigten Nerven um den verletzten Bereich herum wieder neu zu trainieren. Beginnen Sie mit einfachen Gleichgewichtsübungen – gehen Sie zum Beispiel entlang einer geraden Linie oder balancieren Sie auf einem Balken.Verbessern Sie Ihre Fähigkeiten mit Übungen auf einem Bein – halten Sie zum Beispiel das Gleichgewicht auf einem Bein. Dann versuchen Sie die gleichen Übungen mit geschlossenen Augen.

Wenn Sie sich bei den oben genannten Aktivitäten wohlfühlen, versuchen Sie fortgeschrittenere Übungen mit Therapie- oder Schaukelbrettern, mit Gymnastikbällen, Balancekissen oder auch mit Schaumstoffrollen.

Abschließendes Training

Dieser letzte Teil des Rehabilitationsprozesses hat das Ziel, die verletzte Person wieder in den Zustand wie vor der Verletzung zu versetzen. Am Ende des Prozesses sollte die verletzte Stelle also wieder genauso stark, wenn nicht sogar stärker, sein wie vor der Verletzung. Dabei werden jetzt dynamische bzw. explosive Übungen einbezogen, die den verletzten Bereich in besonderer Weise kräftigen und die Propriozeption verbessern. Beginnen Sie mit jenen Übungen, die Sie während des Rehabilitationsprogramms erlernt haben, aber steigern Sie nun die Intensität: Wenn Sie zum Beispiel zuvor leichte isometrische Übungen gemacht haben, um die Achillessehne und die Wadenmuskeln zu kräftigen, dürfen Sie jetzt mit mehr Kraft arbeiten oder auch Übungen mit Gewichten machen.

Nehmen Sie sukzessive intensivere Übungen hinzu. Eine gute Basis dafür sind solche Übungen, die einen spezifischen Bezug zu den sportlichen Aktivitäten haben, die der Sportler ansonsten ausübt.

Geschicklichkeitsübungen sind eine gute Möglichkeit, das Fitnessniveau einzuschätzen sowie den Kraftgrad der verletzten Stelle.

Bauen Sie dann noch einfache plyometrische Übungen ein, um Ihren Genesungsprozess abzurunden. Hier geht es um explosive Übungen, die einen Muskel gleichzeitig verlängern und kontrahieren. Diese exzentrischen Muskelkontraktionen sind besonders wichtig bei Aktivitäten wie Springen, Hüpfen, Seilspringen und einbeinigen Laufsprüngen.

Diese Übungen sind sehr intensiv, also denken Sie bitte daran, stets langsam zu beginnen und allmählich immer mehr und mehr Kraft einzusetzen. Bleiben Sie gelassen und gehen Sie es ruhig an – Geduld und Vernunft sind gefragt.

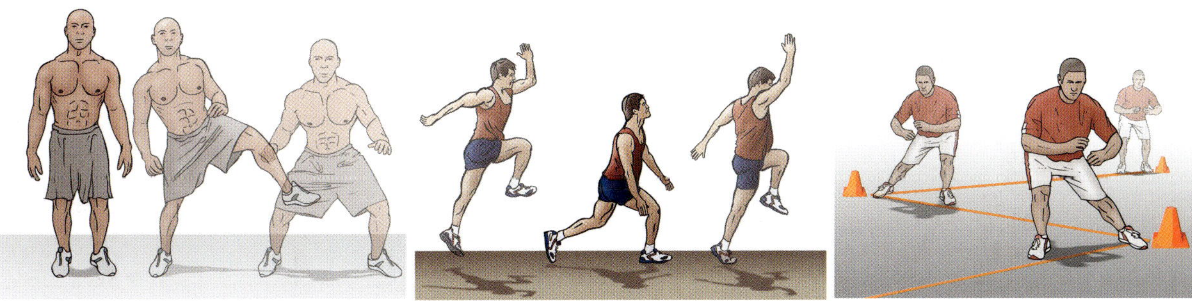

Fügen Sie weitere explosive Übungen hinzu, um die Genesung zu unterstützen.

4. Verbesserung der Kondition: Die nächsten drei Monate

Wenn die oben beschriebenen Behandlungschritte gewissenhaft befolgt wurden, werden die meisten Weichteilverletzungen vollständig verheilt sein. Aber auch, wenn die anfängliche Verletzung verheilt ist und der Sportler seine normalen Aktivitäten wieder aufnehmen kann, ist es wichtig, weiterhin Kraftübungen zu machen und die Kondition aufzubauen, um einer weiteren Verletzung der vorgeschädigten Stelle vorzubeugen. Das Ziel für die nächsten drei Monate ist es nun, die tieferliegenden Ursachen oder Gründe für die Verletzung herauszufinden. Wenn diese klar sind, ist es ratsam, Konditionsübungen oder Trainingshilfen einzusetzen, die einer erneuten Verletzung an der selben Stelle vorbeugen. Um diese Phase effektiv bearbeiten zu können, ist es wichtig, die Ursachen oder Gründe für Sportverletzungen zu verstehen. Grundsätzlich gibt es drei Hauptursachen für Sportverletzungen:

Unfall

Weil man wenig tun kann, um manche Unfälle zu verhindern, ist es umso wichtiger, das Risiko so weit wie möglich zu reduzieren. Ein bisschen gesunder Menschenverstand und der Einsatz einiger Präventionstechniken können dazu beitragen, Verletzungen zu minimieren.

Überlastung

Überlastung ist im Sport üblich und tritt auf, wenn die Strukturen im Körper ermüdet und überlastet sind. Die Strukturen verlieren dann die Fähigkeit, ihre Aufgaben angemessen zu erfüllen. Das führt zu einer exzessiven Anspannung (oder Überbelastung) auch anderer Körperbereiche. Wenn zum Beispiel der M. tensor fasciae latae und das iliotibiale Band, das sich im Oberschenkel befindet, ermüden und überlastet werden, können sie das Bein nicht mehr ausreichend stabilisieren. Das wiederum führt zu einer Belastung des Kniegelenks sowie zu Schmerzen und Schäden an den Strukturen des Kniegelenks.

Die meisten Überlastsymptome können mit ausreichender Ruhe und Entspannung schnell behoben werden. Risikofaktoren sind:

- Training auf harten Untergründen wie Beton
- Training auf unebenem Gelände
- Zu schneller Wiedereinstieg ins Training nach langer Pause
- Zu schnelle Steigerung der Trainingsintensität und -dauer
- Training in abgenutzten oder schlecht sitzenden Schuhen
- Übermäßiges Bergauf- oder Bergablaufen

Biomechanische Fehler

Biomechanische Fehler sind häufig verantwortlich für eine Reihe chronischer Verletzungen. Sie treten auf, wenn die Strukturen im Körper nicht so funktionieren, wie sie sollten. Ein häufiger biomechanischer Fehler ist ein Ungleichgewicht der Muskeln – ein Zustand, bei dem ein Muskel bzw. eine Muskelgruppe entweder stärker oder flexibler ist als seine Gegenspieler. Dysbalancen dieser Art können sowohl auf der linken als auch auf der rechten Seite bzw. auf der Vorder- und Rückseite des Körpers auftreten. Ein rechtshändiger Baseballwerfer hat im Vergleich zur linken Seite üblicherweise eine überentwickelte Schulter- und Armmuskulatur auf der rechten Seite. Diese Dysbalance kann zu einem Zug auf der rechten Seite der Wirbelsäule und chronischen Schmerzen in den Schultern, im Nacken oder im Rücken führen. Ein weiteres häufiges Beispiel für ein muskuläres Ungleichgewicht bezieht sich auf die Muskeln der Oberschenkelrückseite (Hamstrings). Diese Dysbalance kann auftreten, wenn der M. quadriceps femoris stark und kräftig ist, während die Hamstrings schwach und unflexibel sind.

Andere biomechanische Fehler sind:

- Beinlängenunterschiede
- Verhärtete oder steife Muskeln
- Fußstrukturprobleme wie Plattfüße
- Gang- oder Laufprobleme wie zum Beispiel Pronation oder Supination

Sobald die zugrundeliegende Ursache oder der Grund für die Verletzung klar ist, kann ein Trainingsprogramm zum Konditionsaufbau oder eine Trainingshilfe zur Korrektur des Problems entwickelt und umgesetzt werden. Das Programm kann Kraft- oder Beweglichkeitsübungen bei schwacher oder verspannter Muskulatur berücksichtigen. Bei Pronation, Supination oder Beinlängendifferenz können Orthesen oder Schuheinlagen angezeigt sein. Oder das aktuelle Trainingsprogramms muss so modifiziert werden, dass Überlastungen vermieden werden können.

KAPITEL 4

Sportverletzungen der Haut

ANATOMIE UND PHYSIOLOGIE

Die Haut ist das größte Organ des Körpers und hat viele Funktionen. Sie umhüllt uns und schützt uns vor Umwelteinflüssen. Die Haut hat drei Hauptschichten: Epidermis, Dermis und subkutane Schicht.

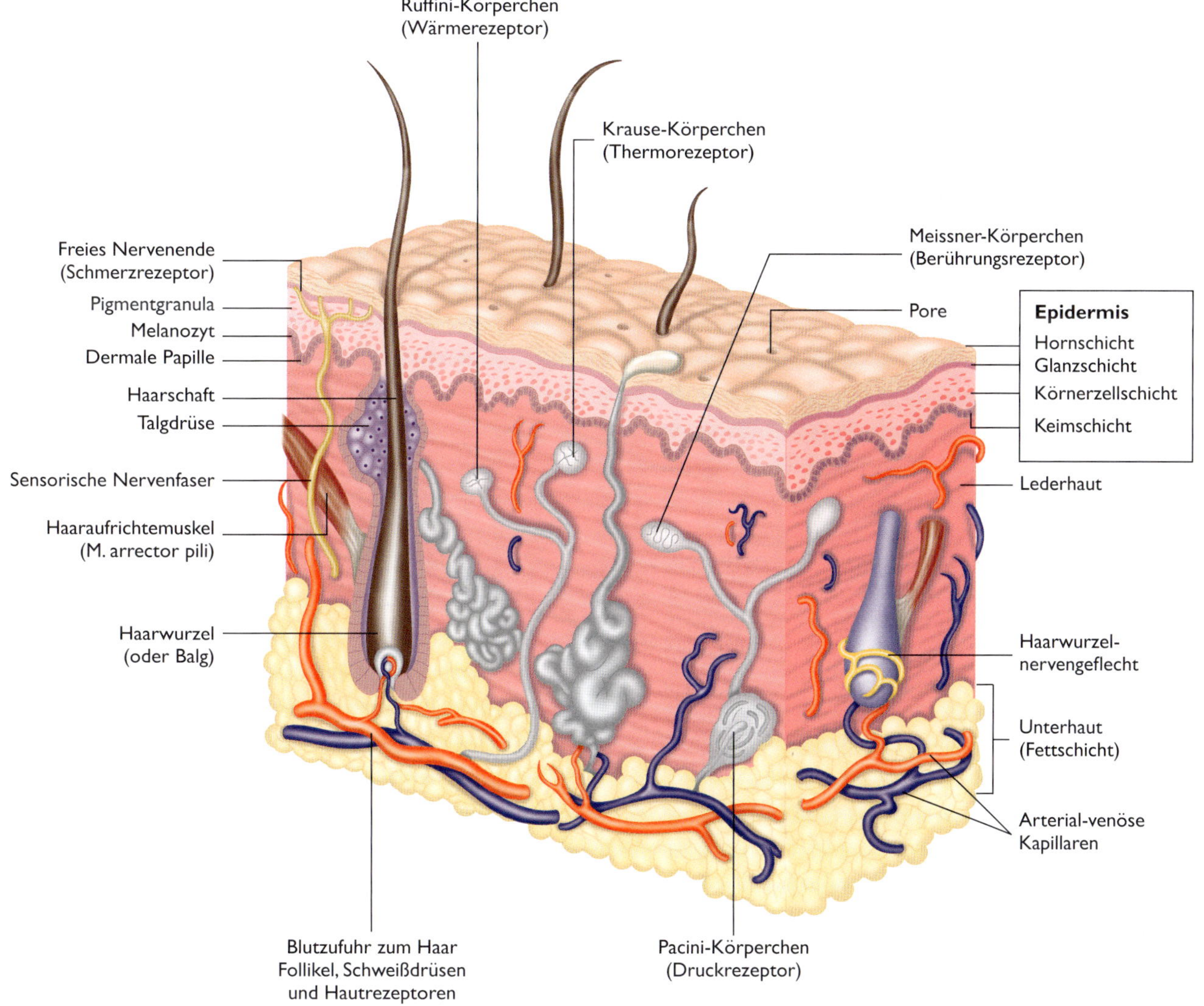

Die Epidermis ist die äußere Hülle der Haut. Sie besteht aus vielen Zellschichten. Die Dicke dieser Schichten ist unterschiedlich und abhängig von Ort und Funktion. Die dickste Schicht befindet sich in den Handflächen und den Fußsohlen, die dünnste Schicht an den Augenlidern und Lippen. Diese Schicht hat keine Blutgefäße oder Nervenenden, ist jedoch extrem berührungsempfindlich.

Die Zellerneuerung findet in der Epidermis statt. Neue Zellen werden in der Keimschicht gebildet, finden ihren Weg durch die Schichten der Epidermis und erreichen schließlich die Hornschicht. Auf dem Weg durch diese Schichten sterben die Zellen langsam ab – ihre Kerne werden flacher und verlieren Flüssigkeit, die sie durch Keratin ersetzen. Die äußersten Zellen werden ständig verbraucht und durch die von unten nachwachsenden neuen Zellen ersetzt. In diesem ständig stattfindenden Prozess erneuert sich die Haut alle 28 Tage von Grund auf.

Die aus dichtem Bindegewebe bestehende Dermis ist die dickste Schicht und befindet sich unter der Epidermis. Sie unterstützt und nährt die Epidermis. Das Bindegewebe ist zäh, hochelastisch und flexibel, hochempfindlich und faserig. Die Dermis enthält Kollagenfasern, Elastinfasern, Blutgefäße, Lymphgefäße, nervale Versorgung, sensorische Nerven, motorische Nerven, Haarfollikel, Schweißdrüsen, Talgdrüsen und Haaraufrichtemuskeln.

Die subkutane Schicht befindet sich unterhalb der Dermis. Sie ist zuständig für die Herstellung und Lagerung von Fett. Sie besteht aus zwei Schichten, Fettgewebe und areolarem Gewebe und ist bei Frauen dicker als bei Männern. Da Fett ein schlechter Wärmeleiter ist, trägt diese Schicht dazu bei, die Wärmeverluste durch die Haut zu reduzieren. Sie hält den Körper also warm und schützt zudem die Nerven und Blutgefäße.

Schnitte, Schürfwunden und Scheuerstellen kommen immer wieder bei einer ganzen Reihe von Sportarten vor. Sie schädigen die oberflächliche Hautschicht. Schnitte sind offene Wunden, Schürfwunden manchmal auch, in beiden Fällen wird die Haut zerstört, während Scheuerstellen in der Regel ein Oberflächenphänomen sind. Während Schnitte oft durch eine Einwirkung von außen verursacht werden, sind Scheuerstellen und Schürfwunden Formen der oberflächlichen entzündlichen Dermatitis. Reibung auf der Haut führt zu mehr Feuchtigkeit auf dann zur Aufweichung der Haut. Dieser Prozess führt zu einer Abtrennung von Keratin aus der körnigen Unterschicht in der Epidermis und entwickelt sich gelegentlich zu einer entzündeten, nässenden Läsion. Im Allgemeinen durchdringen Schnitte, Scheuerstellen und Schürfwunden die Epidermis nicht, allerdings kann es auch zu einer Verwundung der Haut kommen, bei der tiefere Schichten betroffen sind. Schnitte und Schürfwunden können je nach Schweregrad der Verletzung auch Blutungen verursachen. Tiefe Schürfwunden können zu Narbenbildung führen.

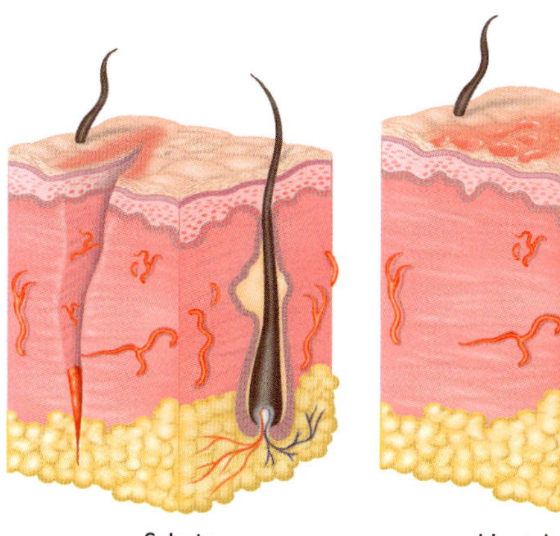

Schnitt

Hautabschürfung

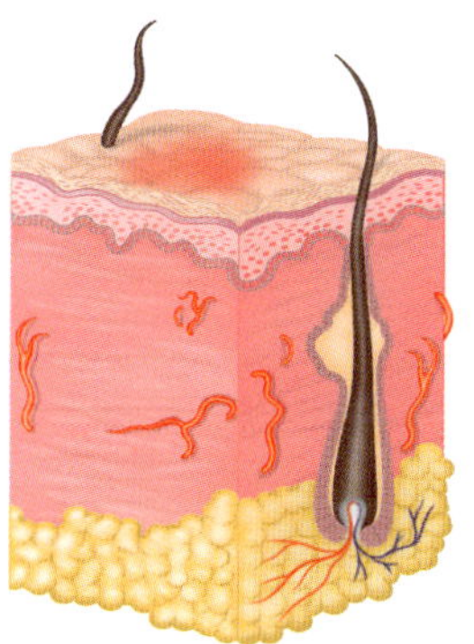

Wundgescheuerte Haut

Ursache der Verletzung

Reibung durch Sportgeräte, Polster und Schuhwerk. Durch den Aufprall auf eine harte Oberfläche. Kollision mit einem anderen Sportler. Reibung der Haut durch Kleidung in Kombination mit Schweiß und anderen Arten von Feuchtigkeit.

Anzeichen und Symptome

Rötung, Schmerz und Irritation. Juckreiz oder Brennen. Bluten.

Komplikationen bei Nichtbehandlung

Hautverletzungen, die nicht richtig behandelt werden, können zu schweren Infektionen führen. Schnitte, Schürfwunden und Wundscheuern in Kombination mit Schweiß und Feuchtigkeit sind ein ideales Medium für Bakterien und Viren. Die Infektionsgefahr wird durch nicht atmungskative Sportkleidung noch erhöht.

Sofortmaßnahmen

Reinigen Sie die betroffene Stelle mit Wasser und Seife und trocknen Sie sie gründlich ab. Tragen Sie bei Bedarf ein topisches Steroid auf. Verbinden Sie offene Wunden.

Rehabilitation und Prävention

Schnitte sind oft das Ergebnis plötzlicher Unfälle – wie beispielsweise dem Hinfallen – und nicht vermeidbar. Das Tragen von passender Kleidung und passendem Schuhwerk und das Auftragen von Talkum- oder Alaunpulver tragen dazu bei, Scheuerstellen und Schürfwunden zu reduzieren. Die meisten Schnittverletzungen und Schürfwunden heilen ohne besondere Pflege einfach ab, wenn keine Infektionen auftreten.

Langfristige Prognose

In schwerwiegenderen Fällen kann die Leistung eingeschränkt sein. Meistens ist sie nach dem Abheilen der Wunde aber wieder voll da.

Die ultraviolette (UV) Strahlung von Sonne auf der Haut kann zu Hautschäden führen, typischerweise zu einem leichten bis schweren Sonnenbrand. Sportler, die einen Outdoor-Sport betreiben, sind besonders anfällig für Sonnenbrand, vor allem in höheren Lagen, in denen der atmosphärische Schutz gegen UV-Strahlen abnimmt. Skifahrer und Bergsteiger sind daher einer größeren Sonnenbrandgefahr ausgesetzt als Sportler in tiefergelegenen Regionen. In der Basalschicht der Epidermis gibt es dentritische Zellen, auch Melanozyten genannt. Sonneneinstrahlung aktiviert diese Zellen und damit die Freisetzung von Melanin, einem Pigment, das verantwortlich ist für die Hautfärbung. Kurze und gemäßigte Sonnenstrahlung bräunt die Haut, übermäßige Sonnenstrahlung verursacht Schäden an den Melanozyten, die zu Hautkrebs führen können, der auch unter der Bezeichnung Melanom bekannt ist.

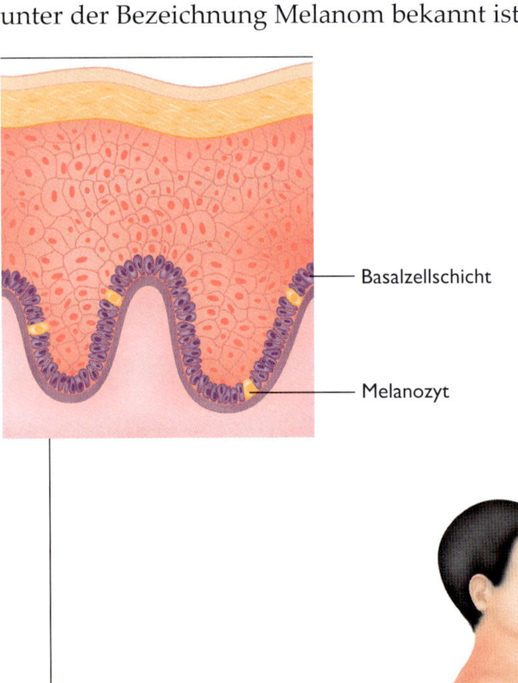

Ursache der Verletzung

Übermäßige Sonneneinstrahlung. Nicht vor Sonneneinstrahlung geschützte Haut. Kein Sonnenschutzmittel bei längerer Sonneneinstrahlung.

Anzeichen und Symptome

Rötung, Schmerzen und in schweren Fällen Blasenbildung der Haut. Die Haut fühlt sich heiß an.

Komplikationen bei Nichtbehandlung

Die schwerste Komplikation durch Sonneneinstrahlung stellt das Melanom dar, ein potenziell tödlicher Hautkrebs. Weniger schwerwiegende Komplikationen führen zu Schäden an Blutgefäßen, vorzeitiger Hautalterung und Verlust der Hautelastizität.

Sofortmaßnahmen

Gehen Sie so schnell wie möglich aus der Sonne. Kühle Bäder nach Bedarf und geeignete Feuchtigkeitscremes, gern mit Aloe Vera.

Rehabilitation und Prävention

Sonnenbrand wird in der Regel nicht vom Arzt behandelt, sofern er nicht schwerwiegend ist. Feuchtigkeitscreme, die das Austrocknen der Haut verhindert, sowie ein Hautpeeling eignen sich gut zur Behandlung, aber nicht in der Frühphase der Verletzung, denn der Körper versucht in dieser Phase, Wärme abzugeben. Verhindern Sie Sonnenbrand mit Slip, Slop, Slap – slip (schlüpfe) in ein Shirt, slop (schmiere) Sonnencreme auf die Haut und slap (setze) Dir einen Hut auf den Kopf.

Langfristige Prognose

Meistens heilt Sonnenbrand innerhalb weniger Tage ab. Beschädigte Schichten können allerdings Blasen bilden und sich ablösen. So wird tote durch neue Haut ersetzt. Beachten Sie bitte, dass die neue Haut besonders anfällig für Sonnenbrand ist, daher sollten Sie sich in dieser Phase nicht der Sonne aussetzen. Wiederholte und zu intensive Sonnenbestrahlung erhöht das Risiko von Hautkrebs oder Melanombildung.

Sportler, die bei Kälte im Freien aktiv sind, können sich eine Erfrierung zuziehen, eine Schädigung des Körpergewebes durch Kälteeinwirkung also, die auch die Haut und subkutane Schichten schädigen kann. Skifahrer und Bergsteiger sind besonders gefährdet, sich Erfrierungen gerade an so exponierten Bereichen wie Nase und Ohren, aber auch an anderen Körperextremitäten zuzuziehen. Jeder Sportler, der über längere Zeit unzureichend gegen Kälte und Frost geschützt ist, ist gefährdet.

Erfrierungen beziehen sich auf den klinischen Zustand, bei dem Wassermoleküle im menschlichen Gewebe gefrieren und kristallisieren, was zum Zell- und Gewebetod führt. Frühstadien werden durch Eisbildung im extrazellulären Gewebe verursacht, die ebenfalls die Zellmembranen schädigt und zum Zell- und Gewebetod führen kann. Schwerere Erfrierungen verursachen eine Verlagerung von intrazellulärem Wasser in den extrazellulären Raum, was zu Dehydrierung und weiteren, häufig irreversiblen Schaden führt.

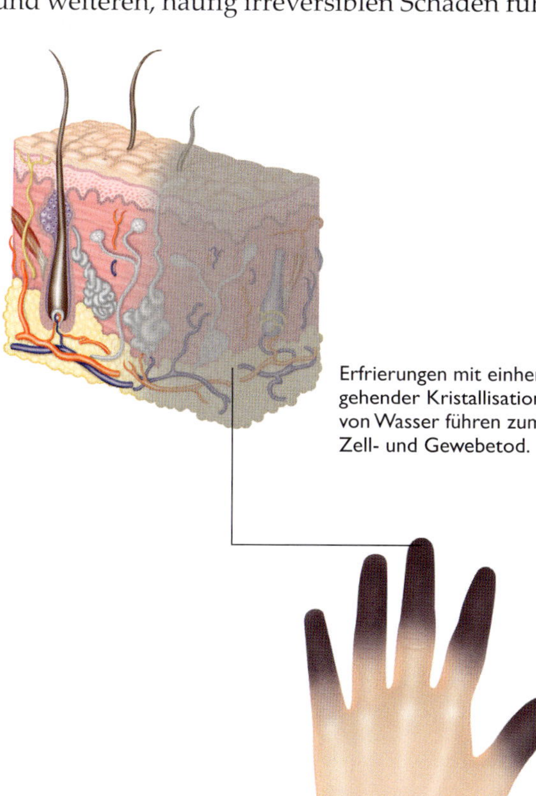

Erfrierungen mit einhergehender Kristallisation von Wasser führen zum Zell- und Gewebetod.

Ursache der Verletzung

Längere Kälteeinwirkung. Feuchte und dann einfrierende Kleidung. Verminderte Durchblutung bei kaltem Wetter.

Anzeichen und Symptome

Die Haut ist zunächst blass. Taubheit oder Kribbeln, oft in den Händen und Füßen. Ablösung und Schwarzfärbung der Haut.

Komplikationen bei Nichtbehandlung

Schwere Erfrierungen führen zu bleibenden Gewebeschäden und können zu Wundbrand (Gangrän) führen, der in einigen Fällen eine Amputation erfordert.

Sofortmaßnahmen

Gefrorene Stellen in warmes Wasser tauchen oder warme Kompressen auftragen. Analgetika gegen Schmerzen.

Rehabilitation und Prävention

Schwere Erfrierungen müssen vorsichtig aufgetaut werden. Vermeiden Sie Reibung an der betroffenen Stelle. Bei Blasenbildung sollte der Bereich steril verbunden werden. Nicht auftauen, wenn die Gefahr einer erneuten Erfrierung und damit von schwerwiegenderen Gewebeschäden besteht. Längere Kälteeinwirkung und Aktivitäten bei extrem niedrigen Temperaturen vermeiden.

Langfristige Prognose

Leichte bis mittelgradige Erfrierungen können eine erhöhte Kälteempfindlichkeit hervorrufen oder weitere Verletzungen nach sich ziehen. Schwere Erfrierungen, die hauptsächlich im Hochgebirgssport vorkommen, können zu irreversiblen Schäden führen, die eine Amputation erforderlich machen können.

Fußpilz wird durch eine Pilzinfektion verursacht, zum Beispiel durch sogenannte Dermatophyten, einer Gattung von Hautparasiten. Die Infektion ist unter Sportlern verbreitet und gedeiht unter feuchten Bedingungen (Schwitzen) besonders gut. Sie verursacht einen roten, juckenden Ausschlag an den Füßen und kann auf andere Menschen übertragen werden. Die häufigste Form der Erkrankung ist der chronische interdigitale Fußpilz.

Am häufigsten betroffen ist der Zwischenraum zwischen viertem und fünftem Zeh, in dem es zu Irritationen, Aufweichungen, Rissen und Schuppenbildung der äußeren Hautschicht kommt. Die Infektion kann auf die dorsale und plantare Oberfläche des Fußes und die Nägel übergreifen, wo sie als Vergilbung des distalen Randes und/oder entlang des Nagelrandes beginnt. Die »verantwortlichen« Pilze sind Pflanzenorganismen (Tinea pedis), und Bakterien können Sekundärinfektionen hervorrufen, die die Symptome verschlimmern.

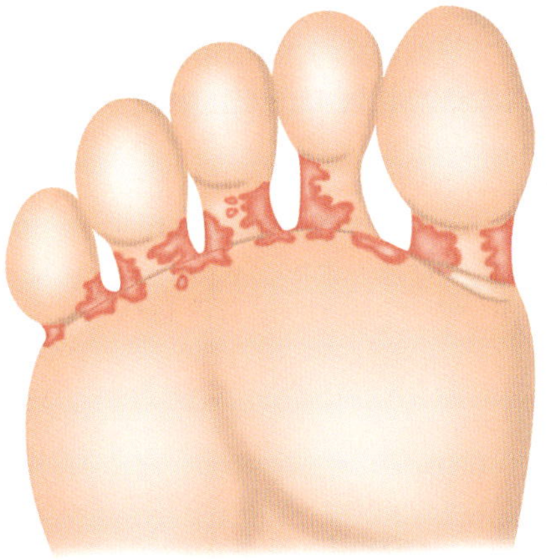

Ursache der Verletzung

Übermäßiges Schwitzen. Ansteckende Übertragung. Die Füße werden nicht richtig gewaschen und abgetrocknet.

Anzeichen und Symptome

Gerötete, rissige und schuppende Haut. Juckreiz, Brennen, Stechen. Schlechter Geruch.

Komplikationen bei Nichtbehandlung

Ohne die richtige Behandlung kann sich der Fußpilz verschlimmern, die Risse in der Haut können tiefer werden, sich über die Fußoberfläche ausbreiten, die Sohlen und Fußsohlen, die Zehennägel und gelegentlich auch die Handflächen befallen. Das brennende und juckende Gefühl nimmt mit dem Geruch zu, und das Risiko steigt, die Infektion auf andere zu übertragen.

Sofortmaßnahmen

Füße waschen und gründlich abtrocknen. Tragen Sie lokal antimykotische Medikamente auf.

Rehabilitation und Prävention

Der Fußpilz ist eine häufige Infektion – mitunter sind 70 Prozent der Bevölkerung betroffen. Im Allgemeinen kann er mit wenig Aufwand in Schach gehalten werden – die Füße müssen dafür oft gewaschen, gründlich abgetrocknet und während des Tages möglichst trocken gehalten werden. Wenn der Nagel infiziert ist, kann die Behandlung schwieriger werden und aggressivere Mittel erfordern. Chronisch betroffene Zehennägel müssen von einem Podologen entfernt werden.

Langfristige Prognose

Die meisten Fälle von Fußpilz können mit der richtigen Hygiene und der Anwendung von Antimykotika gelöst werden. Bei schwereren Fällen können eine orale Langzeitmedikamention und die Entfernung von Nägeln den Fußpilz verbannen.

Blasen sind eine häufige Verletzung in vielen Sportarten, bei denen die Haut einer Reibung ausgesetzt ist, und zwar entweder durch Schuhe (beim Laufen, Schlittschuhlaufen, Skifahren usw.) oder durch Sportgeräte (beim Kunstturnen bzw. Baseball, Schläger usw.). Kleine, mit Flüssigkeit gefüllte Blasen oder Bläschen bilden sich als Reaktion auf die Reibung auf der Haut. Im Allgemeinen ist die Flüssigkeit klar, kann durch Einblutung gelegentlich aber auch eine rote oder blaue Verfärbung zeigen.

Blasen entstehen, wenn die Epidermis von der Hautschicht getrennt wird oder sich mehrere Schichten der Epidermis selbst ablösen. Serum, Lymphe, Blut oder extrazelluläre Flüssigkeit füllen den Raum zwischen den Schichten. Dünne, durchscheinende Wände werden gebildet, der Bereich schwillt an und kann empfindlich reagieren oder schmerzen.

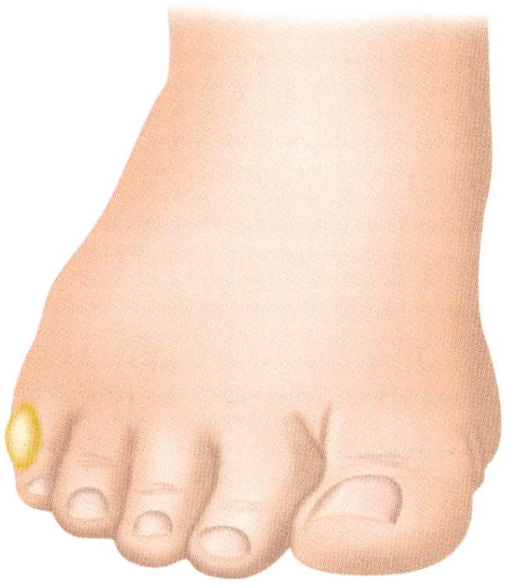

Ursache der Verletzung

Reibung an den Füßen vom Laufsport. Reibung an Fingern und Handflächen von Golfschlägern, Tennisschlägern usw. Reibung an den Händen durch akrobatische oder kunstturnerische Übungen.

Anzeichen und Symptome

Erhabene, durchscheinende Hautblasen im Reibungsbereich. Schmerzen, Stechen und Empfindlichkeit am Verletzungsort. Flüssigkeitsaustritt, wenn Blasen aufgehen.

Komplikationen bei Nichtbehandlung

Werden die sportlichen Aktivitäten einfach fortgesetzt, können Blasen aufgehen, was zu weiteren Hautreizungen und Schmerzen führt. Unsachgemäß behandelte offene Blasen können mit Bakterien und anderen Keimen infiziert werden, da sie eine Eintrittspforte für diese Keime darstellen.

Sofortmaßnahmen

Waschen Sie die Blase(n) vorsichtig mit Seife und warmem Wasser. Flüssigkeit gegebenenfalls vorsichtig ablassen. Mit sterilem Verband abdecken.

Rehabilitation und Prävention

Blasen heilen in der Regel fast von selbst, sofern keine Infektion stattgefunden hat. Passgenaue Socken und Schuhe können Läufern helfen, Blasen zu vermeiden. Andere Sportler, insbesondere Turnerinnen und Turner, können ihre Hände mit Talkum präparieren, um die Blasenbildung durch Reibung zu vermindern. Optimale Konzentration beim Ausführen einer Übung kann ebenfalls helfen, Blasen zu vermeiden.

Langfristige Prognose

Blasen ohne ernsthafte Infektion heilen innerhalb einiger Tage bis zu einer Woche ab. Bis dahin können Blasen jedoch wegen Schmerzen und Beschwerden manchmal die Leistung beeinträchtigen.

Hühneraugen und Hornschwielen werden sowohl durch Reibung als auch durch Druck verursacht – bei Sportlern oft durch den Druck von Schuhen oder durch Gewichte. Plantarwarzen (Verrucae) entstehen durch das humane Papillomavirus (HPV).

Ein Hühnerauge ist eine lokale Verdickung der Hornzellschicht der Haut am Zeh. Ein Kallus bzw. eine Hornschwiele ist eine örtlich begrenzte Verdickung der Hornschicht der Epidermis infolge eines körperlichen Traumas.

Schwielen treten häufig an den belasteten Bereichen der Fußsohle auf und können durch eine abnormale Ausrichtung der Mittelfußknochen am Fußballen entstehen. Hühneraugen und Schwielen können einen tiefer liegenden Kern haben, der sehr empfindlich ist und durch eine Verdickung und Verhärtung der Haut charakterisiert ist, was schließlich zu Irritationen führen kann.

Warzen sind das Ergebnis einer Infektion durch das hochansteckende HP-Virus. Warzen sind epidermale Läsionen mit verhornter Oberfläche. Sie treten an vielen Stellen des Körpers auf, auch an den Fußsohlen – sie tragen dann die Bezeichnung Plantarwarzen oder Verrucae.

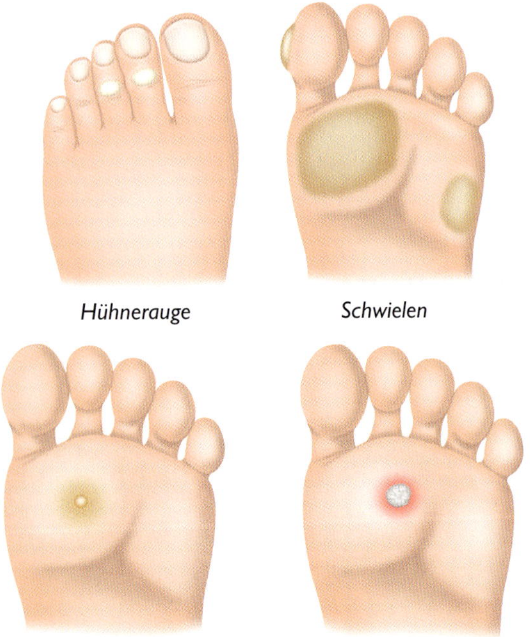

Plantarwarzen (Verrucae)

Ursache der Verletzung

Wiederholte Reibung. Druck. Ansteckung (Plantarwarzen).

Anzeichen und Symptome

Verdickte Haut an den Stellen,wo markante Knochen gegen den Schuh drücken (Hühneraugen). Harte oder verdickte Haut an den Fußsohlen (Schwielen). Erhöhte, verformte Hautpartien an Ballen, Ferse und unter der großen Zehe (Plantarwarzen).

Komplikationen bei Nichtbehandlung

Hühneraugen und Hornhaut können sich verschlimmern und so starke Schmerzen verursachen, daß ärztliche Hilfe erforderlich ist. Warzen können sowohl andere Körperregionen als auch andere Menschen infizieren.

Sofortmaßnahmen

Lindern Sie bei Hühneraugen und Schwielen den Druck auf den Fuß. Tragen Sie bei Plantarwarzen antivirale Medikamente auf und decken Sie den betroffenen Bereich ab..

Rehabilitation und Prävention

Hühneraugen und Schwielen stehen in direktem Zusammenhang mit Druck auf den Fuß, häufig durch Kleidung oder Belastung. Wenn die Ursache geklärt ist, kann das Problem meist schnell behoben werden. Hühneraugen und Schwielen lassen sich gut behandeln. Warzen tendieren dazu, erneut aufzutreten. Das richtige Schuhwerk und die richtige Technik beim Sport können zur Vermeidung beitragen. Dem häufig wiederkehrenden Verrucae kann mit der richtigen Hygiene vorgebeugt werden.

Langfristige Prognose

Hühneraugen und Schwielen sind für den Sportler in der Regel nur lästig. Wenn ihre Ursache geklärt ist, ist das Problem meist schnell behoben. Wenn sie schmerzen oder stören, können sie durch Kryotherapie, Exzision, Laserchirurgie oder andere Methoden behandelt werden.

KAPITEL 5

Sportverletzungen an Kopf und Hals

DER KOPF

Das Kranium (griechisch: kranion) besteht aus acht großen flachen Knochen, zwei paarigen sowie vier unpaarigen Knochen. Diese bilden eine feste Hülle, welche das Gehirn beherbergt, und heißen wie folgt:

Stirnbein: Das Stirnbein bildet die Stirn, die schützenden Knochen unterhalb der Augenbrauen sowie den oberen Teil der Augenhöhlen.

Scheitelbein: Das paarige Scheitelbein bildet den größten Teil des Schädeldachs und die Seitenwände des Kraniums. Die beiden Teile treffen sich an der Sagittalnaht und treffen das Stirnbein an der Koronarnaht, der Sutura coronalis.

Schläfenbein: Das paarige Schläfenbein befindet sich unterhalb des Scheitelbeins. Es gibt drei wichtige Merkmale des Schläfenbeins: (a) den Griffelfortsatz (Processus styloideus), einen spitzen, nadelähnlichen Fortsatz, an dem viele der Halsmuskeln ansetzen, (b) den Jochbogenfortsatz, eine schmale Knochenbrücke, die oberhalb des Unterkiefers mit dem Jochbein zusammenläuft, und (c) den Warzenfortsatz, einen wulstigen Fortsatz hinter und unter dem Griffelfortsatz (genau hinter dem Ohrläppchen).

Okzipitalbereich: Hinterkopf, hinterster Knochen des Kraniums. Der Hinterkopf bildet den unteren und hinteren Teil des Schädels und verbindet sich mit dem Scheitelbein an der Lambdanaht. An der Basis des Okzipitalbereichs gibt es eine große Öffnung, das Foramen magnum bzw. großes Hinterhauptsloch, durch welches das Rückenmark zieht und sich mit dem Gehirn verbindet. An jeder Seite des Foramen magnums befinden sich die Hinterhauptkondylen, die auf dem ersten Halswirbel aufliegen (dem Atlas).

Sphenoid: Das Sphenoid bzw. Keilbein ist ein schmetterlingsförmiger Knochen, der sich über die Breite des Schädels erstreckt und Teil der Schädelbasis bildet. Teile des Sphenoids bilden Teile der Augenhöhle und des seitlichen Teils des Schädels.

Ethmoid: Das Ethmoid bzw. Siebbein ist ein einzelner Knochen vor dem Keilbein und unterhalb des Stirnbeins. Es bildet einen Teil der Nasenscheidewand sowie der oberen und mittleren Nasenmuschel.

Die Gesichtsknochen

Vierzehn Knochen bilden das Gesicht, von denen wiederum zwölf paarige Knochen sind. Die Hauptknochen des Gesichts sind folgende:

Nasenbein: Ein Paar kleiner, rechteckiger Knochen, welche den Nasenrücken bilden (der untere Teil der Nase besteht aus Knorpel).

Jochbogen: Zwei paarige Knochen, die allgemein als Wangenknochen bekannt sind. Sie bilden auch einen großen Teil der seitlichen Wände der Augenhöhle.

Maxilla: Die beiden Kieferknochen (Maxillae) formen zusammen den Oberkiefer. Die oberen Zähne sind in der Maxilla verankert.

Mandibula: Der untere Kieferknochen ist der stärkste Gesichtsknochen. Er vereint sich auf beiden Seiten des Gesichts mit den Temporalknochen (Schläfenbeinen) zum einzigen beweglichen Gelenk im Schädel. Der horizontale Teil des Kieferknochens, der Körper, bildet das Kinn. Zwei aufrechte Knochenbalken, oder Rami genannt,ehen vom Mandibulakörper aus, um die Mandibula mit den Temporalknochen zu verbinden. Die unteren Zähne sind in der Mandibula verankert.

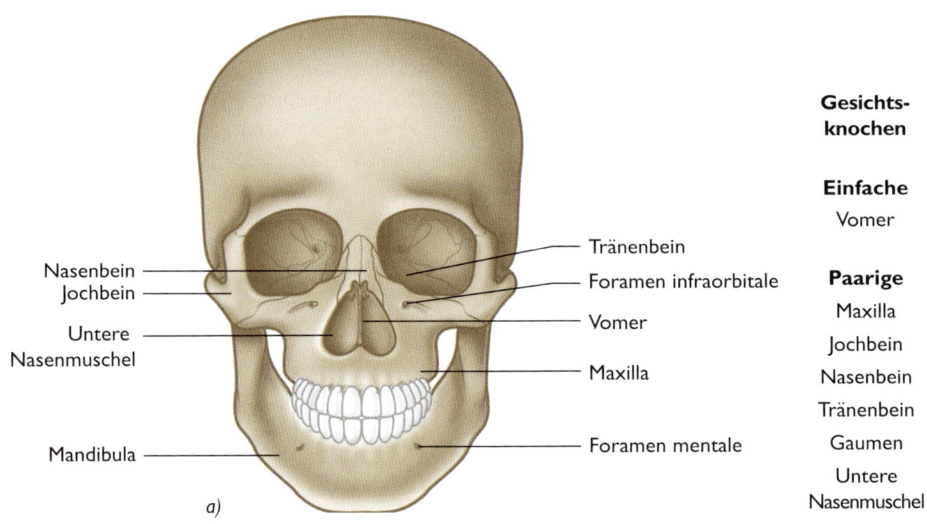

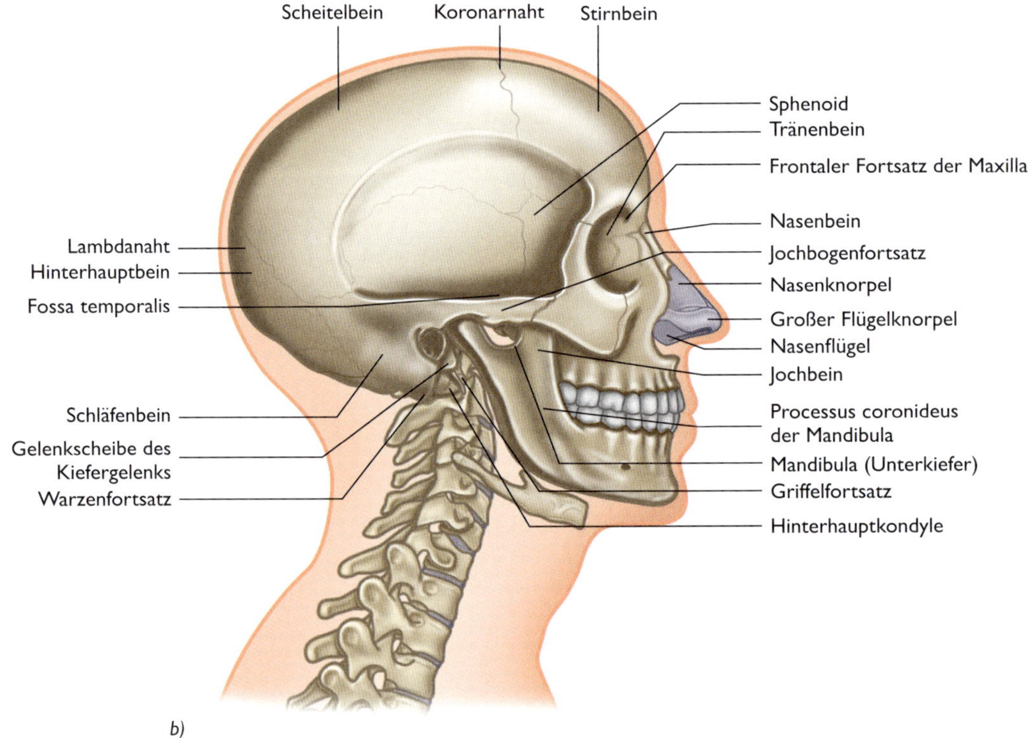

Schädel: a) Vorderansicht, b) Seitenansicht

Zähne

Zähne sind harte, kalkhaltige Strukturen, die sich in den Alveolarfortsätzen der Mandibula (des Unterkiefers) und der Maxilla (des Oberkiefers) befinden. Jeder Zahn besteht aus einer Krone, einem Hals und einer Wurzel. Der harte Teil beinhaltet das Dentin, das den größten Teil des Zahns bildet, den Zahnschmelz, der die Krone überzieht, und den Zahnzement, der die Wurzeln bedeckt. Im Zentrum sitzt die Zahnpulpa mit den Arterien, Venen sowie dem Lymph- und Nervengewebe.

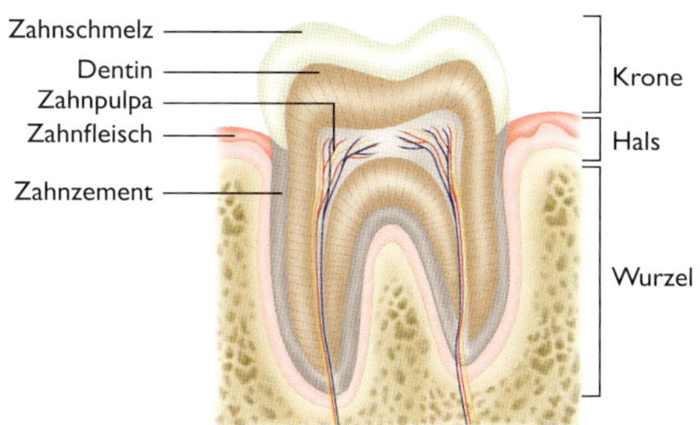

Ohren

Das Ohr ist das Organ, das für den Hörsinn verantwortlich ist, zudem spielt es eine entscheidende Rolle für den Gleichgewichtssinn. Eine Verletzung des Ohrs kann einen oder beide Sinne betreffen. Das äußere Ohr besteht aus dem Gehörknorpel, (Ohrmuschel) und dem Gehörgang. Das Mittelohr besteht aus dem Trommelfell, den Gehörknöchelchen, der Mittelohrhöhle (Paukenhöhe) und der Eustachischen Röhre.

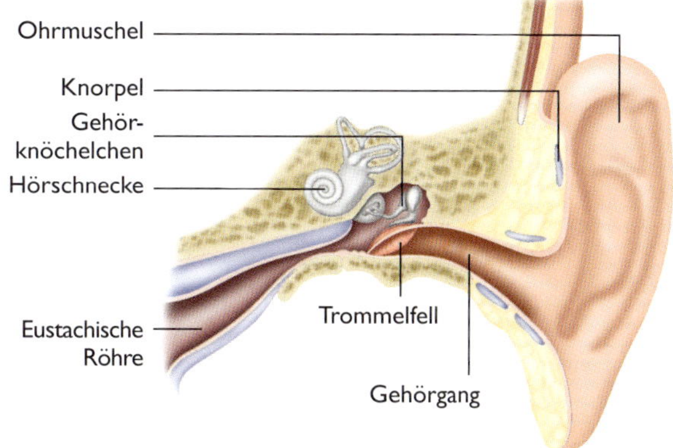

Augen

Die Augen gehören zu den empfindlichsten Körperstrukturen. Vom Aufbau her sind sie vor Verletzungen geschützt. Der Augapfel ist eine große Kugel und in eine Halterung eingelassen, die von einem starken Knochenvorsprung umgeben wird; vorgelagert ist ein Teil einer kleineren Kugel, die Hornhaut. Die Augenlider können sich sehr schnell schließen und schützen den Augapfel auf diese Weise vor Fremdkörpern. Zudem ist das Auge so konstruiert, dass es äußere Einwirkungen bis zu einem gewissen Grad ohne ernsthafte Schäden überstehen kann.

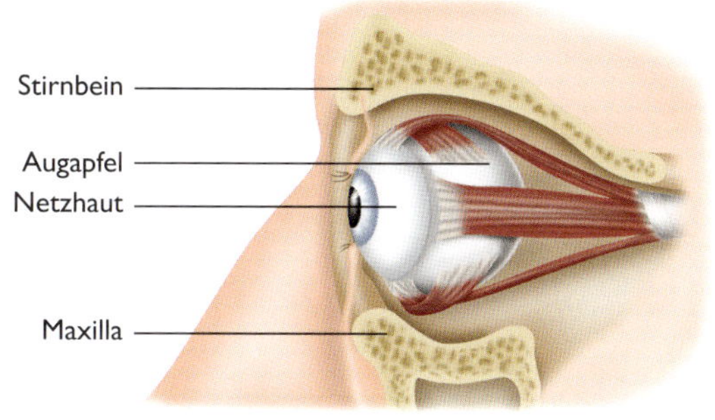

Nase

Die Nase besteht aus Knochen und Knorpelgewebe. Die Nasenscheidewand wird beim Sport häufig verletzt. Sie besteht aus dem Vomer (Pflugscharbein), einer senkrechten Platte des Ethmoids (Keilbeins), und dem viereckigen Knorpel. Paarige Vorsprünge des Stirnbeins und die nach unten laufenden Fortsätze des Oberkiefers vervollständigen den knöchernen Teil, während der obere und untere seitliche Knorpel sowie die knorpelige Nasescheidenwand den nicht-knöchernen Teil bilden.

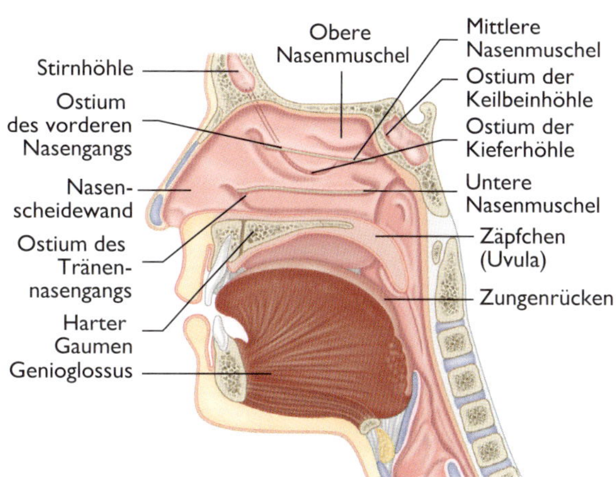

DER HALS

Die Halswirbelsäule besteht aus sieben Wirbeln, die an der Schädelbasis beginnen (C1) und leicht abwärts zeigend die Brustregion erreichen, wo sie auf die Brustwirbel treffen. Muskeln, die vom Brustkorb und der Klavikula (dem Schlüsselbein) bis zur Halswirbelsäule, dem Kiefer und dem Schädel verlaufen befinden sich am vorderen Halsbereich. Die hinteren Halsmuskeln bedecken die Knochen entlang der Rückseite der Wirbelsäule und machen den Großteil des Nackengewebes aus. Der Plexus brachialis ist eine Ansammlung von Nerven, die die obere Extremität versorgen. Sie treten aus der Halswirbelsäule aus und reichen bis zu peripheren Strukturen einschließlich Muskeln und Haut (wobei sie motorische und sensorische Nervenimpulse übermitteln). Die zervikalen Nervenwurzeln, die den Plexus brachialis bilden, senden Nervenfasern zu Schulter, Arm und Unterarm, Ellenbogen, Handgelenk, Hand und Fingern. Zwischen den Halswirbeln absorbieren die Bandscheiben Stöße, erleichtern Bewegungen und bieten der Wirbelsäule Halt. Sie bestehen aus dem zentralen Nucleus pulposus, dem umgebenden Annulus fibrosis, und sie trennen jedes Wirbelsegment, von C2 bis T1 (dem ersten Brustwirbel). Zwischen C1 und C2 existieren nur Bänder und Gelenkkapseln.

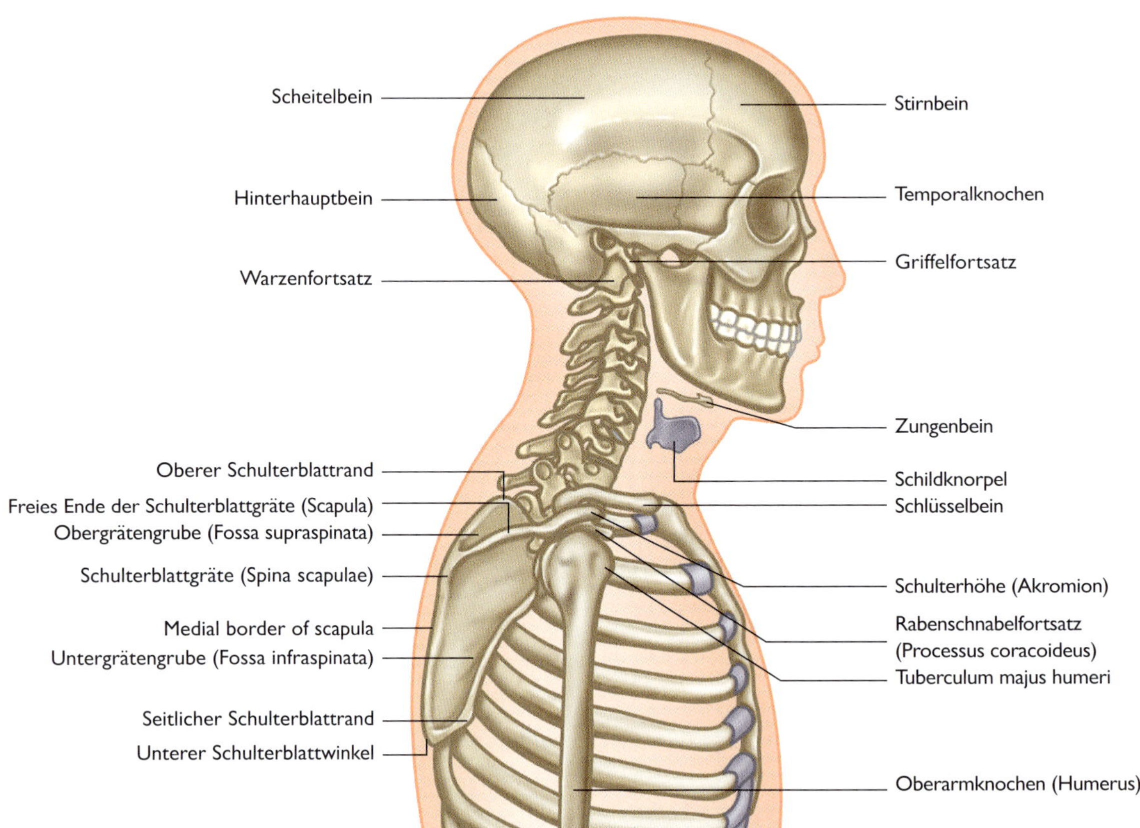

Kopf und Hals: Seitenansicht

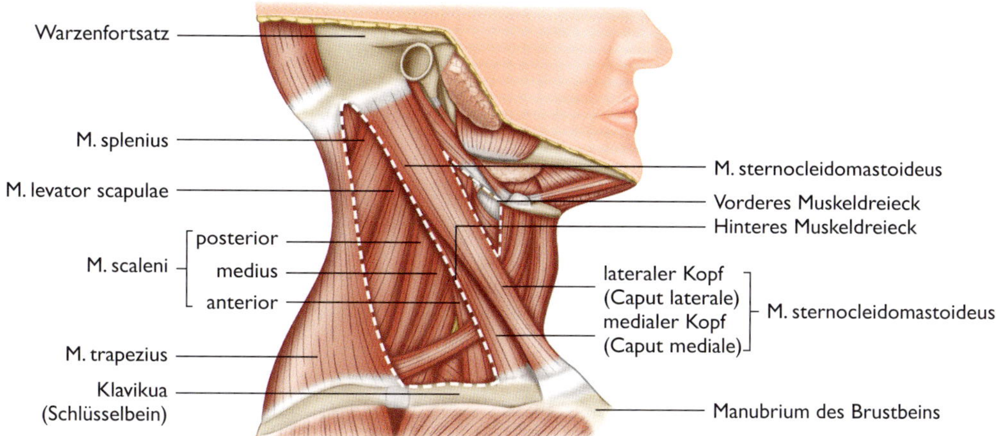

Halsmuskeln: Seitenansicht

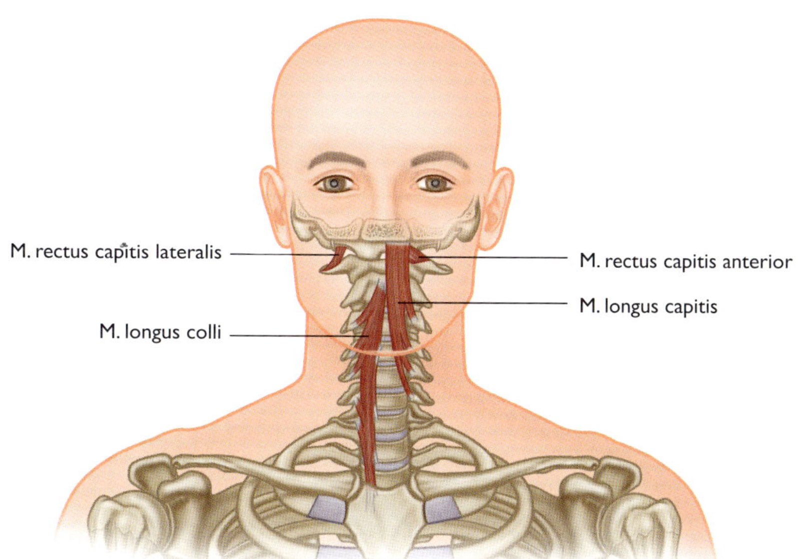

Halsmuskeln: Vorderansicht

Die meisten vorderen Halsmuskeln beugen die Halswirbelsäule und bringen somit den Kopf nach unten. Wenn wir stehen oder sitzen, helfen die Schwerkraft sowie das Eigengewicht des Kopfes mit. Dies kann, wenn es zur Gewohnheit wird, zu einer Schwäche der Antagonisten, der Nackenstrecker, führen. Der starke Zug des großen Musculus sternocleidomastoideus, gemeinsam mit kleineren, tieferliegenden Muskeln (longus colli, longus capitis und vorderer Musculus rectus capitis), kann den Kopf nach unten ziehen oder ihn unterstützen.

Die Streckmuskeln auf der Nackenrückseite müssen sich konzentrisch kontrahieren, um den Kopf zu heben. Die obere Wirbelsäule aufzurichten ist die Arbeit vieler Muskeln: des Musculus splenius, der M. scalenus, des oberen M. erector spinae, M. semispinalis, tiefliegenden hinteren Nackenmuskeln und des M. obliquus capitis, sogar des M. trapezius. Diese Muskeln sind auch für die Seitbeugung (zusammen mit dem M. levator scapula) sowie für die Halsrotation zuständig, sodass sie aufgrund ihrer vielfältigen Aktionen einfach zu kräftigen sind.

Kopftraumata gehören zu den schwerwiegendsten Verletzungen, die beim Sport auftreten können. Zu diesen zählen: Gehirnerschütterung, aufgrund einer plötzlichen Beschleunigung des Kopfes, Schädelprellung oder Quetschung des Hirngewebes, Blutungen im Schädelinneren sowie Brüche der Schädelknochen. Im Bereich von Kontaktsportarten wie Boxen, Football, Rugby, Lacrosse und Hockey sind Athleten von solchen Verletzungen am häufigsten betroffen.

Bei entsprechend starker äußerer Einwirkung kann es zu Knochenbrüchen im Schädelbereich kommen, wodurch manchmal auch Hirngewebe betroffen sein kann. Blutungen innerhalb des Schädels können vorkommen (mit oder ohne Schädelbruch). Wenn ein zwischen Schädel und Gehirn liegendes Blutgefäß verletzt wird, kann sich ein Blutgerinnsel oder Hämatom bilden, welches auf darunter liegendes Hirngewebe drücken kann. Ein Blutgerinnsel, das sich zwischen der Schädeldecke und der äußeren Schutzschicht des Gehirns, der Dura mater bzw. harten Hirnhaut, bildet, wird als epidurales Hämatom bezeichnet, während ein Blutgerinnsel unter der Dura mater als subdurales Hämatom bezeichnet wird. Tieferliegende Blutungen können zu einer Kontusion oder Quetschung des Hirngewebes führen.

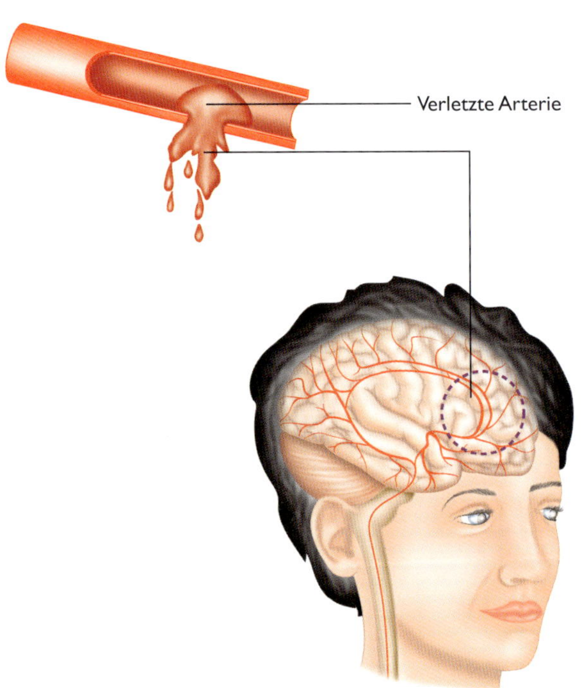

Ursache der Verletzung

Wuchtiger Zusammenprall mit einer anderen Person bei Kontaktsportart. Schwerer Sturz mit Einwirkung auf den Kopf. Trauma durch Schlag beim Boxen.

Anzeichen und Symptome

Bewusstlosigkeit. Verwirrtheit und Gedächtnisverlust. Schock.

Komplikationen bei Nichtbehandlung

Kopfverletzungen müssen umgehend medizinisch versorgt werden. Wird es versäumt, umgehend professionelle Hilfe in Anspruch zu nehmen, können bleibende Gehirnschäden die Folge sein oder es kann, in besonders schwerwiegenden Fällen, tödliche Folgen haben.

Erstbehandlung

Den Patienten an einem sicheren Ort ruhigstellen (Kopf und Schultern höher lagern). Blutfluss stillen, wenn notwendig, und umgehend ärztliche Hilfe anfordern.

Rehabilitation und Prävention

Die Rehabilitation von Kopfverletzungen hängtin hohem Maß von Art und Ausmaß der Verletzung ab und ist daher sehr unterschiedlich. Selbst eine leichte Gehirnerschütterung führt bei vielen Patienten zu einem postkommotionellen Syndrom, das bis zu sechs Monate oder sogar bis zu einem Jahr anhalten kann. Ernsthaftere Verletzungen können zu einer Bandbreite bleibender Symptome führen. Helme oder anderweitiger geeigneter Kopfschutz können bei Sportarten, bei denen der Kopf gefährdet ist, Kopfverletzungen verhindern.

Langfristige Prognose

Die Prognose einer Kopfverletzung kann für mehrere Monate, in einigen Fällen sogar Jahre, nicht vollständig gestellt werden. Im Falle einer leichten Verletzung ist die Prognose in der Regel gut, obwohl Symptome, einschließlich Kopfschmerzen, Schwindel und Gedächtnisverlust, anhalten können. Blutgerinnsel, Blutungen und Schädelbrüche benötigen häufig chirurgischer Eingriffe.

Halsverletzungen können schwerwiegend sein, besonders im Fall von Brüchen oder Frakturen der Wirbel. Zerrungen sind weniger schwerwiegend und viel häufiger und beinhalten Verletzungen der Halsmuskeln oder ¬der Sehnen dieser Muskeln. Kontusionen sind Prellungen oder Quetschungen der Haut und des darunter liegenden Gewebes, in der Regel aufgrund einer direkten Krafteinwirkung.

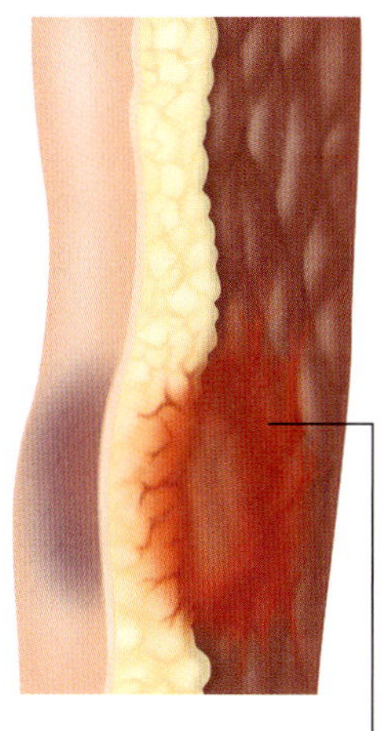

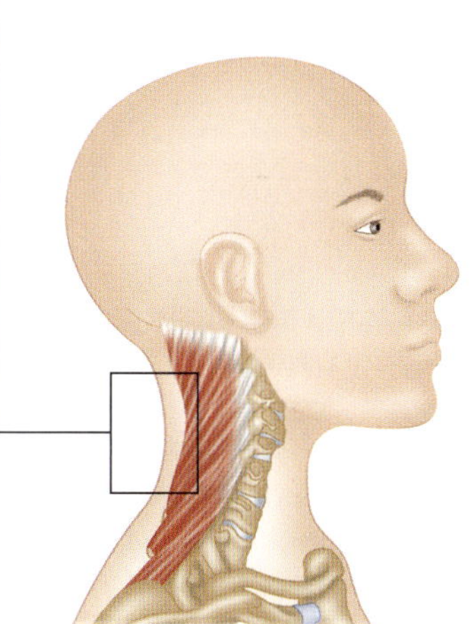

Ursache der Verletzung

Plötzliches Verdrehen des Halses. Ein schwerer Sturz. Direkter Schlag auf den Hals, im Fall einer Kontusion.

Anzeichen und Symptome

Schmerzen in Kopf, Hals und Schulter. Knackendes Geräusch im Hals. Verlust von Kraft und Beweglichkeit des Halses.

Komplikationen bei Nichtbehandlung

Verletzungen von Nacken und Hals können ernsthaft sein und müssen umgehend von medizinischen Fachkräften untersucht werden. Langfristige Paralyse, Bewegungs- und Koordinationsverlust, Verkalkungen und Osteoporose sind mögliche Nebenwirkungen. Im Fall von Frakturen kann die Verletzung auch zur Querschnittslähmung führen und mitunter sogar zum Tod.

Erstbehandlung

Ruhigstellung, um das Rückenmark zu schützen. Gabe von Schmerzmitteln.

Rehabilitation und Prävention

Für Hals- und Nackenbeschwerden wird unter Umständen eine Ruhigstellung für einige Wochen mittels Halskrause empfohlen. Im Falle einer Fraktur kann der gebrochene Wirbel operativ mit Schrauben fixiert werden und der Patient bekommt einen Minerva-Gipsverband. Die auf die Heilung folgende Physiotherapie hat zum Ziel, Beweglichkeit, Flexibilität und Kraft wiederherzustellen. Helme und anderweitiger Kopfschutz sowie die richtige Technik können zahlreichen Halsverletzungen vorbeugen.

Langfristige Prognose

Die Folgen von Hals- und Nackenverletzungen hängen von der Art und Schwere der Verletzung ab. Bei Frakturen ist die Prognose meist schlechter, je weiter oben die Halswirbelsäule betroffen ist. Nackenzerrungen und Prellungen sind viel weniger schwerwiegend, und der Ausgang ist, nach richtiger Behandlung und Rehabilitation, in der Regel positiv. Ernste Zerrungen, bei denen die Verbindung zwischen Muskeln, Sehnen und Knochen betroffen ist, müssen unter Umständen operativ behandelt werden.

Das Burner-Syndrom, auch als Stinger-Syndrom bezeichnet, resultiert aus einer Überdehnung (oder Quetschung) des Plexus brachialis – ein Nervenkomplex im Bereich des unteren Nackens und der Schultern. Die Verletzung kommt häufig bei Kontaktsportarten vor einschließlich Hockey, Football, Ringen und Rugby. Charakteristisch für Sportverletzungen am Plexus brachialis ist ein brennendes Gefühl, das in eine untere Extremität ausstrahlt. Die Symptome können von zwei Minuten bis zu zwei Wochen anhalten.

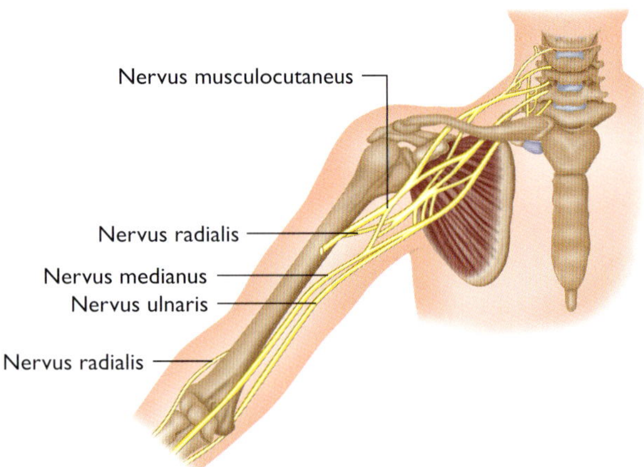

Ursache der Verletzung

Schlag/Einwirkung auf Kopf oder Schulter, vor allem beim direkten Angriff wie zum Beispiel im Football. Beugung des Ohrs zur Schulter mit einhergehender Drehung (was zur Quetschung der Zervikalnerven führt). Überstreckung des Nackens.

Anzeichen und Symptome

Starker, brennender Schmerz, der vom Nacken zu den Armen und/oder Fingern ausstrahlt. Parästhesie oder Taubheitsgefühl, prickelndes, stechendes, brennendes oder kribbelndes Hautgefühl. Muskelschwäche.

Komplikationen bei Nichtbehandlung

Die brennenden und stechenden Symptome bleiben bestehen und verschlechtern sich meist noch. Es können weitere Schäden des peripheren Nervensystems folgen, wenn die Verletzung ignoriert wird. Unter Umständen deuten die Symptome auch auf eine Rückenmarksverletzung hin, mit potenziell schwerwiegenden Komplikationen.

Erstbehandlung

Nackenregion kühlen und ruhigstellen. Einnahme entzündungshemmender Medikamente und Verabreichung von Schmerzmitteln.

Rehabilitation und Prävention

Eine Rehabilitation für das Burner-Syndrom umfasst in der Regel Physiotherapie. Nach einer Heilphase ist es das Ziel der Therapie, den Bewegungsspielraum des Halses zu erweitern und die Halsmuskulatur zu stärken, wobei besonders jene Muskeln aktiviert werden, die den verletzten Plexus brachialis stützen. Die richtige Schutzausrüstung, die richtige Technik und ein geeignetes Krafttraining der oberen Extremitäten können dieser Verletzung vorbeugen.

Langfristige Prognose

Die Prognose für die Verletzung ist in der Regel gut, es kommt aber vor, dass Sportler eine chronische Form entwickeln, und es gibt häufig erneute Verletzungen. In seltenen Fällen müssen Nervenverletzungen mikrochirugisch behandelt werden, um Nervenschäden zu reparieren.

Ein Schleudertrauma entsteht durch plötzliche Beugung oder Streckung des Halses, meist durch einen Stoß/Aufprall von hinten bei Kontaktsportarten, sodass der Kopf schnell vor- und zurückgeschleudert wird. Weiche Gewebeteile des Halses, einschließlich Bandscheiben, Bänder, Halsmuskulatur und Nervenwurzeln, können dadurch verletzt werden, was zu Hals-/Nackenschmerzen, Steifheit und eingeschränkter Beweglichkeit führen kann.

Hüfte, Rücken und Torso sind die ersten Körperabschnitte und -gelenke, die bei einem Schleudertrauma eine Bewegung erfahren. Bei diesen Körperabschnitten ist eine Vorwärtsbewegung mit einer Aufwärtsbewegung verbunden, was dazu führt, dass die Halswirbelsäule zusammengedrückt wird. Diese kombinierte Bewegung führt dazu, dass der Kopf nach hinten gestreckt und dort Spannung erzeugt wird, wo der untere Halsabschnitt gedehnt und der obere Abschnitt gebeugt wird. Mit dieser Bewegung der Halswirbelsäule werden die vorderen Strukturen auseinandergezogen und die hinteren Komponenten einschließlich der Facettengelenke stark gestaucht.

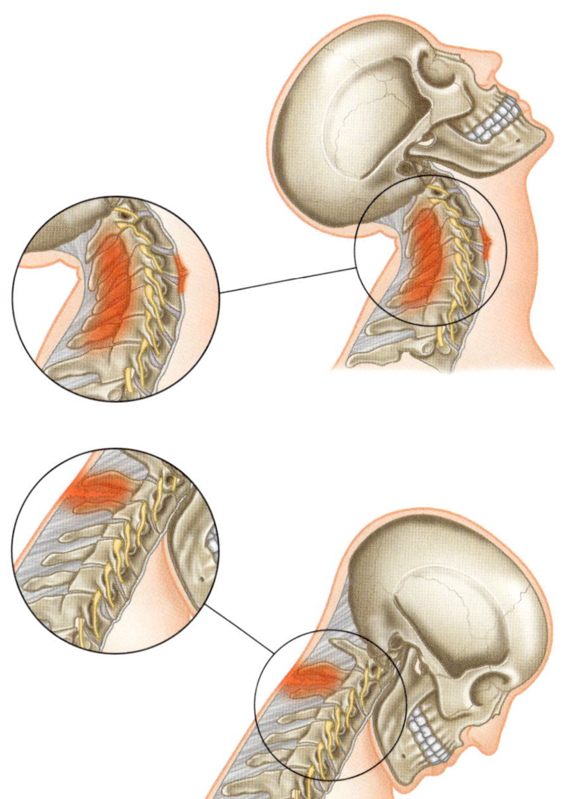

Ursache der Verletzung

Angriff von hinten, zum Beispiel beim Football. Harter Zusammenprall mit einer anderen Person oder einem Gegenstand. Schlag/Aufprall auf den Kopf, zum Beispiel beim Boxen.

Anzeichen und Symptome

Schmerzen und Steifheit im Hals, den Schultern oder zwischen den Schulterblättern. Ohrensausen oder verschwommenes Sehen. Reizbarkeit und Müdigkeit.

Komplikationen bei Nichtbehandlung

Unbehandelt kann ein Schleudertrauma zu chronischen Schmerzen führen, zu Steifheit und eingeschränkter Beweglichkeit, in Verbindung mit anhaltenden oder sich verschlechternden Symptomen von Fatigue, Schlaflosigkeit, Gedächtnis- und Konzentrationsverlust sowie Depression. Die Symptome können auch auf eine schwerwiegendere Verletzung der Rückenwirbel hindeuten, mit potenziell ernsthaften Folgen.

Erstbehandlung

RICER (S. 46) anwenden. Ruhigstellung mit einer Halskrawatte.

Rehabilitation und Prävention

Der Hals wird meist mit einem Halskragen ruhiggestellt, allerdings wird empfohlen, den Hals bald wieder zu bewegen, um Steifheit zu verhindern. Leichtes Kraft- und Beweglichkeitstraining sowie Rehabilitation sollten auf die vollständige Heilung von Sehnen, Bandscheiben und Bändern folgen. Das Risiko eines Schleudertraumas kann mit Schutzausrüstung sowie einer gründlichen Aufwärmroutine minimiert werden, wobei Prävention in rauen Kontaktsportarten nicht garantiert werden kann.

Langfristige Prognose

Die langfristige Prognose ist bei einem Schleudertrauma in der Regel gut, bei entsprechender Behandlung, allerdings können Symptome bestehen bleiben, und der Hals bleibt unter Umständen für erneute Verletzungen anfällig.

Ein Schiefhals (Torticollis spasmodicus) ist eine schmerzhafte Verletzung des Halses, die in der Regel auf eine plötzliche Drehbewegung des Halses folgt. Die Halsnerven werden komprimiert, was zu Muskelkrämpfen, einhergehenden Schmerzen und eingeschränkter Beweglichkeit führt. Zwar kann eine Reizung der Bandscheiben der Halswirbelsäule oder ein Bandscheibenvorfall diesen Zustand herbeiführen; eine plötzliche, beim Sport auftretende Verletzung ist aber in der Regel die Folge einer Kompression der Halsnerven oder einer Verdrehung eines der Facettengelenke. Typischerweise ist der Hals in einer Stellung erstarrt, oft zu einer Seite gedreht und durch die Kontraktion der Halsmuskulatur nach vorn gebeugt.

Viele Sportarten können zu dieser Verletzung führen. Die Symptome werden häufig zuerst morgens nach dem Aufwachen bemerkt. Ein umgehend einsetzender Torticollis hängt meist mit den Facettengelenken zusammen; ein langsam einsetzender Schiefhals (nach dem Schlaf) hat oft mit den Bandscheiben zu tun.

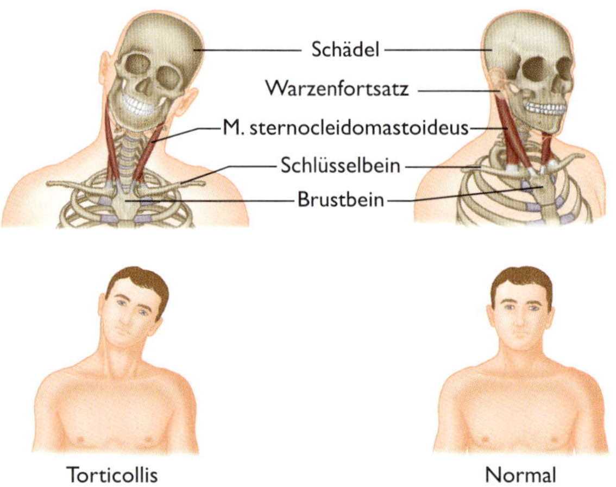

Ursache der Verletzung

Plötzliche Drehung des Kopfes bei Kontaktsportarten. Sturz, der eine plötzliche Verdrehung des Halses zur Folge hat. Direkter Schlag gegen den Kopf und dadurch plötzliche Drehung.

Anzeichen und Symptome

Schmerzen und Steifheit. Verlust der Beweglichkeit. Der Hals kann in einer Position erstarrt sein.

Komplikationen bei Nichtbehandlung

Ein Schiefhals kann sich verschlimmern, in manchen Fällen sogar chronisch werden, wenn er ignoriert wird. Der Zustand kann auf Schäden an der Halswirbelsäule, den Bandscheiben oder angrenzenden Nerven und Gelenke hindeuten, was eine medizinische Diagnose erforderlich macht.

Erstbehandlung

Ruhigstellung des verletzten Halses mittels Stütze oder Halskragen. Entzündungshemmende Medikamente und Eis, um eine Schwellung zu lindern.

Rehabilitation und Prävention

Es ist wichtig, die Ursache der Verletzung zu identifizieren und schwerwiegende zugrunde liegende Erkrankungen auszuschließen, die eines operativen Eingriffs oder einer umfassenderen medizinischen Behandlung bedürfen. Wenn dies ausgeschlossen ist, kann in der Physiotherapie eine Infrarotwärmelampe eingesetzt werden sowie eine Massage der Halsmuskeln, um die Beweglichkeit des verletzten Halses wiederherzustellen. Kopfschutz, Krafttraining für Oberkörpers und Hals sowie eine korrekte Technik bei Ausübung der Sportarten kann die Wahrscheinlichkeit des Auftretens dieser Verletzung reduzieren..

Langfristige Prognose

Ein Schiefhals ist in der Regel nach einigen Tagen bis zu einer Woche wieder hergestellt, allerdings können die schmerzhaften Krämpfe zu temporären Beeinträchtigungen führen. Es gibt zwar eine chronische Form dieses Zustands, die meisten Betroffenen können aber eine vollständige Wiederherstellung erwarten, solange keine ernsthafteren Erkrankungen die Ursache sind.

Bandscheiben sind schockabsorbierende Gewebepolster, die die Knochen der Wirbelsäule dämpfen. Eine Vielzahl von Verletzungen dieser Bandscheiben kann Schmerzen verursachen sowie die Beweglichkeit und Flexibilität des Halses einschränken. Zu einem Bandscheibenvorfall kommt es, wenn die gallertartige Substanz des Nucleus pulposus aus dem Inneren der Bandscheibe herausdrückt oder austritt, als Folge einer Spaltung oder Ruptur der Scheibe. Diese Substanz kann dann auf das Rückenmark oder die Nerven der Halswirbelsäule drücken. Eine Bandscheibenabnutzung und/oder ein Bandscheibenvorfall kann zu Verletzungen am Rückenmark oder den Nervenwurzeln führen. Vorwölbungen kommen vor, wenn die Bandscheibe sich außerhalb ihrer normalen Grenzen bewegt, aber kein Bruch oder Riss aufgetreten ist.

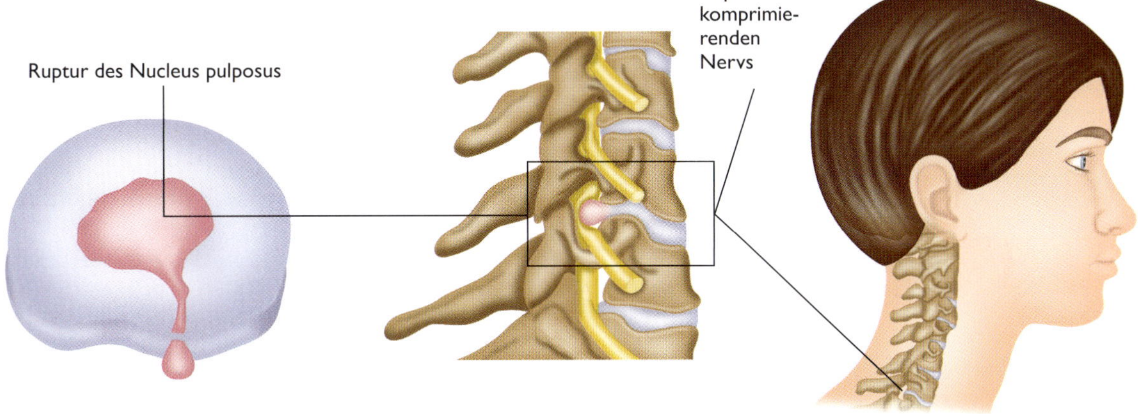

Ursache der Verletzung

Bandscheibendegeneration und Verlust der Elastizität. Wiederholte Überbeanspruchung, insbesondere durch übermäßiges oder unsachgemäßes Gewichtheben. Plötzliches, starkes Trauma der Halswirbelsäule.

Anzeichen und Symptome

Kribbeln und Schwäche. Taubheitsgefühl oder Schmerzen in Nacken, Schulter, Arm oder Hand. Nachlassen der Kraft in den Muskeln, die durch den betroffenen Spinalnerv versorgt werden.

Komplikationen bei Nichtbehandlung

Ein Bandscheibenvorfall kann auf das Rückenmark einwirken, eine extrem empfindliche Struktur. Auch kleinste Schäden am Rückenmark können ernste und meist irreparable Folgen haben. Bandscheibenschäden zu ignorieren, führt womöglich kann zu weiterer Degeneration und damit zu Schmerzen und Beweglichkeitsverlust.

Erstbehandlung

Aktivitäten einstellen, die Druck auf die Halswirbelsäule und die Bandscheiben ausüben. Ruhe, Kühlung und Einnahme entzündungshemmender Medikamente.

Rehabilitation und Prävention

Bandscheibenverletzungen werden meist konservativ behandelt. Der Hals kann für die Heilung einige Zeit mittels eines Halskragens ruhiggestellt werden. Die Physiotherapie beinhaltet mobilisierende, dehnende, kräftigende und propriozeptive Übungen und manchmal eine bewusste Haltungsänderung. Oberkörpertraining kann helfen, Steifwerden und Abbau der Bandscheiben zu verhindern, wohingegen das Kräftigen der Stützmuskeln das Risiko einer Ruptur senkt.

Langfristige Prognose

Die meisten Bandscheibenverletzungen heilen ohne chirurgische Eingriffe aus. Die meisten Sportler können davon ausgehen, nach einer Ruhe- und Rehabilitationsphase zu ihrer gewöhnlichen Form zurückzufinden, allerdings kehren die Symptome der Verletzung gelegentlich zurück, und degenerierte Bandscheiben sind anfällig für erneute Vorfälle.

Schulter, Arm und Hand kontrollierende Nerven entstammen dem Rückenmark im Halsbereich. Entzündungen oder Druck auf eine dieser Strukturen ist als eingeklemmter Nerv oder zervikale Radikulitis bekannt und führt zu Schmerzen, Schwächen und Verlust der Beweglichkeit.

Zervikale Radikulitis tritt auf, wenn die Bandscheibe eines Halswirbels gegen einen der Spinalnerven aus dem Rückenmark drückt. Solche Nerven verzweigen sich in viele Körperbereiche, und die Symptome können von der Quelle den Nerv entlang in die Bereiche ausstrahlen, in die der Nerv verläuft. Abhängig von der betroffenen Bandscheibe tritt der Schmerz in der Hand, dem Arm, dem Hals oder der Schulter auf.

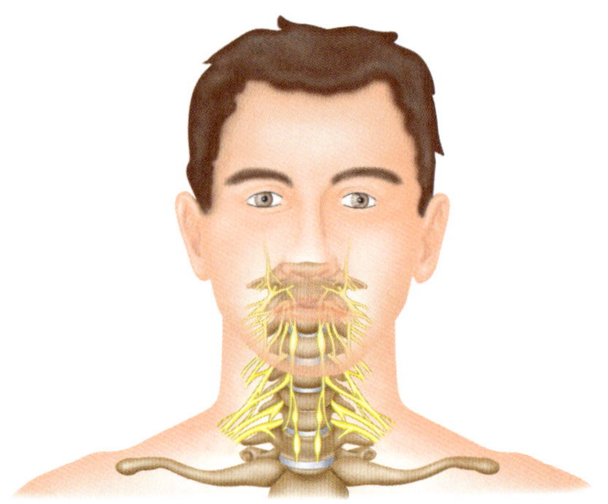

Ursache der Verletzung

Bandscheibenvorfall, der auf einen Nerv drückt. Reizung des Nervs aufgrund wiederholter Überbeanspruchung. Knochensporn oder degenerierter Wirbel, der auf einen Nerv drückt.

Anzeichen und Symptome

Schmerzen, Schwäche und Verlust der Beweglichkeit des Halses. Taube Finger. Schwäche in Hand, Arm, Schulter oder Brust.

Komplikationen bei Nichtbehandlung

Entzündung und Schmerzen in Zusammenhang mit den eingeklemmten Nerven können anhalten oder sich verschlimmern, wenn die Ursache der Verletzung nicht behandelt wird. Der Nerv kann bleibend geschädigt werden aufgrund anhaltenden Drucks und Reizung, und der Zustand kann auf andere (potenziell schwerwiegende) zugrunde liegende Verletzungen der Wirbel oder des Rückenmarks hinweisen.

Erstbehandlung

Aktivitäten einstellen, die die Halswirbelsäule belasten. Ruhe, Kühlung, Schmerzmittel und entzündungshemmende Medikamente.

Rehabilitation und Prävention

Mit der richtigen Behandlung ist die Prognose für die zervikale Radikulitis allgemein gut. Leichte Fälle reagieren in der Regel auf Physiotherapie in Verbindung mit nichtsteroidalen, entzündungshemmenden Arzneimitteln. Ein an die Heilung anschließendes Programm mit Physiotherapie und Flexibilitäts-/Kraftübungen kann helfen, wieder den Zustand vor der Verletzung zu erreichen. Die Anwendung der richtigen Technik, insbesondere beim Krafttraining und Gewichtheben, dient der Prävention.

Langfristige Prognose

Die meisten Fälle eingeklemmter Nerven heilen ohne ernsthafte medizinische Behandlung. Ernsthaftere oder lang anhaltende Fälle benötigen unter Umständen operative Eingriffe, um den Druck auf die Nervenwurzel zu lindern.

Zervikale Spondylose ist eine chronisch-degenerativ verlaufende Erkrankung der Halswirbelsäule und der Bandscheiben. Alterungsprozesse und wiederholte Überanspruchung machen die Bandscheiben trockener, dünner, weniger elastisch. Wenn die umgebenden Bänder nicht mehr so gut stützen, entwickeln die Wirbel Knochensporne bzw. Osteophyten: Knochenfortsätze, die sich an Gelenken bilden.

Knochensporne sind der Versuch des Körpers, die degenerativen Gelenke zu stabilisieren. Sie hängen häufig mit Arthritis oder fortgeschrittenen Abnutzungserscheinungen zusammen, wie sie bei Personen auftreten, die eine stark beanspruchende Sportart ausüben wie zum Beispiel Rugby. Solche Sporne können gegen naheliegende Nerven reiben oder gelegentlich auch ans Rückenmark, was zu Schmerzen, neurologischen Symptomen und einer eingeschränkten Beweglichkeit der Gelenke führt.

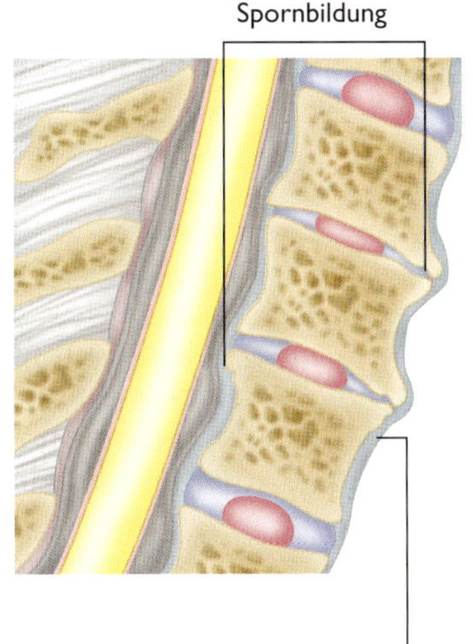

Ursache der Verletzung

Verschleiß der Halswirbelsäule. Übermäßiges oder unkorrekt ausgeführtes Gewichtheben. Bandscheibenvorfälle.

Anzeichen und Symptome

Halsschmerzen, die in Schulter und Arme ausstrahlen. Gleichgewichtsverlust. Kopfschmerzen, die in den Hinterkopf ausstrahlen.

Komplikationen bei Nichtbehandlung

Zervikale Spondylose ist eine häufige Ursache einer Rückenmarks-Funktionsstörung bei älteren Personen. Unbehandelt kann diese Erkrankung voranschreiten und chronisch werden. Knochensporne oder Bandscheibenvorfälle wirken auf einen oder mehrere Nerven des Rückenmarks am Hals ein oder üben Druck aus, was zu Kribbeln, Brennen, Schwäche oder Taubheitsgefühlen in Armen oder Händen führt. Es können auch losgelöste Sporne im System treiben und von Zeit zu Zeit mit den Gelenken in Berührung kommen.

Erstbehandlung

Halskragen, um die Halsbeweglichkeit einzuschränken. Nichtsteroidale, entzündungshemmende Arzneimittel.

Rehabilitation und Prävention

Weniger schwerwiegende Fälle zervikaler Spondylose reagieren auf physiotherapeutische Übungen, die eine Kräftigung und Dehnung der Halsmuskeln zum Ziel haben. Leichte aerobe Übungen wie Spaziergänge oder Schwimmen sind meist ebenfalls hilfreich. Zwar lässt sich eine altersbedingte Spondylose in der Regel schwer verhindern, dennoch ist es zur Prävention der Erkrankung hilfreich, stark beanspruchende Aktivitäten zu begrenzen, den Oberkörper zu kräftigen und auf eine aufrechte Haltung zu achten.

Langfristige Prognose

Leichte Fälle einer zervikalen Spondylose sprechen gut auf eine angepasste Physiotherapie nach einer Phase der Immobilisierung des betroffenen Bereichs an. Schwerer wiegende Fälle benötigen unter Umständen Kortikosteroid-Injektionen zwischen die Wirbelgelenke oder, in einigen Fällen, eine Operation zur Entfernung der Knochensporne, besonders wenn diese von größeren Knochenteilen abgebrochen sind und frei umherschweben.

Von Verletzungen der Zähne sind besonders Personen betroffen, die eine Sportart ausüben, bei der ein Flugkörper wie ein Ball oder Puck das Gesicht treffen kann. Zu diesen Sportarten gehören Hockey, Lacrosse und Fußball sowie Football. Die häufigsten Verletzungen dieser Art betreffen einen abgebrochenen, gelockerten oder avulsierten (ausgeschlagenen) Zahn. Verletzungen an den Zähnen gehen häufig mit anderen Kopf- und Halsverletzungen einher, einschließlich gebrochener Gesichtsknochen, Konkussionen, Schürfwunden, Prellungen, Platzwunden und Kiefergelenksproblemen.

Zähne können abgesplittert oder auch vollständig ausgeschlagen sein, bei entsprechender Krafteinwirkung durch einen Schläger oder Ball. Es besteht das Risiko, dass der avulsierte Zahn vom Körper als Fremdkörper abgestoßen wird, daher sollte er baldmöglichst nach dem Unfall gereinigt und wieder fest in das Zahnfach eingesetzt werden.

Ursache der Verletzung

Zähne wurden von einem Ball, Puck oder anderem Flugkörper getroffen. Direkter Schlag beim Boxen. Schlag auf den Zahn mit einem (z. B. Tennis-/Hockey-)Schläger.

Anzeichen und Symptome

Schmerzen im Mund. Lockere Zähne. Bluten aus dem Mund.

Komplikationen bei Nichtbehandlung

Verletzungen an den Zähnen sollten umgehend medizinisch behandelt werden. Es besteht die Gefahr, dass ein Zahn verschluckt wird oder dass sich die Wunde entzündet, wenn die Verletzung nicht fachgemäß gereinigt und behandelt wird.

Erstbehandlung

Ein ausgeschlagener Zahn sollte in Kochsalzlösung gereinigt und anschließend wieder fest eingesetzt werden. Mund ausspülen und Schmerzmittel sowie Kühlung zur Schmerzlinderung einsetzen.

Rehabilitation und Prävention

Die Rehabilitation einer Verletzung an den Zähnen hängt von Art und Schwere der Verletzung ab. Zähne mit Absplitterungen oder abgebrochenen Teilen können von Zahnmedizinern repariert und geklebt werden, verlorene Zähne können ersetzt werden. Die betroffene Person sollte bis zur vollständigen Heilung Aktivitäten fernbleiben, die ein Risiko für die Zähne bedeuten. Die Verwendung eines Mundschutzes, insbesondere eines individuell angepassten, schützt die Zähne bei riskanten Sportarten.

Langfristige Prognose

Die meisten Verletzungen der Zähne sind zwar schmerzhaft, stellen aber keine Bedrohung der Sportlerkarriere oder der zukünftigen Leistung dar, vor allem wenn sie fachgerecht behandelt werden. Ein ausgeschlagener Zahn kann meist wieder eingepflanzt werden, wenn dies innerhalb von dreißig Minuten nach der Verletzung erfolgt. Nach mehr als zwei Stunden ist die Prognose für das Wiedereinsetzen des Zahns schlecht, aufgrund der Abstoßung des Zahns und der Resorption der Zahnwurzel.

Verletzungen der Augen sind immer potenziell ernst. Viele Sportarten bedeuten ein Risiko für die Augen, insbesondere die, bei denen ein Ball, Puck, Schläger oder andere Gerätschaften involviert sind, etwa ein Florett. Basketball, Hockey, Korbball und Baseball verursachen die meisten Augenverletzungen. Zu den Sportarten mit geringem Risiko für die Augen gehören Leichtathletik, Schwimmen, Turnen und Radfahren. Die Einwirkung ultravioletten Lichts (UV-Strahlen) kann ebenfalls das Auge schädigen. Deshalb ist bei Sportarten wie Skifahren und Bergsteigen ein Augenschutz nötig. Selbst kleine Verletzungen können das Sehvermögen beeinträchtigen und Komplikationen zu Einschränkungen oder sogar zu einem Verlust der Sehkraft führen.

Ursache der Verletzung

Stumpfes Trauma des Auges durch Ausrüstung oder direkten Kontakt, z. B. beim Ringen. Perforierende Verletzung des Auges. Strahlungsschaden aufgrund von zu hoher Sonneneinwirkung.

Anzeichen und Symptome

Verschwommene oder fehlende Sicht. Schmerzen oder Reizempfindlichkeit des Auges. Offensichtliches Trauma einschließlich Ergussbildung oder Blutung.

Komplikationen bei Nichtbehandlung

Augenverletzungen müssen umgehend medizinisch behandelt werden. Ohne medizinische Behandlung können Sehstörungen, verminderte Sehfähigkeit und Verlust des Sehvermögens die Folge sein, insbesondere wenn der Verletzung intraokulare Blutungen folgen.

Erstbehandlung

Kalte Kompresse. Druck auf das Auge vermeiden. Umgehend medizinische Hilfe aufsuchen.

Rehabilitation und Prävention

Kleinere Verletzungen heilen in der Regel von alleine aus, wohingegen ernsthaftere Verletzungen chirurgische Eingriffe erforderlich machen können sowie eine entsprechende Rehabilitationszeit. Zur Prävention solcher Verletzungen sollte ein Augenschutz getragen werden (Schutzbrille, Helm mit Visier etc.).

Langfristige Prognose

Kleinere Verletzungen ohne Schäden an den darunterliegenden Strukturen heilen im Allgemeinen bei richtiger Pflege. Bei schwerer wiegenden, insbesondere bei perforierenden Verletzungen besteht das Risiko eines dauerhaften Verlusts des Sehvermögens, deshalb müssen diese sobald wie möglich nach der Verletzung rigoros behandelt werden.

Verletzungen der Ohren können auftreten, wenn das Ohr einem direkten Trauma ausgesetzt ist (von einem Ball, Puck, Schläger oder anderem Objekt), durch einen Treffer beim Boxen oder als Folge einer Infektion wie beim Schwimmerohr (Gehörgangentzündung). Schnitt- und Rissverletzungen am Ohr können bei mehreren Sportarten vorkommen, insbesondere bei Kontaktsportarten. Hinzu kommen Prellungen und Schwellungen. Das Trommelfell kann platzen, allerdings geschieht dies im Sport eher selten. Sportverletzungen betreffen in der Regel das Außen- oder das Mittel, nicht das Innenohr mit der Hörschnecke und anderen Teilen. Blumenkohlohren (Abb. unten) sind zum Beispiel die Folge eines wiederholten stumpfen Traumas, bei dem sich zwischen dem Knorpelgewebe des Ohrs und der Knorpelhaut (dem Perichondrium) ein Bluterguss (Hämatom) bildet).

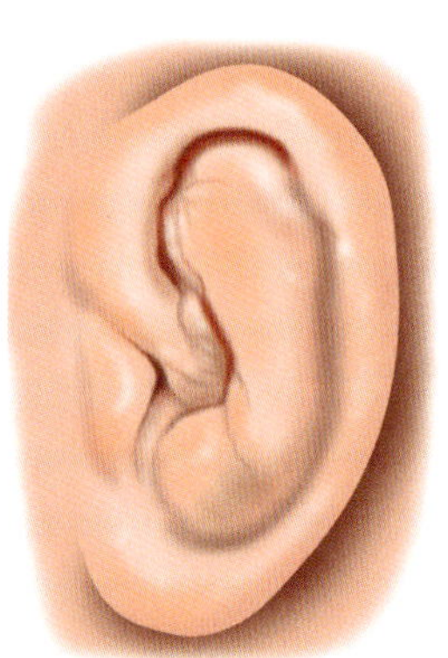

Ursache der Verletzung

Schlag auf das Ohr von einem Ball oder anderem Flugkörper. Plötzliche Druckveränderung, die in einem geplatzten Trommelfell resultiert. Trauma aufgrund eines Schlags beim Boxen.

Anzeichen und Symptome

Blutung und Schwellung. Hörverlust oder Ohrensausen. Schwindel und Gleichgewichtsprobleme.

Komplikationen bei Nichtbehandlung

Ohrverletzungen haben potenziell ernste Folgen für das langfristige Hörvermögen und sollten keinesfalls ignoriert werden. Geplatzte Trommelfelle können auch zu Infektionen führen, mit potenziell ernsten Folgen.

Erstbehandlung

Im Falle einer Blutung direkten Druck ausüben. Sterile Baumwolle im Außenohr, um das Innere des Ohres sauber zu halten.

Rehabilitation und Prävention

Schnitt- und Rissverletzungen an den Ohren sowie Blumenkohlohren heilen mit minimaler medizinischer Behandlung. Ein geplatztes Trommelfell bedarf besonderer Pflege, um eine Infektion zu vermeiden. Ohrinfektionen, wie sie Schwimmer häufig haben, benötigen unter Umständen Antibiotika und in der Regel eine Periode ohne Wassersport, bis die Erkrankung vollständig geheilt ist. Das Tragen von Helmen oder anderem Kopfschutz bei Kontaktsportarten hilft, ein direktes Trauma der Ohren zu vermeiden.

Langfristige Prognose

Die meisten Personen mit Verletzungen der Ohren können eine vollständige Heilung erwarten. Bei geplatzten Trommelfellen kann es allerdings zu einem teilweisen oder in manchen Fällen auch zu einem vollständigen Verlust des Hörvermögens kommen. Bei solchen Verletzungen ist daher eine umgehende medizinische Behandlung wichtig.

Verletzungen der Nase gehören zu den häufigeren Sportverletzungen, auch wegen des Hervorstehens des Nasenbeins aus dem Gesicht. Sie sind in der Regel auf eine direkte Einwirkung in Kontaktsportarten zurückzuführen, auf den Aufprall von Fußbällen, Basketbällen und anderen Sportgeräten oder auf einen Sturz auf das Gesicht. Schnittwunden, Prellungen und Platzwunden sowie ein Bruch des Nasenbeins können die Folge sein sowie Blutgerinnsel unterhalb der Schleimhäute der Nasenscheidewand, die man Septumhämatom nennt. Nasenbluten (Epistaxis) tritt auf, wenn oberflächlich verlaufende Blutgefäße an der vorderen Nasenscheidewand verletzt sind.

Ursache der Verletzung

Schlag auf die Nase von einem Fußball, Basketball oder ähnlichem Objekt. Schlag auf die Nase beim Boxen oder einer anderen Kontaktsportart. Sturz aufs Gesicht.

Anzeichen und Symptome

Verformung der Nase. Blutung, Schmerzen oder eine erschwerte Atmung. Schwellung und Hautabschürfung.

Komplikationen bei Nichtbehandlung

Verletzungen der Nase sind potenziell gefährlich und müssen umgehend medizinisch behandelt werden. Ansammlungen von geronnenem Blut können sich in dem Raum zwischen dem Nasenknorpel und dem darüberliegenden Gewebe anhäufen und ein Septumhämatom bilden. Der resultierende Druck auf den Knorpel darunter kann zu einer irreversiblen Nekrose der Nasenscheidewand führen. Zudem besteht ein erhebliches Risiko einer Infektion. Wenn die Verletzung mit einer Schädigung der Lamina cribrosa (der Siebplatte) einhergeht, kann die Person Liqour (Rückenmarksflüssigkeit) verlieren, wodurch sie dem Risiko einer Meningitis oder anderer ernster Komplikationen ausgesetzt ist.

Erstbehandlung

Die Nase mit Eis kühlen und den Kopf hoch lagern. Nasenspray anwenden, um die Schwellung sowie eine Stauung der Schleimhäute zu lindern.

Rehabilitation und Prävention

Die meisten Verletzungen der Nase verheilen gut, allerdings sollte die Person Kontaktsportarten oder andere risikoreiche Sportarten in der Heilungsphase vermeiden. Frakturen müssen gerichtet werden, benötigen in den meisten Fällen aber keiner Operation. Zur Vorbeugung sollten bei Sportarten, bei denen die Nase gefährdet ist, Helme mit entsprechendem Gesichtsschutz getragen werden.

Langfristige Prognose

Bei weniger ernsthaften Verletzungen der Nase kann die Person normalerweise innerhalb von zwei Wochen wieder Sportarten ohne Kontakt betreiben. Frakturen heilen in der Regel innerhalb von drei Wochen ohne bleibende kosmetische oder funktionale Deformation.

Seitliche Halsdehnung

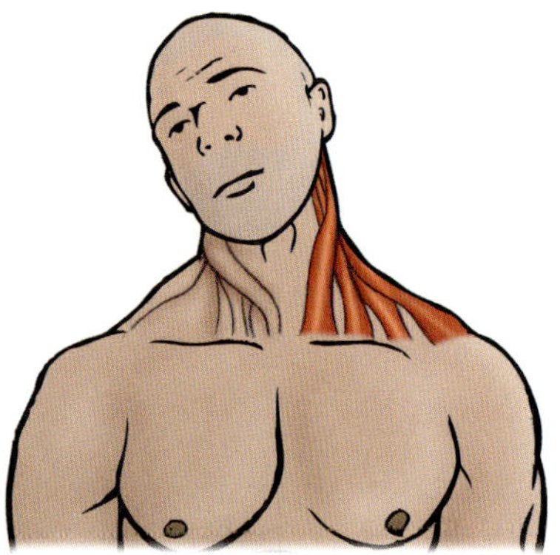

Nach vorn schauen, den Kopf aufrecht halten. Das Ohr langsam zur Schulter hin bewegen. Dabei die Hände hinter dem Rücken behalten. Nicht die Schulter zum Ohr hochziehen.

Nackendehnung

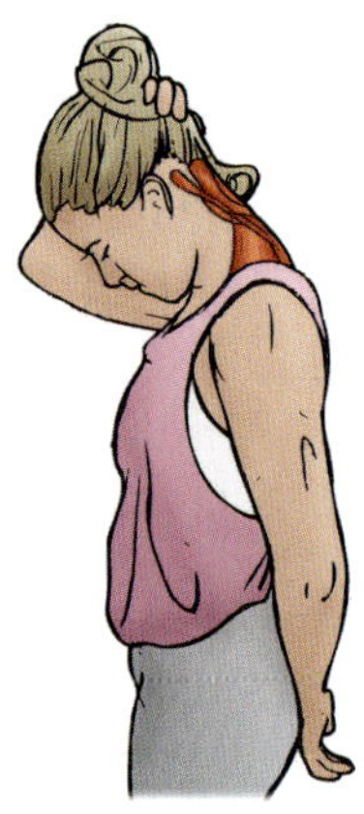

Aufrecht stehen, das Kinn in Richtung Brust sinken lassen. Schultern entspannen und die Hände an den Seiten lassen.

Halsdehnung

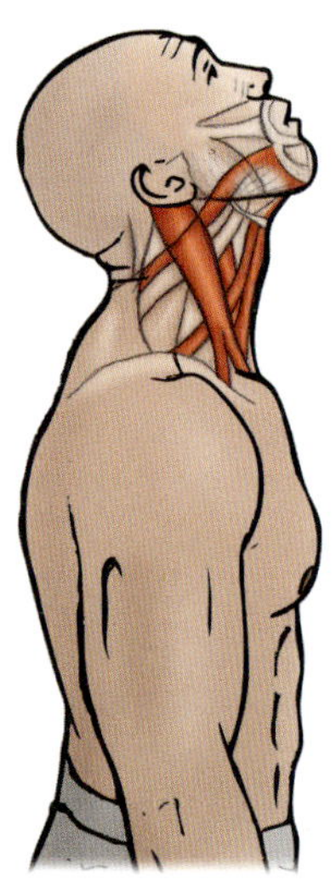

Aufrecht stehen und den Kopf hoch heben, als wolle man mit dem Kinn auf etwas deuten. Schultern entspannen, die Hände an den Seiten lassen.

Einarmige Hantelübung

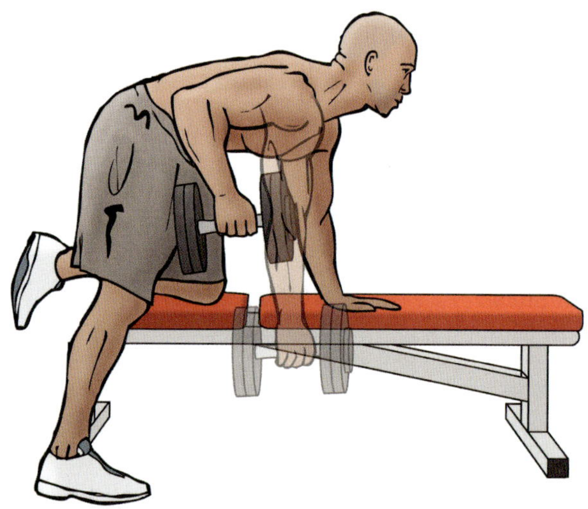

Linkes Knie auf eine Hantelbank setzen. Vorbeugen, um auch die linke Hand auf der Bank abzustützen. Der andere Fuß bleibt auf dem Boden. Mit der rechten Hand eine Hantel aufnehmen und annehmen, indem man den Ellenbogen in einen 90-Grad-Winkel brint, als wolle man einen Rasenmäher starten. Die Hand mit der Hantel langsam sinken lassen. Übung wiederholen.

Isometrische Dehnung der seitlichen Halsmuskeln

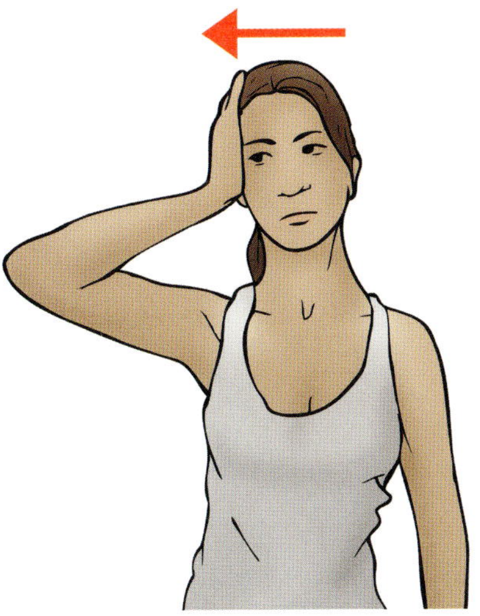

Beide Füße fest im Boden verankern. Eine Hand anheben und oberhalb des Ohres an die Seite des Kopfes legen. Mit dem Kopf sanft gegen die Hand drücken, bis eine Spannung im Hals zu spüren ist. Hand wegnehmen. Übung auf der anderen Seite wiederholen.

Isometrische Halsdrehung

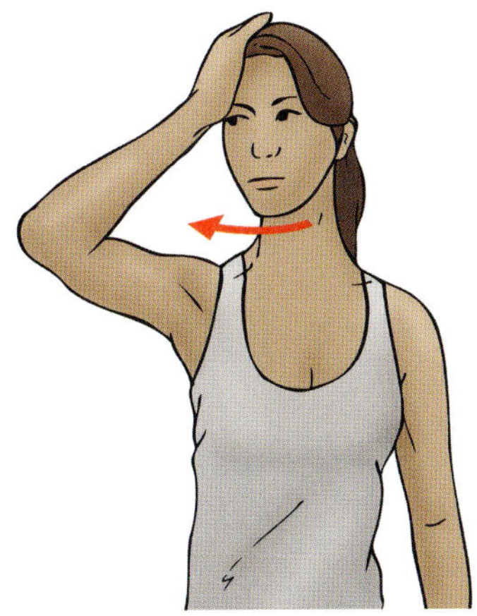

Beide Füße fest im Boden verankern. Eine Hand wie in der Abbildung zu sehen auflegen. Den Hals drehen und dabei sanft gegen die Hand drücken, bis eine Spannung im Hals zu spüren ist. Die Hand wegnehmen. Dann diese Übung auf der anderen Seite wiederholen.

IIsometrische Halsdehnung

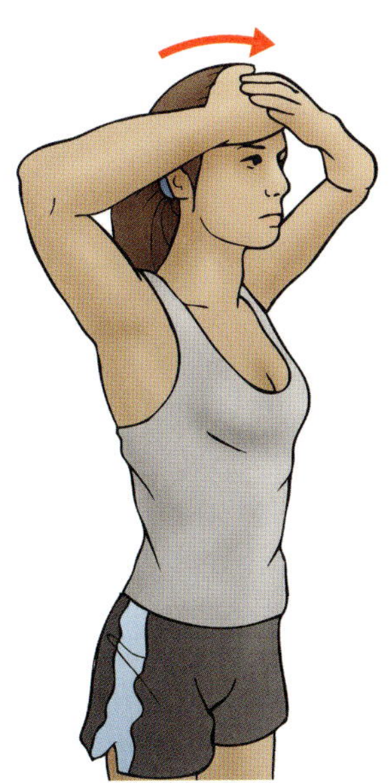

Beide Füße fest im Boden verankern. Beide Hände auf die Stirn legen und mit dem Kopf dagegen drücken, bis an der Halsvorderseite eine Spannung zu spüren ist.

Isometrische Nackendehnung

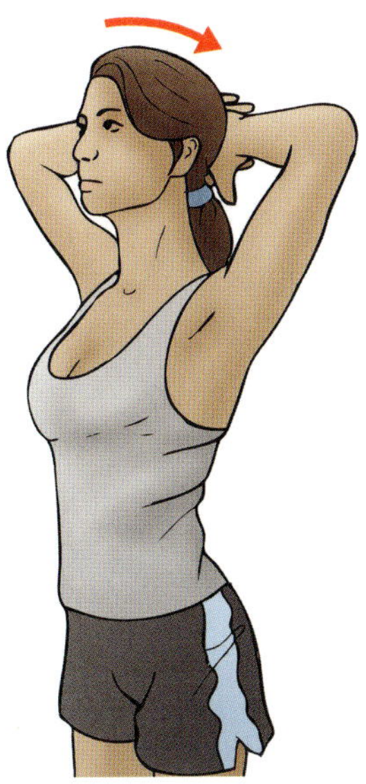

Hände hinter dem Nacken verschränken. Den Kopf sanft gegen die Hände drücken, bis eine Spannung im Nackenbereich zu spüren ist.

KAPITEL 6

Sportverletzungen an Hand und Fingern

ANATOMIE UND PHYSIOLOGIE

Die fünf Mittelhandknochen der Hand verlaufen von den Handwurzelknochen des Handgelenks bis zu den Fingerwurzeln. Jeder Mittelhandknochen besteht vom proximalen (körpernahen) zum distalen (körperfernen) Ende aus Basis, Schaft, Hals und Kopf. Der erste Mittelhandknochen ist der kürzeste und an der Daumenbasis mit dem großen Vieleckbein verbunden. Die anderen vier Mittelhandknochen sind mit dem kleinen Vieleckbein, dem Kopfbein und dem Hakenbein verbunden sowie mit den seitlichen/mittleren Oberflächen der angrenzenden Fingerknochen. Der Daumen hat zwei Fingerknochen, die anderen Finger haben jeweils drei, was zusammen vierzehn Fingerknochen ergibt. Jeder Finger hat drei Gelenke, um eine feinmotorische Kontrolle zu ermöglichen. Die Fingergrundgelenke (Articulationes metacarpophalangeae, MCP) sind sogenannte Eigelenke (Articulatio ellipsoidea, Elipsoidgelenk), die alle eine von kräftigen Kollateralbändern verstärkte Gelenkkapsel haben. Das Daumengelenk ist ein Sattelgelenk, die Karpometakarpalgelenke der anderen Finger sind plane Gelenke. Die Intermetakarpalgelenke sind ebenfalls plane Gelenke. Karpometa- und Intermetakarpalgelenke umgibt eine Gelenkkapsel. Die Fingermittel- und -endgelenke sind Scharniergelenke. Das kräftige ulnare (mediale) Band des Fingergrundgelenks verbindet den ersten Mittelhandknochen mit dem ersten Fingerglied an der Basis des Daumens. Seine Funktion ist es, zu verhindern, dass der Daumen sich zu weit von der Hand weg streckt. Das Band wird beim Drücken und Zugreifen benötigt.

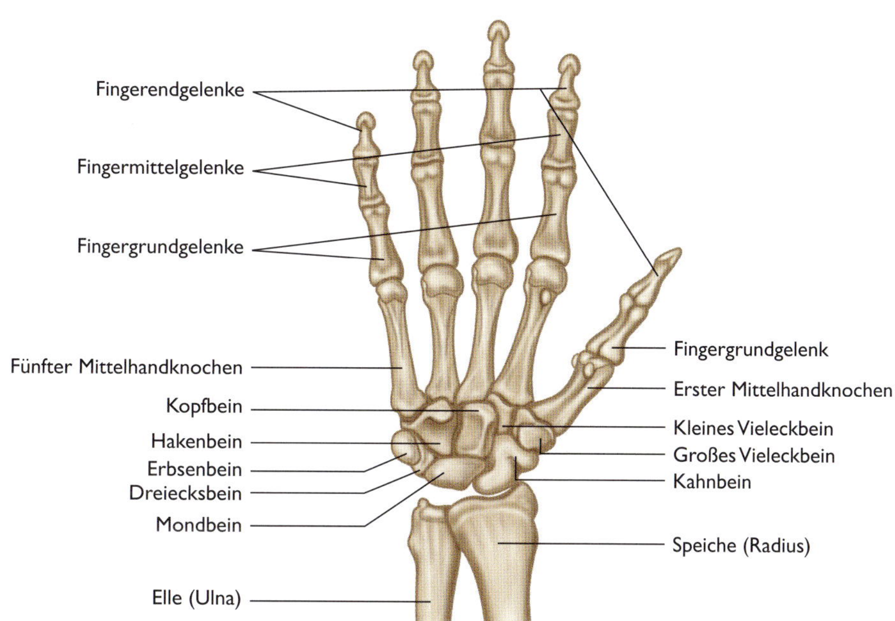

Die Knochen des rechten Handgelenks und der rechten Hand: Vorderansicht

Strecksehnen sind für feine Fingerbewegungen und die Handkoordination zuständig. Sie befinden sich an der Dorsaseite von Hand und Fingern und ermöglichen es, Finger und Daumen zu strecken. Die Strecksehnen sind an den Muskeln des Unterarmes befestigt.

Die Muskeln der Hand können in vier Gruppen unterteilt werden: 1) »intrinsische« Muskeln, bestehend aus den M. interossei, die sich zwischen den Mittelhandknochen befinden, um auf die vier Finger und den Daumen zu bewegen, und den M. lumbricales, die von den Sehnen des M. flexor digitorum profundus aus zur Mittelhand verlaufen und ebenfalls die vier Finger bewegen, 2) die Muskeln des Hypothenar, 3) die Muskeln des Thenar, 4) der M. adductor pollicis brevis.

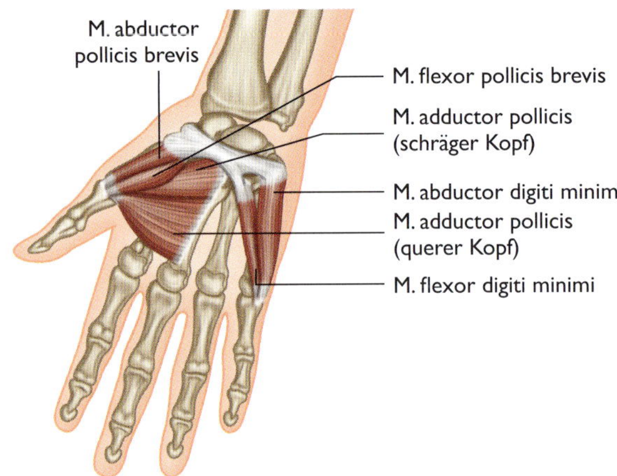

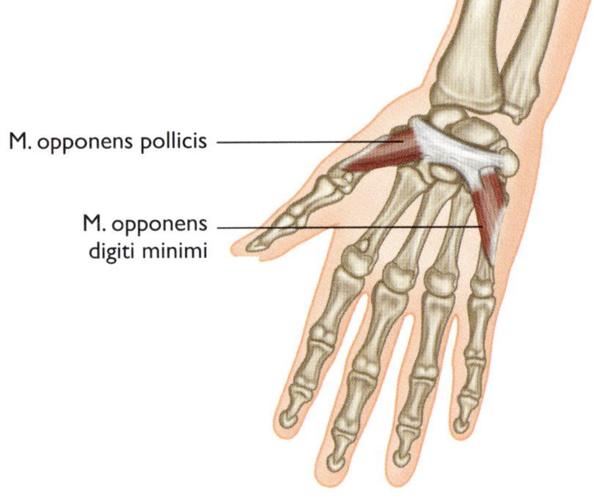

Die Muskeln der Hand

Brüche oder Frakturen in einem oder in mehreren Mittelhandknochen Sie kommen häufig bei Football- und Basketballspielern vor. Mittelhandknochen reagieren empfindlich auf eine direkte Gewalteinwirkung. Sie können Frakturen erleiden, wenn eine geschlossene Faust eine andere Person oder ein hartes Objekt trifft: Solche Verletzungen werden als Boxerfraktur bezeichnet. Mittelhandknochen können an der Basis, dem Schaft oder dem Hals brechen. Die häufigste Fraktur betrifft den Hals des fünften Mittelhandknochens.

Ursache der Verletzung

Direkte Einwirkung/Schlag auf die Hand. Sturz auf die Hand. Einwirkung einer longitudinal gerichteten Kraft durch eine geschlossene Faust beim Zuschlagen.

Anzeichen und Symptome

Lokaler Schmerz und Schwellung. Bluterguss. Fehlstellung des gebrochenen Knochens oder Fingerknöchels. Verlust der Handbeweglichkeit und -funktion.

Komplikationen bei Nichtbehandlung

Wird eine Hand nach einer Fraktur der Mittelhandknochen nicht richtig ruhiggestellt und erneut belastet, kann dies zu bleibenden Fehlstellungen und eingeschränkter Funktion führen sowie zu möglichen Schäden an den umgebenden Nerven, Muskeln, Sehnen, Blutgefäßen und Bändern.

Erstbehandlung

Falls Schnittwunden vorhanden sind, diese auswaschen, um Infektionen vorzubeugen, und mit Eis kühlen, um Schwellungen zu lindern. Die verletzte Hand hochlagern und nicht bewegen.

Rehabilitation und Prävention

Zur Prävention von Mittelhandfrakturen gehört es, Aktivitäten zu vermeiden, bei denen die Wahrscheinlichkeit einer solchen Fraktur hoch ist, insbesondere das Schlagen auf harte Objekte mit der Hand. Die Vermeidung weiterer Verletzungen bei bereits gebrochenen Mittelhandknochen wird in der Regel durch eine Immobilisierung der Hand erreicht, entweder mit einer Fingerschiene oder einem Gips, je nach Art der Fraktur. Übungen zur langsamen Steigerung der Beweglichkeit sowie der Beugung und Streckung von Handgelenk und Fingern unterstützen die Wiederherstellung aller Funktionen.

Langfristige Prognose

Bei einer adäquaten sofortigen Behandlung ist eine vollständige Heilung der meisten Mittelhandfrakturen zu erwarten. Diese Behandlung kann ein Einrichten (Reposition) der Knochen und eine Immobilisierung der Hand beinhalten. Bei Knochenverschiebungen muss unter Umständen der betroffene Mittelhandknochen operativ neu eingerichtet und mit herausnehmbaren Schrauben fixiert werden.

020: BANDVERLETZUNG AM DAUMEN (RUPTUR DES ULNAREN SEITENBANDES)

Bei vielen Aktivitäten kann der Daumen plötzlich vom Rest der Hand weggezogen werden, wodurch das Band gedehnt wird oder mitunter auch reißt. Diese Verletzung kommt besonders häufig beim Skifahren häufig vor und wird deshalb auch als Skidaumen bezeichnet. Repetitive Aktivitäten, welche die Kollateralbänder (Bindegewebsstränge zu beiden Seiten des Daumens) mit der Zeit abnutzen und reizen, können zu einer chronischen Form der Verletzung führen.

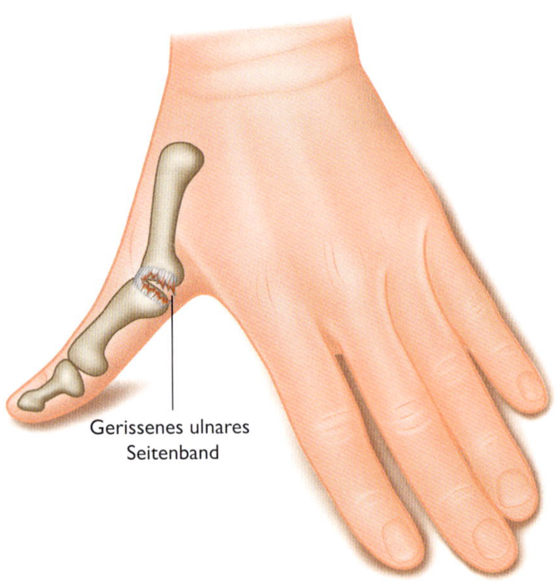

Ursache der Verletzung

Der Daumen prallt gegen einen anderen Spieler, einen Teil der Ausrüstung oder den Boden. Repetitive Abnutzung des ulnaren Kollateralbands (Seitenband) aufgrund des Greifens/Festhaltens zwischen Daumen und Zeigefinger. Jede Aktivität, die den Daumen gewaltsam vom Rest der Hand trennt, wie zum Beispiel ein Sturz beim Skifahren.

Anzeichen und Symptome

Lokaler Schmerz und Schwellung am gerissenen Band. Schwierigkeiten, Gegenstände zu greifen oder festzuhalten. Instabilität des Daumens, der sich wiederholt an Gegenständen oder Kleidung verfangen kann.

Komplikationen bei Nichtbehandlung

Bleibt ein Riss des ulnaren Kollateralbands unbehandelt, kann ein schmerzender, instabiler Daumen mit eingeschränkter Beweglichkeit die Folge sein. Anhaltende Schmerzhaftigkeit und Anfälligkeit für eine erneute Verletzung sind ebenfalls mögliche Folgen.

Erstbehandlung

Hochlagern und alle zwei Stunden eine halbe Stunde lang mit Eis kühlen. Mittels Schiene ruhigstellen.

Rehabilitation und Prävention

Buddy-Taping des Daumens an benachbarte Finger, besonders bei Kontaktsportarten, kann einem erneuten Bänderriss vorbeugen. Sobald der Bänderriss in der letzten Heilungsphase ist, sollten schrittweise Bewegungsübungen durchgeführt werden, um die Daumenbeweglichkeit wiederherzustellen.

Langfristige Prognose

Sportarten ohne direkten Kontakt können in der Regel sechs Wochen nach Auftreten der Verletzung wieder ausgeübt werden, Kontaktsportarten nach drei Monaten, abhängig vom Grad der Verletzung.

Strecksehnen sind anfällig für Verletzungen, da sie direkt unter der Hautoberfläche auf den Knochen des Handrückens und der Fingerrücken liegen. Solche Sehnen können reißen, wenn ein Finger eingeklemmt ist, wodurch die Verbindung der Sehnen zum Knochen getrennt wird. Die Verletzung kommt häufig zu Beginn der Saison vor bei Sportarten wie Baseball, Basketball und Netzball, oft aufgrund eines Balls, der die Fingerspitzen trifft. Wenn ein Objekt die Fingerspitze trifft, drückt es diese hart nach unten. Die gewaltsame Beugung trennt die seitlichen Bänder der Strecksehne von ihrer Befestigung am Fingerglied. Schnittwunden an Hand oder Fingern können die Strecksehnen ebenfalls schädigen.

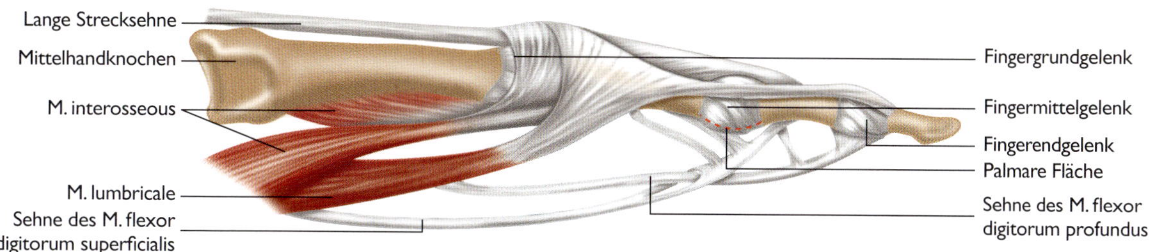

Ursache der Verletzung
Schneide- oder Risswunden an Finger- oder Handrücken. Ein Ball oder ein anderes Objekt streift die Fingerspitzen, während die Strecksehne gespannt ist. Die Finger schlagen an einer Wand, Tür oder einem anderen unbeweglichen Objekt an.

Anzeichen und Symptome
Unfähigkeit, die Finger zu strecken. Quetschung, Schmerz und Schwellung am betroffenen Finger. Hängende Fingerspitze.

Komplikationen bei Nichtbehandlung
Unbehandelt kann ein Hammerfinger zu bleibenden unschönen Verformungen führen, meist aber ohne weitere Komplikationen. Ohne Schienung kann der Finger ein wenig steif bleiben und nicht mehr ganz gestreckt werden. Ein operativer Eingriff wird bei einfachen Hammerfingern nicht empfohlen, weil dabei Komplikationen zu Steifheit, Nagelbettverletzungen, Infektionen und auch zu einer chronischen Belastungsschwäche führen können.

Erstbehandlung
RICER (S. 46) für die ersten zwei Tage anwenden, gefolgt von einer Wärmebehandlung. Immobilisierung mit einer Schiene bis zur medizinischen Diagnose und Behandlung.

Rehabilitation und Prävention
In der Regel muss stets eine Schiene getragen werden, bis die Strecksehne vollständig geheilt ist. Es dauert häufig mehrere Monate, bis lokale Schwellungen und Rötungen vollständig verschwinden. Bei Sportarten mit schnell fliegenden Bällen sollte immer besonders auf die Fingerspitzen geachtet werden, ebenso beim Gebrauch von Schneidewerkzeugen.

Langfristige Prognose
Bei einer richtigen Pflege nach der Verletzung, einschließlich der Immobilisierung des verletzten Fingers, erreichen die meisten Sportler eine vollständige Wiederherstellung der Bewegungsfähigkeit und des Aussehens des Fingers.

Stauchungen der Finger sind Verletzungen eines Gelenks, die eine Überdehnung oder einen Bänderriss verursachen. Diese Stauchungen kommen häufig bei einer Vielzahl von Sportarten vor einschließlich Football, Basketball, Kricket und Handball. Sie beinhalten Stauchungen der Fingergrundgelenke sowie der Fingermittel- und -endgelenke, Knopflochdeformität und Hammerfinger. Verletzungen des Fingermittelgelenks sind am häufigsten und können resultieren, wenn das Gelenk nach hinten gebogen wird (Hyperextension). Dies kann zur Ruptur der Palmaraponeurose führen, einer Bandstruktur, welche das Fingerend- und -mittelgelenk mit den Kollateralbändern auf beiden Seiten des Fingermittelgelenks verbindet.

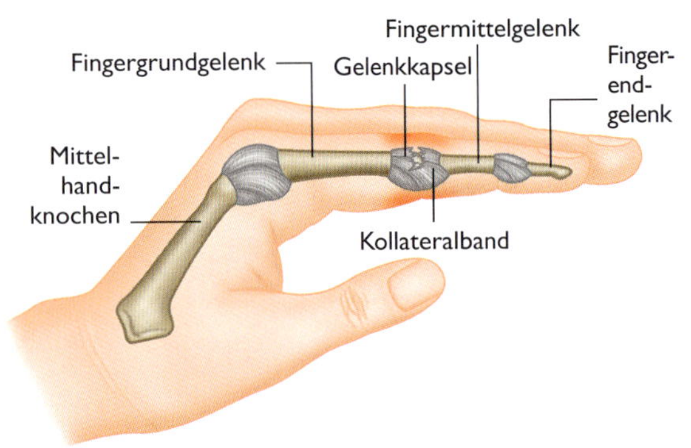

Ursache der Verletzung

Schlag auf die Hand in der Gelenkregion. Hyperextension des Gelenks, dadurch Beschädigung der Palmaraponeurose. Kollateralbänder werden bei einer seitlichen Verrenkung überdehnt.

Anzeichen und Symptome

Schmerzen und Schwäche im Finger. Schmerz beim Bewegen des Fingergelenks. Schwellung des Fingermittelgelenks mit Fehlstellung im Falle einer Verrenkung des Gelenks.

Komplikationen bei Nichtbehandlung

Wenn eine Fehlstellung im Zuge einer Stauchung des Fingers chronisch wird, sinken die Chancen auf eine erfolgreiche operative Korrektur. Es besteht ein Risiko für eine bleibende verminderte Funktionsfähigkeit des verletzten Fingers.

Erstbehandlung

Einnahme entzündungshemmender oder anderer Schmerzmittel, um die Schwellung zu lindern. Den verletzten Finger alle 3–4 Stunden für 20–30 Minuten mit Eisbeuteln kühlen, 2–3 Tage oder bis der Schmerz nachlässt.

Rehabilitation und Prävention

Die meisten Fingerstauchungen werden abhängig vom Grad der Verletzung geschient oder mit benachbarten Fingern zusammengebunden (Buddy-Taping), um auf diese Weise die traumatisierte Region ruhigzustellen. Fingerstauchungen sind schwer vorherseh- und verhinderbar, eine korrekte Technik sowie die entsprechende Ausrüstung bei der Ausübung des Sports kann das Risiko allerdings reduzieren. Auf die erste Heilungsphase folgt meist ein Kraft- und Beweglichkeitstraining der Finger.

Langfristige Prognose

Eine vollständige Genesung und Wiederherstellung der Funktion des verletzten Fingers ist in den meisten Fällen einer Stauchung wahrscheinlich.

Fingerluxationen sind eine schwerere Verletzung als eine Stauchung. Sie ändern (verrenken) die Ausrichtung des Fingers. Deshalb muss das Gelenk zunächst wieder eingerichtet werden, ehe der Finger mittels Gips, Schiene oder Tape ruhiggestellt werden kann. Eine Schiene ermöglicht den Bändern und Gelenkkapseln, vollständig zu heilen.

Solche Luxationen kommen bei vielen Sportarten vor, bei denen die Hände der Sportler in direkten körperlichen Kontakt mit anderen Spielern kommen (Football, Ringen) oder eine sehr aktive Rolle spielen (Volleyball, Baseball, Basketball, Turnen, Karate etc.).

Die Luxation eines Gelenks beinhaltet eine Ruptur der Bänder und der Gelenkkapsel. Sie kann in jedem Fingergelenk auftreten. Am häufigsten tritt sie beim Basketball und Football auf. Sie können aber auch durch einen Sturz auf die ausgestreckte Hand entstehen.

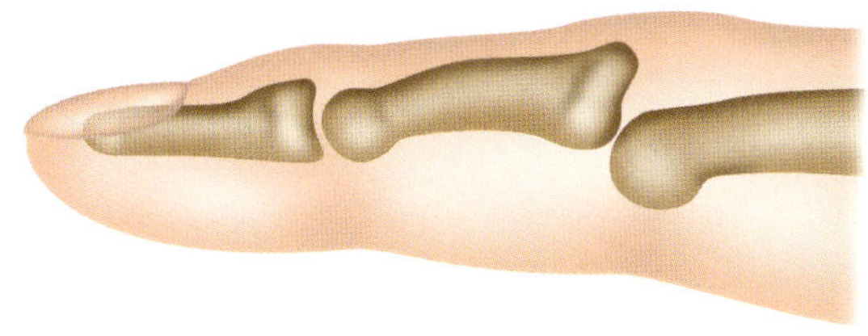

Ursache der Verletzung

Finger werden von einem Ball getroffen. Sturz auf die ausgestreckte Hand. Seitlich einwirkende Kraft auf den Daumen, etwa bei einem Sturz beim Skifahren.

Anzeichen und Symptome

Sofort auftretender Schmerz und Schwellung. Die Finger sehen schief oder krumm aus. Unfähigkeit, das verrenkte Gelenk zu strecken oder zu beugen.

Komplikationen bei Nichtbehandlung

Verformung des Gelenks, Funktionsverlust und früher Beginn einer Arthritis sind mögliche Begleiterscheinungen einer unbehandelten Fingerluxation. Einige Fingerverrenkungen heilen ohne medizinische Behandlung, im Allgemeinen muss das luxierte Gelenk aber von einem Arzt eingerenkt werden, mit anschließender Immobilisierung während der Heilungsphase der Verletzung.

Erstbehandlung

Sofort nach der Verletzung RICER (S. 46) anwenden. Alle unnötigen Bewegungen des verletzten Fingers vermeiden.

Rehabilitation und Prävention

Mitunter heilen die Bänder nach einer Verrenkung nicht vollständig und ein operativer Eingriff ist nötig, um die beschädigten Strukturen zu reparieren. Fingerluxationen werden im Allgemeinen erfolgreich durch das Einrichten des sich in Fehlstellung befindlichen Gelenks und das Schienen der betroffenen Region behandelt, bis eine vollständige Heilung der Bänder und der Gelenkkapsel erfolgt ist. Anschließend können Dehn-, Kräftigungs- und Beweglichkeitsübungen folgen, um eine Versteifung oder einen Verlust der Beweglichkeit des betroffenen Gelenks zu vermeiden.

Langfristige Prognose

Die meisten Fingerluxationen resultieren nicht in langfristigen Fehlstellungen der Finger oder einem Funktionsverlust. Eine vollständige Heilung kann erwartet werden, wenn frühzeitig eine gezielte Behandlung erfolgte.

024: SEHNENSCHEIDENENTZÜNDUNG DER HAND/FINGER (TENDINITIS)

Eine Tendinitis bzw. eine Sehnenscheidenentzündung bedeutet eine Reizung und Entzündung der Sehnen. Sie kann jede Sehne des Handgelenks oder der Finger betreffen. Das Problem tritt häufig auf, wenn die Sehnen übermäßig beansprucht werden. Die Ursache dafür kann aber auch eine Erkrankung sein – Diabetes zum Beispiel und eine rheumatische Arthritis.

Sehnen sind widerstandsfähige Gewebestränge, die den Muskel mit dem Knochen verbinden und Kräfte zwischen Muskeln und dem Skelett übertragen, wobei sie eine beträchtliche mechanische Last aushalten müssen. Eine Überanspruchung der Sehnen kann zu einer Entzündung der Sehnen und der Sehnenscheiden führen. Eine Sehnenscheidenentzündung geht unter Umständen mit einer fibrinoiden Nekrose und einer myxomatösen Degeneration ein – eine Erkrankung, bei der sich Schleim (bzw. Mukus) im Bindegewebe anreichert.

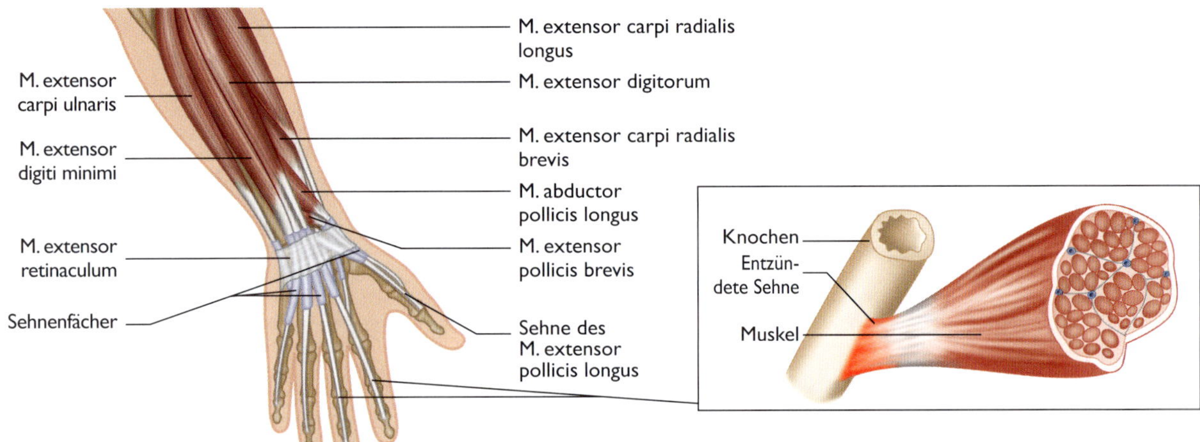

Ursache der Verletzung

Intensive oder anhaltende Überanspruchung der Sehnen der Handgelenke oder der Hand. Ungenügende Erholungsphase zwischen intensiven sportlichen Übungen. Niedrige Temperaturen oder konstante Vibrationen der Hand.

Anzeichen und Symptome

Druckempfindlichkeit. Entzündung. Knackendes oder knirschendes Gefühl unter der Haut (Krepitation).

Komplikationen bei Nichtbehandlung

Wird die sportliche Aktivität trotz bestehender Sehnenscheidenentzündung ausgeübt, kann das Leiden chronisch werden und zu einem bleibenden Schaden der Sehnenstrukturen führen.

Erstbehandlung

Entzündungshemmende Medikamente. Eis in den ersten 24–48 Stunden nach Erkrankungsbeginn.

Rehabilitation und Prävention

Nach Schonung und Maßnahmen zur Entzündungshemmung können Kräftigungs- und Dehnübungen für die betroffenen Sehnen ausgeführt werden – vorausgesetzt, der Schmerz ist abgeklungen. Das Vermeiden einer repetitiven Überanspruchung der Sehnen und eine ausreichend lange Erholungsphase nach körperlichen Aktivitäten, bei denen die Handgelenke und Hände belastet werden, kann das Wiederauftreten der Erkrankung verhindern.

Langfristige Prognose

Die richtige Behandlung einer Sehnenscheidenentzündung führt in der Regel zur vollständigen Wiederherstellung der Beweglichkeit. Allerdings gibt es es auch einen Verlauf, bei denen die Erkrankung chronisch wird – besonders bei Spitzensportlern, deren Trainingsplan eine wiederholte Überanspruchung der Sehnen verlangt.

Fingerdrücker (Beugung)

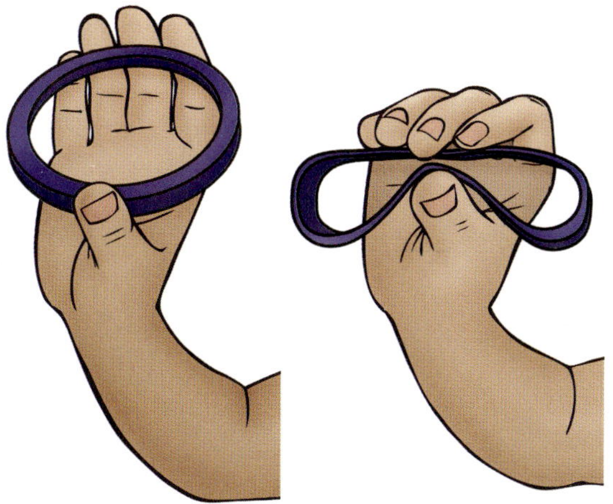

Den Ring so greifen, dass die vier Finger oben aufliegen und der Daumen unten. Die Hand schließen, sodass der Daumen auf den Mittelfinger trifft. Wiederholen.

Fingeröffner (Streckung)

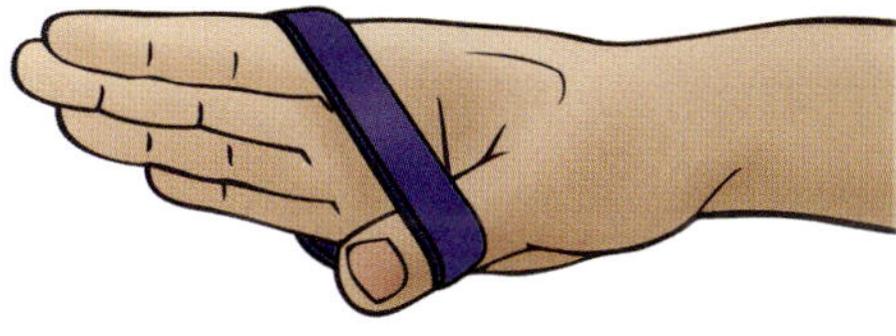

Die Hand in den Ring stecken, aber nicht über die Fingerknöchel schieben. Mit gestreckten Fingern versuchen, Mittelfinger und Daumen so weit wie möglich voneinander weg zu bewegen.

Unterarmdehnung

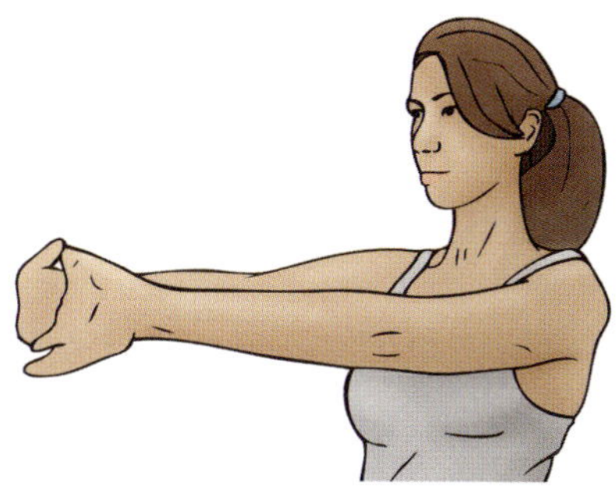

Finger vor der Brust verschränken. Dann die Arme ausstrecken, wobei die Handflächen nach außen zeigen.

Fingerdehnung

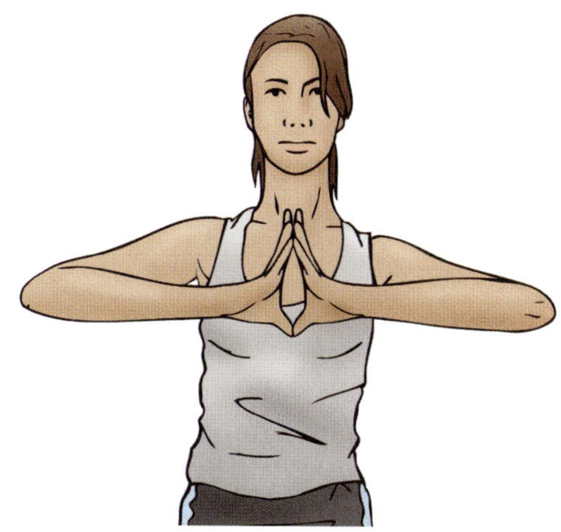

Die Fingerspitzen beider Hände wie oben dargestellt anlegen und dagegen drücken, ohne dass sich die Handflächen berühren.

Daumendehnung

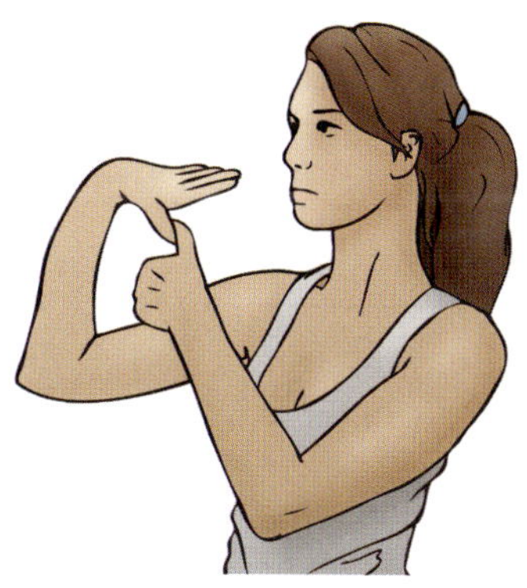

Eine Hand so vor sich halten, dass Hand- und Fingerrücken nach oben zeigen und der Daumen zur Seite. Dann mit der anderen Hand den Daumen nach unten ziehen. Anschließend mit der anderen Hand die gleiche Übung machen.

KAPITEL 7

Sportverletzungen an Handgelenk und Unterarm

ANATOMIE UND PHYSIOLOGIE

Das Handgelenk führt und unterstützt die Hand bei allen Bewegungen. Es kann als ein aus mehreren Gelenken bestehender Komplex betrachtet werden. Die meisten Bewegungen finden am radiokarpalen Gelenk statt, einem Ei- oder Ellipsoidgelenk. Die distale Oberfläche der Speiche und eine aus Faserknorpel bestehende Zwischengelenkscheibe bilden mit der proximalen Reihe der Handwurzelkochen, dem Kahnbein, dem Mondbein und dem Dreiecksbein ein Gelenk.

Die Bewegungen des radiokarpalen Gelenks finden zusammen mit den karpometakarpalen und interkarpalen Gelenken statt. Dies sind mehrere plane Gelenke, die Bewegungen zwischen den beiden Reihen ermöglichen und zusammen ein aus mehreren Teile bestehendes Sattelgelenk bilden. Es gibt viele interkarpale Verbindungen zwischen den Knochen der proximalen und distalen Handwurzelreihe. Das distale Radioulnargelenk liegt direkt neben dem Radiokarpalgelenk. Eine Knorpelscheibe trennt die distale Elle und Speiche vom Mond- wie vom Dreiecksbein. Ein kunstvoller Komplex aus Bändern hält die Knochen des Handgelenks zusammen und ermöglicht ihre feine Koordination. Die Sehnen der am Handgelenk verlaufenden Muskeln befinden sich in Sehnenfächern, bekannt als Sehnenscheiden.

Drei Hauptnerven versorgen Haut und Muskeln von Unterarm, Hand und Fingern: Der Nervus medianus, der Nervus radialis und der Nervus ulnaris. Diese Nerven sind an mehreren Stellen in ihrem Verlauf anfällig für Verletzungen und Kompressionen.

Der Karpaltunnel ist eine schmale, feste Röhre, die in der Form durch die Anordnung der Handwurzelknochen und der Bänder an der Handwurzel gebildet wird. Der Nervus medianus und die Sehnen der Beugemuskeln von Hand und Fingern laufen durch ihn hindurch. Der Nervus medianus ist anfällig für eine Kompression im Karpaltunnel. Er überträgt sensorische Informationen von der Palmarseite des Daumens wie von den ersten zwei oder drei Fingern und versorgt einige Handmuskeln.

Der Ellenbogen hat zwei Knochenvorsprünge, die häufig mit einer Kompression des Nervus ulnaris assoziiert werden (Ulnartunnelsyndrom): den Ellenbogenfortsatz (Processus olecrani) und den medialen Epicondylus des Humerus. Der Raum zwischen diesen knöchernen Vorsprüngen wird als Guyon-Loge (ulnarer Hohlraumkanal) bezeichnet. Der Ellennerv verläuft durch ihn hindurch, den Unterarm entlang bis in die Hand. Der Ellennerv wirkt auf den M. adductor pollicis, welcher den Daumen in Richtung Handfläche zieht und kleine intrinsische Muskeln der Hand kontrolliert. Er überträgt auch sensorische Informationen vom medialen Rand der Hand wie vom vierten und fünften Finger.

Die Vorderseite des Unterarms enthält drei funktionale Muskelgruppen: die Pronatoren des Unterarms, die Handgelenksflexoren sowie die langen Flexoren der Finger und des Daumens. Sie sind in drei Schichten angeordnet: die oberste Schicht besteht aus vier Muskeln: M. pronator teres, M. flexor carpi radialis, M. palmaris longus und den M. flexor carpi ulnaris. Die mittlere Schicht enthält nur den M. flexor digitorum superficialis. Die unterste Schicht besteht aus: M. flexor digitorum profundus, M. flexor pollicis longus und M. pronator quadratus. An der Rückseite des Unterarms gibt es zwei Muskelgruppen. Die oberflächliche Gruppe enthält vom Radius zur Ulna: M. brachioradialis, M. extensor carpi radialis longus, M. extensor carpi radialis brevis, M. extensor digitorum, M. extensor digiti minimi und M. extensor carpi ulnaris. Der Muskelbauch des Musculus brachioradialis ist deutlich sichtbar, wenn er gegen einen Widerstand arbeitet. Die tiefe Gruppe enthält die folgenden Muskeln: M. supinator, M. abductor pollicis longus, M. extensor pollicis brevis, M. extensor pollicis longus und M. extensor indicis.

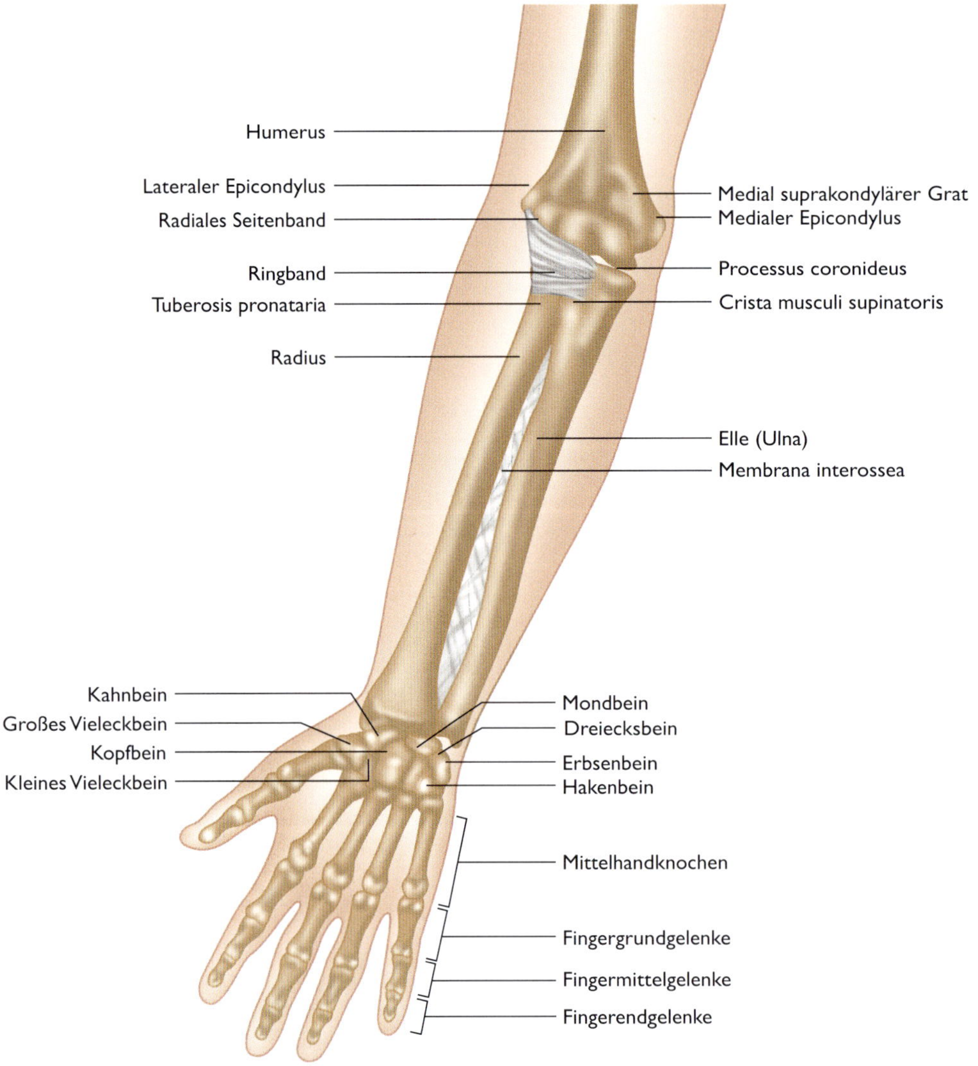

Humerus
Lateraler Epicondylus
Radiales Seitenband
Ringband
Tuberosis pronataria
Radius
Medial suprakondylärer Grat
Medialer Epicondylus
Processus coronideus
Crista musculi supinatoris
Elle (Ulna)
Membrana interossea
Kahnbein
Großes Vieleckbein
Kopfbein
Kleines Vieleckbein
Mondbein
Dreiecksbein
Erbsenbein
Hakenbein
Mittelhandknochen
Fingergrundgelenke
Fingermittelgelenke
Fingerendgelenke

Knochen am rechtem Unterarm, Handgelenk und an der Hand: Vorderansicht

Intermetakarpalgelenke
Großes Vieleckbein
Erster Handwurzelknochen
Karpometakarpalgelenk des Daumens
Kleines Vieleckbein
Kopfbein
Interkarpalgelenke
Kahnbein
Ligamentum collaterale radiale
Proximales Handgelenk
Mondbein
Speiche (Radius)
Mittelhandbänder der M. interossei
Fingergrundgelenk des kleinen Fingers
Hakenbein
Metakarpales Gelenk
Ligamentum collaterale ulnare
Dreiecksbein
Zwischengelenkscheibe
Distales Radioulnargelenk
Elle (Ulna)

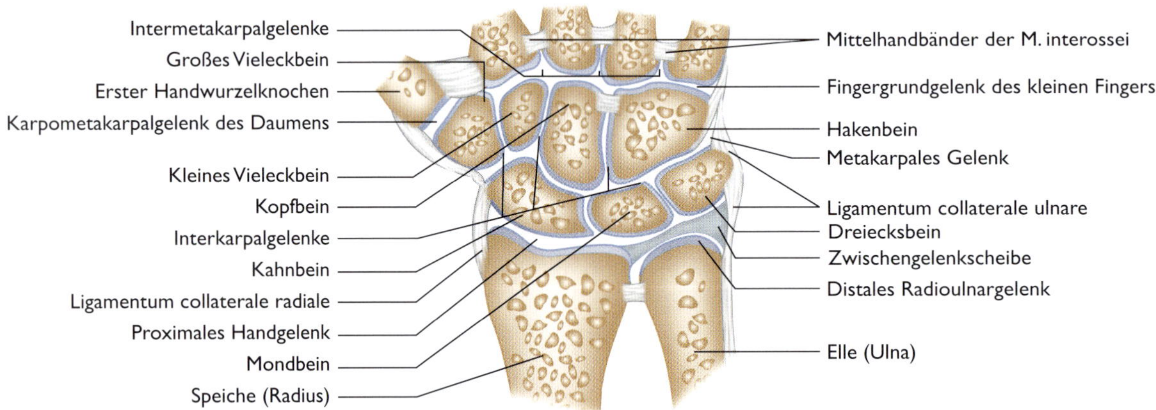

Gelenke des Handgelenks und der Hand: koronale Ansicht

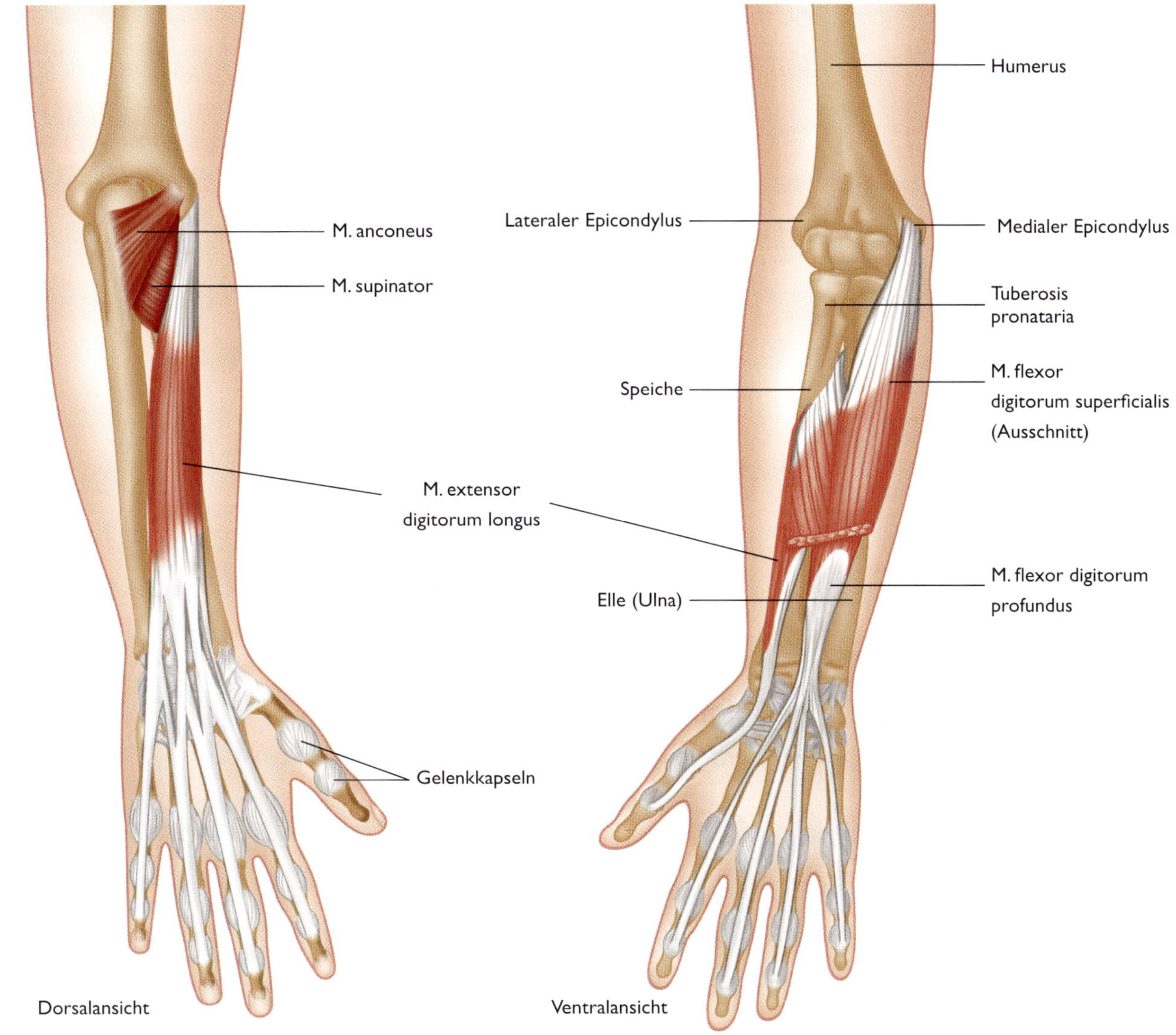

M. anconeus
M. supinator
M. extensor
digitorum longus
Gelenkkapseln
Dorsalansicht
Humerus
Lateraler Epicondylus
Medialer Epicondylus
Tuberosis
pronataria
Speiche
M. flexor
digitorum superficialis
(Ausschnitt)
Elle (Ulna)
M. flexor digitorum
profundus
Ventralansicht

Rechter Unterarm, Handgelenk und Hand

Arteria ulnaris
Nervus ulnaris
Sehnen des M. flexor
digitorum superficialis
Karpaltunnel
Sehnen des M. flexor
digitorum profundus
Sehne des M. extensor
carpi ulnaris
Sehne des M. extensor
digiti minimi
Vena basilicalis
Sehnen des M.
extensor digitorum
Sehne des M. palmaris longus
Retinacolum flexorum
Nervus medianus
Sehne des M. flexor carpi radialis
Sehne des M. flexor pollicis longus
Sehne des M. abductor pollicis longus
Sehne des M. extensor pollicis brevis
Vena cephalica
Artera radialis
Sehne des M. extensor carpi radialis longus
Sehne des M. extensor carpi radialis brevis
Sehne des M. extensor indicis

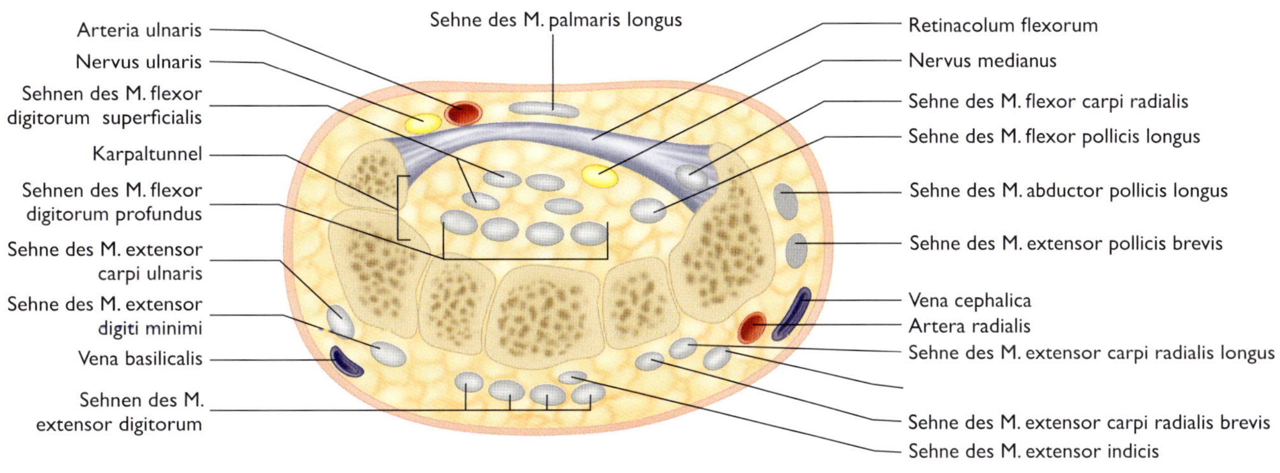

Querschnitt durch das Handgelenk

Ein Sturz auf die ausgestreckte Hand kann zu einem Bruch bzw. einer Fraktur des Handgelenks oder der Knochen des Unterarms führen. Zu den Sportarten, bei denen solche Verletzungen häufig vorkommen, gehören Laufen, Radfahren, Skateboarding oder Inlineskating sowie andere Aktivitäten, bei denen ein Sturz mit einer ausgestreckten Hand abgefangen werden muss. Die beiden häufigsten Handgelenksfrakturen sind Extensionsfrakturen (Colles-Frakturen), die am distalen Ende der Speiche auftreten, und Frakturen des Kahnbeins – ein kleiner Knochen, der nah am Daumengrundgelenk mit der Speiche verbunden ist.

Ursache der Verletzung

Sturz auf das ausgestreckte Handgelenk. Schlag gegen das Handgelenk. Extreme Drehung des Handgelenks.

Anzeichen und Symptome

Fehlstellung des Handgelenks. Schmerzen und Schwellung. Eingeschränkte Beweglichkeit in Daumen oder Handgelenk.

Komplikationen bei Nichtbehandlung

Handgelenksfrakturen heilen oft von allein, es gibt aber auch Komplikationen der unbehandelten Fraktur, aus denen eine eingeschränkte Beweglichkeit des Handgelenks sowie eine Einschränkung von Pronation und Supination des Unterarms resultieren kann. Auch eine Osteoarthritis kann die Folge einer unbehandelten Fraktur sein. Unbehandelte oder fehldiagnostizierte Kahnbeinfrakturen bergen das Risiko, dass gebrochene Knochenteile nicht oder falsch zusammenwachsen.

Erstbehandlung

Eispackung auf das Handgelenk, um die Schwellung zu lindern. Gebrochenes Handgelenk oder Unterarm hochlagern und in einer Schlinge tragen.

Rehabilitation und Prävention

Für eine korrekte Heilung solcher Frakturen ist in der Regel eine Immobilisierung mit einem festen Gips nötig sowie eine regelmäßige Überprüfung des Heilungsprozesses mittels Röntgenbildern. Ist eine Operation erforderlich, können Drähte oder Schrauben zum Einsatz kommen, um die gebrochenen Teile zu verbinden.

Langfristige Prognose

Offene Frakturen (bei denen die Haut durchstoßen wird) heilen meist weniger gut. Kahnbeinbrüche des Handgelenks heilen gut aus, wenn das Handgelenk nach der Verletzung schnell ruhiggestellt und die Heilungsphase von 8 bis 12 Wochen eingehalten wird.

Verstauchungen kommen häufig vor, wenn die Hand ausgestreckt wird, um einen Sturz abzufangen. Bänder sind für die Stabilisierung der Hand und die Bewegungskontrolle nötig. Handgelenksverstauchungen können leicht bis schwer sein, wobei bei einer schweren Verstauchung die Bänder gerissen sind, was eine Instabilität des betroffenen Gelenks zur Folge hat.

Die acht Handwurzelknochen des Handgelenks sind mittels komplex angeordneter Bänder verbunden. Diese Bänder verbinden auch die Knochen des Handgelenks mit Speiche und Elle und den Mittelhandknochen. Die reibungslose Koordination dieser Knochen, die für die feinmotorischen Handbewegungen nötig ist, wird beeinträchtigt, wenn eines oder mehrere Bänder verletzt sind.

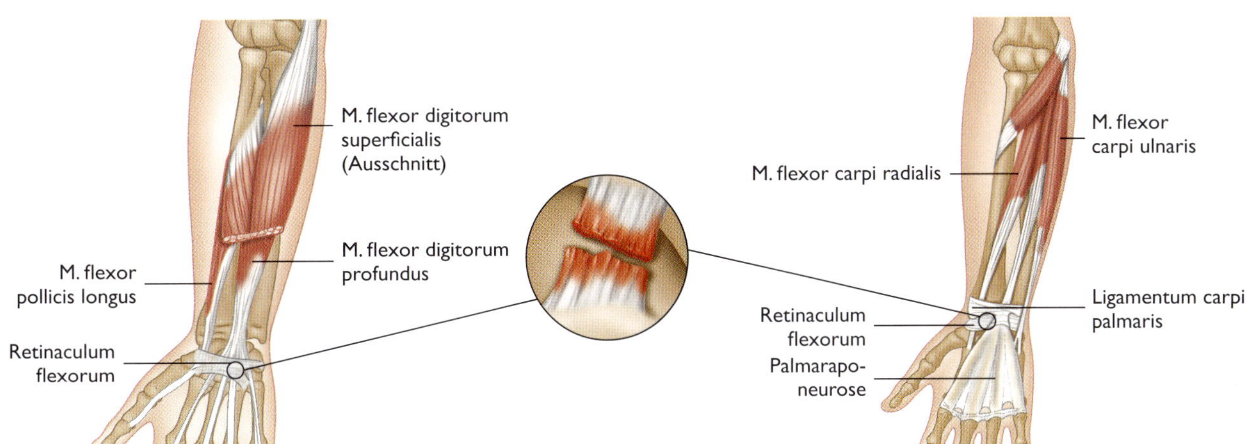

Ursache der Verletzung

Ausübung von Sportarten, bei denen Stürze häufig vorkommen, wie z. B. Inlineskating, Snowboarding, Radfahren, Fußball, Football, Baseball und Volleyball. Fehlende Schutzausrüstung. Muskelschwäche oder Muskelschwund.

Anzeichen und Symptome

Schmerzen bei einer Bewegung des Handgelenks. Brennendes oder kribbelndes Gefühl im Handgelenk. Blaue Flecken oder Verfärbung der Haut.

Komplikationen bei Nichtbehandlung

Unbehandelte mittelschwere bis schwere Verstauchungen des Handgelenks können Beweglichkeit und Kraft des Handgelenks dauerhaft beeinträchtigen und zur Entstehung einer Arthritis in der verletzten Region führen.

Erstbehandlung

Sofort nach dem Auftreten der Verletzung RICER (S. 46) anwenden. Das verletzte Handgelenk immobilisieren, um Bewegungen zu limitieren.

Rehabilitation und Prävention

Eine Physiotherapie im Anschluss an die Heilung der Bänder kann Flexibilität und Beweglichkeit fördern. Im Fall eines vollständigen Bänderrisses, oder im Fall einer begleitenden Fraktur, kann eine Operation erforderlich sein. Das Verwenden von Handgelenksschützern und die Konzentration auf die Balance beim Ausüben der Sportart können die Verletzung potenziell verhindern.

Langfristige Prognose

Die meisten Verstauchungen des Handgelenks heilen bei einer richtigen Erstbehandlung und einer genügend langen Heilungsphase ganz aus.

Die meisten Verrenkungen des Handgelenks betreffen das Mondbein, es können aber auch andere Knochen betroffen sein. Ist ein Knochen disloziert, wird er mit den angrenzenden Knochen nicht mehr richtig artikulieren. Die Verletzung betrifft die Weichteile rund um die Luxation, einschließlich Muskeln, Nerven, Sehnen, Bändern und Blutgefäßen. Die dorsalen Bänder des Handgelenks sind schwächer und werden deshalb mit größerer Wahrscheinlichkeit von einer Luxation betroffen.

Ursache der Verletzung

Komplikation bei einer schweren Handgelenksverstauchung. Ein schwerer Sturz auf die ausgestreckte Hand. Angeborene Fehlbildungen – einschließlich verformter Gelenkflächen.

Anzeichen und Symptome

Verlust der Beweglichkeit von Hand und Handgelenk. Starke Schmerzen im Handgelenk. Taubheit oder Lähmungserscheinungen unterhalb der Luxation wegen beschädigter Blutgefäße oder Nerven.

Komplikationen bei Nichtbehandlung

Die Folgen einer unbehandelten Verrenkung des Handgelenks sind nicht vorhersehbar. In manchen Fällen kommt es zu einer vollständigen Heilung und Wiederherstellung der Beweglichkeit. Komplikationen können aber die Beweglichkeit des Handgelenks einschränken und zu anhaltenden Schmerzen, Gelenksteife, Beschwerden und Bewegungseinschränkung führen. Ebenso kann sich eine Arthritis in der verletzten Region entwickeln.

Erstbehandlung

RICER (S. 46) anwenden, Handgelenk immobilisieren.

Rehabilitation und Prävention

Übungen zur Kräftigung der Muskeln und Bänder des Handgelenks können einer erneuten Verletzung vorbeugen, ebenso das Tragen von Handschuhen, Handgelenksschützern oder das Anlegen eines Tapes.

Langfristige Prognose

Die Prognose hängt von der Schwere der Dislokation ab sowie den begleitenden Komplikationen, einschließlich Frakturen. Eine korrekte frühzeitige Behandlung und eine geeignete Rehabilitation führen in den meisten Fällen zu einer vollständigen Heilung.

Das Karpaltunnelsyndrom (KTS) ist eine fortschreitende Erkrankung, die durch ein direktes Trauma ausgelöst werden kann oder durch eine wiederholte Überanspruchung mit Kompression des Nervus medianus im Handgelenk. Frauen sind dreimal so häufig betroffen wie Männer, überwiegend aufgrund einer beruflichen Belastung wie zum Beispiel Arbeiten mit einer Tastatur. Schwangerschaft und Diabetes sind ebenfalls Risikofaktoren.

Der Karpaltunnel umgibt den Nervus medianus und die Sehnen der Beugemuskeln in ihren Sehnenscheiden auf ihrem Weg vom Unterarm zur Hand. Ein erhöhter Druck im Tunnel kann infolge gereizter oder entzündeter Sehnen auftreten, was zu einer Kompression des Nervus medianus führt und Schmerzen, Schwäche oder Taubheit in der Hand verursacht, die bis in den Arm ausstrahlen können. Die Erkrankung ist eine von mehreren Kompressionsneuropathien, bei denen periphere Nerven durch Druck oder Trauma geschädigt werden können.

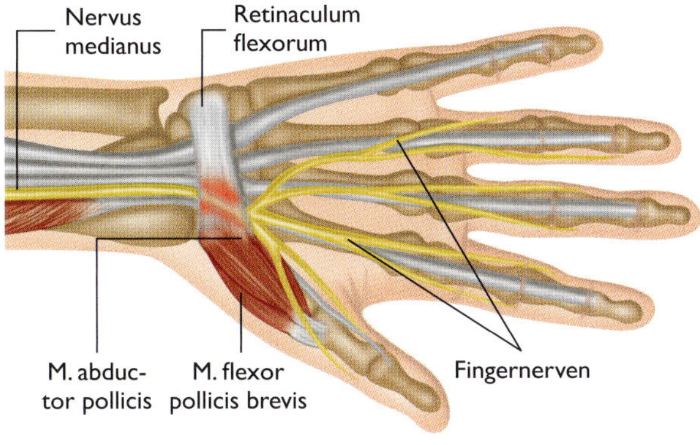

Ursache der Verletzung

Sportaktivitäten, bei denen es zu einer wiederholten Beugung und Streckung des Handgelenks kommt, z. B. Radfahren, Wurfsportarten, Ballsportarten mit Schläger und Turnen. Erblich bedingte Prädisposition. Trauma oder Verletzung mit Fraktur oder Verstauchung. Berufsbedingte Tätigkeiten.

Anzeichen und Symptome

Brennen, Taubheit oder Jucken in Handfläche und Fingern. Schmerzempfindlichkeit im Finger und Schwellung des Handgelenks. Kraftloses Greifen. Schmerzen, durch die der Patient nachts aufwacht.

Komplikationen bei Nichtbehandlung

Unbehandelt kann ein KTS zu einem Gefühlsverlust in einigen Fingern führen sowie zu einer bleibenden Schwäche des Daumens aufgrund des Schwindens der Daumenmuskulatur. Auch das Hitze- und Kälteempfinden kann bei unbehandeltem KTS gestört sein.

Erstbehandlung

Einstellung der repetitiven Tätigkeiten, die zu der Erkrankung geführt haben. Immobilisierung des Handgelenks mit Verband oder Schiene, um eine weitere Reizung zu verhindern.

Rehabilitation und Prävention

Es ist essenziell, nach der Diagnose eines Karpaltunnelsyndroms die repetitiven Aktivitäten einzustellen und ausreichend Zeit für die Rehabilitationsphase zu einzuräumen. Ein Verband oder eine Schiene können zur Stabilisierung der verletzten Hand genutzt werden. Zur Prävention ist es sinnvoll, die Spannung im Handgelenk bei Sportaktivitäten zu vermindern und Übungen für die Beweglichkeit durchzuführen, um Steifheit zu verhindern und einem KTS vorzubeugen.

Langfristige Prognose

Wird ein Karpaltunnel fachgerecht behandelt, so kommt es selten zu einem Rezidiv (außer bei zugrunde liegenden Erkrankungen wie Diabetes). Injektion von Kortikosteroiden und eine Operation können bei hartnäckigen Fällen nötig sein. Die Mehrheit der Patienten, bei denen die Verletzung fachgerecht behandelt wird und ausheilen kann, erholt sich vollständig.

Der Ellennerv (Nervus ulnaris) ist einer von drei Hauptnerven, die für die Motorik und die Sensibilität der Hand zuständig sind. Er verläuft entlang der Innenseite des Unterarms bis zum Handballen sowie in der Hand über die Handfläche bis zum kleinen Finger und Ringfinger. Ein Druck auf den Ellennerv kann zu Schmerzen, Gefühlsverlust und zu einer Muskelschwäche in der Hand führen.

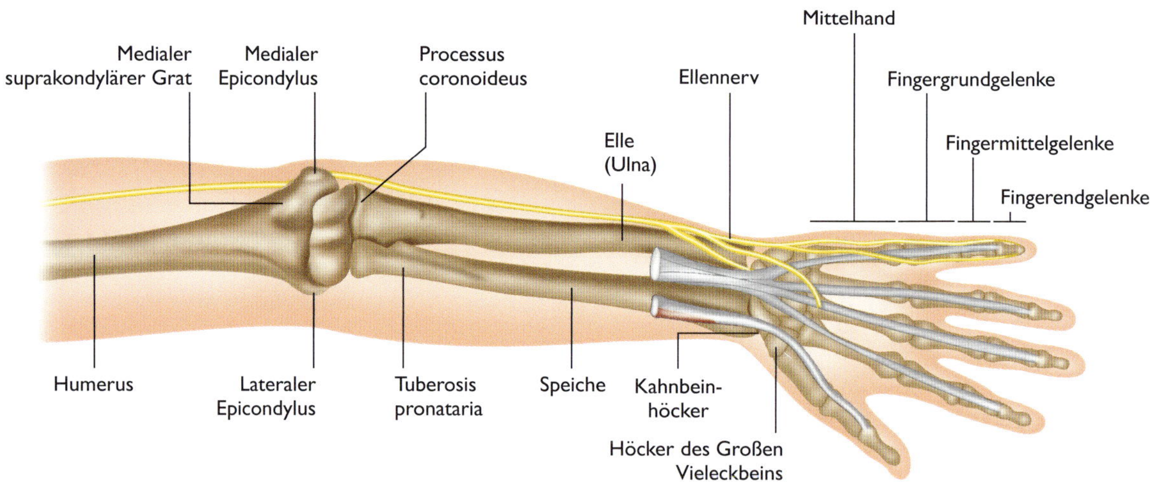

Ursache der Verletzung

Überanspruchung von Muskeln und Sehnen des Unterarms, besonders beim Golfen und bei Wurfsportarten. Abnormale Wachstumsprozesse im Handgelenk – wie bei einer Zyste. Plötzliche Krafteinwirkung auf den Ellennervs innerhalb des Ulnartunnels.

Anzeichen und Symptome

Schwäche und zunehmende Taubheit an der medialen (Kleinfinger-)Seite der Hand. Schwierigkeiten, Objekte zu greifen und festzuhalten. Prickeln entlang des Unterarms, besonders bei einem gebeugten Ellenbogen.

Komplikationen bei Nichtbehandlung

Ohne korrekte Behandlung kann das Ulnartunnelsyndrom wegen der verminderten Blutversorgung des Nervs zu bleibenden Nervenschäden sowie zu einer chronischen Schwäche und Taubheit im Unterarm führen.

Erstbehandlung

Alle Bewegungen einstellen, die Druck auf den Ellennerven ausüben. Beugung des Ellenbogens vermeiden. Mit einer Schiene oder einem Polster besonders nachts den Arm gestreckt halten.

Rehabilitation und Prävention

Im Fall eines durch abnormales Wachstum, zum Beispiel einer Zyste, verursachten Ulnartunnelsyndroms kann eine Operation erforderlich sein. Wenn repetitiver Stress oder Übungen zur Entzündung des Ellennervs geführt haben, bringt eine nicht-operative Physiotherapie einschließlich kräftigender Übungen häufig innerhalb von 4 bis 6 Wochen eine Verbesserung. Ein Polster oder eine Schiene können die nächtlichen Symptome lindern.

Langfristige Prognose

Wenn das Ulnartunnelsyndrom umgehend und angemessen behandelt wird, ist die Prognose für eine vollständige Heilung gut. Wird das Syndrom nicht behandelt, können allerdings Nervenschäden und -defizite die Folge sein.

Ein Ganglion (bzw. Überbein) ist eine dünne, faserige Kapsel, die eine klare, seröse Flüssigkeit enthält. Es fühlt sich weich an und lässt sich verschieben. Ein Ganglion ist mit einer darunterliegenden Gelenkkapsel oder einem Band über einen dünnen Stiel verbunden. Es kann sich an jedem Gelenk der Hand oder des Handgelenks bilden, kommt aber hauptsächlich an Sehnenansätzen vor und ist zwischen den Strecksehnen des Unterarms spürbar. Ein Ganglion bildet sich, wenn sich das Gewebe um ein Gelenk entzündet und mit Flüssigkeit füllt. Wenn dies passiert, wächst das ballonartige Ganglion im Bindegewebe des Gelenks oder auch in der Membran, welche die nahe Sehne überzieht. Ganglien kommen häufig am skapholunären Band sowie am skaphotrapezialen Teil des Handgelenks vor. Die meisten Ganglien treten am Handrücken (dorsal), handflächenseitig (volar), im volaren Retinakulumbereich oder den Fingerendgelenken auf.

Am häufigsten treten Ganglien bei Personen zwischen 25 und 45 Jahren auf und häufiger bei Frauen als bei Männern. Ganglien sind gutartige Geschwulste (breiten sich also nicht weiter im Körper aus), ihre Ursache ist unbekannt. Manchmal werden sie auch als Synovialhernie oder Synovialzyste bezeichnet, aufgrund ihrer Beziehung zu den Synovialspalten im Gelenk, bzw. als subchondrale Zyste.

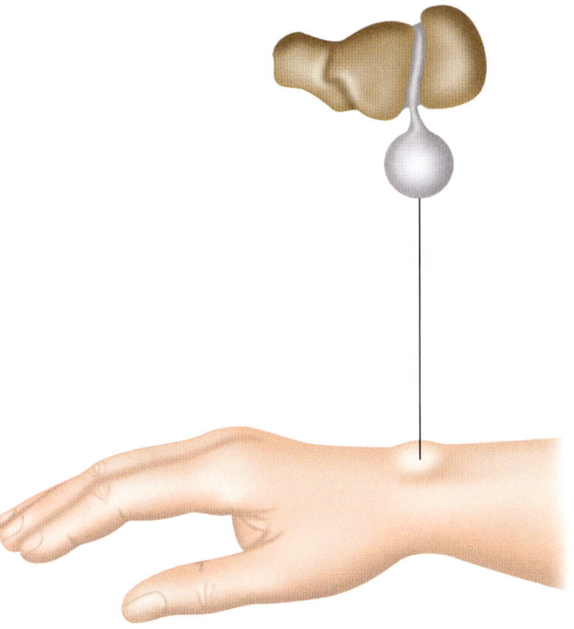

Ursache der Verletzung

Schwachstelle an der Gelenkkapsel. Defekt am Sehnenfach. Gewebetrauma.

Anzeichen und Symptome

Eine geschwollene sackartige Ausstülpung, die ihre Größe verändert. Kann, muss aber nicht schmerzhaft sein. Handgelenksschwäche.

Komplikationen bei Nichtbehandlung

Die meisten Ganglien verschwinden ohne Behandlung, allerdings treten sie in einigen Fällen mit der Zeit wieder auf. In der Regel bedeuten sie auch unbehandelt kein ernsthaftes Gesundheitsrisiko, allerdings können ohne ärztliche Behandlung Schmerzen und Schwäche im Handgelenk anhalten.

Erstbehandlung

Dreimal täglich mit Eis kühlen, wenn das Ganglion Schmerzen verursacht. Aspirin oder entzündungshemmende Medikation.

Rehabilitation und Prävention

Ein Arzt kann die Flüssigkeit aus dem Ganglion entfernen. Der Patient sollte dies nicht selbst versuchen. Häufig verschwindet es mit der Zeit, ohne dass ein Ablassen der Flüssigkeit oder ein operativer Eingriff nötig sind, allerdings kann es auch wieder erneut auftreten. Wenn das Ganglion Schmerzen verursacht, sollten Sportarten mit intensivem Einsatz des Handgelenks reduziert oder vermieden werden, bis das Ganglion geschrumpft oder verschwunden ist.

Langfristige Prognose

Ganglien können symptomlos und selbstbegrenzend sein. Ist eine ärztliche Behandlung vonnöten, ist die Prognose für eine vollständige Heilung ausgezeichnet.

031: TENDINITIS IM HANDGELENK

Eine Sehnenentzündung (Tendinitis) im Handgelenk tritt meist dort auf, wo die Sehnen sich kreuzen oder über einen darunterliegenden Knochen verlaufen. Sie betrifft Personen, die ein belastendes und repetitives Training ausführen.

Die Sehnen des Handgelenks sind in Sehnenfächer (Synovien) eingebettet. Diese sorgen für ein weiches, reibungsloses Gleiten der Sehnen. Eine Schwellung, Reizung und Entzündung der führt zu einer Verdickung der Sehnenfächer, wodurch die Bewegung der Sehnen behindert wird, was zu Schmerzen führt sowie zu einer verwandten Erkrankung, der Sehnenscheidenentzündung (Tendosynovitis). Die meisten Sehnenentzündungen treten dort auf, wo eine Sehne durch enge Faszientunnel verläuft.

Vier Stellen, an denen eine Tendinitis häufig auftritt sind: das erste Sehnenfach, das den M. abductor pollicis longus und die M. extensor pollicis brevis des Daumens (Tendosynovitis de Quervain) betrifft, die Beugemuskeln des Zeigefingers, eine Entzündung der Sehne des M. flexor carpi radialis und des lateralen Epicondylus (»Tennis-Ellenbogen«).

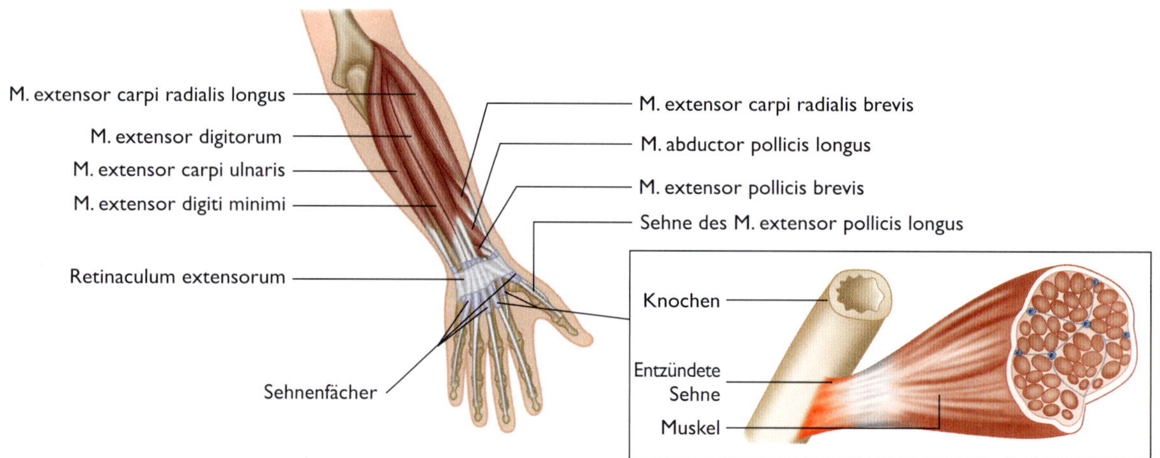

Ursache der Verletzung

Sportarten, bei denen die Handgelenke übermäßig beansprucht werden, einschließlich aller Ballsportarten mit und ohne Schläger, Rudern, Gewichtheben und Turnen. Repetitiver Stress aufgrund der Arbeit mit einer Tastatur oder dem Anhebens von Lasten.

Anzeichen und Symptome

Schmerzen im Handgelenk. Entzündung in der Region der betroffenen Sehne(n). Bewegungseinschränkung im betroffenen Handgelenk.

Komplikationen bei Nichtbehandlung

Wird die Tätigkeit, die zur Tendinitis geführt hat, weiter ausgeübt und die Erkrankung nicht behandelt, können sich Entzündung und begleitenden Schmerzen verschlimmern. Die Erkrankung kann auch zu einer bleibenden Schwächung der Sehne(n) führen.

Erstbehandlung

Handgelenk ruhigstellen. RICER (S. 46) anwenden. Entzündungshemmende Medikamente.

Rehabilitation und Prävention

Häufig wird zur Behandlung eine Schiene oder eine Stütze verwendet, um die Bewegung des betroffenen Handgelenks zu verhindern. Bei Sportlern ist die Tendinitis manchmal auf eine fehlerhafte Technik zurückzuführen. Am wirksamsten ist es, jene Tätigkeit, die zu der Sehnenentzündung geführt hat, einzuschränken oder vorübergehend ganz einzustellen.

Langfristige Prognose

Bei den meisten Patienten heilt die Tendinitis vollständig aus – vorausgesetzt, das betroffene Handgelenk kann sich von der Entzündung ausreichend erholen.

Handgelenk-Curls

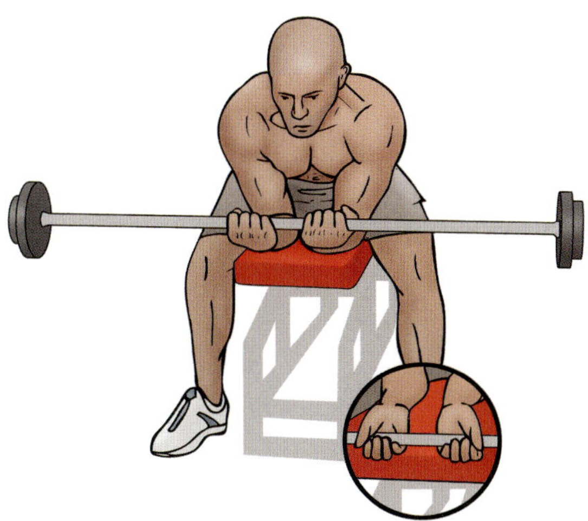

Auf eine Hantelbank setzen, leicht vorgebeugt, die Ellenbogen liegen auf den Knien auf. Eine Langhantel mit den Handflächen *nach oben* greifen. Arme entspannen, Stange in Richtung Boden sinken lassen. Die Stange mithilfe der Handgelenke nach oben bewegen, die Ellbogen bleiben auf den Knien. Anschließend die Stange wieder sinken lassen.

Umgekehrte Handgelenk-Curls

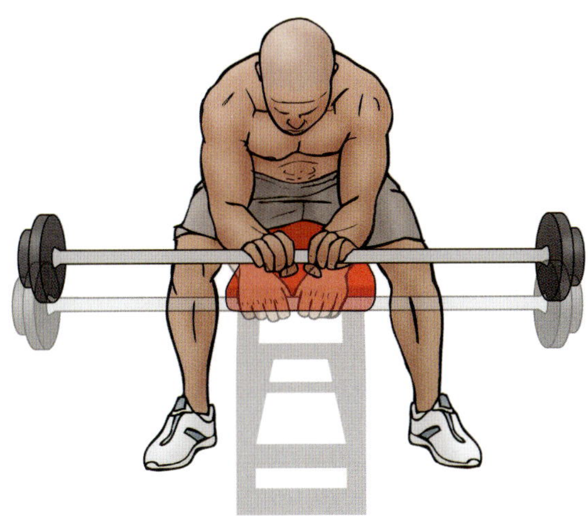

Auf eine Hantelbank setzen, leicht vorgebeugt, die Ellenbogen liegen auf den Knien auf. Eine Langhantel mit den Handflächen *nach unten* greifen. Arme entspannen, Stange in Richtung Boden sinken lassen. Die Stange mithilfe der Handgelenke nach oben bewegen, die Ellbogen bleiben auf den Knien. Anschließend die Stange wieder sinken lassen.

Scheibendrücken

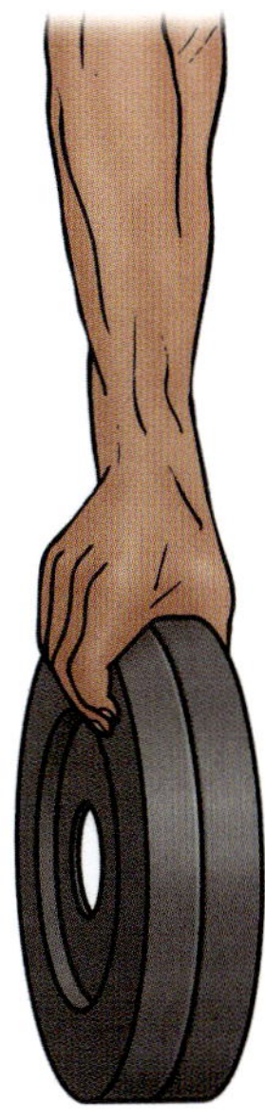

Mindestens zwei Scheiben mit einer Hand greifen, den Daumen auf der einen und die restlichen Finger auf der anderen Seite. Daumen und Finger so fest zusammendrücken, wie es geht.

Dehnung des Handgelenks

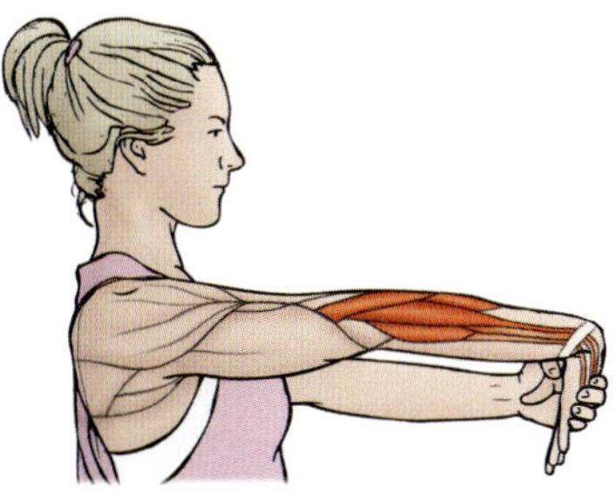

Die Finger der einen Hand festhalten, während der Arm ausgestreckt wird. Mit der anderen Hand die Finger zum Körper hin ziehen.

Seilwinde

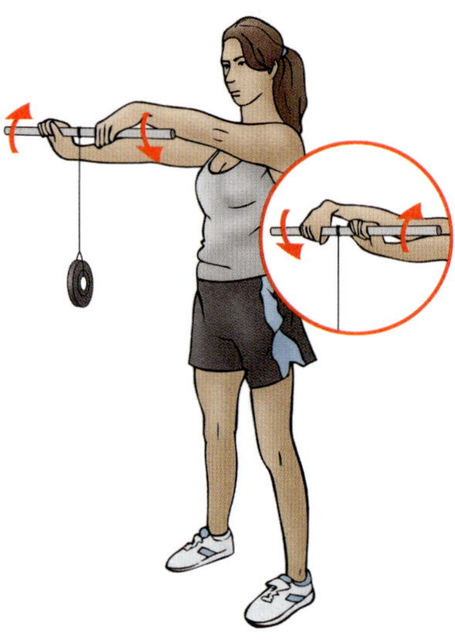

Das Gewicht soll zu Beginn vollständig abgerollt sein. Die Stange so greifen, dass beide Handflächen nach unten zeigen. In einer Drehbewegung der Stange das Gewicht aufwickeln, dann dieses in die entgegengesetzte Richtung drehend wieder ablassen.

Unterarmdehnung

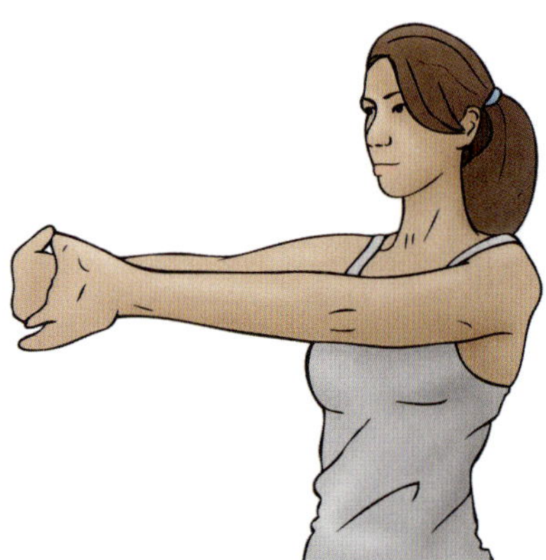

Beide Hände vor der Brust verschränken. Arme ausstrecken, Handflächen nach außen drehen.

Gedrehte Dehnung des Handgelenks

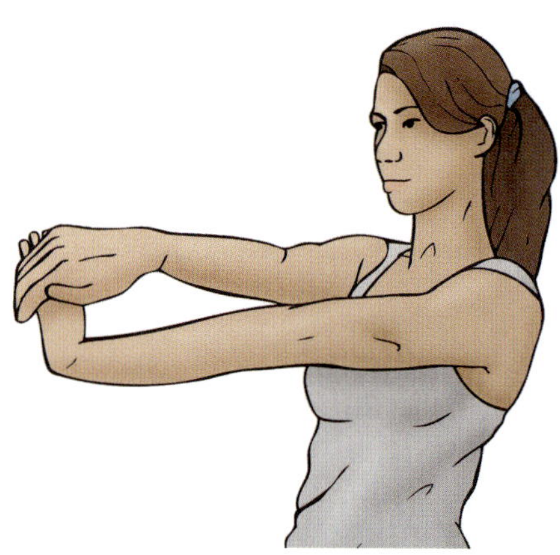

Einen Arm gerade nach vorn und parallel zum Boden strecken. Das Gelenk der einen Hand nach lunten und außen drehen, dann mit der anderen Hand nach oben ziehen.

KAPITEL 8

Sportverletzungen am Ellenbogen

ANATOMIE UND PHYSIOLOGIE

Der Ellenbogen ist ein aus drei Knochen – dem Oberarmknochen (Humerus) sowie der Elle und Speiche des Unterarms – bestehendes Scharniergelenk. Er umfasst drei Gelenke: das Oberarm-Ellen-Gelenk (Articulatio humeroulnaris), das Oberarm-Speichen-Gelenk (Articulatio humeroradialis) und das proximale Ellen-Speichen-Gelenk (Articulatio radioulnaris proximalis). Der größte Unterarmknochen, die Elle, liegt am weitesten medial, auf der Seite des kleinen Fingers. Am distalen Ende des Humerus liegen die Trochlea humeri und der Capitulum humeri: mit Speiche und Elle verbundene Knochenvorsprünge.

Der Ellenbogen wird durch mehrere wichtige Bänder verstärkt. Die beiden wichtigsten sind das Ellen-Seitenband (Ligamentum collaterale ulnare) und das Speichen-Seitenband (Ligamentum collaterale radiale). Das Ellen-Seitenband besteht aus drei starken Bändern, die die mediale Seite der Gelenkkapsel verstärken. Das Speichen-Seitenband ist ein starkes, trianguläres Band, das die laterale Seite der Gelenkkapsel verstärkt. Diese Bänder verbinden den Humerus mit der Elle und stabilisieren gemeinsam den Ellenbogen. Zusätzlich umschließt das Ringband (Ligamentum anulare radii) den Speichenkopf und hält es fest mit der Elle zusammen, um das proximale Ellen-Speichen-Gelenk zu bilden.

Der Ellenbogen erlaubt Beugung und Streckung sowie die Umwendebewegungen Pronation und Supination, was einen großen Bewegungsspielraum ermöglicht. Um den Ellenbogen auszurenken, muss eine beträchtliche Kraft einwirken.

Den Knochenvorsprung an der Spitze des Ellenbogens nennt man Olekranon. An diesem Olekranon befindet sich ein mit Flüssigkeit gefüllter Schleimbeutel. Dieser größte Schleimbeutel am Ellenbogen schützt den darunterliegenden Knochen.

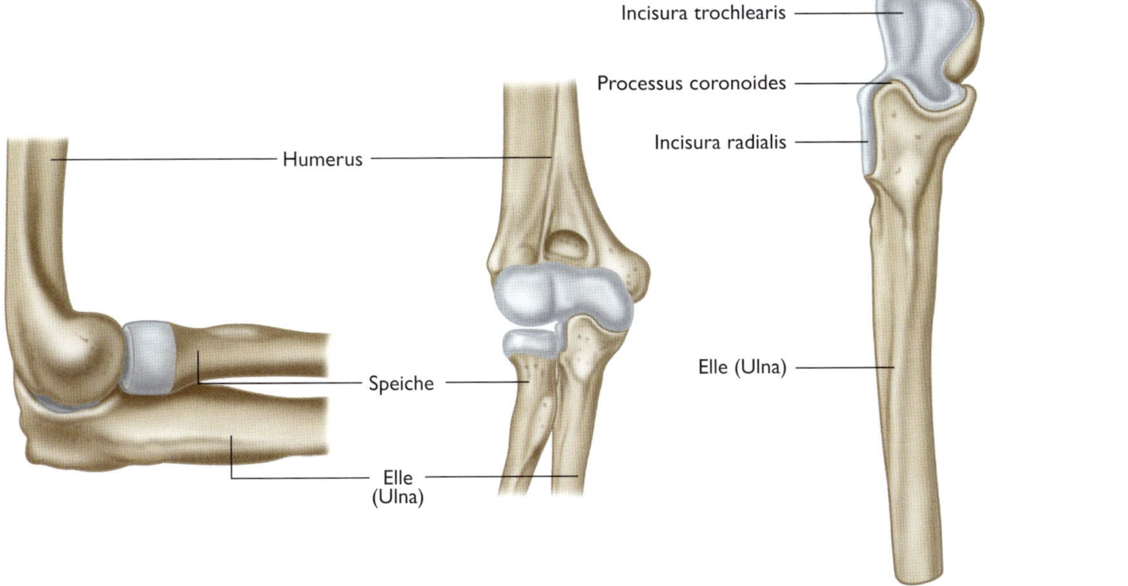

Ellenbogengelenk, rechter Arm: Seitenansicht und median-sagittale Ansicht

Der laterale Epicondylus des Humerus ist eine wichtige Knochenvorwölbung, die sich proximal zur Außenseite des Ellenbogengelenks befindet. Viele Muskeln setzen am lateralen Epicondylus an, einschließlich der gemeinsamen Sehne der Streckmuskeln des Unterarms, des M. anconeus und des M. supinator, welcher an der Supination beteiligt ist (der Drehung des Unterarms, sodass die Handflächen nach oben zeigen).

Der mediale Epicondylus ist eine Kochenvorwölbung an der Innenseite des Ellenbogens. Er ist der Ansatzpunkt für die Muskeln zur Beugung von Handgelenk und Fingern und für die Pronation (der Drehung des Unterarms, sodass die Handflächen nach unten zeigen).

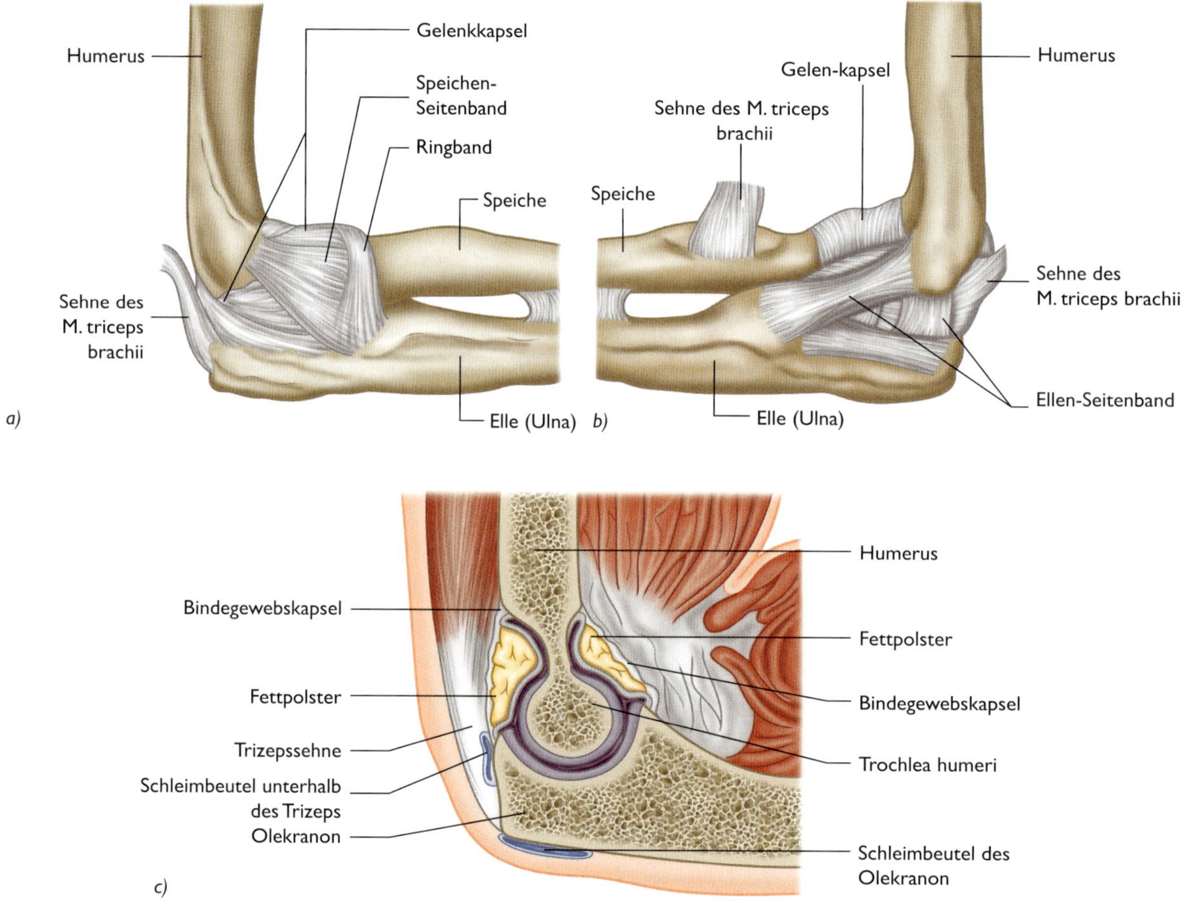

Ellenbogengelenk: a) rechter Arm, Seitenansicht, b) rechter Arm, mediale Ansicht, c) rechter Arm, median-sagittale Ansicht

Die Muskeln des Arms haben ihren Ursprung am Schulterblatt und/oder dem Humerus. Sie setzen an Speiche und/oder Elle an, um auf das Ellenbogengelenk einzuwirken. Es sind: M. biceps brachii, M. brachialis, M. triceps brachii und M. anconeus. (Der M. coracobrachialis wirkt zwar auf das Schultergelenk ein, ist aber ebenfalls eingeschlossen aufgrund der Nähe zu den anderen Muskeln dieser Gruppe.)

Der M. biceps brachii ist der Hauptsupinator des Unterarms. Er hat zwei Muskelköpfe am Ursprung und zwei Sehnen-Muskel-Insertionen. Der kurze Kopf des Bizeps bildet einen Teil der lateralen Wand der Achselhöhle, zusammen mit dem M. coracobrachialis und dem Humerus.

Der M. brachialis liegt hinter dem M. biceps brachii und ist der Hauptbeuger des Ellenbogengelenks. Der M. triceps brachii entspringt aus drei Köpfen und ist der einzige Muskel auf der Rückseite des Oberarms. Die Sehne des M. triceps brachii ermöglicht es dem Ellenbogen, sich bei bestimmten Aktivitäten kraftvoll zu strecken, z. B. bei Liegestützen. Die Sehne des M. triceps beginnt ungefähr in der Mitte des Muskels und besteht aus zwei Teilen. Der eine bedeckt die Rückseite der unteren Hälfte des Muskels, der andere verläuft tiefer im Muskel. Die beiden Teile oder Lamellen vereinigen sich oberhalb des Ellenbogens und wirken auf das Olekranon ein.

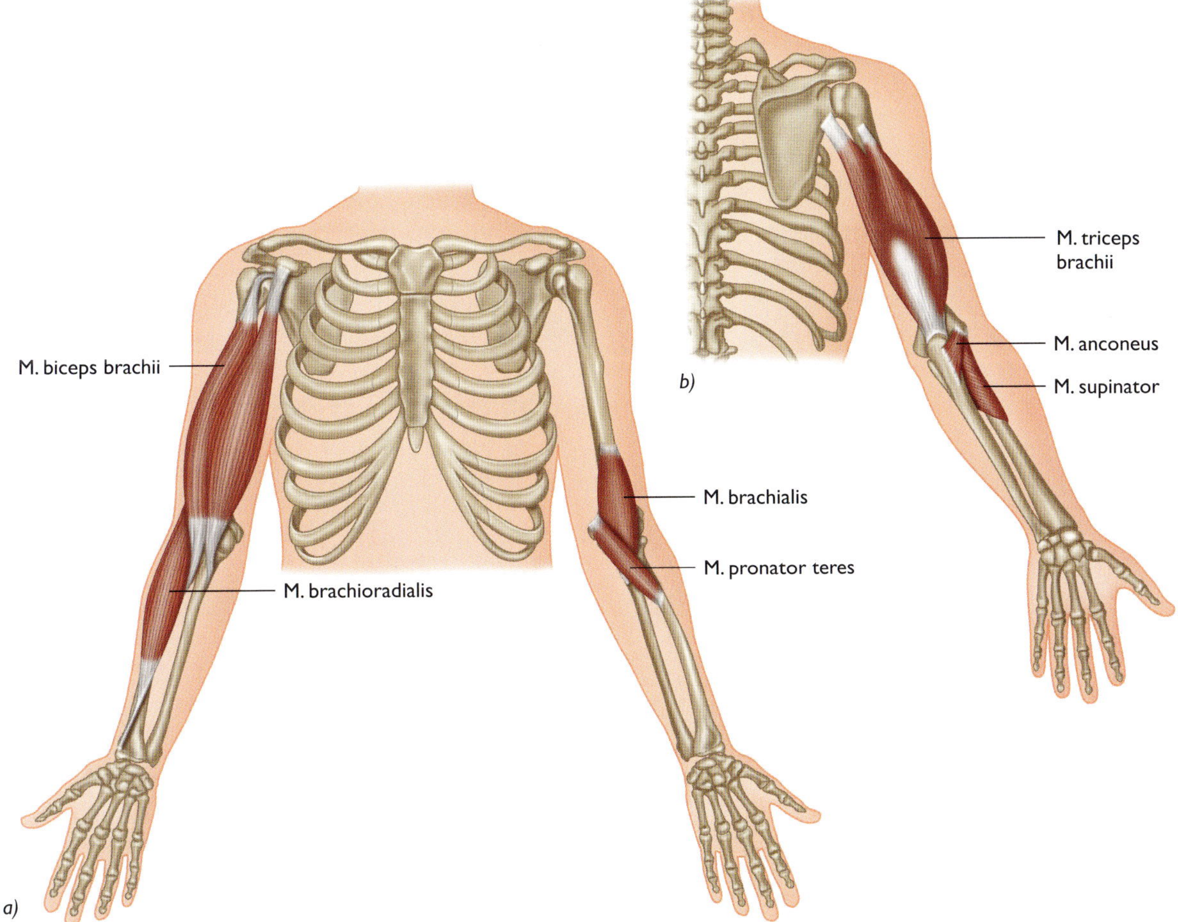

Muskeln des Ellenbogengelenks: a) Vorderansicht, b) Hinteransicht

Eine Ellenbogenfraktur ist ein Bruch eines der drei Armknochen, die zusammen das Ellenbogengelenk bilden. Solche Frakturen können die Folge eines stumpfen Schlags auf den Ellenbogen während des Sports sein oder eines Sturzes auf den Ellenbogen. Die Verletzung kommt bei vielen Sportarten vor, insbesondere Kontaktsportarten wie Football. Frakturen können als distale Humerusfraktur, Speichenfraktur (Radiusfraktur) und Ellenfraktur (Ulnafraktur) klassifiziert werden. Frakturen des Speichenköpfchens bzw. Radiusköpfchens kommen am häufigsten vor.

Ursache der Verletzung

Sturz direkt auf den Ellenbogen. Direktes Trauma des Ellenbogens. Starke Verdrehung des Ellenbogens über seinen normalen Bewegungsradius hinaus.

Anzeichen und Symptome

Schwellung und Schmerzen in der Ellenbogenregion. Fehlstellung des Ellenbogens aufgrund eines Knochenbruchs. Verlust der Armbeweglichkeit.

Komplikationen bei Nichtbehandlung

Ohne Behandlung kann es passieren, dass Ellenbogenfrakturen nicht richtig heilen und manchmal falsch zusammenwachsen. Dies kann zu langfristigen Einschränkungen von Beweglichkeit und Kraft führen, zu einer erhöhten Anfälligkeit einer erneuten Verletzung und einer Verformung des Gelenks.

Erstbehandlung

Das geschwollene Gebiet umgehend mit Eis kühlen. Den Arm mit einer Schiene oder Schlinge immobilisieren und anschließend die Nothilfe verständigen.

Rehabilitation und Prävention

Ellenbogenfrakturen entstehen durch plötzliche Unfalltraumata, eine Prävention ist häufig schwierig. Es empfiehlt sich, die Sportausübung in Phasen extremer Erschöpfung zu meiden und den Ellenbogen während des Sports abzupolstern. Zusätzlich können die Einnahme von Kalzium und ein knochenstärkendes Training helfen, Frakturen vorzubeugen.

Langfristige Prognose

Die langfristigen Aussichten für Ellenbogenfrakturen hängen von Art und Schwere der Fraktur ab sowie dem Alter und der Vorgeschichte des verletzten Sportlers. Infektionen, eine Versteifung des Ellenbogengelenks, Arthritis, fehlerhaftes oder ausbleibendes Zusammenwachsen der Knochen sind möglich. Im Falle leichterer Ellenbogenfrakturen kann eine vollständige Heilung erwartet werden, allerdings beträgt der Heilungsprozess oft mehrere Monate.

Starke Bänder aus Bindegewebe verbinden die Knochen und stabilisieren den Ellenbogen. Eine Distorsion beinhaltet ein Überdehnen oder Reißen der Bänder am Ellenbogen. Ellenbogendistorsionen kommen bei vielen Sportarten vor, insbesondere bei Wurfsportarten, wobei häufig das mediale Kollateralband betroffen ist. Auch beim Turnen kommen Distorsionen des Ellenbogens häufig vor.

Ursache der Verletzung

Plötzliche, anormale Verdrehung des Arms. Sturz auf den ausgestreckten Arm. Kraftmangel der Bänder und Muskeln im Arm.

Anzeichen und Symptome

Schmerzen, Empfindlichkeit und Schwellung in der Region des Ellenbogengelenks. Prellungen am Ellenbogen. Eingeschränkte Beweglichkeit des Arms.

Komplikationen bei Nichtbehandlung

Distorsionen, vor allem schwere, können schmerzhafte oder einschränkende Symptome zur Folge haben einschließlich Instabilität und Schwäche im Ellenbogen, einer eingeschränkten Beweglichkeit und Osteoarthritis.

Erstbehandlung

RICER (S. 46) anwenden zur Linderung der Entzündung und der Schmerzen. Immobilisierung des verletzten Ellenbogens mit einer Schlinge oder mit einer Schiene.

Rehabilitation und Prävention

Anwendung der richtigen Technik beim Sport, eine Vermeidung des Trainings bei Müdigkeit und das Anlegen einer Schutzausrüstung einschließlich Polstern können das Risiko von Distorsionen des Ellenbogens reduzieren. Nach der anfänglichen Heilung helfen Beweglichkeitsübungen und eine langsame Wiederaufnahme der sportlichen Aktivität. Für einen bestimmten Zeitraum kann eine Stütze getragen werden, um ein erneutes Auftreten der Verletzung zu verhindern.

Langfristige Prognose

Abhängig von der Schwere der Distorsion und dem allgemeinen Gesundheitszustand des Patienten heilen leichtere Verstauchungen gut, ohne nachhaltige Komplikationen. Bei älteren Sportlern, oder Personen mit schweren Distorsionen (einschließlich Distorsionen in Verbindung mit Frakturen oder Luxationen), kann es zu einer Einschränkung der Beweglichkeit sowie Schmerzen im Zusammenhang mit einer Arthritis kommen.

Luxationen des Ellenbogens treten auf, wenn die gelenkige Verbindung des Humerus mit der Elle und/oder Speiche durch Gewalteinwirkung getrennt wird. Die Verletzung ruft typischerweise erhebliche Schmerzen, Schwellungen und Beweglichkeitsverlust im verletzten Arm hervor. Bei Kontaktsportarten sind solche Verletzungen häufiger. Luxationen werden mitunter von Frakturen sowie von Verletzungen der Arterien und Nerven begleitet. Eine Teilausrenkung wird als Subluxation bezeichnet.

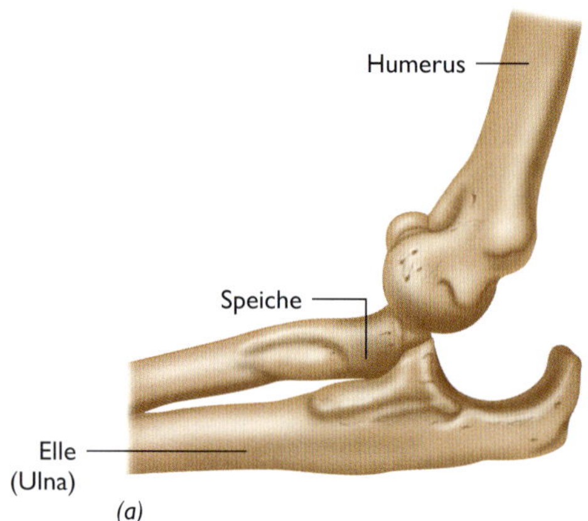

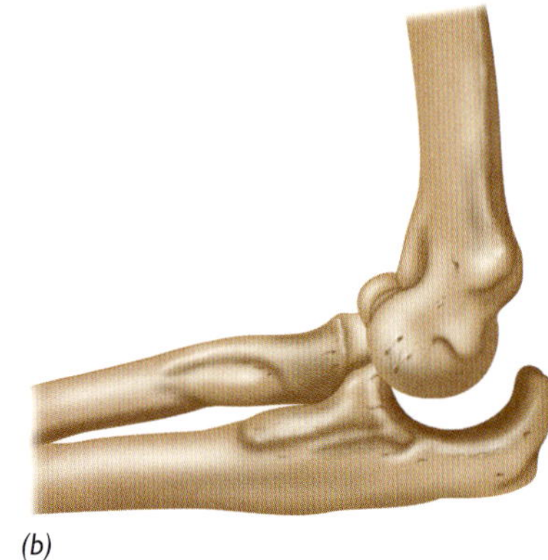

a) Ellenbogenluxation, b) Ellenbogensubluxation

Ursache der Verletzung

Schlag oder anderes Trauma des Ellenbogens. Sturz auf den ausgestreckten Arm. Heftiger Kontakt zwischen dem Ellenbogen und einem anderen Sportler oder Objekt.

Anzeichen und Symptome

Starke Schmerzen im Ellenbogen, Schwellung und Blaufärbung. Beweglichkeitsverlust. Verlust des Gefühls in der Hand nach einer schweren Verletzung des Ellenbogens.

Komplikationen bei Nichtbehandlung

Bleibt eine Luxation unbehandelt, kann es zu einer unvollständigen Heilung kommen und damit zu Schäden an Nerven und Arterien, Osteoarthritis, anhaltenden Schmerzen im verletzten Arm, eingeschränkter Beweglichkeit und Verrenkung des Ellenbogengelenks. Eine Infektion der ausgerenkten Region ist ebenfalls möglich, besonders wenn auch eine Fraktur vorliegt.

Erstbehandlung

Puls messen, um zu überprüfen, ob eine Arterie verletzt ist. Verletzung mit Eis behandeln. Ellenbogen mit einer Schiene oder Schlinge ruhigstellen.

Rehabilitation und Prävention

Bis zur ärztlichen Behandlung sollte zur Linderung der anfänglichen Schmerzen und Schwellung Eis eingesetzt werden. Der Ellenbogen sollte so wenig wie möglich bewegt und häufig hochgelagert werden. Eine korrekte Technik beim Ausüben der Sportart und das Polstern der Ellenbogenregion, besonders bei Kontaktsportarten, können solchen Verletzungen vorbeugen.

Langfristige Prognose

In Allgemeinen heilen Luxationen ohne weitere Komplikationen wie Schäden an Nerven und Arterien bei guter Erstversorgung und einigen Rehabilitationsübungen gut aus.

Die Sehne des M. triceps brachii befindet sich auf der Rückseite des Oberarms und setzt hinten am Ellenbogen an. Ein direkter Sturz auf die ausgestreckte Hand kann zu einem Sehnenriss führen (Sehnenavulsion), die Verletzung kommt allerdings eher selten vor. Gewichtheber und Linemen beim Football gehören zu den Sportlern, bei denen das Risiko eines Trizepssehnenrisses besteht, aufgrund der gewaltigen Belastung der Sehne.

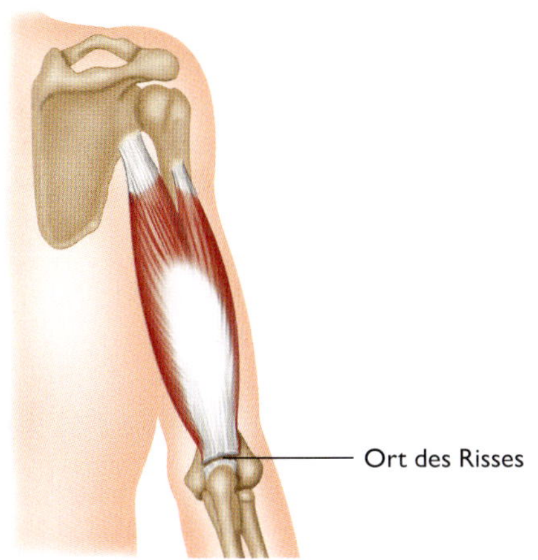

Ursache der Verletzung

Sturz auf die ausgestreckte Hand, mit halb angewinkeltem Ellenbogen. Exzessives Gewichtheben. Zugrunde liegende Gesundheitsprobleme wie ein Diabetes mellitus. Es wird angenommen, dass die Einnahme anaboler Steroide das Risiko eines Risses der Sehne des M. triceps brachii erhöht.

Anzeichen und Symptome

Schmerzen und Schwellung an der Rückseite des Ellenbogens. Unfähigkeit, den Ellenbogen zu strecken. Muskelkrämpfe.

Komplikationen bei Nichtbehandlung

Die Verletzung muss in der Regel operativ behandelt werden. Wird die gerissene Trizepssehne nicht genäht, kann es zu einer bleibenden Sehnenschwäche kommen, mit einhergehender Muskelschwäche, anhaltenden Schmerzen, Verlust der Beweglichkeit des Ellenbogens und verminderter Belastungsfähigkeit.

Erstbehandlung

RICER (S. 46) zur Linderung der Entzündung und der Schmerzen anwenden. Bewegung verhindern durch eine Immobilisierung der Verletzung mittels Schiene oder Schlinge.

Rehabilitation und Prävention

Im Anschluss an die Operation können Übungen folgen, um Beweglichkeit, Flexibilität und Kraft des verletzten Arms schrittweise zu steigern. Die richtige Technik, besonders beim Gewichtheben oder Bodybuilding, ist entscheidend für die Prävention solcher Verletzungen.

Langfristige Prognose

Mit einer bald nach der Verletzung stattfindenden Operation und einer angemessenen Rehabilitationsphase heilen Risse der Sehne des M. triceps brachii im Allgemeinen vollständig aus, allerdings verändern Komplikationen wie z. B. einhergehende Frakturen die langfristige Prognose.

Ein Tennisellenbogen, auch als laterale Epicondylitis bekannt, ist die häufigste Ellenbogenverletzung aufgrund einer Überlastung bei Erwachsenen. Sie führt dazu, dass der Knochenvorsprung an der Außenseite des Ellenbogens schmerzt und empfindlich auf Berührungen reagiert. Diese Erkrankung ist in der Regel auf die Belastung oder Überanspruchung der Muskeln zurückzuführen, die am lateralen Epicondylus des Humerus ansetzen, oder, weniger häufig, auf ein direktes Trauma des Ellenbogens.

Die Streckmuskeln des Unterarms, die das Handgelenk strecken, sind aufgrund einer übermäßigen Belastung überbeansprucht oder gezerrt, was zu einer Entzündung und Schmerzen an der Stelle führt, wo sie am Knochen ansetzen. Der Musculus supinator, der es dem Unterarm ermöglicht, in eine Position gedreht zu werden, bei der die Handfläche nach oben zeigt, ist auch mit dem lateralen Epicondylus verbunden und kann einen Tennisellenbogen verursachen. An den Knochen des Ellenbogens ansetzende Sehnen können eingeengt oder verkürzt werden, was eine Reizung verursacht.

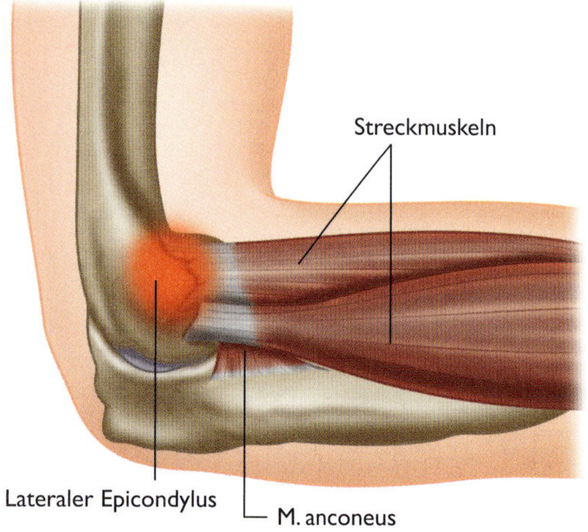

Ursache der Verletzung
Überanspruchung der am Ellenbogen ansetzenden Muskeln. Direkte Verletzung des Ellenbogens. Arthritis, Rheuma oder Gicht.

Anzeichen und Symptome
Der äußere Teil des Ellenbogens ist schmerzhaft und reagiert empfindlich auf Berührung. Bewegungen schmerzen. Der Ellenbogen ist entzündet.

Komplikationen bei Nichtbehandlung
Ein Tennisellenbogen wird in der Regel nicht operativ behandelt. Missempfindungen und Schmerzen verschlechtern sich aber häufig, wenn die Erkrankung ignoriert wird. Es kann zu Sehnen- oder Muskelschäden kommen.

Erstbehandlung
In den ersten 48 bis 72 Stunden nach der Verletzung RICER (S. 46) anwenden. Entzündungshemmende Medikamente und Schmerzmittel. Aktivitäten vermeiden, die zu der Überlastung des Ellenbogens geführt haben.

Rehabilitation und Prävention
Häufig wird eine Schlinge oder Bandage verwendet, um den verletzten Ellenbogen ruhig zu stellen und übermäßige Bewegung zu verhindern. Aktivitäten, die den Ellenbogen oder die Streckmuskeln des Handgelenks wiederholter Belastung aussetzen, sollten vermieden werden, bis der Zustand sich verbessert. Wenn eine Operation nötig ist, wird eine Erholungsphase von sechs Wochen empfohlen, bevor mit dem Aufbautraining begonnen werden kann.

Langfristige Prognose
Nur wenige Patienten mit einem Tennisellenbogen benötigen eine Operation. Von den wenigen, die operativ behandelt werden, erfahren 80 bis 90 Prozent eine spürbare Besserung.

Ein Golferarm oder Golferellenbogen, auch als mediale Epicondylitis bekannt, ist eine Form der Sehnenentzündung, ähnlich dem Tennisellenbogen. Golfen ist eine der Hauptursachen dieser Erkrankung, die Folge jeder Aktivität sein kann, bei der die Muskeln und Sehnen des Unterarms übermäßig beansprucht werden. Die Schmerzempfindlichkeit am Ellenbogen ist ähnlich wie beim Tennisellenbogen, beim Golferarm treten die Schmerzen und die Entzündung an der medialen Seite des Gelenks auf.

Der mediale Epicondylus ist ein Knochenvorsprung an der Innenseite des Ellenbogens. Er ist die Ansatzstelle für Muskeln, die benötigt werden, um das Handgelenk nach unten zu drehen. Wiederholtes kraftvolles Beugen von Fingern und Handgelenk kann zu kleinen Rissen in den Muskeln und Sehnen in der Region führen. Der Golfschlag führt zu einer Anspannung der Beugemuskeln und -sehnen, was zu einer medialen Epicondylitis führen kann.

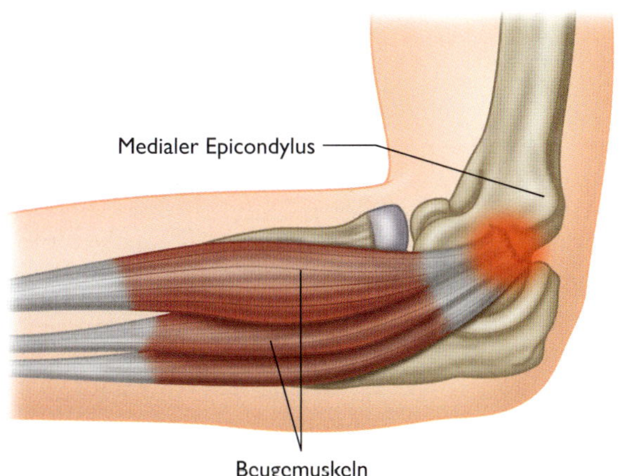

Ursache der Verletzung

Plötzliches Trauma oder Schlag auf den Ellenbogen. Wiederholte Überanspruchung der Beugemuskeln und -sehnen des Unterarms. Wiederholte Überanspruchung des Arms während der Beschleunigungsphase einer Wurfbewegung. Zugrunde liegende Gesundheitsprobleme wie Rheuma, Arthritis oder Gicht.

Anzeichen und Symptome

Überempfindlichkeit und Schmerzen am medialen Epicondylus, verschlimmert sich bei Beugung des Handgelenks. Schmerzen beim Aufheben oder Greifen von Objekten. Schwierigkeiten, den Unterarm zu strecken.

Komplikationen bei Nichtbehandlung

Ein Golferarm lässt sich meist mit ausreichend Ruhe ausheilen, kann aber zunehmende Schmerzen und Missempfindungen verursachen, wenn die belastende Aktivität weiter ausgeführt wird. Die Erkrankung bedarf selten einer Operation und reagiert positiv auf Rehabilitationsmaßnahmen. Ist eine Operation nötig, wird Narbengewebe vom Ellenbogen dort, wo die Sehnen ansetzen entfernt.

Erstbehandlung

Vermeidung der Aktivitäten, die zur wiederholten Überlastung des Ellenbogens führten. In den ersten 48 bis 72 Stunden nach der Verletzung RICER (S. 46) anwenden. Entzündungshemmende Medikamente und Schmerzmittel.

Rehabilitation und Prävention

Beim Golfen kann eine Erkrankung durch die richtige Schlagtechnik und das Vermeiden einer Überanspruchung abgemildert oder ganz vermieden werden. Ein Golferarm kommt häufiger zu Beginn der Saison vor, wenn die Muskeln und Sehnen noch nicht ausreichend trainiert sind. Während der Rehabilitation sind die schmerzhaften Bewegungen für eine Zeit lang einzustellen. Schmerzmittel und entzündungshemmende Medikamente lindern die Symptome. Nach der Heilung sollte die Kraft durch Übungen gegen Widerstand verbessert werden.

Langfristige Prognose

Ein Golfarm heilt in der Regel ohne Operation oder besondere ärztliche Behandlung gut aus – vorausgesetzt, der verletzte Ellenbogen kann sich von der belastenden Aktivität ausreichend erholen.

Sportler, die Wurfsportarten ausüben, sind für diese Verletzung anfällig, die aus einer ernsthaften Überlastung des Ellenbogens resultiert. Der Pitch beim Baseball ist häufig die Ursache für einen Werfer-Ellenbogen. Auch beim Tennis, Volleyball, Speerwerfen und Kricket können kräftige Wurfbewegungen die Knochen sowie die dazugehörigen Muskeln, Sehnen und Bänder des Ellenbogens schädigen. Beim Werfen kommt es zu einer Kompression der Strukturen auf der lateralen Seite des Ellenbogens, während gleichzeitig die Strukturen auf der medialen Seite des Ellenbogens gedehnt werden. Eine laterale Kompression führt unter Umständen zu winzigen Rissen in den Knochen des Ellenbogens, wodurch es zu Knochenspornen und Absplitterungen kommen kann. Eine mediale Dehnung kann eine schmerzhafte und schwächende Zerrung der Bänder zur Folge haben.

Ursache der Verletzung

Wiederholte Belastung durch Wurfaktivität. Direkte Verletzung des Ellenbogens. Falsche Technik beim Werfen.

Anzeichen und Symptome

Schmerzen an beiden Seiten des Ellenbogens. Schwäche, Steifheit oder Taubheit des Ellenbogens. Eingeschränkte Beweglichkeit des Unterarms aufgrund der Ellenbogenverletzung.

Komplikationen bei Nichtbehandlung

Ein Werfer-Ellenbogen schränkt die Beweglichkeit des Arms ein und verursacht anhaltende Schmerzen und Entzündung. Knochensporne und -absplitterungen, Kalziumbildung und die Bildung von Narbengewebe gehören zu den mit der Zeit auftretenden Symptomen der Verletzung, wenn sie nicht beachtet wird. Ohne richtige Behandlung und Rehabilitation kann der Druck auf Nerven und Muskeln aufgrund der Entzündung die Blutzufuhr einschränken und Nerven komprimieren, die den Unterarm versorgen.

Erstbehandlung

In den ersten 48 bis 72 Stunden nach der Verletzung RICER (S. 46) anwenden. Entzündungshemmende Medikamente und Schmerzmittel. Vermeidung von Aktivitäten, die zu einer wiederholten Überlastung des Ellenbogens führen.

Rehabilitation und Prävention

Richtiges Aufwärmen, um Muskeln und Sehnen auf die Wurfaktivität vorzubereiten, ist unabdingbar zur Prävention. Verschiedene Dehnübungen, um die Geschmeidigkeit und Flexibilität der Sehnen zu erhalten, sollten Teil jeder Vorbereitung auf die Sportaktivität sein. Das Anlegen von Bandagen oder Tapes vor dem Wurf kann ebenfalls helfen, einen Werfer-Ellenbogen zu verhindern. Die richtige Ausrüstung und Technik sind entscheidend. Nach einer Erholungsphase sollten Übungen folgen, die darauf abzielen, Flexibilität, Ausdauer und Kraft wieder aufzubauen.

Langfristige Prognose

Bei angemessener Rehabilitation können Personen mit einem Werfer-Ellenbogen im Allgemeinen eine vollständige Genesung erwarten. Wenn aber nichts unternommen wird und das Problem sich mit der Zeit verschlechtert, können permanente, potenziell die Karriere beendende Einschränkungen der Beweglichkeit die Folge sein.

Eine Schleimbeutelentzündung des Ellenbogens (Bursitis olecrani) umfasst eine Entzündung und Schwellung des am Olekranon gelegenen Schleimbeutels. Schleimbeutel sind kleine, mit Flüssigkeit gefüllte Säckchen. Sie bieten gleitende oder polsternde Oberflächen, die als Schmiermittel fungieren und Reibung reduzieren. Schleimbeutel befinden sich meist in der Nähe von Sehnen der wichtigsten Gelenke, einschließlich Schultern, Hüften, Knien und Ellenbogen. Eine Schleimbeutelentzündung am Ellenbogen tritt auf, wenn der Schleimbeutel unterhalb der Ellenbogenspitze sich aufgrund übermäßigen Aufstützens oder aufgrund einer Verletzung durch ein direktes Trauma entzündet.Schleimbeutel sind in der Regel nicht sichtbar, bis eine Entzündung sie zum Anschwellen bringt. Eine nicht-entzündliche Bursitis rührt in der Regel von einem wiederholten Trauma her, etwa dem Aufstützen auf dem Ellenbogen, während eine entzündliche Bursitis Folge einer Infektion oder einer zugrunde liegenden Entzündung ist wie bei einer rheumatischen Arthritis.

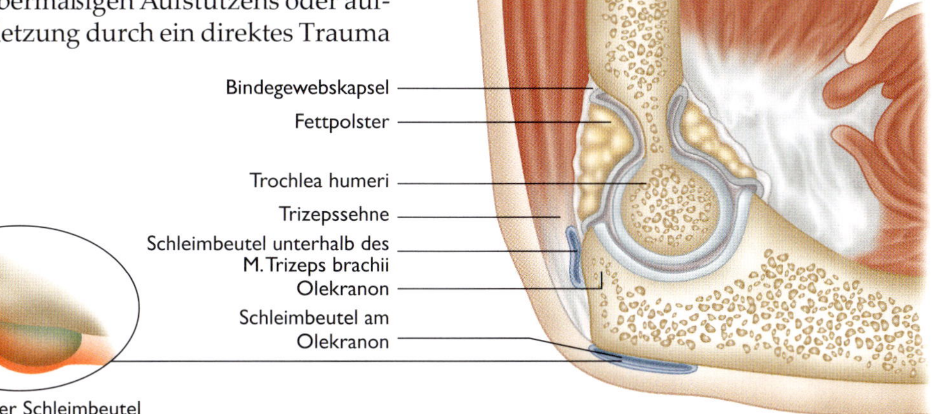

Ursache der Verletzung

Ein harter Schlag auf die Spitze des Ellenbogens, wodurch der Schleimbeutel durch überschüssige Flüssigkeit anschwillt. Längeres Aufstützen auf der Spitze des Ellenbogens. Verletzung mit Penetration der Haut, die zu einer Infektion des Schleimbeutels führt.

Anzeichen und Symptome

Schmerzen in der Ellenbogenregion im Ruhezustand und bei Anstrengung. Rasche und schmerzhafte Schwellung an der Rückseite des Ellenbogens (rot und warm im Falle einer Infektion). Die Schwellung kann von einer Blutung oder dem Einsickern von Flüssigkeit in den Schleimbeutel stammen. Eingeschränkte Beweglichkeit des Ellenbogens.

Komplikationen bei Nichtbehandlung

Neben anhaltenden Schmerzen, Beschwerden und Verlust der Beweglichkeit des Ellenbogens kann es zu schwerwiegenderen Komplikationen kommen, besonders bei einer Infektion. In solchen Fällen kann die Flüssigkeit des Schleimbeutels eitrig werden und sich die Infektion verschlimmern sowie zu einer septischen Bursitis führen, die aggressiver medizinischer Behandlung bedarf (einschließlich Antibiotikagabe und gelegentlich einer operativen Entfernung des infizierten Schleimbeutels).

Erstbehandlung

Den betroffenen Ellenbogen schonen. Unnötige Belastung vermeiden. Eiskompressen, entzündungshemmende Medikamente und Schmerzmittel.

Rehabilitation und Prävention

Evtl. die Flüssigkeit mit einer Nadel absaugen, um die Schwellung zu reduzieren. Kortisoninjektionen können eine erneute Ansammlung von Flüssigkeit verhindern. Wenn keine ernsthafte Infektion vorliegt, reichen diese Maßnahmen meist aus, um eine Schleimbeutelentzündung am Ellenbogen zu behandeln. Das Anlegen von Ellenbogenschützern oder -polstern beim Sport und das Vermeiden eines übermäßig langen Aufstützens auf die Spitze des Ellenbogens dienen der Prävention.

Langfristige Prognose

Bei den meisten Patienten ist eine vollständige Genesung zu erwarten. Es kann aber zu Komplikationen kommen, wenn eine Infektion vorliegt und die Erkrankung nicht sofort behandelt wird.

Hantel-Curls

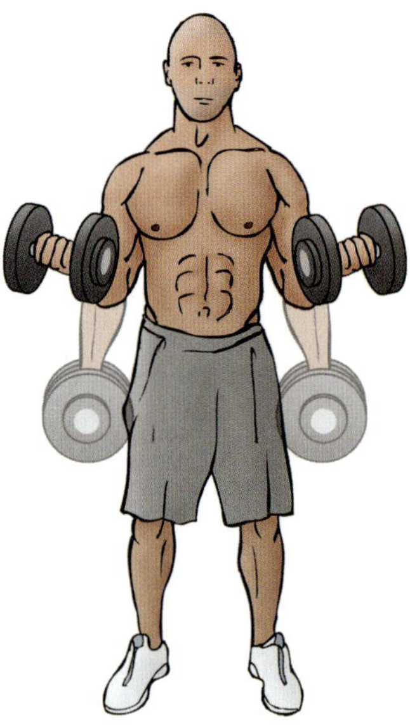

Aufrecht stehen, die Füße eine Schulterbreite auseinander, eine Hantel in jeder Hand. Die Hanteln zu Beginn locker an den Seiten hängen lassen, dann so drehen, dass die Handflächen nach oben zeigen, während die Ellenbogen angewinkelt und die Hanteln zur Brust gehoben werden.

Schmales Bankdrücken

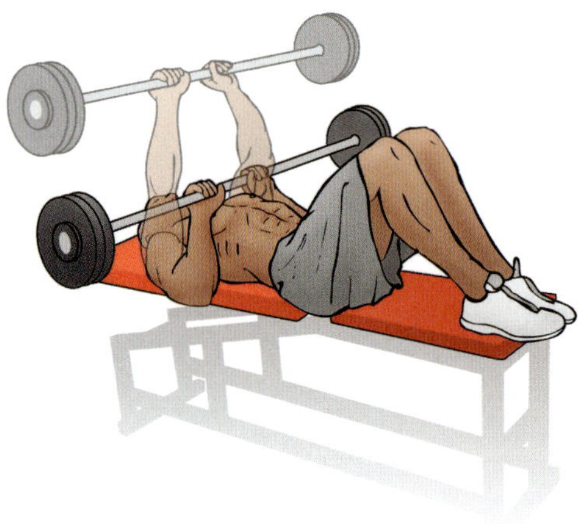

Mit dem Rücken auf die Hantelbank legen, die Langhantel locker auf der Brust, die Ellenbogen an den Seiten. Die Hände so eng zusammen bringen, wie es geht, und die Stange gerade nach oben drücken.

Trizepsdrücken am Kabelzug

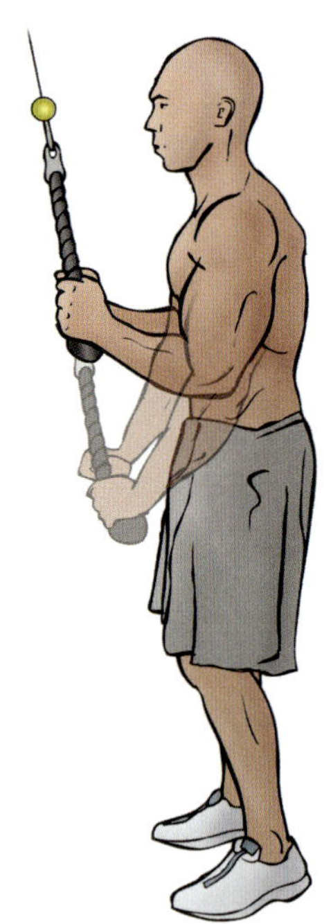

Die Füße stehen fest auf dem Boden. Mit den Ellenbogen in einem 90-Grad-Winkel die Stange des Kabelzugs greifen. Das Kabel nach unten ziehen, indem die Ellenbogen gestreckt und die Hände in Richtung Boden gedrückt werden.

Hantel-Kickbacks

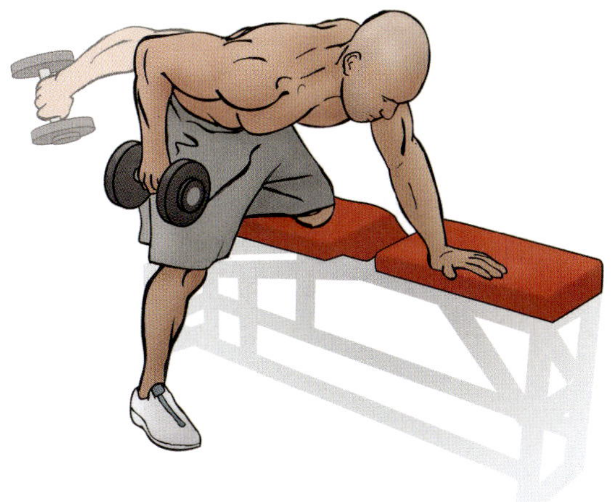

Eine Hand und das Knie derselben Seite auf eine Hantelbank setzen. In der anderen Hand eine Hantel mit dem Ellenbogen im 90-Grad-Winkel halten. Ellenbogen strecken und die Hantel so weit nach hinten drücken, wie es geht. Langsam in die Ausgangsposition zurückkehren, ohne die Hantel fallen zu lassen.

Hantelstreckung über Kopf

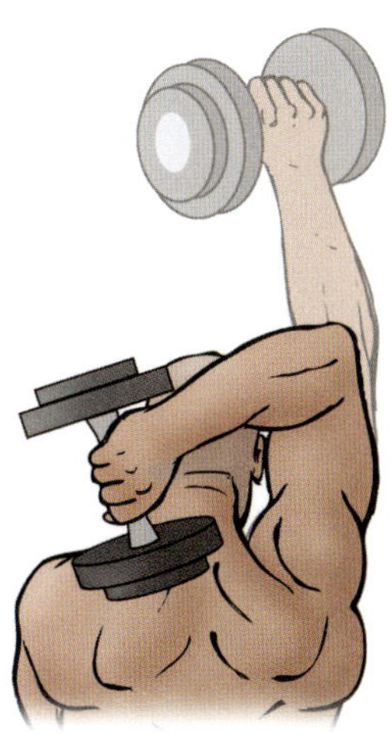

Eine Hantel in einer Hand halten. Nach hinten über den Kopf zum Nacken führen und in Richtung Boden sinken lassen, sodass der Ellenbogen nach oben zeigt. Dann die Hantel anheben, so hoch es geht, bis der Ellenbogen durchgestreckt ist. Anschließend die Hantel langsam zurück in die Ausgangsposition bringen. Übung wiederholen.

Schulterdehnung mit dem Besenstiel

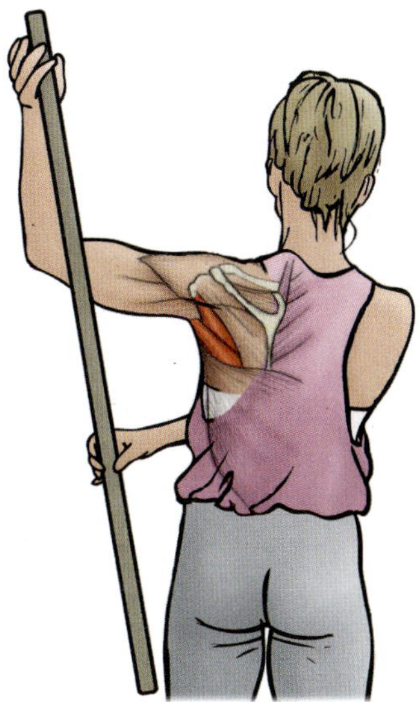

Gerade stehen, den Arm ausgestreckt, den Unterarm im 90-Grad-Winkel nach oben zeigend. Einen Besenstiel in die Hand nehmen, hinter dem Ellenbogen. Mit der anderen Hand das Ende des Besenstiels nach vorne ziehen.

Trizepsdehnung

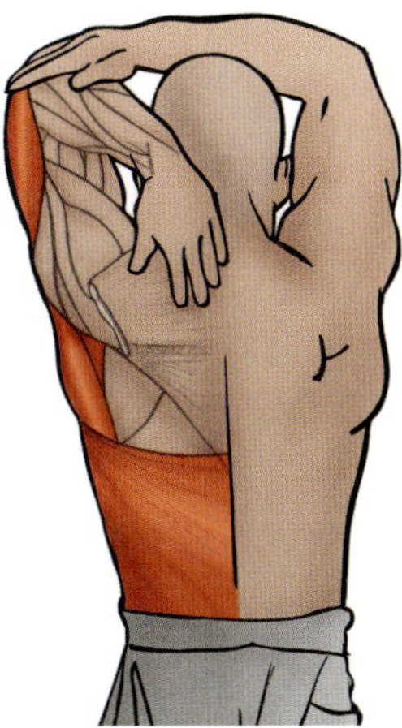

Aufrecht stehen, mit der Hand im Nacken. Der Ellenbogen zeigt nach oben. Nun mit der anderen Hand den Ellenbogen nach unten drücken.

KAPITEL 9

Sportverletzungen an Schulter und Oberarm

ANATOMIE UND PHYSIOLOGIE

Der Schulterbereich besteht aus drei Gelenken: dem Sternoclavikulargelenk (SC-Gelenk), dem Acromioclavikulargelenk (AC) und dem Glenohumeralgelenk (GH). Das Scapulothorakalgelenk beschreibt die Bewegung des Schulterblatts an der Thoraxwand. Das Gelenk, das ausdrücklich als Schultergelenk bezeichnet wird, ist das GH-Gelenk; die anderen sind Gelenke des Schultergürtels. Der Aufbau der Schulter ermöglicht einen großen Bewegungsradius und damit die Positionierung von Arm und Hand.

Das GH-Gelenk besteht aus einer Kugel (die vom Humeruskopf gebildet wird) und einer Pfanne (dem Glenoid, der Schulterhöhle). Das GH-Gelenk ist zwar eines der größten beweglichen Gelenke des Körpers, es ist aber inhärent instabil, da das Glenoid nur rund ein Drittel der Größe des Humeruskopfes hat (allerdings wird es durch eine Knorpellippe verstärkt, das Labrum glenoidale). Das GH-Gelenk wird durch die Gelenkkapsel, das Ligamentum glenohumerale, coracohumerale und transversal verlaufende Bänder sowie durch das Labrum glenoidale und die Muskeln der Rotatorenmanschette stabilisiert.

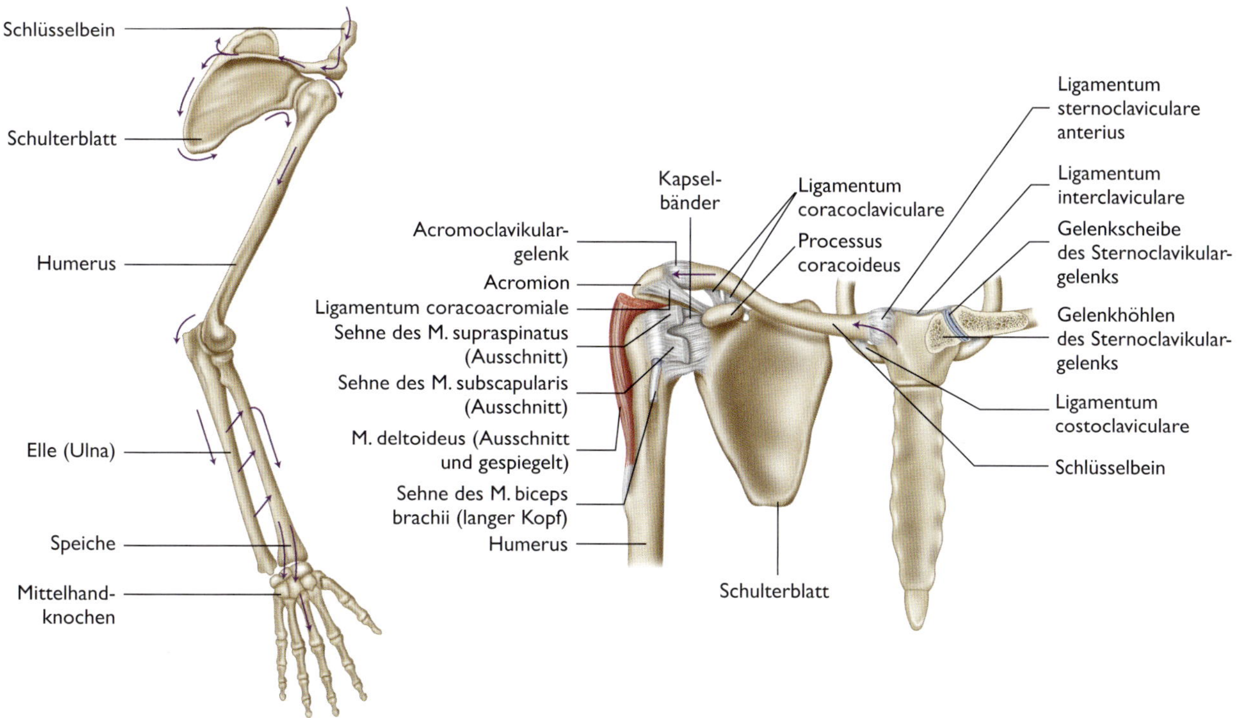

Die Schulterregion

Das Schlüsselbein (Clavicula) ist ein schlanker, gebogener Knochen. Es fungiert als Strebe, verbindet die Schulter mit dem Körper und erhöht zusammen mit dem Schulterblatt den Bewegungsumfang der Schulter. Das Schlüsselbein ist medial am Brustbein befestigt (dem SC-Gelenk) and lateral am Acromion des Schulterbeins (dem AC-Gelenk). Das AC-Gelenk ist ein flaches Gelenk. Eine Gelenkscheibe aus Knorpelgewebe unterteilt die Gelenkhöhle und absorbiert Krafteinwirkungen und Kompression. Das AC-Gelenk wird vom vorderen Teil des Deltamuskels, dem Trapezmuskel und starken Bändern stabilisiert.

Das SC-Gelenk ist von der Funktion her ein Kugelgelenk. Im Gegensatz zu den meisten Gelenkflächen besteht der Gelenkknorpel nicht aus Hyalin-, sondern aus Faserknorpel. Das SC-Gelenk ist von einer Gelenkkapsel umgeben, die vorne und hinten von starken, stabilisierenden Bändern verdickt wird. Das Sternoclavikulargelenk ist kräftig und in der Regel nicht anfällig für Verrenkungen. Es hat einen großen Bewegungsumfang.

Der Bizeps (M. biceps brachii) befindet sich an der Vorderseite des Oberarms. Seine Hauptfunktion ist es, Ellbogenbeugung und Supination sowie das Tragen von Lasten mit dem Arm zu ermöglichen. Die langen und kurzen Köpfe des Muskels haben verschiedene Ursprünge am Schulterblatt und sind mit einer Sehne an der Speiche sowie mit einer Aponeurose an der Unterarmfaszie befestigt. Die Sehne des langen Bizepskopfes hängt eng mit den Bewegungen des GH-Gelenks zusammen.

Die Rotatorenmanschette der Schulter besteht aus vier Muskeln: M. subscapularis, M. supraspinatus, M. infraspinatus und M. teres minor. Sie unterstützen die Stabilisierung des GH-Gelenks bei Bewegungen, indem sie den Humeruskopf in der Fossa glenoidalis halten. Der subacromiale Schleimbeutel (ein mit Flüssigkeit gefülltes Säckchen) ist der größte und am häufigsten verletzte Schleimbeutel in der Schulterregion. Er schützt die Sehne des M. supraspinatus im subacromialen Raum, wo das Risiko einer Einklemmung besteht.

Der M. pectoralis major bildet zusammen mit dem M. pectoralis minor die vordere Begrenzung der Achselhöhle. Er hat einen großflächigen Ursprung am Schlüsselbein, Brustbein sowie den ersten sechs Rippenknorpeln und setzt am Sulcus intertubercularis des Humerus an. Der M. pectoralis major zieht den Arm zum Körper und rotiert ihn im Schultergelenk nach medial. Die klavikuläre Portion ermöglicht es dem Humerus, in eine horizontale Position gebracht zu werden. Die Richtung der sternocostalen Fasern ermöglicht es dem Arm, gegen einen Widerstand gestreckt zu werden – wie bei Liegestützen zum Beispiel. Der Muskel spielt eine wichtige Rolle bei Kletter-, Wurf- und Schlagbewegungen.

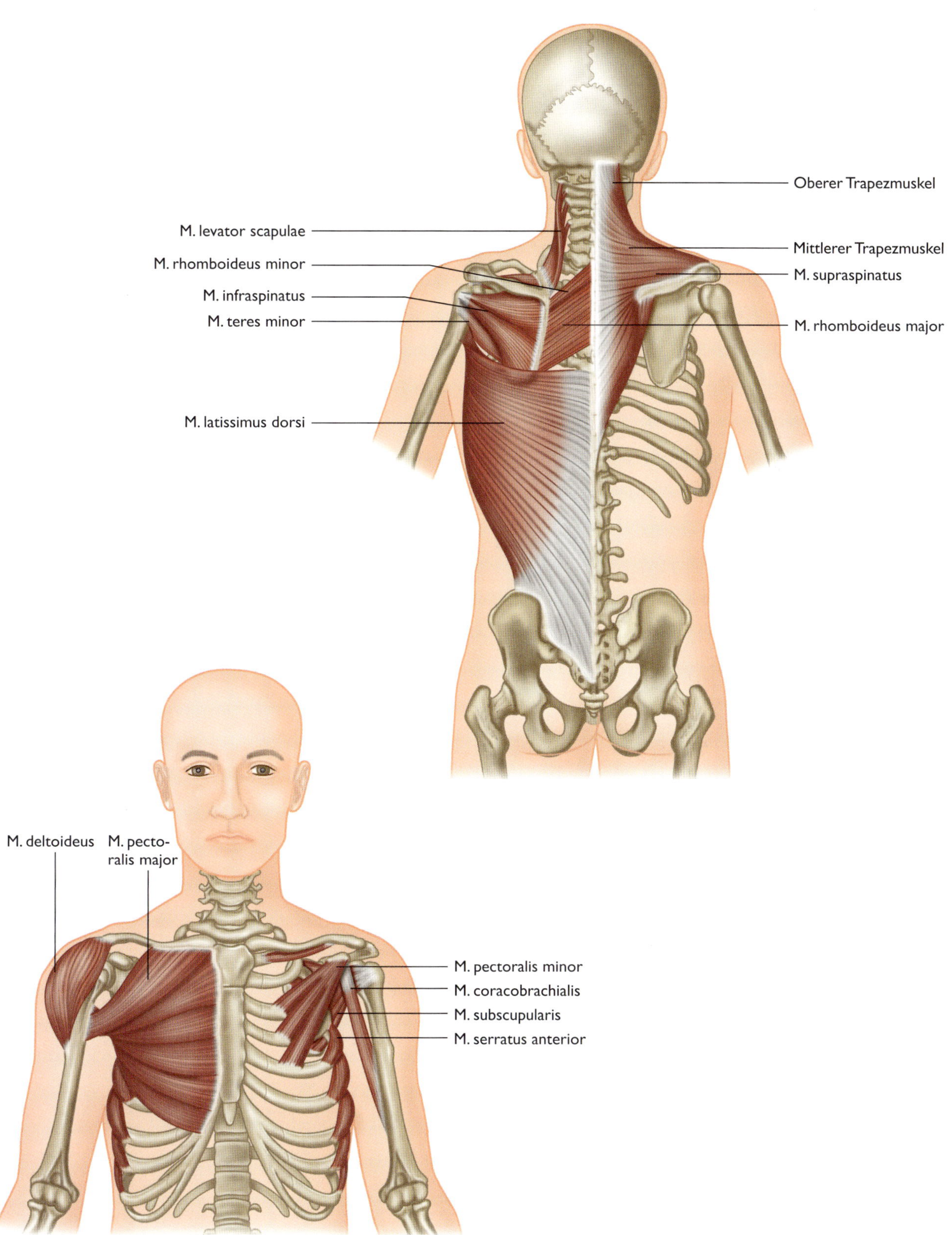

Muskeln des Schultergürtels

Frakturen der Schulter betreffen in der Regel entweder das Schlüsselbein, den Hals des Humerus oder beide. Meistens ist die Verletzung auf eine Krafteinwirkung zurückzuführen, durch einen plötzlichen Schlag auf die Schulter beispielsweise oder bei einem Sturz. Kontaktsportarten, einschließlich Football und Rugby, können zu einer Schulterfraktur nach einem heftigen Zusammenprall zweier Spieler führen. Schlüsselbeinfrakturen sind in der Regel die Folge eines Sturzes auf einen ausgestreckten Arm oder auf die seitliche Schulter.

Ursache der Verletzung

Sturz auf einen ausgestreckten Arm. Plötzlicher Schlag auf das Schlüsselbein. Zusammenprall von zwei Athleten beim Sport.

Anzeichen und Symptome

Starke Schmerzen. Röte und Bluterguss rund um die verletzte Stelle. Unfähigkeit, den Arm zu heben.

Komplikationen bei Nichtbehandlung

Komplikationen sind selten. Aufgrund der Nähe des Schlüsselbeins zum Lungenfell (Pleura visceralis) sowie den darunterliegenden Nerven und Blutgefäßen sind ein Pneumothorax, Hämatothorax sowie eine Verletzung des Plexus brachialis oder der unter dem Schlüsselbein liegenden Blutgefäße möglich, was ärztlicher Behandlung bedarf. Chronische Schmerzen, ein eingeschränkter Bewegungsradius und Steifheit aufgrund einer Osteoarthritis können die Folge sein, wenn die Verletzung nicht ausreichend ausheit.

Erstbehandlung

Eis und Schmerzmittel gegen die Schmerzen. Immobilisierung des verletzten Arms mit einer Schlinge.

Rehabilitation und Präventation

Die Knochen des Schlüsselbeins und des Humerus müssen nach einer Fraktur eingerichtet werden, um eine korrekte Heilung sicherzustellen. Die Heilung erfolgt, wenn das Schlüsselbein und die Armknochen von einer Bandage oder Schlinge immobilisiert werden. An die Heilung sollte sich eine Physiotherapie anschließen, um die volle Beweglichkeit und Flexibilität wiederherzustellen.

Langfristige Prognose

Die meisten Schulterfrakturen können ohne operativen Eingriff erfolgreich behandelt werden, aber bei Frakturen des Schlüsselbeins ist ein solcher Eingriff mitunter nötig. Bei weniger schweren Frakturen sind eine vollständige Heilung und Wiederherstellung der Beweglichkeit zu erwarten. Im Fall von schwereren Frakturen und besonders bei älteren Patienten können eine eingeschränkte Beweglichkeit und die Möglichkeit einer Osteoarthritis bestehen bleiben.

Ein Auskugeln bzw. Verrenken der Schulter am GH-Gelenk kann bei einem Sturz auf die ausgestreckte Hand oder bei Abduktion und Außenrotation der Schulter vorkommen. Eine erhebliche Krafteinwirkung ist nötig, um eine Schulter auszurenken, außer der Sportler hat diese Verletzung schon einmal erlitten. Bei einer Schulterluxation wird der Oberarmkopf von der Fossa glenoidalis, der Schultergelenkpfanne am Schulterblatt, getrennt.

Es gibt mehrere Arten einer Schultergelenksluxation. Mit 95 Prozent aller Fälle am häufigsten ist die vordere Schulterluxation. Dabei werden die Strukturen, die für die Stabilisierung der vorderen Schulter verantwortlich sind, inklusive der Gelenkkapsel und dem unteren glenohumeralen Band, vom Knochen losgerissen. Kompressionsfrakturen des posteromedialen Humeruskopfes, Hill-Sachs-Läsionen genannt, werden mit vorderen Schulterluxationen in Verbindung gebracht. Häufiger kommt eine Avulsion des vorderen Labrum glenoidale vor, die als Bankart-Läsion bekannt ist.

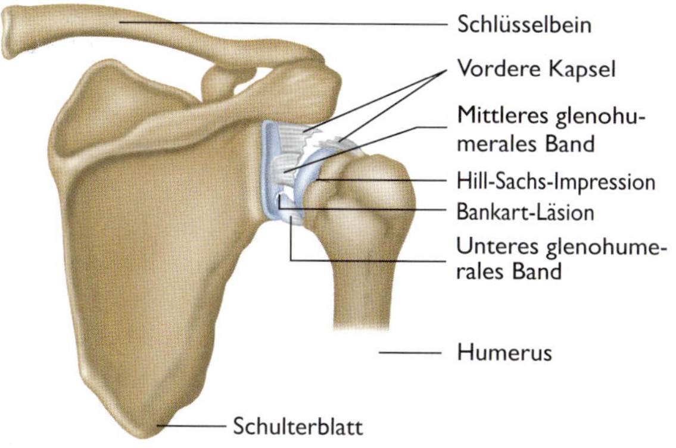

Ursache der Verletzung

Heftiger Zusammenprall mit anderem Sportler oder hartem Objekt. Sturz auf eine ausgestreckte Hand. Plötzliche, heftige Verdrehung der Schulter.

Anzeichen und Symptome

Starke Schmerzen in der Schulter. Der Arm wird seitlich vom Körper weggehalten, der Unterarm ist nach außen gedreht. Irreguläre Kontur der Deltamuskeln.

Komplikationen bei Nichtbehandlung

Bei einer Schulterverrenkung werden die Bänder geschädigt, wodurch das Gelenk weniger stabil und sehr viel anfälliger für erneute Luxationen beim Sport wird. Eine Immobilisierung der Schulter in der Heilungsphase kann eine erneute Verletzung nicht ganz verhindern. Da die immobilisierten Bänder häufig nicht in der richtigen Position heilen, kann ein operativer Eingriff notwendig werden. Es kommt auch zu Schäden an der Arteria axillaris sowie am Nervus axillaris, was zu einer Schwäche des Deltamuskels führt.

Erstbehandlung

Wiedereinrenkung (Reposition) des ausgekugelten Gelenks. Immobilisierung und Einnahme von Schmerzmitteln.

Rehabilitation und Präventation

Die meisten zum ersten Mal auftretenden Schulterluxationen werden nicht operativ behandelt. Eine Alternative zum operativen Eingriff ist die Prolotherapie. Sie beinhaltet Injektionen in die vordere Schultergelenkkapsel sowie Insertionen der mittleren und unteren glenohumeralen Bänder. Dies kann eine bessere Schmerzlinderung, Wiederherstellung der Beweglichkeit und eine schnellere Wiederaufnahme der sportlichen Aktivität ermöglichen. Zudem vermeidet diese Technik die Bildung von Narbengewebe, die nach einer Operation häufig auftritt.

Langfristige Prognose

Ein großer Prozentsatz der Sportler kann den Sport nach einer Schulterluxation nicht mehr ausüben, ohne nachfolgende Verletzungen oder die Notwendigkeit einer Operation. Darüber hinaus erreichen Sportler nach einer Schulterluxation mit anschließender Operation häufig nicht mehr ihr vorheriges Niveau. Die alternative Prolotherapie bietet hier Linderung und eine wirksamere Heilung.

Der Schulterkomplex ermöglicht aufgrund seines anatomischen Aufbaus eine sehr große Beweglichkeit, bietet aber geringe Stabilität. Eine glenohumerale Subluxation ist eine teilweise Luxation bzw. Verrenkung des Kugelgelenks der Schulter. Instabilität im Schultergelenkkomplex, besonders nach einer Luxation, kann zu einer Subluxation führen.

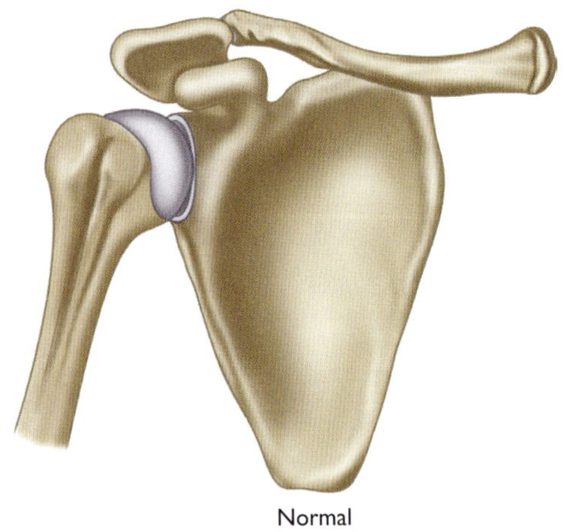

Normal

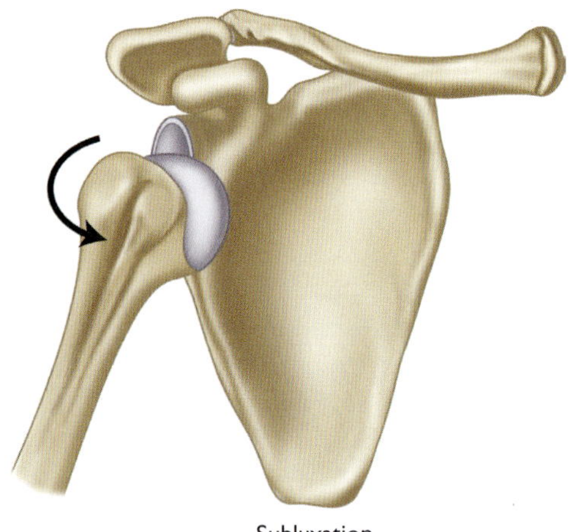

Subluxation

Ursache der Verletzung

Direkter Schlag auf die Schulter. Sturz auf einen ausgestreckten Arm. Gewaltsames Zwingen des Arms in eine unnatürliche Stellung.

Anzeichen und Symptome

Gefühl, als ob die Schulter locker im Gelenk hängt oder sich außerhalb befindet. Schlaffheit des Schultergelenks. Schmerzen, Schwäche oder Taubheit in Schulter oder Arm.

Komplikationen bei Nichtbehandlung

Eine unbehandelte Subluxation kann an den internen Strukturen der Schulter reiben und diese schließlich schädigen, wodurch manchmal eine Operation nötig wird. Verlust der Beweglichkeit, anhaltende Schmerzen und Komplikationen aufgrund einer Osteoarthritis sind mögliche Folgen einer unbehandelten Subluxation.

Erstbehandlung

RICER (S. 46) anwenden, um Entzündung und Schmerzen zu lindern. Einnahme entzündungshemmender Medikamente und Schmerzmittel.

Rehabilitation und Präventation

Auf die Phase der Immobilisierung und Heilung sollten Übungen zur Kräftigung folgen. Die Genesung hängt von Faktoren ab wie dem Alter des Sportlers, seiner Gesundheit, seiner Krankengeschichte hinsichtlich vorangegangener Verletzungen und der Schwere der Subluxation. Wenn die Schulter häufig bei Aktivitäten ausgekugelt wird, werden eine signifikante physische Rehabilitation und möglicherweise eine Operation benötigt.

Langfristige Prognose

Normale Sportaktivitäten können wieder aufgenommen werden, nachdem der volle Bewegungsradius ohne Subluxation erreicht wurde. Die Prognose hängt von der Schwere der Subluxation ab und der Vorgeschichte der betroffenen Person. Eine Subluxation ist meist eine Folge früherer Schulterverletzungen. Die Wiederaufnahme sportlicher Aktivitäten vor der vollständigen Heilung kann zu einer anhaltenden und zunehmenden Instabilität führen.

Eine Schultereckgelenksluxation (Acromioclavikulargelenksluxation) ist ein Riss der Bänder, die das Schlüsselbein mit der Spitze des Schulterblatts verbinden, dem Acromion. Verletzungen des Acromioclavikulargelenks (AC-Gelenks) treten in der Regel bei Oberkörper-Krafttraing, verschiedenen Wurfsportarten und Kollisionssportarten (besonders Football und Hockey) auf. Die Verletzung betrifft häufig Sportler, die zwischen dreißig und fünfzig Jahre alt sind.

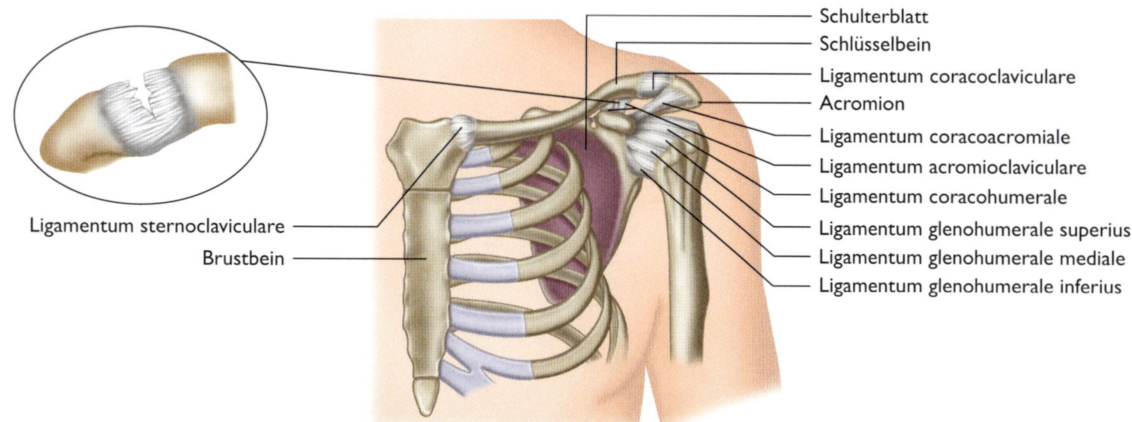

Ursache der Verletzung

Sturz auf die Schulterspitze. Sturz auf eine ausgestreckte Hand. Direkter Schlag auf die Schulter.

Anzeichen und Symptome

Schmerzen, Überempfindlichkeit und Schwellung am AC-Gelenk, Fehlstellung des verletzten Gelenks. Schmerzen oder Beschwerden bei Adduktion über Kreuz (Bewegung des verletzten Arms nach innen zur gegenüberliegenden Schulter).

Komplikationen bei Nichtbehandlung

Degenerative Gelenkveränderungen, chronische Schmerzen und Steifheit sowie eingeschränkte Beweglichkeit, die eine Operation nötig machen, können die Folge sein, wenn die Verletzung nicht umgehend ärztlich behandelt und keine ausreichend lange Heilungsphase gewährt wird.

Erstbehandlung

Immobilisierung des verletzten Arms mit einer Schlinge. Eispackungen, Ruhe und Einnahme von entzündungshemmenden Medikamenten und Schmerzmitteln.

Rehabilitation und Präventation

Weniger schwerwiegende AC-Separationen können erfolgreich ohne Operation behandelt werden, allerdings wird meist eine Heilungsphase von 6 bis 8 Wochen benötigt. Im Anschluss daran sollten Übungen zur Vergrößerung des Bewegungsumfangs folgen, um eine Versteifung zu vermeiden. Übungen, die auf den Erhalt der Kraft und Stabilität der Schulter sowie der oberen Rückenmuskulatur abzielen, können der Verletzung vorbeugen. Die Verwendung von Schutzpolstern am AC-Gelenk, besonders bei Kontaktsportarten, hilft unter Umständen, eine erneute Verletzung zu vermeiden.

Langfristige Prognose

Bei ausreichender Zeit für die Heilung und Rehabilitation heilen die meisten AC-Luxationen ohne Operation. Sollte eine Operation nötig sein, besteht das Risiko einer Infektion und bleibender Schmerzen, die Genesungszeit verlängert sich.

044: STERNOCLAVIKULARGELENKSLUXATION

Eine Sternoclavikulargelenksluxation tritt auf, wenn ein Band reißt, welches das Schlüsselbein mit dem Brustbein verbindet. Dabei ist die Rotation im Gelenk betroffen. Die Verletzung kann bei Kontaktsportarten auftreten, wenn die Schulter hart auf den Boden trifft oder ein anderer Spieler die Schulter gegen den Boden stößt. Die Luxation kann auf der Vorder- oder Rückseite des Brustbeins auftreten.

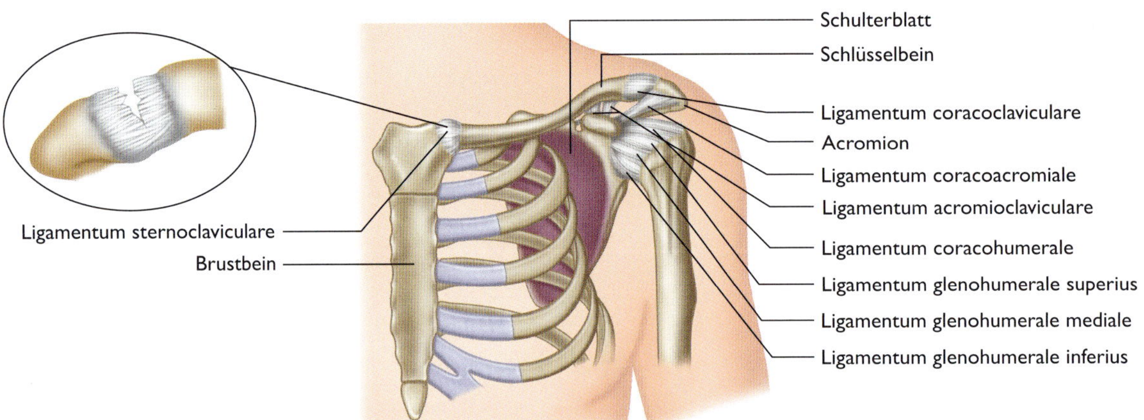

Ursache der Verletzung

Direkter Schlag auf das Brustbein. Sturz auf die Schulter oder auf die ausgestreckten Hände. Die Schulter schlägt auf dem Boden auf, oder ein anderer Sportler stürzt und landet auf der betroffenen Schulter.

Anzeichen und Symptome

Schmerzen, Schwellung, Berührungsempfindlichkeit des SC-Gelenks. Anormale Bewegung zwischen Brust- und Schlüsselbein. Mögliche Verschiebung des Schlüsselbeins vor oder hinter das Brustbein.

Komplikationen bei Nichtbehandlung

Eine unbehandelte Sternoclavikulargelenksluxation kann zu einem Beweglichkeitsverlust sowie zu anhaltenden Schmerzen, Steifheit und einer Schwäche der Schulterregion führen. In Fällen, bei denen das Schlüsselbein hinter das Brustbein gedrückt wird, besteht das Risiko, dass darunterliegende Blutgefäße verletzt werden, was einen operativen Eingriff erforderlich machen würde.

Erstbehandlung

Reposition des Gelenks, wenn erforderlich, und Immobilisierung mit einer Schlinge. RICER (S. 46) anwenden, um Schwellung, Trauma und Schmerzen zu lindern.

Rehabilitation und Präventation

Da die Verletzung in der Regel bei Sportunfällen auftritt, ist eine Prävention normalerweise nicht möglich. Bei einer vorderen SC-Gelenksluxation (die am häufigsten auftritt) heilt die Verletzung im Allgemeinen ohne bleibende Komplikationen aus, solange die Heilungsphase ausreichend lang ist. Bei schwereren Fällen kann eine Operation nötig sein. Verschiedene Bewegungsübungen unterstützen das Wiedererlangen der Beweglichkeit und der Rotationsfähigkeit.

Langfristige Prognose

Mit ausreichend Zeit für die Heilung findet typischerweise eine vollständige Regeneration statt. Wenn die Verletzung schwerwiegender ist (besonders im Fall einer hinteren Luxation), kann das Gelenk instabil bleiben und muss in einigen Fällen operiert werden.

Wiederholte Überanspruchung, insbesondere durch Gewichtheben, kann zu einer Reizung und zu Mikrorissen in der Bizepssehne führen, die den M. biceps brachii am proximalen Ende mit dem Schulterblatt und am distalen Ende mit der Unterarmfaszie verbindet. Ein Bizepssehnenriss resultiert aus einem plötzlichen Trauma der Bizepssehne. Eine Verletzung am proximalen Ende der Sehne des langen Bizepskopfes kommt am häufigsten vor. Bizepssehnenrisse können durch Gewichtheben oder Wurfsportarten verursacht werden, kommen aber eher selten vor, besonders bei jungen Sportlern. Bei älteren Personen ist es oft die Folge einer degenerativen Veränderung oder vorangegangenen Verletzung der Sehne.

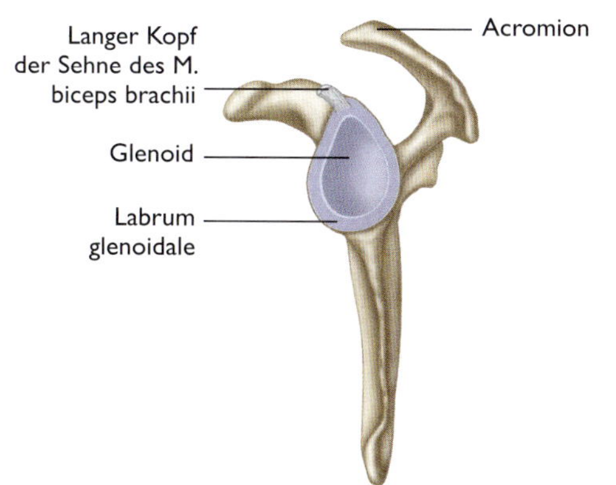

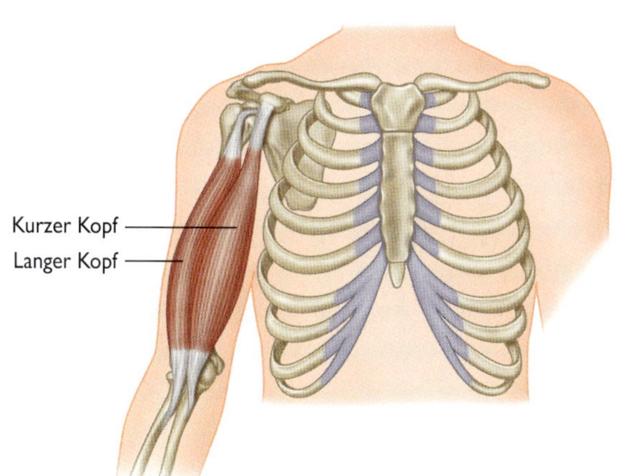

Ursache der Verletzung

Schwäche aufgrund von Rissen in der Rotatorenmanschette. Wurfaktivitäten. Gewichtheben.

Anzeichen und Symptome

Vorwölbung am Oberarm. Unfähigkeit, die Handfläche nach oben zu drehen. Plötzlicher, scharfer Schmerz an der Schulter.

Komplikationen bei Nichtbehandlung

Im Allgemeinen kommt es bei einem proximalen Bizepssehnenriss zu einem geringen Funktionsverlust, da an der Schulter zwei Sehnenansätze vorhanden sind, von denen der eine in den meisten Fällen den Verlust des anderen kompensiert. Aus diesem Grund ist selten ein operativer Eingriff nötig, auch Komplikationen treten selten auf; allerdings ist ein erneutes Reißen und eine Degeneration der Sehne ohne richtige Ausheilung wahrscheinlicher.

Erstbehandlung

Einnahme entzündungshemmender und schmerzlindernder Medikamente. Unmittelbar nach dem Auftreten der Verletzung RICER (S. 46) anwenden. Später mit Wärme behandeln, um Blutfluss und Heilung zu fördern.

Rehabilitation und Präventation

Nach einer Ruhe- und Erholungsphase für die Sehne sollten Flexibilitäts- und Kräftigungsübungen ausgeführt werden, um wieder die volle Schulterbeweglichkeit zu erreichen. Das Vermeiden plötzlichen Anhebens schwerer Lasten über die normale Kapazität hinaus und sehr heftiger Belastung der Bizepssehne wie bei Wurfsportarten kann hilfreich sein, um der Verletzung vorzubeugen.

Langfristige Prognose

Die meisten Bizepssehnenrisse heilen ohne ärztliche Behandlung, wenn ihnen ausreichend Zeit für die Heilung gegeben wird. Bei jüngeren Sportlern, mit anspruchsvollem Trainingspensum kann eine Operation in Erwägung gezogen werden, um den Riss zu reparieren. Risse und Rupturen des distalen Endes der Sehne des M. biceps brachii am Ellenbogen sind seltener, können aber schwerwiegender sein und eine Operation erforderlich machen. In beiden Fällen ist die Prognose für eine vollständige Heilung ausgezeichnet.

Ein Bizepshämatom kann infolge einer Sehnenzerrung, eines Sehnenrisses oder eines Muskeltraumas auftreten. Eine Überbeanspruchung beim Gewichtheben führt womöglich zu Rissen und Hämatomen, die auch von Wurfsportarten herrühren können bzw. von einem direkten Schultertrauma bei einem Sturz oder einem Zusammenprall mit einem anderen Sportler.

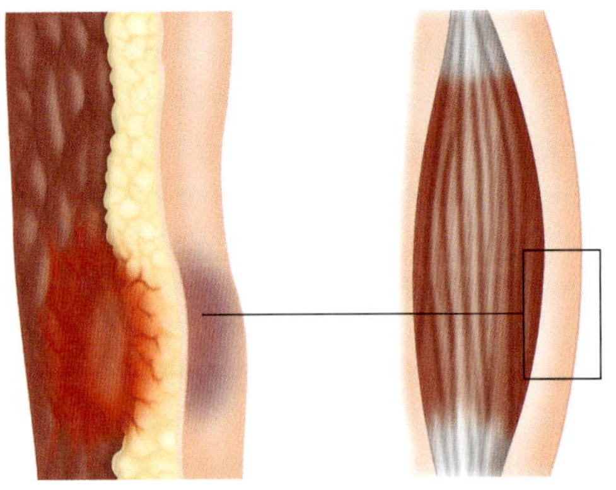

Ursache der Verletzung

Direkter Schlag auf die Bizepsregion im Oberarm. Bizepssehnenriss. Wiederholte Überlastung des Bizeps oder der Bizepssehne.

Anzeichen und Symptome

Verfärbung der Region des M. biceps brachii. Schmerzen oder Verhärtung im Muskel. Steifheit oder eingeschränkte Beweglichkeit im betroffenen Arm oder der Schulter.

Komplikationen bei Nichtbehandlung

Ein Bizepshämatom verheilt in der Regel ohne Behandlung. Während der Heilung sollten Sportarten, bei denen der Bizeps stark beansprucht wird, wie Gewichtheben oder Wurfsportarten, sowie Kontaktsportarten mit hohem Risiko für den M. biceps brachii vermieden werden, um ausreichend Zeit für die Heilung zu lassen.

Erstbehandlung

RICER (S. 46) anwenden und Schmerzmittel, um Entzündung und Schmerzen zu lindern. Immobilisierung mit einer Schlinge, um übermäßige Bewegung zu verhindern.

Rehabilitation und Präventation

In der Regel reichen während der Heilungsphase Ruhe und Vermeidung von Aktivitäten, die den Bizeps und die Sehnen belasten. Verschiedene Übungen zur Beweglichkeit und ein schrittweises Krafttraining sollten genutzt werden, um die volle Kraft und Elastizität des Muskels wiederherzustellen. Dehnungsübungen vor Beginn der sportlichen Aktivität können die Verletzung und damit einhergehende Hämatome vermeiden.

Langfristige Prognose

Hämatome des Bizeps sind in der Regel kleine Verletzungen, die von alleine ohne Operation ausheilen – vorausgesetzt, dass die Verletzung ausreichend Zeit für die Heilung erhält. Es sind keine langfristigen Defizite in Kraft oder Beweglichkeit zu erwarten.

Muskelzerrungen gehören zu den häufigsten Sportverletzung und sind oftmals Folge der plötzlichen Überstreckung eines Gelenks über seinen normalen Bewegungsradius hinaus. Dies verursacht Schäden an den Muskeln und anderen Weichteilen. Die Brustmuskeln (M. pectoralis major und minor) kommen an der Schulter mit dem M. biceps brachii zusammen. Gewichtheben, plötzliche, heftige Verdrehung der Schulter bei Wurfsportarten oder plötzliche Einwirkung auf den Verbindungspunkt von M. pectoralis und M. biceps brachii (wenn etwa ein Angriff beim Hockey mit dem ausgestreckten Arm abgewehrt wird) kann zu solchen Verletzungen führen.

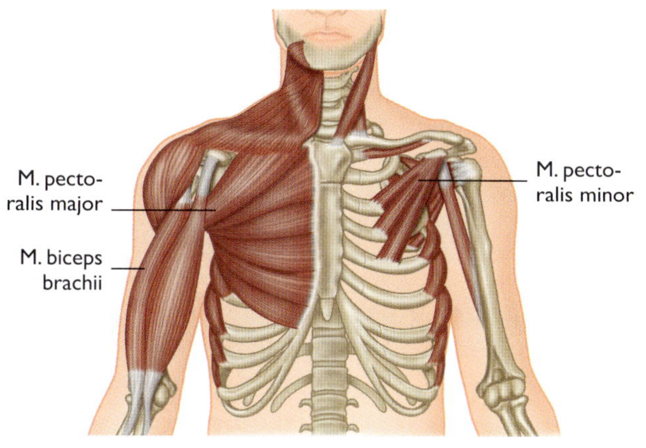

Ursache der Verletzung

Eine plötzliche Bewegung führ zu einem Muskelriss. Große physische Beanspruchung des Muskels. Abwehr eines Angriffs etwa beim Hockey.

Anzeichen und Symptome

Verhärtung und Schmerzen an den betroffenen Muskeln. Schmerzen bei Gebrauch des Muskels.

Komplikationen bei Nichtbehandlung

Muskelzerrungen sind in der Regel selbstlimitierend und heilen von alleine aus, wenn der Muskel ausreichend lange geschont wird. Unzureichende Erholungszeit kann zu weiteren Rissen führen, was das erneute Auftreten der Verletzung begünstigt und mit der Zeit zu degenerativen Veränderungen in den Muskeln führt.

Erstbehandlung

RICER (S. 46) anwenden und Schmerzmittel, um Entzündung und Schmerzen zu lindern. Dann mit Wärme behandeln, um Blutfluss und Heilung zu fördern.

Rehabilitation und Präventation

Dehnungsübungen im Anschluss an die Heilung können helfen, die volle Beweglichkeit der betroffenen Region wiederzuerlangen, während Kräftigungsübungen einer erneuten Verletzung vorbeugen können. Durch Dehnen und Aufwärmen sowie das Beachten der richtigen Technik beim Sport (besonders beim Gewichtheben) kann diese Verletzung vermieden werden.

Langfristige Prognose

Muskelzerrungen der Brustmuskeln und/oder des Bizeps sind häufig und – vorausgesetzt, sie können in Ruhe ausheilen – im Allgemeinen keine ernste Gefahr für den Sportler. Allerdings können schwere oder wiederholt auftretende Zerrungen zu chronischen Schmerzen führen und die Muskeln in ihrer Funktion beeinträchtigen.

Subacromiale Impingement-Probleme bei Sportlern hängen mit repetitiven Über-Kopf-Aktivitäten und Wurfereignissen zusammen. Eine Kompression des engen subacromialen Raums an der Spitze der Schulter zwischen Humeruskopf und dem Acromion des Schulterblatts führt zu lokalen Schmerzen und Koordinationsverlust der Muskeln der Rotatorenmanschette. Ein damit einhergehendes Gewebetrauma beinhaltet eine Schädigung des Labrum glenoidale, der Sehne des langen Bizepskopfes und des subacromialen Schleimbeutels. Dysfunktion und Schädigung der Muskeln der Rotatorenmanschette können zu einer Verlagerung des Humeruskopfes bei Anhebung des Arms führen, was zu Reizungen der Strukturen im subacromialen Raum führt, wie der Sehne des M. supraspinatus und des subacromialen Schleimbeutels.

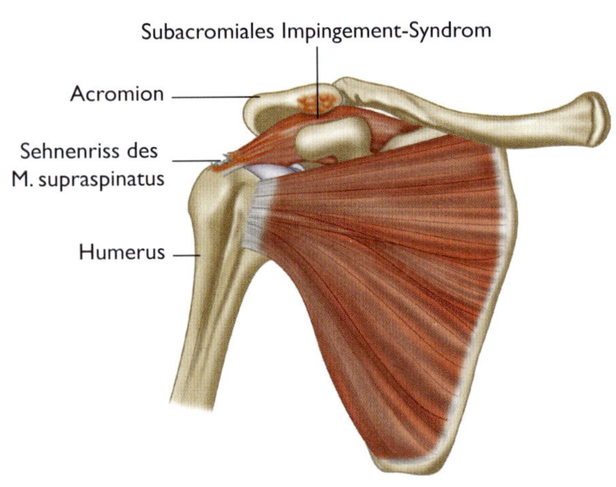

Ursache der Verletzung

Wiederholte Über-Kopf-Bewegungen wie beim Tennis, Schwimmen, Golfen und Gewichtheben. Reizung der Rotatorenmanschette durch Wurfsportarten wie Baseball. Vorhandene Prädisposition, einschließlich rheumatischer Arthritis.

Anzeichen und Symptome

Schulterschmerzen und Schwierigkeiten, den Arm hochzustrecken. Schmerzen beim Schlafen, wenn der verletzte Arm eingerollt ist. Schmerzen bei Drehbewegungen wie beim Greifen nach hinten in eine Gesäßtasche.

Komplikationen bei Nichtbehandlung

Zunehmende Steifheit der Gelenke und weiterer Verlust der Beweglichkeit können die Folge sein, wenn das Impingement-Syndrom nicht beachtet wird. Die Sehnen der Rotatorenmanschette können reißen, wenn die sportliche Aktivität wieder aufgenommen wird, bevor die Verletzung vollständig verheilt ist. Sehnenentzündung und Schleimbeutelentzündung entwickeln sich häufig als Folge eines Impingement-Syndroms.

Erstbehandlung

Ruhe, Eispackungen und entzündungshemmende Medikamente. Kortikosteroidinjektionen unterhalb des Acromions können erfolgen, um die Entzündung zu lindern.

Rehabilitation und Präventation

Nach einer Heilungsphase folgt häufig eine Physiotherapie, um Kraft und Beweglichkeit der betroffenen Rotatorenmanschette wiederherzustellen. Das Vermeiden oder Reduzieren repetitiver Bewegungen, die zur Reizung der Rotatorenmanschette führen, können dieser Verletzung vorbeugen. Kräftigungsübungen und leichtes Krafttraining zur Kräftigung der Muskeln der Rotatorenmanschette sind ebenfalls sinnvolle präventive Maßnahmen.

Langfristige Prognose

Typischerweise verbessert sich der Zustand merklich innerhalb von 6 bis 12 Wochen. Tritt keine Genesung innerhalb von 6 bis 12 Monaten ein, kann eine Operation empfehlenswert sein, um die Bänder zu entlasten. Auf eine Operation folgt in der Regel Physiotherapie, und es kann notwendig sein, die sportliche Aktivität anzupassen, um das Risiko eines Rückfalls zu senken.

Eine Tendinitis der Rotatorenmanschette ist die Folge einer Reizung und Entzündung der Sehnen der Muskelgruppe der Rotatoren in der Region unterhalb des Acromions. Die Erkrankung ist auch als Pitcherschulter bekannt, tritt aber häufig bei allen Sportarten auf, bei denen der Arm über den Kopf bewegt werden muss, einschließlich Tennis, Volleyball, Schwimmen und Gewichtheben.

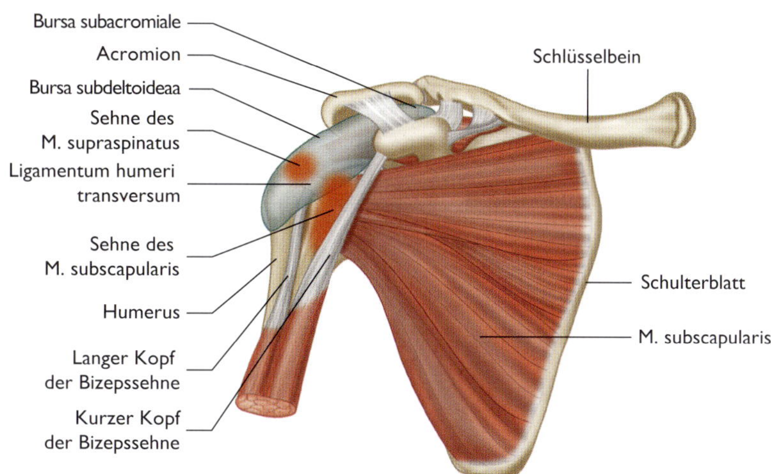

Ursache der Verletzung

Entzündung der Sehnen der Rotatorenmanschette durch Tennis, Baseball, Schwimmen etc. Reizung des subacromialen Schleimbeutels der Rotatorenmanschette, was zuer Entzündung und Schwellung im subacromialen Raum führt. Zugrunde liegende Prädisposition, einschließlich anatomischer Variationen.

Anzeichen und Symptome

Schwäche oder Schmerzen bei Über-Kopf-Aktivitäten wie Haare bürsten, nach oben greifen etc. Schnappendes oder krachendes Gefühl in der Schulter. Schmerzen in der verletzten Schulter, besonders wenn man auf ihr liegt.

Komplikationen bei Nichtbehandlung

Eine Tendinitis der Rotatorenmanschette kann sich ohne Behandlung mit zunehmender Entzündung der Sehnen und des Schleimbeutels verschlechtern. Die Bewegungsfähigkeit wird weiter eingeschränkt, Sehnenrisse können zu weiteren, in einigen Fällen chronischen Schmerzen führen. Eine über einen längeren Zeitraum anhaltende Reizung führt womöglich zur Bildung von Knochenspornen, die weitere Reizungen zur Folge haben.

Erstbehandlung

Anwendung von Eispackungen und die Einnahme entzündungshemmender Medikamente. Alle sportlichen und sonstigen Aktivitäten einstellen, die zu Schmerzen der Rotatorenmanschette führen. Anschließend Wärmebehandlung, um den Blutfluss und die Heilung zu fördern.

Rehabilitation und Präventation

Auf das Ruhigstellen und die Heilung der verletzten Schulter sollte eine Physiotherapie folgen, um die Muskeln der Rotatorenmanschette zu kräftigen. Manchmal braucht man Steroidinjektionen, um Schmerzen und Entzündungen zu lindern. Ein verminderter Gebrauch der Schulterrotatoren, ausreichend Erholungszeit zwischen sportlichen Aktivitäten und Krafttraining können helfen, die Verletzung zu vermeiden.

Langfristige Prognose

Eine ausreichende Erholungsphase und Physiotherapie sowie nötigenfalls Steroidinjektionen vorausgesetzt, können die meisten Sportler über eine vollständige Genesung von dieser Verletzung freuen. Sollte ein ernsthafter Geweberiss in den Rotatoren auftreten, kann eine Operation nötig werden, ein Wiedererlangen des Aktivitätsniveaus vor der Verletzung ist aber in der Regel zu erwarten.

Eine Schleimbeutelentzündung der Schulter ist meistens keine allein stehende Erkrankung, sondern kommt in der Regel mit einem Riss der Rotatorenmanschette oder einem Impingement-Syndrom vor. Der subacromiale Schleimbeutel ist der größte und am häufigsten verletzte Schleimbeutel in der Schulterregion.

Eine Bursitis kann durch eine Kombination von Faktoren ausgelöst werden, einschließlich einer Dysfunktion der Rotatorenmanschette, einer Instabilität der Gelenke des Brustbereichs, einer Osteoarthritis, Haltungsschäden, Knochenspornen und allem, was den Platz im begrenzten subacromialen Raum einengt.

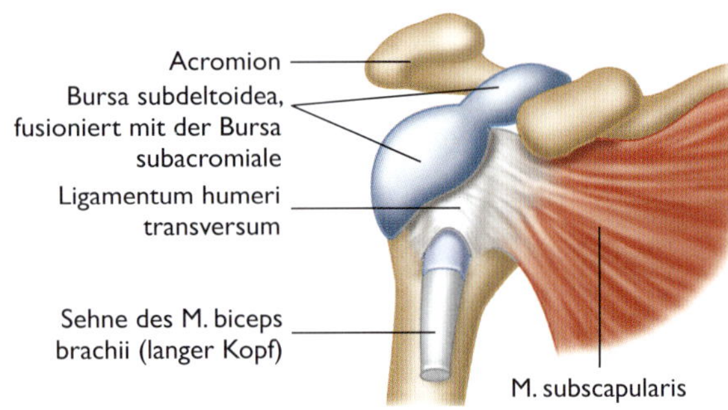

Ursache der Verletzung

Überbelastung durch Wurfaktivitäten, Tennis, Schwimmen oder Baseball. Sturz auf einen ausgestreckten Arm, Lokale Infektion.

Anzeichen und Symptome

Schmerzen in der Schulter, besonders beim Anheben des Arms. Schmerzen beim Liegen auf oder Zusammendrücken der betroffenen Schulter. Verlust der Kraft und eingeschränkte Beweglichkeit der Schulter.

Komplikationen bei Nichtbehandlung

Ein Nicht-Beachten der Schleimbeutelentzündung der Schulter führt im Allgemeinen zu einer Verschlechterung des Zustands, da eine weitere Verdickung von Sehnen und Schleimbeutel(n) die Entzündung und die Schmerzen verstärkt. Der Sportler riskiert die Entwicklung eines chronischen Zustands sowie die Gefahr, dass sich die Flüssigkeit im Schleimbeutel (oder den Schleimbeuteln) infiziert, eine potenziell ernste Situation, die manchmal eines operativen Eingriffs bedarf.

Erstbehandlung

Alle Aktivitäten, die zur Entzündung der Schulter führen, einstellen. RICER (S. 46) anwenden. Schmerzmittel. Behandlung mit Wärme, um Blutfluss und Heilung zu fördern.

Rehabilitation und Präventation

Der Sportler sollte Druck auf die verletzte Schulter und den (oder die) entzündeten Schleimbeutel während der Heilungsphase ebenso vermeiden wie jegliche Aktivität, die zur Reizung des Schleimbeutels führen könnte. Übungen zur Kräftigung und Wiedererlangung der Schulterbeweglichkeit sollten nach ärztlicher Anweisung folgen. Übungen zum Aufwärmen sowie zum Abkühlen nach dem Sport, mit dem Schwerpunkt auf Dehnungsübungen, Krafttraining und dem Erhalt der Lockerheit in der Schulter, kann der Entstehung einer Schleimbeutelentzündung vorbeugen.

Langfristige Prognose

Eine Schleimbeutelentzündung der Schulter heilt in der Regel mit geringer Rehabilitation gut aus, und eine vollständige Wiederaufnahme der sportlichen Aktivität kann in der Regel erwartet werden, besonders wenn der Schleimbeutel nicht infiziert ist. In einigen Fällen wird ein Absaugen der Schleimbeutelflüssigkeit mit einer Nadel empfohlen, um die Entzündung zu lindern und sicherzustellen, dass keine Infektion vorliegt.

Eine Reizung und Entzündung der Sehne des M. biceps brachii, die sich an der Vorderseite der Schulter befindet und die Beugung des Ellenbogens sowie die Supination des Unterarms ermöglicht, kann die Folge einer Überbeanspruchung beim Golfen, Gewichtheben, Rudern und bei verschiedenen Wurfsportarten sein. Eine Reizung der Sehne des langen Bizepskopfes tritt auf, wenn sich diese in der intertuberkulären Rinne (Sulcus intertubercularis) des Humerus nach oben und unten bewegt. Es kann eine Entzündung der Sehne selbst, des Sehnenfaches oder des Sehnengleitgewebes vorliegen. Der Muskel-Sehnen-Komplex des Bizeps ist äußerst anfällig für eine Verletzung durch eine Überbeanspruchung, besonders nach repetitiven Hebeaktivitäten.

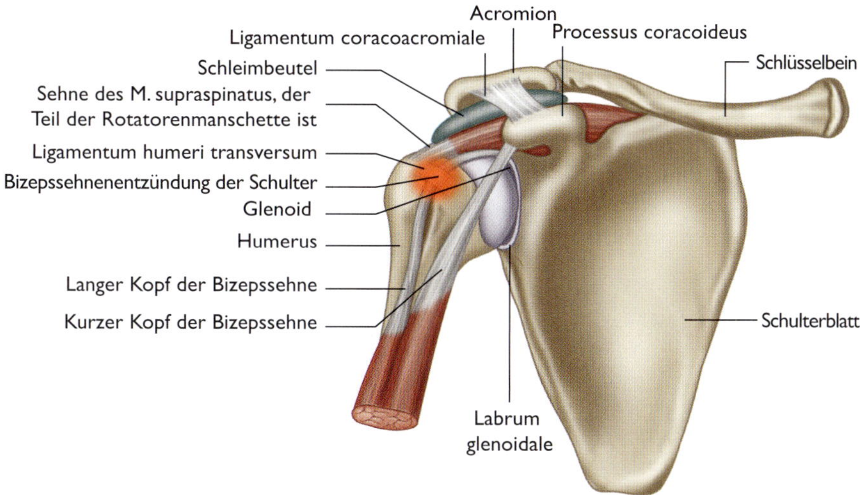

Ursache der Verletzung

Unsaubere Technik, vor allem beim Gewichtheben. Plötzliche Steigerung von Dauer oder Intensität des Trainings. Impingement-Syndrom der Schulter.

Anzeichen und Symptome

Schmerzen über der intertuberkularen Rinne, wenn die Sehne passiv gedehnt wird, bzw. während einer Supination gegen Widerstand und Ellenbogenbeugung. Schmerzen und Verhärtung entlang der Sehne. Steifheit nach dem Training.

Komplikationen bei Nichtbehandlung

Eine unbehandelte Bizepssehnenentzündung verschlechtert sich im Allgemeinen, wenn die Sehne zunehmend gereizt und entzündet wird. Die Beweglichkeit und die Fähigkeit, ohne Schmerzen Sport auszuüben, nehmen weiter ab. Training ohne vorherige ausreichende Heilung und Rehabilitation kann zum Riss der Sehne und mit der Zeit zur Degeneration der Sehne führen.

Erstbehandlung

RICER (S. 46) anwenden. Entzündungshemmende Medikamente und Schmerzmittel. Dann Behandlung mit Wärme, um den Blutfluss und die Heilung zu fördern.

Rehabilitation und Präventation

Der Zustand ist bei Ruhe und minimaler ärztlicher Behandlung selbstbegrenzend. Auf die völlige Genesung können Übungen zur Verbesserung der Flexibilität, Propriozeption und Kraft folgen. Gründliches Aufwärmen und Dehnungsübungen sowie ein kontinuierliches Trainingsprogramm, das plötzliche, unvorbereitete Steigerungen der Aktivität vermeidet, können diese Verletzung vermeiden, ebenso die Beachtung der richtigen Technik beim Ausüben des Sports.

Langfristige Prognose

Eine vollständige Rückkehr zur sportlichen Aktivität kann erwartet werden, wenn genug Zeit zur Erholung der Sehne und der Entzündungslinderung eingeräumt wird. Die Verletzung tritt jedoch häufig erneut auf. Eine Operation ist im Allgemeinen nicht erforderlich. Kortikosteroidinjektionen werden manchmal angewandt, um Schmerzen zu lindern. Diese müssen aber mit Bedacht erfolgen, da sie das Risiko eines Sehnenrisses erhöhen.

Der Brustmuskel (M. pectoralis major) kommt bei vielen Sportarten zum Einsatz, wenn der Arm ein Gewicht wegdrückt (wie beim Gewichtheben) oder einen anderen Sportler (bei verschiedenen Kontaktsportarten). Repetitive Aktivität, besonders Bankdrücken, kann den Muskel und/oder die Sehne reizen, was Beschwerden verursacht und die Beweglichkeit einschränkt.

Ursache der Verletzung

Exzessive Belastung des M. pectoralis major, besonders beim Bankdrücken. Starke Krafteinwirkung auf den Muskel beim Drücken und/oder Schieben bei Kontaktsportarten. Sturz auf einen oder beide ausgestreckten Arme.

Anzeichen und Symptome

Schmerzen und Schwäche in der Schulter. Schwierigkeiten, den Arm zu heben. Schmerzen oder Steifheit beim Anheben.

Komplikationen bei Nichtbehandlung

Eine Reizung des Brustmuskelansatzes verschlechtert sich, wenn sie nicht beachtet wird. Es kann zu Rissen im Muskel oder in der Sehne kommen, was zu verstärkten Schmerzen und zu Schwäche führt sowie die Gefahr einer langfristigen Degeneration von Muskel und Sehne erhöht. Sollte ein Riss am Muskelansatz schwerer werden, kann eine Operation nötig sein.

Erstbehandlung

Aktivität, die zur Reizung geführt hat, sofort beenden. RICER (S. 46) anwenden, um Entzündung und Schmerzen zu lindern. Dann Wärmebehandlung, um den Blutfluss und die Heilung zu fördern.

Rehabilitation und Präventation

Der Brustmuskel und die damit zusammenhängenden Sehnen benötigen ausreichend Zeit für die vollständige Heilung. Ein Krafttraining der Brustmuskeln mit Gewichten und Eigengewichtsübungen (Calisthenics) sind im Allgemeinen hilfreich zur Erreichung des Zustands vor der Verletzung – vorausgesetzt, der Muskel hat keinen ernsthaften Riss erlitten. Die richtige Technik beim Training mit Gewichten sowie eine langsame, allmähliche Steigerung der Belastung der Brustmuskeln kann diese Verletzung verhindern.

Langfristige Prognose

Bei einer angemessenen Behandlung und Regenerationszeit, kombiniert mit langsam aufbauendem Krafttraining des Brust- und Schultermuskelkomplexes, kann der Sportler mit einer völligen Wiederkehr seiner normalen Aktivität rechnen.

Eine »frozen shoulder« bzw. eine steife Schulter verursacht aufgrund von Schmerzen eine schwere Beeinträchtigung der Schulterbeweglichkeit. Die Erkrankung resultiert aus anormalen Gewebebändern, die sich an der Gelenkkapsel bilden, dabei die Beweglichkeit einschränken und Schmerzen bei Bewegung verursachen. Bei dieser Erkrankung fehlt häufig die Synovialflüssigkeit, die normalerweise den Gelenkspalt befeuchtet. Eine idiopathische adhäsive Kapsulitis kommt häufiger bei Frauen und Diabetikern vor. Die Verletzung kann bei einem Sportler nach einem Trauma der Schulter auftreten.

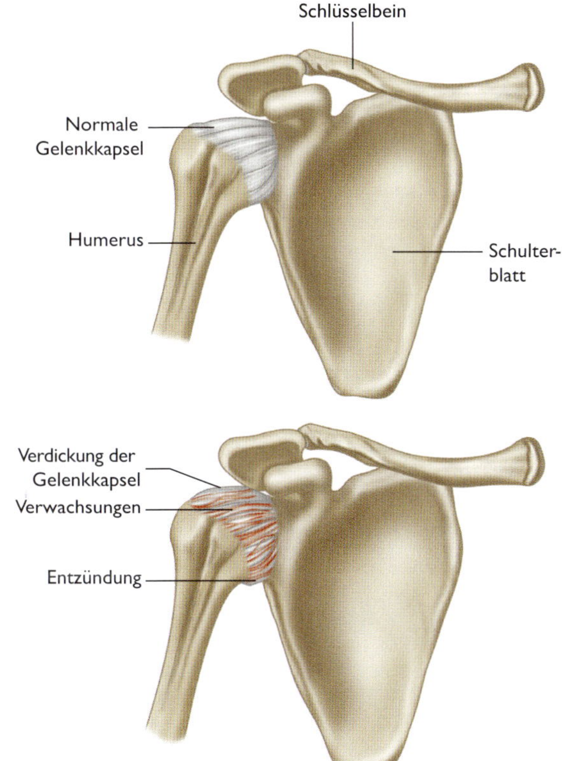

Ursache der Verletzung

Bildung von Narbengewebe als eine Folge einer Schulterverletzung. Bildung von Verwachsungen als Folge einer Operation an der Schulter. Wiederholte Risse in den Weichteilen, die das Glenohumeralgelenk umgeben.

Anzeichen und Symptome

Dumpfer Schmerz in der Schulterregion, nachts häufig schlimmer. Bewegungseinschränkung der Schulter. Schmerzen beim Bewegen des betroffenen Arms.

Komplikationen bei Nichtbehandlung

Eine »frozen Shoulder« hat die Tendenz, sich mit der Zeit zu verschlechtern, wenn keine angemessene Behandlung und ausreichende Erholung erfolgen. Eine sportliche Aktivität, die die betroffene Schulter mit einschließt, führt sehr wahrscheinlich zu weiteren Verwachsungen des Gelenks, mit weiteren Schmerzen und Bewegungseinschränkungen. Bildung von Narbengewebe kann dessen operative Entfernung erforderlich machen.

Erstbehandlung

Anwendung feuchter Wärme, um das betroffene Gelenk zu lockern. Muskelrelaxantien, um die Muskeln an Schulter und Arm zu lockern.

Rehabilitation und Präventation

Die feuchte Wärme sollte von Dehnungsübungen begleitet werden, um die Beweglichkeit schrittweise wiederherzustellen. Die Wärmebehandlung sollte mit ärztlich überwachter Physiotherapie kombiniert werden. Zur Vorbeugung einer steifen Schulter kann es hilfreich sein, die Schulter mehrere Male täglich ganz durchzubewegen sowie Kräftigungsübungen durchzuführen. Verletzungen der Schulter sollten umgehend ärztlich begutachtet werden, um die Bildung von Narbengewebe möglichst zu vermeiden.

Langfristige Prognose

Die Dauer der Genesungszeit nach einer steifen Schulter variiert je nach Ursache der Erkrankung sowie dem Alter und Gesundheitszustand des Sportlers bzw. der Vorgeschichte der Schulterverletzung. Wenn der Zustand sich nach 4 bis 6 Monaten nicht verbessert, kann eine Operation nötig werden. Bei dieser Verletzung kommt es häufig zu bleibenden Beschwerden und Bewegungseinschränkungen.

Schulterdrücken im Stehen

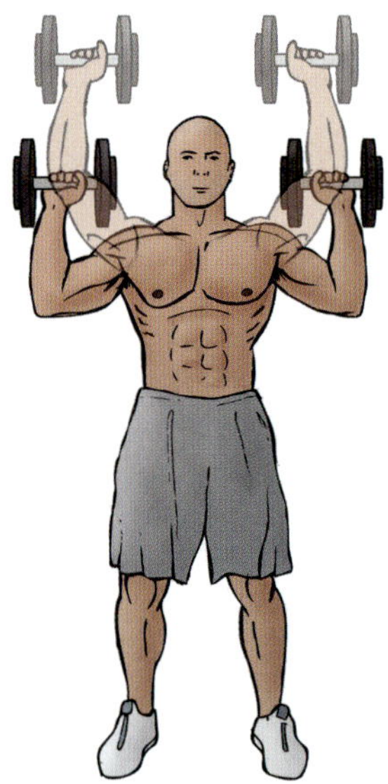

Die Hanteln so greifen, dass die Handflächen nach oben zeigen und die Hanteln sich auf Höhe der Ohren befinden. Die Hanteln nach oben drücken und dann langsam wieder herab führen, bis auf Höhe der Ohren (nicht darunter). Bewegung wiederholen.

Seitliches Anheben

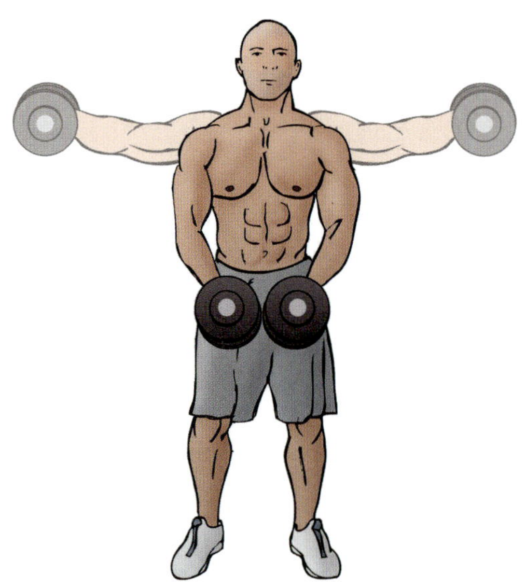

Mit jeder Hand eine Hantel greifen, sodass die Handflächen sich gegenüberliegen. Beide Arme gleichzeitig zur Seite ausstrecken, sodass die Handflächen nach unten zeigen. Bringen Sie die Hanteln in die Ausgangsposition zurück. Wiederholen Sie die Übung.

Abwechselndes Anheben nach vorne

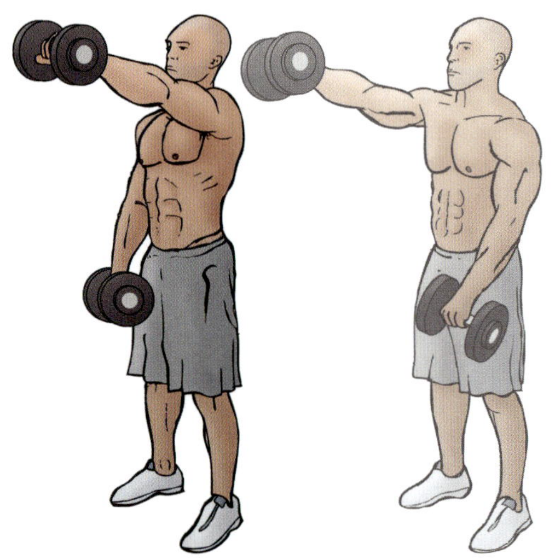

Mit jeder Hand eine Hantel greifen und im Stehen auf den Oberschenkel legen. Eine Hantel anheben, sodass die Handflächen nach unten zeigen. Dann die Hantel wieder in die Anfangsposition zurücksinken Lassen und die Übung mit dem anderen Arm wiederholen.

Abwechselnde Hantel-Curls

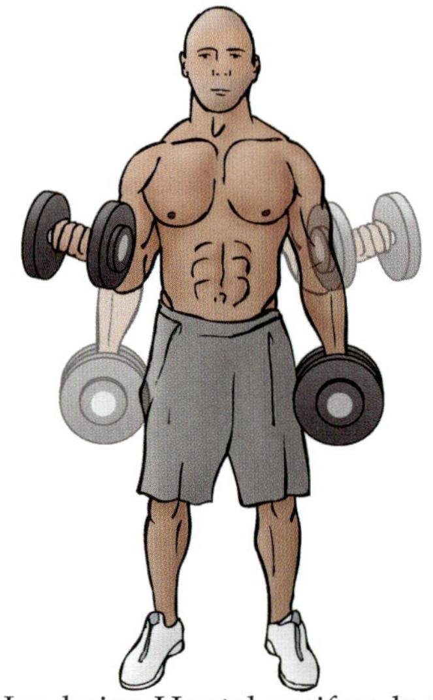

Mit jeder Hand eine Hantel greifen, locker an den Seiten hängen lassen. Jeweils eine Hantel anheben, indem der Ellenbogen gebeugt und die Hantel bis auf Brusthöhe gebracht wird. Dann die Hantel langsam wieder in die Ausgangsposition zurückbringen. Mit dem anderen Arm wiederholen.

Liegestütze

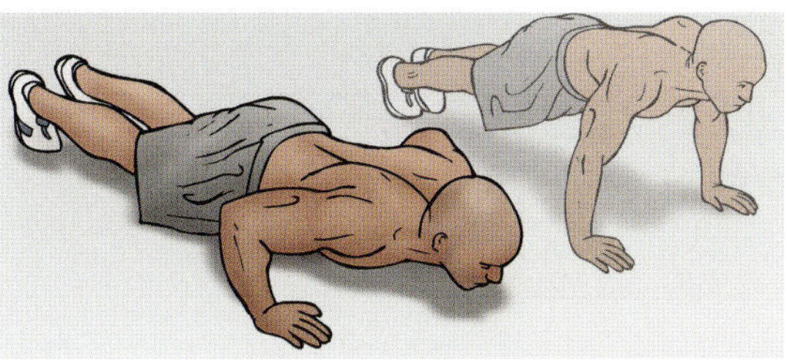

Mit dem Gesicht nach unten auf den Boden leben, die Handflächen auf Schulterhöhe mit etwas Abstand zu den Schultern. Den Körper anheben, indem man mit den Händen gegen den Boden drückt, bis die Ellenbogen durchgedrückt sind. Den Körper wieder nach unten bringen, bis die Brust den Boden leicht berührt, und dann die Übung wiederholen.

Schulterdehnung hinter dem Rücken

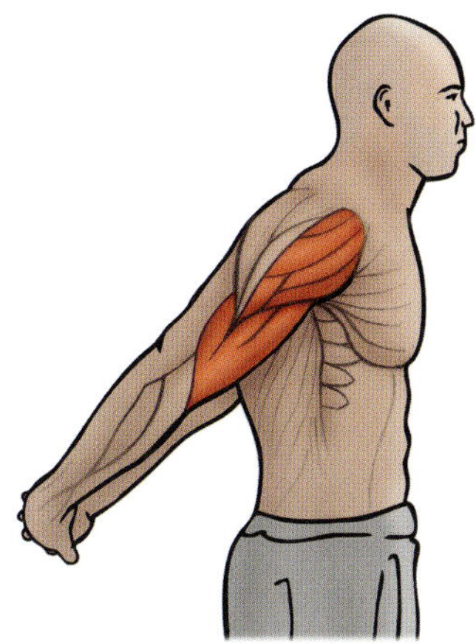

Aufrecht stehen, die Hände hinter dem Rücken verschränken. Langsam die Hände nach oben bringen.

Brustdehnung mit Stütze

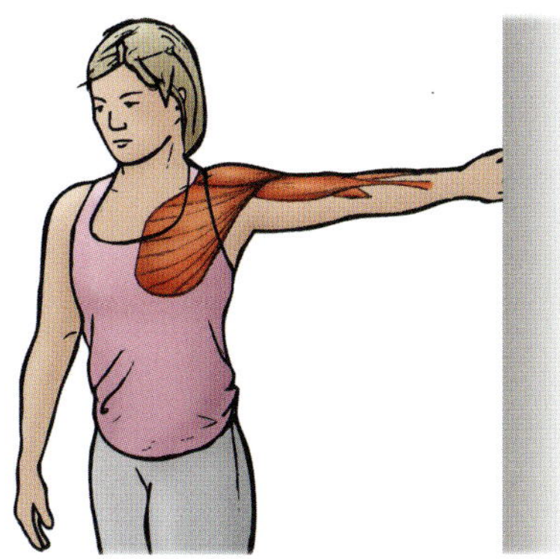

Aufrecht stehen, einen Arm zur Seite ausgestreckt und parallel zum Boden. Halten Sie sich an einem unbeweglichen Objekt fest und drehen Sie dann Schulter und Körper weg von Ihrem ausgestrecktem Arm.

KAPITEL 10

Sportverletzungen an Rücken und Wirbelsäule

ANATOMIE UND PHYSIOLOGIE

Die Wirbelsäule besteht aus einzelnen Knochen, genannt Wirbel, die durch Bandscheiben aus Bindegewebsknorpel getrennt werden. Insgesamt gibt es 7 Halswirbel, 12 Brustwirbel, 5 (die größten Gewichte tragenden) Lendenwirbel, 5 (verschmolzene) Kreuzwirbel und 3 bis 4 (verschmolzene) Wirbel im Steiß (Steißbein). Zwischen zwei übereinanderliegenden Wirbeln findet jeweils nur eine geringe Bewegung statt, aber im Ganzen ist die Wirbelsäule sehr mobil. In den Bandscheiben befindet sich, geschützt durch einen dicken Ring aus Bindegewebe oder Faserknorpel (Annulus fibrosus), ein gallertartiges Material namens Nucleus Pulposus.

Die Bandscheiben sorgen für Beweglichkeit, federn Stöße ab und schützen die Wirbelsäule. Hinten ihnen läuft zentral durch die Wirbelsäule der Spinalkanal – vom Hirnstamm bis auf die Höhe des ersten oder zweiten Lendenwirbels.

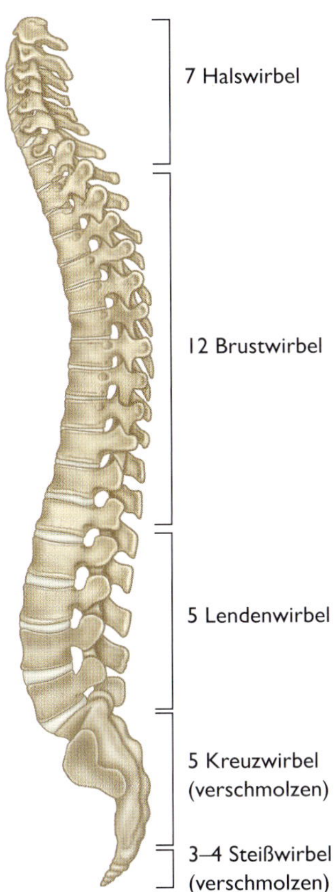

Die Wirbelsäule in der Seitenansicht

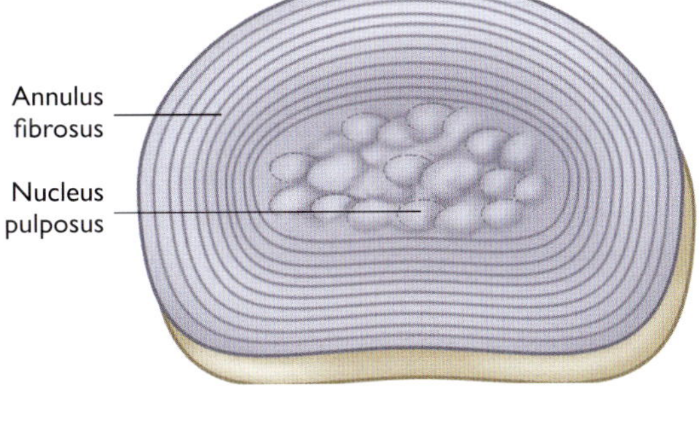

Querschnitt einer Bandscheibe im Lumbalbereich

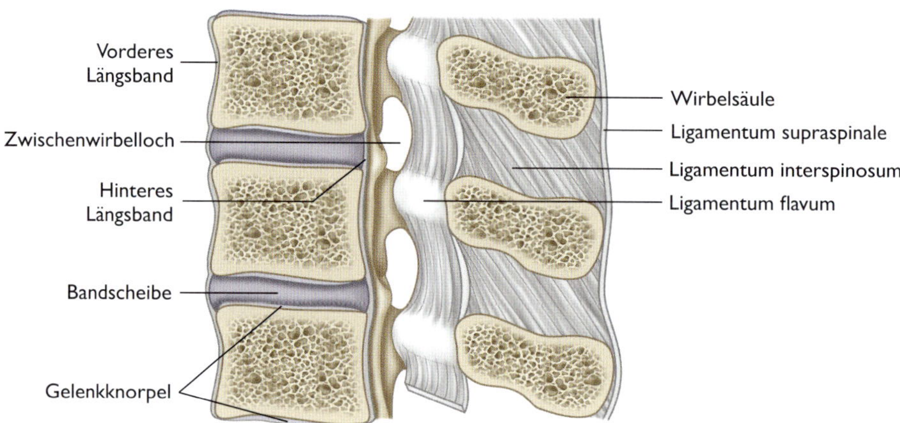

Sagittalschnitt eines Wirbels

Bänder bestehen aus fibrösem, elastischen Gewebe und verbinden die Knochen miteinander. Einige dieser Bände unterstützen die Wirbelsäule: Das vordere und hintere Längsband verbinden die Wirbelkörper im Hals-, Brust- und Lendenbereich, während das Ligamentum supraspinale mit den Dornfortsätzen der Wirbel verbunden ist. Im Halsbereich wird es verstärkt und Nackenband (Ligamentum nuchae) genannt. Die Ligamenta flava verbinden die ventralen Teile der Laminae zweier übereinanderliegender Wirbel von C2/C3 bis L5/S1. Bänder, Muskeln und Sehnen arbeiten zusammen, um die von außen auf die Wirbelsäule einwirkenden Kräfte zu verarbeiten, insbesondere beim Beugen und Aufrichten.

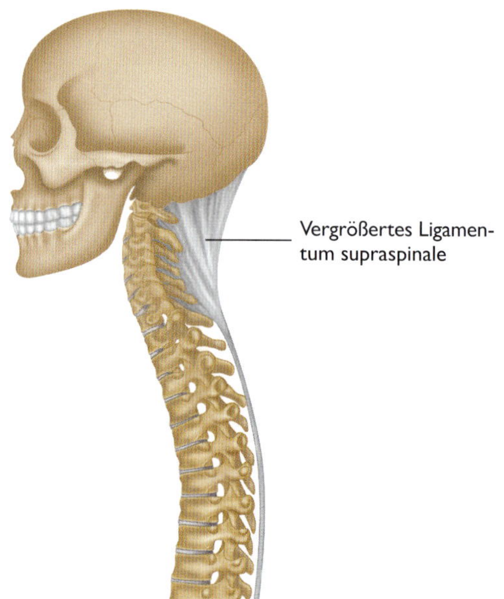

Ligamentum nuchae

Die Muskeln um die Wirbelsäule dienen hauptsächlich der Stabilisierung der Wirbelsäule und sollen den Körper in einer aufrechten Stellung halten. Die Muskeln am Rücken und an den Seiten sorgen dafür, dass Oberkörper und Wirbelsäule sich nach vorn und zur Seite beugen, strecken, überstrecken und drehen können.

Der Latissismus dorsi ist der breiteste von allen und einer der wichtigsten Muskeln beim Klettern, da er die Schultern nach unten hinten und den Rumpf nach oben zieht, wenn man sich mit den Armen festhält. Nicht nur beim Klettern, auch in der Gymnastik (Ringe und Parallelbarren), beim Schwimmen und Rudern wird er beansprucht. Er ist rautenförmig und befindet sich zwischen Schulterblatt und Wirbelsäule. Der quadratische Lendenmuskel führt vom Darmbeinkamm und vom Ligamentum iliolumbale um die Taille bis zur untersten Rippe und den-Querfortsätzen von L1 bis L4. Seine Aufgabe ist das seitliche Beugen des Oberkörpers und dessen Schutz vor einem gleichzeitigen Zug in die entgegengesetzte Richtung.

Die Zwischenrippenmuskeln sind dünne Muskelschichten, die, wie der Name schon sagt, zwischen den benachbarten Rippen verlaufen. Die äußeren Zwischenrippenmuskeln der unteren Rippen verbinden sich mit den Fasern der äußeren schrägen Bauchmuskeln, die sie überdecken, sodass eine durchgehende Muskelschicht entsteht. Die inneren Zwischenrippenmuskeln liegen unter den äußeren Zwischenrippenmuskeln und verlaufen schräg.

Der Rückenstrecker (Erektor spinae, auch Sacrospinalis genannt) besteht aus drei Muskelgruppen, die wie parallele Säulen angeordnet sind – von lateral nach medial: Iliocostalis, Longissimus und Spinalis. Der Longissimus bildet den mittleren Bereich des Rückenstreckers und kann in einen thorakalen (Thoracis), zervikalen (Cervicis) und ein Kopfteil (Capitis) unterteilt werden. Der Spinalis ist der medialste Bereich des Rückenstreckers und lässt sich wiederum in Thoracis, Cervicis und Capitis unterteilen.

Der M. transversospinalis besteht aus drei kleinen Muskelgruppen tief unter dem Rückenstrecker. Anders als dieser selbst, liegen diese drei Gruppen – Semispinalis, Multifidus und Rotatores – übereinander statt nebeneinander. Die Muskelstränge ziehen im Allgemeinen nach oben sowie medial vom Processus transversus zu dem darüberliegenden Processus spinosus. Der Multifidus gehört zum Transversospinalis und liegt in der Furche zwischen den Dornfortsätzen und ihren Querfortsätzen sowie unter dem Semispinalis und dem Rückenstrecker. Die Rotatores sind die am tiefsten liegende Schicht dieser Gruppe.

Die Interspinales sind kurze, unbedeutende Muskeln an beiden Seiten des Ligamentum interspinale. Wie die Interspinales sind auch die Intertransversarii kurze und unbedeutende Muskeln. Im Hals- und Brustbereich gibt es die Intertransversarii anteriores und posteriores, im Lendenbereich die Intertransversarii laterales und mediales.

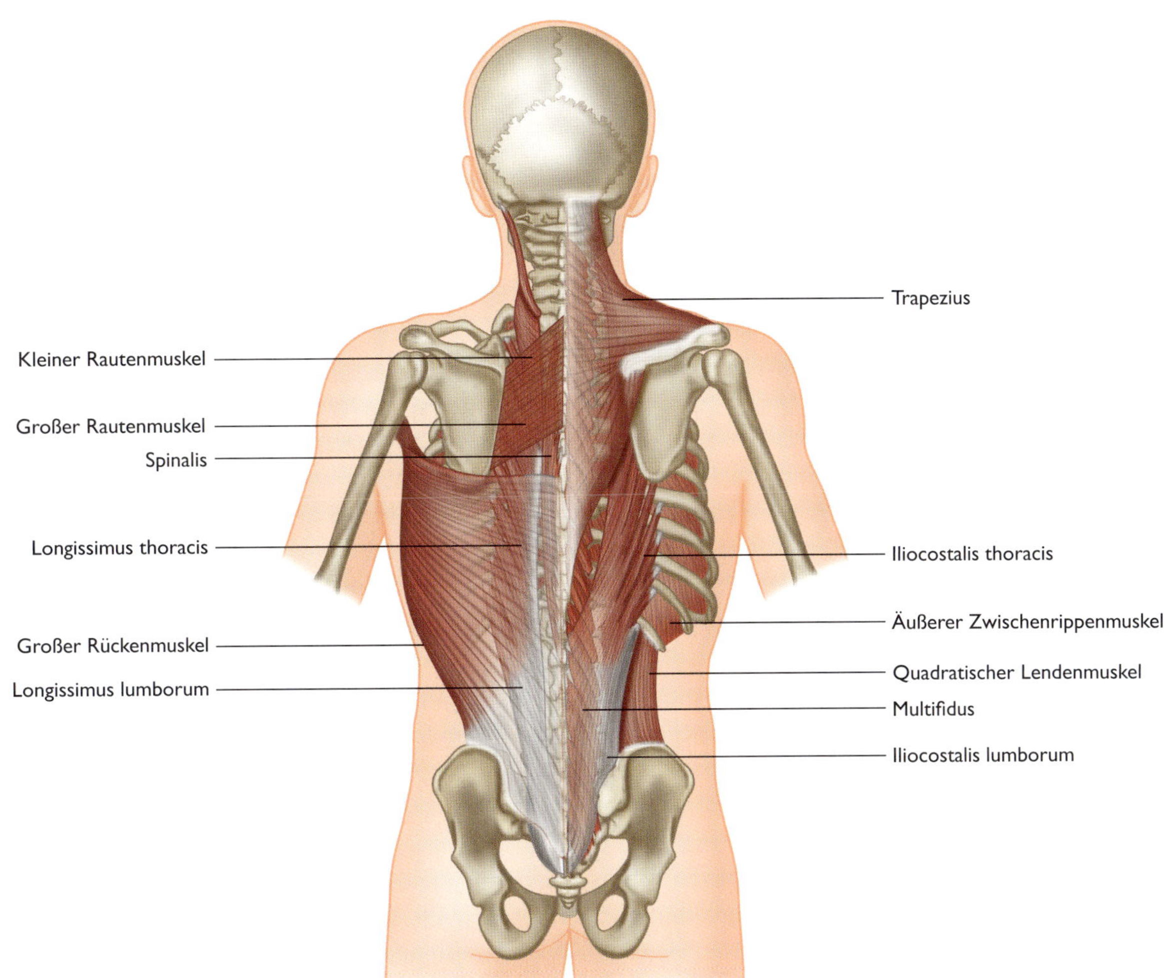

Rückenmuskeln

Eine Muskelzerrung ist eine häufige Sportverletzung, die zum Beispiel durch das Anheben von Gegenständen, plötzliche Bewegungen, einen Sturz, einen Zusammenstoß mit anderen Sportlern oder sonstige Aktivitäten verursacht werden kann, bei denen die Rückenmuskeln beteiligt sind. Der Schmerz zieht oft durch den unteren Rücken oder den Lendenbereich und kann mittelschwer bis schwer sein. Er verweist auf eine Überdehnung von Muskeln und Sehnen in dem Bereich.

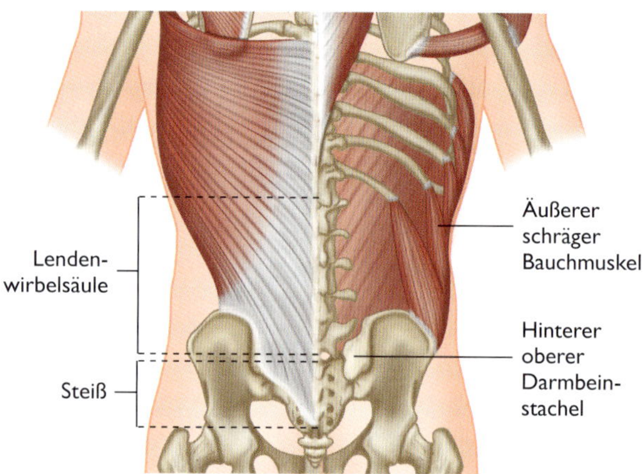

Ursache der Verletzung

Plötzliche Belastung der Rückenmuskeln durch Heben oder abrupte Bewegungen, die die Rückenmuskeln miteinbeziehen. Wiederholte Belastung. Eine schlechte Technik oder eine schlechte Körperhaltung.

Anzeichen und Symptome

Schmerzen, Steifheit und Beweglichkeitsverlust im Rücken.

Komplikationen bei Nichtbehandlung

Schmerzen durch eine Überbelastung lassen sich meist durch Ruhe lösen. Eine vollkommene Missachtung kann jedoch zu chronischem Schmerz, Steifheit und Missempfindungen führen sowie zur Schädigung von Muskeln und Sehnen. Muskelspasmen durch Entzündungen können weitere, teils schwere Schmerzen nach sich ziehen.

Erstbehandlung

Mit angezogenen Knien auf einer harten Unterlage auf den Rücken legen (nicht auf den Bauch). Kühlen. Schmerzmittel und Entzündungshemmer.

Rehabilitation und Prävention

Nach der Verwendung von Eis zur Verminderung der Entzündung sollte eine vorsichtige Wärmetherapie folgen, um die Schmerzen zu verringern. Die Erholungszeit ist ganz unterschiedlich, abhängig vom Schweregrad und dem Ort der Verletzung sowie dem allgemeinen Gesundheitszustand des Sportlers. Wenn die Muskeln begonnen haben, zu heilen, sollten sie moderat eingesetzt werden, um zu verhindern, dass eine Atrophie und bleibende Schäden folgen. Später können sich Übungen zur Kräftigung und Wiedererlangung der Beweglichkeit anschließen, um ein erneutes Auftreten der Schmerzen zu verhindern.

Langfristige Prognose

Muskelzerrungen am Rücken sind häufig recht schmerzhaft, verheilen aber üblicherweise zur Gänze, ohne einen Verlust der Beweglichkeit oder Schmerzen zurückzulassen. Eine erneute Verletzung kann auftreten, vor allem, wenn die Verletzung schwerwiegend war. Ein operativer Eingriff ist bei Muskelzerrungen nur dann erforderlich, wenn es zu Rissen im Gewebe oder in den Sehnen gekommen ist.

Plötzliche, abrupte Bewegungen, wiederholter Stress und eine wiederholte oder übermäßige Belastung für die Bänder der Wirbelsäule kann zu einer Überdehnung oder einem Reißen führen. Solche Verletzungen kommen bei ganz verschiedenen Sportarten vor und führen zu Schmerzen sowie zu verschiedenen Formen und Abstufungen eingeschränkter Beweglichkeit.

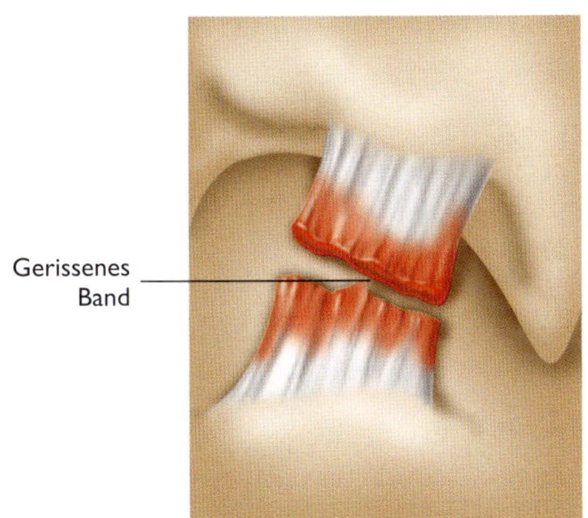

Ursache der Verletzung

Anheben von zu schweren Gegenständen. Plötzliche Verdrehung der Wirbelsäule, zum Beispiel bei einem Sturz beim Skifahren oder einer anderen Sportart. Unvorhergesehene Bewegung mit Rückenbeteiligung.

Anzeichen und Symptome

Schmerzen beim Aufrichten des Rückens und Steifheit. Schwierigkeiten beim Vorbeugen. Druckempfindlichkeit und Entzündungen.

Komplikationen bei Nichtbehandlung

Gezerrte Bänder müssen üblicherweise ruhig gehalten werden. Schmerzen und Steifheit verhindern normale Aktivitäten. Werden diese vor der notwendigen Heilung erneut ausgeübt, kann das Band weiter reißen und dauerhaft beschädigt werden. Selbst eine leichte Bänderdehnung kann bei Missachtung sehr schmerzhaft werden und zur Bewegungsunfähigkeit führen.

Erstbehandlung

RICER (S. 46) anwenden. Entzündungshemmende Medikamente.

Rehabilitation und Prävention

Bei leichten bis mittleren Bänderdehnungen sollten nach einigen Tage Ruhe alle normalen, nichtsportlichen Tätigkeiten wieder aufgenommen werden können. Dadurch wird die Beweglichkeit der Wirbelsäule wiederhergestellt und ein Muskelabbau verhindert. Kräftigungsübungen erst nach vollständiger Wiederherstellung. Vor dem Sport Aufwärm- und Dehnübungen machen, auf eine gute Körperhaltung und richtige Technik achten, um diese Verletzung zu vermeiden.

Langfristige Prognose

Für weniger als 5 Prozent der Rückenverletzungen ist ein operativer Eingriff erforderlich – bei Bänderdehnungen noch seltener. Oft sind jedoch sechs bis acht Wochen Erholungszeit notwendig; bei schwierigen Fällen noch länger. Wird die Verletzung nicht vollständig ausgeheilt, besteht die Gefahr einer neuen Verletzung.

Eine Prellung ist eine geschlossene Verletzung der Weichteile, die durch einen Schlag oder Stoß gegen einen Muskel, eine Sehne oder ein Band verursacht wird. Prellungen führen zu Blutergüssen und Farbveränderungen der Haut, da sich das Blut um der Ort des Traumas ansammelt. Prellungen am Rücken geschehen oft bei Kontaktsportarten wie Fußball und Hockey durch Gewalteinwirkung oder Stürze auf den Rücken.

Bei Prellungen wird die Unterhaut (das Subkutangewebe) verletzt. Da in der Muskulatur zahlreiche Gefäße verlaufen und diese zum Zeitpunkt des Schlags üblicherweise gut durchblutet werden, gelangt Blut aus zerrissenen Gefäßen in die Haut und Unterhaut und verursacht so einen Bluterguss oder eine Ekchymose (Verfärbung eines Hautareals). Aus den beschädigten Kapillaren gelangt das Blut in das benachbarte Gewebe. Die meisten durch sportliche Aktivitäten verursachten Prellungen sind zwar recht leicht, aber einige können auf schwere Verletzungen wie Knochenbrüche oder interne Blutungen hinweisen.

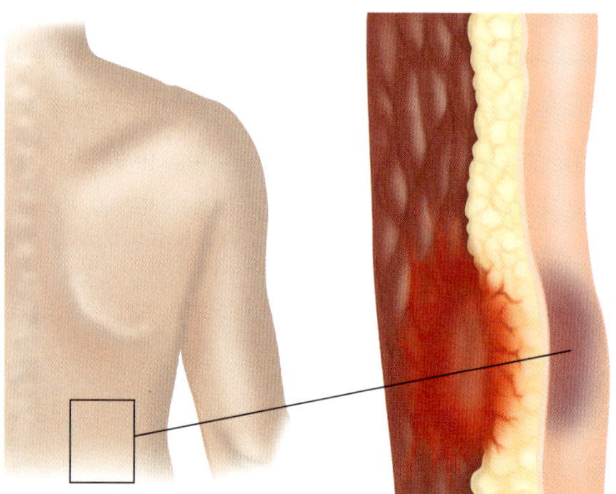

Ursache der Verletzung
Überlastung oder Überdehnung der Muskeln durch einen Schlag auf den Rücken, der bei einem Kontaktsport durch einen anderen Sportler oder ein Sportgerät ausgeführt wird. Schwerer Sturz auf den Rücken.

Anzeichen und Symptome
Schmerz an der Stelle der Verletzung. Druckempfindlichkeit. Blaue, lilafarbene, orangene oder gelbe Verfärbung der Haut. Schmerzhafte Spasmen und knotenähnliche Kontraktionen, die einen Schutzmechanismus darstellen.

Komplikationen bei Nichtbehandlung
Prellungen können auf schwerwiegendere Verletzungen hinweisen, unter anderem Frakturen, Hämatome und andere interne Blutungen, die einer sofortigen ärztlichen Behandlung bedürfen.

Erstbehandlung
Sportliche Aktivität beenden und verletzten Bereich kühlen, um Schwellungen zu vermeiden. Bei Bedarf Entzündungshemmer und Schmerzmittel. Andere sportliche Aktivitäten ausführen.

Rehabilitation und Prävention
Üblicherweise reicht es aus, Druck auf die geprellte Stelle zu vermeiden, sie nicht weiter zu verletzen und zu kühlen. Da Prellungen meist durch Einwirkung stumpfer Gewalt verursacht werden, sind sie bei Kontaktsportarten zwar nicht vermeidbar, doch ein richtiger Konditionsaufbau und die richtige Ernährung mit viel Vitamin C können helfen, die Schwere der Prellungen gering zu halten. Nach der Verletzung helfen gegebenenfalls oberflächliche Wärme, Ultraschall, Massage sowie angemessene Dehnungs- und Widerstandsübungen.

Langfristige Prognose
Rückenprellungen heilen schneller als Muskelverletzungen oder Bänderdehnungen. Der Schweregrad ist von verschiedenen Faktoren abhängig, unter anderem von der Muskelspannung oder -entspannung zum Zeitpunkt der Verletzung. Der Schmerz verschwindet üblicherweise innerhalb von Tagen oder Stunden, auch die Blutergüsse heilen ab. Sportler können ohne langfristige Schäden bald wieder aktiv werden, auch wenn es in sehr schwerwiegenden Fällen bis zu vier Wochen lang dauern kann.

Bandscheiben sind bindegewebige Segmente zwischen den Wirbeln der Wirbelsäule. Sie schützen vor Erschütterungen und ermöglichen die harmonische Bewegung von Hals und Rücken, ohne dass die Wirbel aneinanderreiben.

Ein Bandscheibenvorfall (bzw. eine Diskushernie) tritt auf, wenn eine den Druck absorbierende Bandscheibe reißt oder bricht. Das gallertartige Material aus dem Inneren der Bandschiebe fließt in das sie umgebende Gewebe, führt zu lokalen Entzündungen und Druck auf die Spinalnerven sowie manchmal das Rückenmark selbst an der Stelle, an der sie den Spinalkanal verlassen. Ein Bandscheibenvorfall geschieht üblicherweise im unteren Rückenbereich, auch wenn generell alle Bandscheiben brechen können.

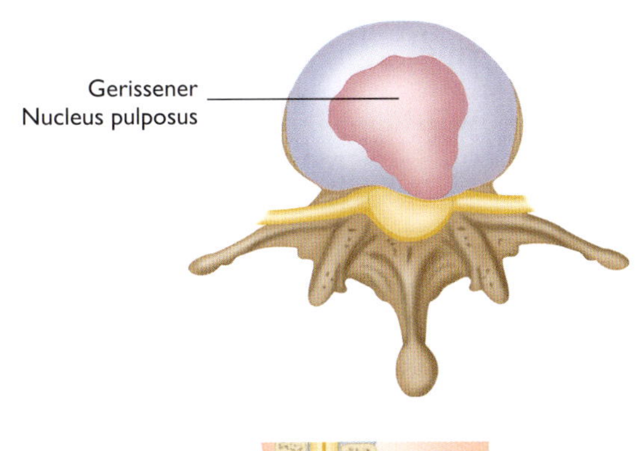

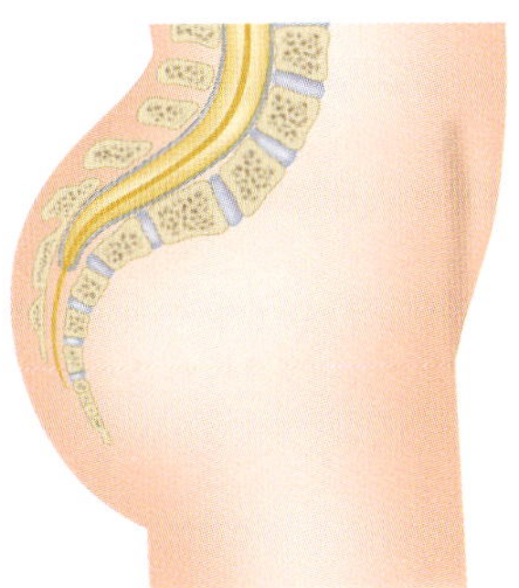

Ursache der Verletzung

Falsche Technik beim Gewichtheben. Übermäßige Belastung. Verletzung der Bandscheibe durch Gewalteinwirkung.

Anzeichen und Symptome

Schmerzen im Nacken oder Rücken. Taubheit, Kribbeln oder Schmerzen in Gesäß, Rücken, Armen oder Beinen. Veränderungen der Darm- oder Blasenfunktion (selten, sollte aber als Notfall behandelt werden).

Komplikationen bei Nichtbehandlung

Bandscheibenvorfälle müssen ärztlich untersucht und behandelt werden. Die Symptome können auf ein anderes, zugrundeliegendes Leiden hinweisen wie Frakturen, Tumore, Infektionen oder Nervenschäden, die schwerwiegende und manchmal lebensbedrohliche Folgen haben können.

Erstbehandlung

Bettruhe, wechselweise Wärme und Kälte. Entzündungshemmer und Schmerzmittel.

Rehabilitation und Prävention

Ruhe und wenig Aktivität über mehrere Tage. Eine normale, nicht sportliche Betätigung sollte jedoch bald wieder aufgenommen werden, um einen Muskelabbau zu vermeiden und die Wirbelsäule beweglich zu halten. Physiotherapie kann mit Massagen und vorsichtigen Übungen kombiniert werden, um nach Abklingen der Schmerzen den Rücken wieder zu belasten. Um die Verletzung in Zukunft zu vermeiden sind Kräftigungs- und Dehnungsübungen, ein ordentliches Aufwärmen und die richtige Technik sowie ein Verzicht auf übermäßiges oder abruptes Gewichtstraining geeignet.

Langfristige Prognose

Die meisten Bandscheibenvorfälle lassen sich ohne operativen Eingriff behandeln, wenn genug Zeit zur Erholung gegeben wird. Im Allgemeinen kann damit gerechnet werden, dass die Kraft und die Beweglichkeit vollständig zurückkommen, aber an den Bandscheiben besteht immer ein großes Verletzungsrisiko, insbesondere beim Gewichtheben und bei anderen Sportarten, bei denen die Rückenmuskeln, -sehnen und -bänder sowie die Wirbelsäule selbst stark belastet werden.

Eine vorgewölbte Bandscheibe hat sich aufgrund verschiedener Verschleißprozesse über ihre normale Grenze hinaus nach außen geschoben. Wenn sie auf die mit der Wirbelsäule verbundenen Bänder drückt oder die Nerven einklemmt, treten Schmerzen auf. Ebenso kann der Nucleus pulposus nach außen drücken. Manchmal zeigt eine Bandscheibenvorwölbung (oder Bandscheibenprotrusion) keine Symptome und ist nur auf einer Kernspintomografie sichtbar.

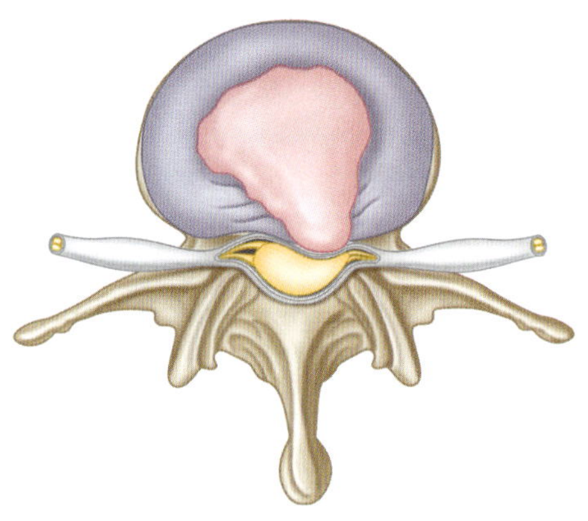

Ursache der Verletzung

Verschleiß und Degeneration durch das Alter. Überdehnung der mit der Wirbelsäule verbundenen Bänder. Wiederholte Überlastung bei falschem Gewichtstraining.

Anzeichen und Symptome

Schmerzen im Rücken, der in die Beine (Lendenwirbel) oder Schultern (Brustwirbel) ausstrahlt. Taubheit, Kribbeln oder Schmerzen im Gesäß, im Rücken, in den Armen oder Beinen.

Komplikationen bei Nichtbehandlung

Eine Bandscheibenvorwölbung verursacht nicht immer Symptome und wird oft ohne Kernspintomografie nicht diagnostiziert. Da sich die Bandscheibe jedoch mit der Zeit immer weiter vorwölbt, kann sie auf die Nerven drücken und Schmerzen verursachen. Eine plötzliche Belastung der Bandscheiben wie bei abrupten Bewegungen oder beim Gewichtheben kann zu einem Riss oder einer Hernienbildung führen, die noch schmerzhafter sind und Ruhe und Rehabilitation erfordern.

Erstbehandlung

Aktivitäten vermeiden, bei denen die Bandscheiben belastet werden. Ruhe und wechselweise Wärme und Kälte, um die Entzündungen und Schmerzen zu lindern.

Rehabilitation und Prävention

Bandscheibenvorwölbungen gehören zum natürlichen Alterungsprozess, sind jedoch manchmal die Vorstufe eines Bandscheibenvorfalls. Sie sind ein Beispiel für eine Verletzung, in der das Gewebe eingegrenzt ist, während bei Bandscheibenvorfällen die natürliche Begrenzung, der Faserring, durchbrochen wird. Übermäßige Belastungen für den Rücken zu vermeiden, können helfen, diese Verletzung zu verhindern.

Langfristige Prognose

Starke Bandscheibenvorwölbungen können mit der Zeit zu einem Bandscheibenvorfall führen, bei dem der Faserring bricht und die gallertartige Masse aus dem Inneren in den Spinalkanal gelangt. In weniger schwierigen Fällen reichen Ruhe und Kühlung aus, damit sich der Sportler wieder schmerzfrei bewegen kann.

In der Lendenwirbelsäule befindet sich zwischen dem oberen und unteren Gelenkfortsatz die Pars interarticularis, der schwächste Knochenabschnitt des vertebralen Neuralbogens und der Bereich zwischen der oberen und unteren Gelenkfacette. Eine Überbelastung kann zu Rissen oder Brüchen in der Pars interarticularis führen, wobei der Wirbel manchmal sogar aus seiner ursprünglichen Position gleiten kann. Der Fachbegriff dafür ist Spondylolisthese. Der unterste Lendenwirbel (L5), an dem die Wirbelsäule auf das Becken trifft, ist am häufigsten betroffen.

Eine Stressfraktur der Wirbelsäule (Spondylolisthese) ist eine häufige Sportverletzung, die durch Überlastung oder Überstreckung der Wirbelsäule auftritt. Gymnastik, Gewichtheben und Fußball sind die für diese Verletzung gefährlichsten Sportarten, besonders betroffen sind jugendliche Sportler in Wachstumsschüben.

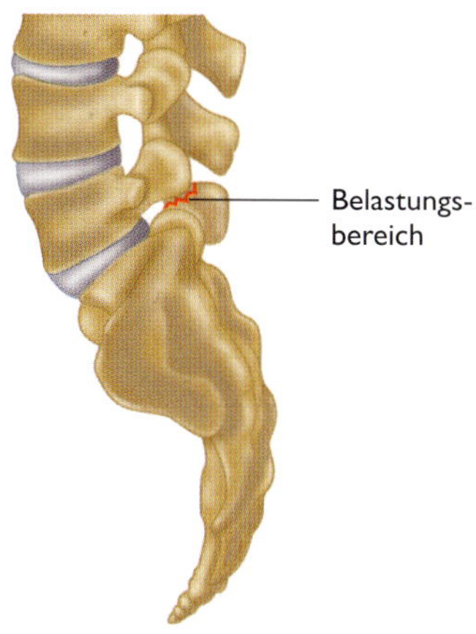

Ursache der Verletzung

Genetische Prädisposition. Mechanische Belastung durch Überbeanspruchung, Beugung, Drehung oder Überstreckung der Lendenwirbelsäule. Wachstumsschübe, insbesondere bei Jugendlichen.

Anzeichen und Symptome

Schmerzen, die sich über den unteren Rücken ausbreiten. Spasmen, die zu Steifheit im Rücken führen. Verkürzung der Muskeln der Oberschenkelrückseite, die zu Haltungsveränderungen führt.

Komplikationen bei Nichtbehandlung

Wenn das durch eine Stressfraktur verursachte Gleiten unbehandelt bleibt, können sich die Symptome verschlimmern und zu Bewegungsunfähigkeit führen. Risse in Knochen brauchen ausreichend Zeit für die Heilung (Remodellierung). Falls sich eine Fraktur vergrößert und schwerwiegender wird, ist gegebenenfalls ein operativer Eingriff erforderlich.

Erstbehandlung

Ruhe und Vermeidung von Be- und Überlastung der Lendenwirbelsäule. Kühlung, Schmerzmittel und Entzündungshemmer. Danach Wärme für eine bessere Durchblutung und schnellere Heilung.

Rehabilitation und Prävention

Nach einer ausreichenden Heilungsphase (bis zu sechs Wochen oder länger, je nach Schweregrad der Verletzung) sollten Beweglichkeits- und Kräftigungsübungen durchgeführt werden. Dabei jedoch eine Überbeanspruchung vermeiden. Training auf harten, starren Böden (Beton) verstärkt den Stress auf die Lendenwirbelsäule und sollte ebenfalls vermieden werden.

Langfristige Prognose

Anders als andere Stressfrakturen heilt eine Spondylolyse (und Spondylolisthese) nicht mit der Zeit von selbst, auch wenn bei ausreichend langer Ruhezeit Lendenfrakturen durch Knochenremodellierung repariert werden, insbesondere bei leichten Fällen. Wenn durch Ruhe und normale Rehabilitation die Beweglichkeit nicht wiederhergestellt werden kann und anhaltende Schmerzen auftreten, ist eventuell ein operativer Eingriff erforderlich, bei dem der Lendenwirbel mit dem Steißbein durch eine Fusion verbunden wird.

Langhantelrudern in Vorbeuge

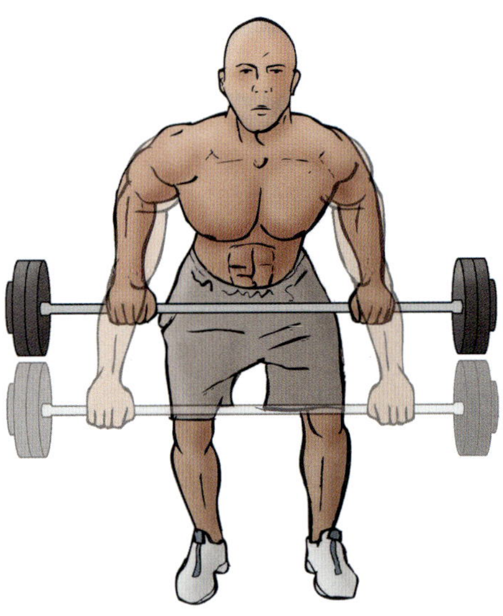

Leicht in die Knie gehen und den Oberkörper aus der Taille nach vorn beugen. Langhantel etwas breiter als schulterbreit umfassen. Hantel in Richtung Brust anheben, langsam absenken und wiederholen.

Einarmiges Kurzhantelrudern

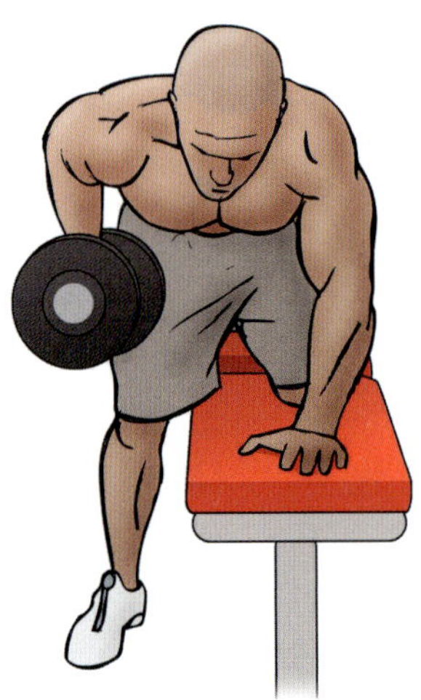

Mit einem Knie und einer Hand auf der Hantelbank abstützen und in der anderen Hand eine Kurzhantel umgreifen. Die Kurzhantel anheben, dabei den Ellenbogen im 90-Grad-Winkel halten, den Rücken fast parallel zum Boden. Hantel langsam nach unten führen und wieder anheben.

Klimmzug

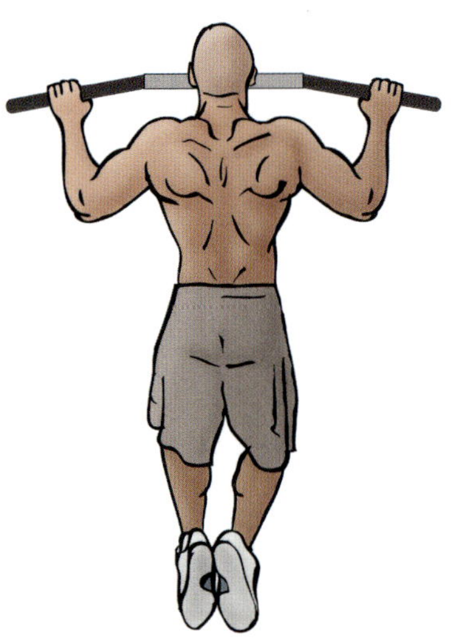

Mit beiden Füßen auf dem Boden die Stange etwas breiter als schulterbreit umfassen. Den Körper hochziehen, bis das Kinn über der Stange ist. Langsam in die Startposition absenken, ohne dass die Füße den Boden berühren. Wiederholen.

Rumpfaufrichten mit der Langhantelstange

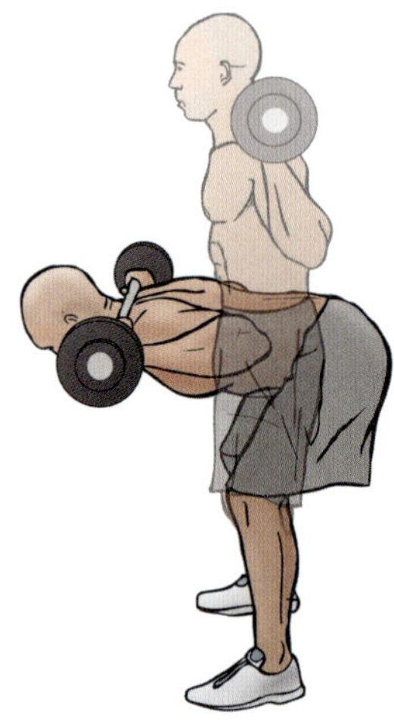

Füße schulterbreit aufstellen, Knie leicht beugen. Langhantel im Nacken positionieren. Oberkörper langsam vorbeugen, bis er parallel zum Boden ist. Dabei den Rücken gerade halten, den Kopf in Verlängerung der Wirbelsäule. Langsam die Langhantel anheben und in die Ausgangsposition zurückbringen.

Arm und Bein gegengleich heben

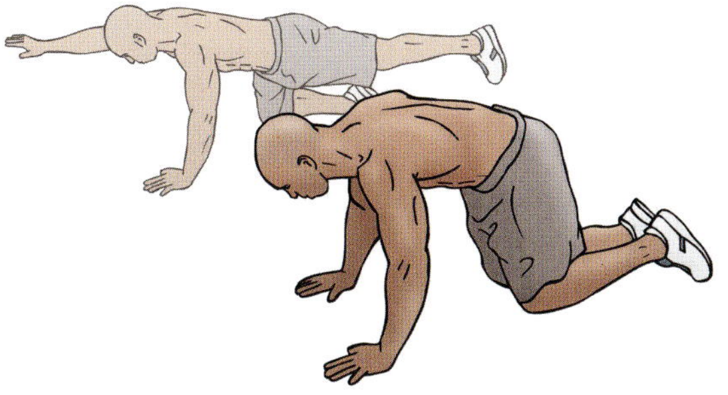

Auf dem Boden knien, Handflächen auf dem Boden. Linken Arm nach vorn, rechtes Bein nach hinten strecken. Zurück in die Ausgangsposition und mit rechtem Arm und linkem Bein wiederholen.

Seitwärtsdehnen im Liegen

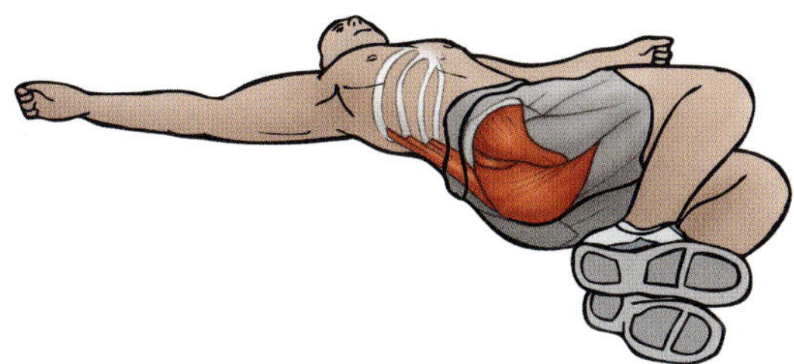

Auf dem Rücken liegen, Beine aufstellen und Knie auf eine Seite fallen lassen. Arme seitlich ausgestreckt lassen und Rücken und Hüfte mit den Beinen rotieren lassen.

Dehnen im Knien

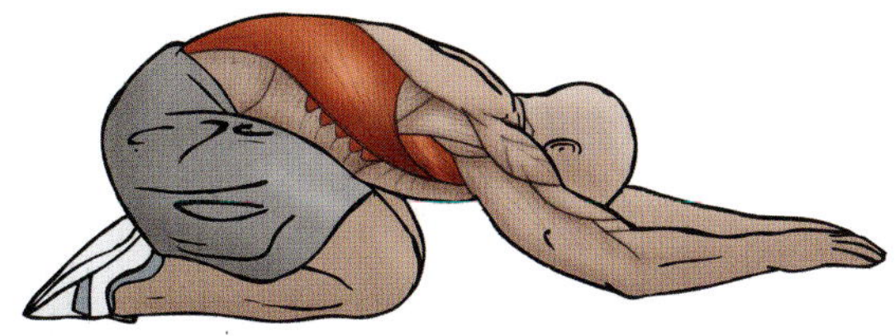

Auf dem Boden knien und die Hände nach vorn strecken. Kopf nach vorn hängen lassen, mit dem Gesäß in Richtung Füße drücken.

KAPITEL 11

Sportverletzungen an Brust und Bauch

ANATOMIE UND PHYSIOLOGIE

Der Brustkorb und seine Rippen schützen die Organe im Brustraum (Thorax) und spielen beim Atemmechanismus eine wesentliche Rolle. Die Muskeln, die dafür verantwortlich sind, dass sich der Brustkorb weitet und Luft in die Lungen gelangt, setzen an den Rippen an. Aufgrund ihrer knorpeligen (kartilaginösen) Ansätze sind die Rippen beweglicher als viele andere Knochen. Sie sind vorn mit dem Brustbein und/oder Rippenbogen und hinten mit den Brustwirbeln verbunden, mit denen sie ein Gelenk bilden.

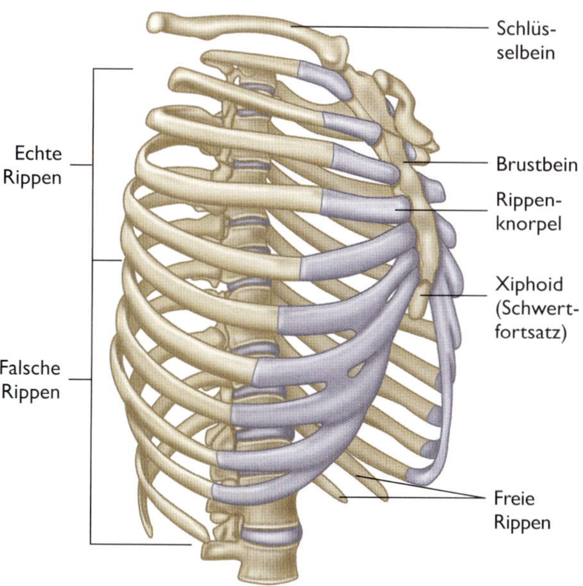

Rippen und Brustbein

Es gibt zwölf Rippenpaare, die aus echten, falschen und freien Rippen bestehen. Die ersten sieben Paare (Rippen 1 bis 7) sind die sogenannten echten Rippen, die über Rippenknorpel direkt mit dem Brustbein verbunden sind. Die nächsten drei Paare (Rippen 8 bis 10) sind die sogenannten falschen Rippen, die über die Rippenknorpel mit dem Brustbein verbunden sind , aber nicht direkt mit dem Brustbein. Die untersten zwei Rippenpaare (Rippen 11 und 12) sind die sogenannten freien Rippen, die weder mit den Rippenknorpeln noch mit dem Brustbein verbunden sind.

Die wichtigsten Skelettmuskeln sind an der Atmung beteiligt: Ohne Atmung wäre ein Leben nicht möglich, auch beim Sport spielt sie eine wesentliche Rolle.

Das Zwerchfell ist der wichtigste Einatemmuskel. Wenn er sich zusammenzieht, senkt sich das Zwerchfell ab, sodass der Brustkorb in alle Richtungen erweitert wird. Es trägt außerdem zur Stabilität der Wirbelsäule bei, da es den intraabdominalen Druck erhöht, und, gemeinsam mit dem M. transversus abdominis, die Bewegung des Oberkörpers kontrolliert sowie das Atemmuster während der Bewegung unterstützt, wobei auch die Gliedmaßen beteiligt sind.

Die äußerste Schicht der Zwischenrippenmuskeln ist für die seitliche Ausdehnung der Brust und die Stabilisierung der Rippen beim Einatmen verantwortlich. Darunter liegen die inneren Zwischenrippenmuskeln, die genau das Gegenteil bewirken und das Ausatmen während der sportlichen Aktivität forcieren. Die Zwischenrippenmuskeln sind anatomisch eng mit den inneren und äußeren schrägen Bauchmuskeln verbunden.

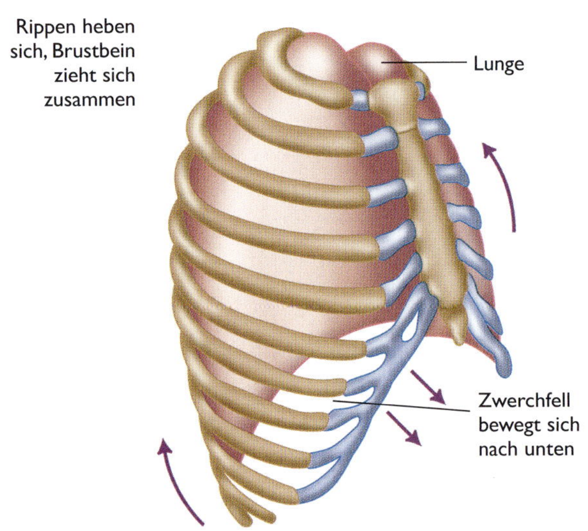

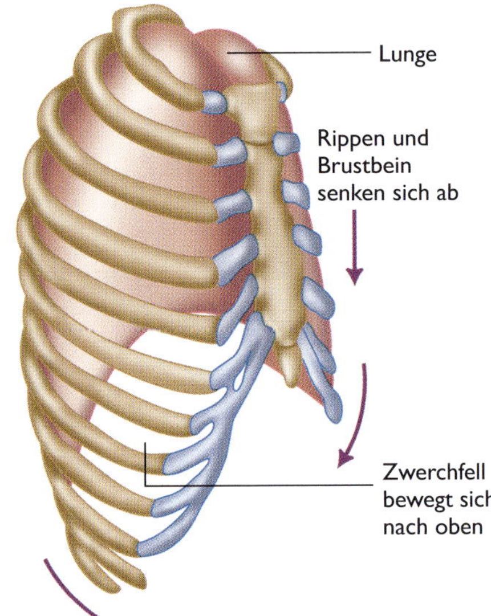

Die Atemmechanik

Die Bauchmuskeln sind die wichtigste Muskelgruppe für die erzwungene Ausatmung. Sie ändern den intraabdominalen Druck, um der Lunge zu helfen, sich zu leeren und den durch das Zwerchfell entstandenen Druck zu übertragen.

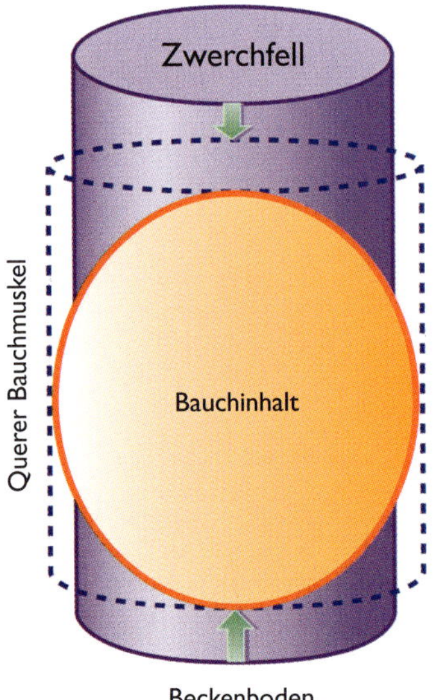

Intraabdominaler Druck

Bei der Beckenbodenmuskulatur handelt es sich um eine Gruppe aus Muskeln und Weichteilgewebe, die den Boden der Bauch- und Beckenhöhle bildet. Sie spielt eine Rolle in der Aufrechterhaltung des intraabdominalen Drucks und der Übertragung der Stabilität, die durch die Atmung erzeugt wird. Hauptsächlich unterstützt sie jedoch die inneren Beckenorgane und sichert die Erhaltung der Kontinenz.

Mit den wichtigsten Atemmuskeln stehen noch andere Muskelgruppen in Verbindung, die aktiviert werden, wenn das Training anstrengend wird. Sie werden gebraucht, um Teile des Körpers zu stabilisieren, um die Atemfunktion zu steigern. Die Scalenusmuskeln helfen bei der tiefen Einatmung, indem sie das erste und zweite Rippenpaar bei der Ausatmung fixieren, während sich die Bauchmuskeln zusammenziehen.

Der Sternocleidomastoideus hebt bei mittlerer bis tiefer Einatmung das Brustbein und erweitert den Brustkorb nach vorn und hinten, wenn die Halswirbelsäule stabil gehalten wird. Der Serratus anterior hilft beim Einatmen, um den Brustkorb seitlich zu erweitern, wenn die Schulterblätter stabil gehalten werden.

Die Brustmuskeln heben beim erzwungenen Einatmen die Rippen an, wobei jedoch die Schulterblätter durch Trapezius und Serratus anterior stabilisiert werden müssen, um ein Abstehen zu vermeiden.

Der Latissimus dorsi oder Große Rückenmuskel ist am erzwungenen Ein- und Ausatmen beteiligt, während der Rückenstrecker die Brustwirbelsäule erweitert und den Brustkorb hebt. Der quadratische Lendenmuskel (M. quadratus lumborum) stabilisiert das zwölfte Rippenpaar, um bei der Atmung dessen Anhebung zu verhindern.

Die Muskeln der vorderen Bauchwand verlaufen zwischen Brustkorb und Becken und stützen den Oberkörper, ermöglichen Bewegungen, halten die Bauchorgane an ihrem Platz und unterstützen den unteren Rücken. Es gibt drei Muskelschichten, deren Fasern in dieselbe Richtung laufen wie die der drei entsprechenden Muskelschichten in der Brustwand. Die am tiefsten liegende Schicht besteht aus dem queren Bauchmuskel (M. transversus abdominis), dessen Fasern etwa horizontal verlaufen. Die mittlere Schicht ist der innere schräge Bauchmuskel, dessen Fasern von der äußeren Schicht gekreuzt werden, also dem äußeren schrägen Bauchmuskel. So entsteht ein X-Muster. Über diesen drei Schichten wiederum erstreckt sich vertikal der gerade Bauchmuskel, jeweils links und rechts neben der Bauchmitte. Er verursacht das berühmte »Sixpack«, das bei trainierten Sportlern und Sportlerinnen gut sichtbar wird.

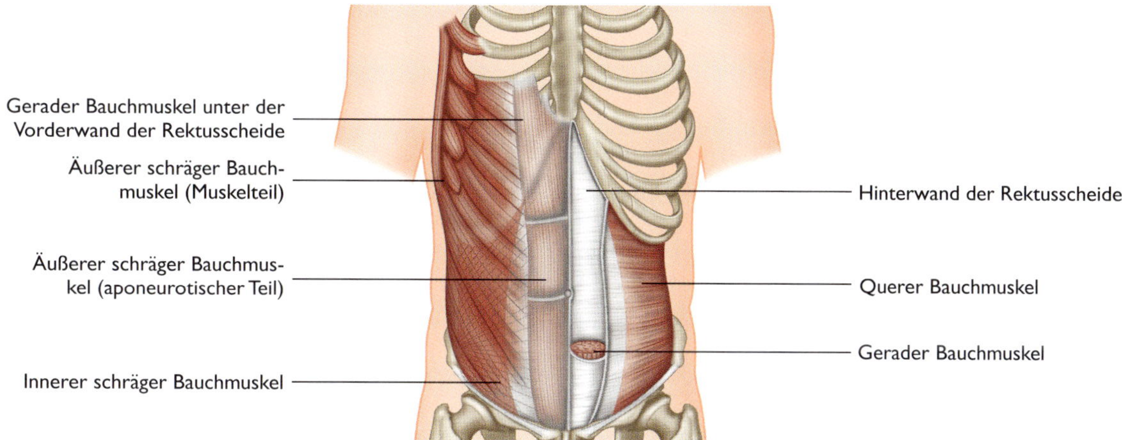

Muskeln des Brust- und Bauchraums: Vorderansicht

Bei Kontaktsportarten wie Fußball und Hockey oder Sportarten, bei denen Stürze und stumpfe Traumata an der Brust möglich sind, kommt es relativ häufig zu Rippenbrüchen. Extremsportarten, Reiten und Kampfsport sind weitere Beispiele. Treten nach einem stumpfen Trauma oder Sturz Schmerzen und Druckempfindlichkeit am Brustkorb auf, insbesondere in Kombination mit Atemschwierigkeiten, sollten diese immer wie ein Rippenbruch behandelt und ärztliche Hilfe eingeholt werden. Wenn Rippen oder ihre knorpeligen Anteile brechen, ist der Brustraum nicht mehr geschützt, und die Muskeln können ihn eventuell nicht mehr ausreichend bewegen, um die Atmung sicherzustellen. So kann es zu verminderter Aufnahme von Luft kommen und zu einem reduzierten Sauerstoffaustausch. Alle Rippen können brechen; meist sind tatsächlich mehr als eine beteiligt.

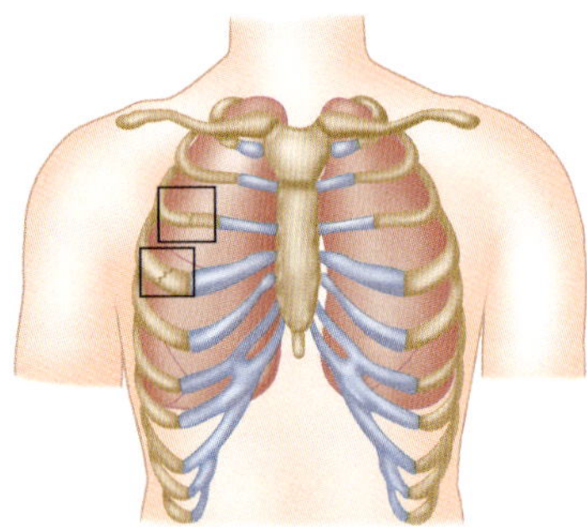

Gebrochene Rippen

Ursache der Verletzung

Harter Schlag gegen Brust, Rücken oder Seite. Sturz mit Landung auf Brust, Rücken oder Seite. Kräftiges Husten, häufig bei Menschen mit geringer Knochendichte, zum Beispiel bei Osteoporose.

Anzeichen und Symptome

Schmerzen und Druckempfindlichkeit an der Bruchstelle, die auch bei Druck auf das Brustbein oder dem Zusammendrücken des Brustkorbs auftreten können. Schmerzen und Schwierigkeiten beim Atmen, insbesondere beim Einatmen. Abhängig von der Anzahl der betroffenen Rippen auch irreguläre Bewegung der Brust beim Atmen sowie Schwellungen.

Komplikationen bei Nichtbehandlung

Gebrochene Rippen, die nicht behandelt werden, schmerzen und können wegen der flachen Atmung zu einer Lungenentzündung führen. Eine ausreichende Sauerstoffzufuhr ist durch die verringerte Luftaufnahme nicht mehr sichergestellt. Die Knochenenden können absplittern, das empfindliche Lungengewebe darunter verletzen und einen Pneumothorax (Luft im Brustraum durch einen partiellen oder vollständigen Lungenkollaps) verursachen. Sogar das Herz kann geschädigt werden. Die allgemeine Stabilität des Brustraums wird ebenfalls beeinträchtigt.

Erstbehandlung

Wenn ein Rippenbruch vermutet wird, sollte sofort ärztlicher Rat eingeholt werden. Gegen Schmerzen helfen Kühlung und Entzündungshemmer. Durch Kompression kann der Bereich stabilisiert werden, bis medizinische Hilfe verfügbar ist. Diese Stabilisierung sollte jedoch nur vorübergehend geschehen, da sie die tiefen Atemzüge verhindert, die für ein gesundes Lungengewebe notwendig sind.

Rehabilitation und Prävention

Rippen heilen durch Ruhe. Mindestens einmal pro Stunde muss ein tiefer, die Lunge erweiternder Atemzug ausgeführt werden, damit keine Entzündungen auftreten. Der verletzte Bereich muss bis zur endgültigen Heilung gut geschützt werden. Da er durch die Atmung ständig in Bewegung bleibt, dauert die Heilung länger, häufig 6 bis 8 Wochen. Wird der Verletzte danach wieder aktiv, sollte der Bereich ein oder zwei weitere Wochen abgepolstert werden.

Der Aufbau von Muskelmasse in Brust und Rücken schützt die Rippen ebenso vor Verletzungen wie passende Schutzkleidung und andere Ausrüstung. Am wichtigsten ist es, ein Trauma des Brustkorbs zu verhindern, um Rippenfrakturen zu vermeiden.

Langfristige Prognose

Bei ausreichender Ruhe heilen Rippenfrakturen üblicherweise vollständig ab. Nach einer ersten Fraktur und vollständigen Heilung ist die Wahrscheinlichkeit eines erneuten Bruchs nicht größer als zuvor. Die Anzahl der betroffenen Rippen kann sich auf die allgemeine Genesungszeit auswirken. Wenn darunterliegendes Gewebe (Herz oder Lungen) betroffen ist, dauert die Heilung möglicherweise deutlich länger.

Die Rippen bilden einen »Käfig«, der die lebenswichtigen Organe im Brustraum schützt. Wenn Rippen an mehreren Stellen brechen, kann ein Knochensegment abgetrennt werden und es kann zu einem instabilen Thorax kommen. Die Brustwand ist somit keine funktionierende, schützende Einheit mehr, und das abgelöste Segment bewegt sich separat – ein gefährlicher Zustand, weil die empfindlichen darunterliegenden Organe bedroht sind und die Rippen wie die Brustwand bei der Atmung eine wichtige Rolle spielen. Der instabile Thorax sollte als medizinischer Notfall behandelt und sofort versorgt werden. Wenn eine Rippe an zwei oder mehreren Stellen gebrochen ist, wird die Integrität der Brustwand beeinträchtigt und die Brustwand verliert ihre Unterstützung. Dies gilt besonders, wenn mehr als eine Rippe beteiligt ist. Bei einer Fraktur des Rippenknorpels besteht die gleiche Gefahr. Die Fähigkeit der Brust, sich auszudehnen und Luft in die Lungen zu pumpen, ist eingeschränkt. Die Atmung wird unregelmäßig und flach. Oft geht die Verletzung mit einer paradoxen Atmung einher, sodass die Brust beim Einatmen zusammenfällt und sich beim Ausatmen erweitert.

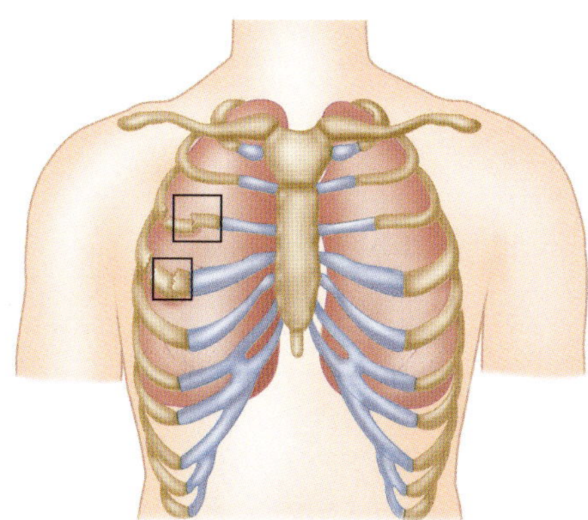

Instabiler Thorax

Ursache der Verletzung

Stumpfes Trauma des Brustkorbs. Sturz oder direkter Schlag auf Brust, Rücken oder Seite. Quetschverletzung des Brustbereichs. Unbehandelter Rippenbruch mit zusätzlichem Trauma.

Anzeichen und Symptome

Unregelmäßiges oder ungleiches Anheben des Brustkorbs. Ein Bereich bewegt sich eventuell unabhängig vom Rest der Brust und gegenläufig zur normalen Atmung. Schmerzen und Druckempfindlichkeit. Schwierigkeiten beim Atmen. Bluterguss und möglicherweise Schwellungen über dem betroffenen Bereich. Instabilität der Brustwand über den gebrochenen Rippen.

Komplikationen bei Nichtbehandlung

Bei einem instabilen Thorax bewegen sich die gebrochenen Rippen frei und können das sich direkt darunter befindliche, empfindliche Lungen- und Herzgewebe beschädigen. Das kann zu einem Pneumothorax führen. Auch ein Hämothorax mit Einblutung in den Pleuraraum, der die Lungen umgibt, ist möglich. Lungenkapazität und Atmung werden durch Schmerzen und Instabilität bei instabilem Thorax beeinträchtigt. Wird die Lunge nicht ausreichend mit Luft versorgt, können eine Hypoxie (zu wenig Sauerstoff in Blut und Gewebe), eine Lungenentzündung und weitere Atemkomplikationen auftreten.

Erstbehandlung

Diese Verletzung ist aufgrund der möglichen Komplikationen ein medizinischer Notfall, sodass sofort ärztliche Hilfe gerufen werden muss. Kühlung und Entzündungshemmer oder Schmerzmittel können helfen, die Schmerzen zu beherrschen. Der verletzte Bereich kann komprimiert und somit stabilisiert werden, bis die Verletzung ärztlich versorgt wird. Das sollte aber nicht langfristig geschehen, da sonst die Belüftung der Lunge beeinträchtigt wird.

Rehabilitation und Prävention

Ruhe ist der wichtigste Aspekt in der Heilungsphase. Der verletzte Bereich muss geschützt werden. Aktivitäten sollten nur langsam wieder aufgenommen und die verletzten Bereiche abgepolstert werden.

Die Muskeln um die Verletzung herum müssen nach der Heilung der Fraktur wieder aufgebaut werden, allerdings vorsichtig und langsam. Kräftigung und Aufbau von Muskelmasse um den Brustkorb schützen vor weiteren Verletzungen. Die dicken Muskeln an Brust und Rücken helfen dabei und bieten einen guten Schutz. Die Seiten des Brustkorbs sollten durch entsprechende Ausrüstung geschützt werden. Am wichtigsten ist es, ein Trauma des Brustkorbs zu verhindern.

Langfristige Prognose

Der instabile Thorax wird meist durch Ruhe und Rehabilitation vollständig geheilt. In einigen Fällen ist zur Stabilisierung der gebrochenen Rippen ein operativer Eingriff erforderlich. Wenn mehrere Rippen betroffen oder mehrere Frakturen pro Rippe aufgetreten sind, dauert die Heilung länger. Auch die Verletzung des darunterliegenden Gewebes kann die allgemeine Zeit bis zur Genesung verlängern.

Eine Zerrung der Bauchmuskeln geschieht durch Überdehnung und/oder ein Reißen der Muskelfasern – eine häufige Verletzung bei vielen Sportarten. Üblicherweise sind Zerrungen nur leicht, aber in schweren Fällen kann der Muskel reißen.

Ursache der Verletzung

Überdehnung des Muskels. Dehnung des Muskels beim gleichzeitigen Zusammenziehen. Plötzliche, heftige Bewegung des Oberkörpers. Direktes Trauma.

Anzeichen und Symptome

Bauchschmerzen im gezerrten Muskelbereich. Schmerzen im unteren Rücken. Muskelspasmen, manchmal Blutergüsse.

Komplikationen bei Nichtbehandlung

Muskelzerrungen am Bauch treten häufig auf und heilen meist durch Ruhe. Fortgesetztes, intensives Training und eine zu kurze Heilungszeit können jedoch zu schwerwiegenderen Verletzungen an Muskeln und Sehnen sowie zu länger andauerndem Schmerz und einer Störung der normalen sportlichen Aktivitäten führen.

Erstbehandlung

RICER (S. 46) anwenden. Entzündungshemmer, Schmerzmittel.

Rehabilitation und Prävention

Ruhe und ausreichend Zeit zur Heilung reichen im Allgemeinen aus, um die Muskelzerrung am Abdomen auszuheilen und zu voller Trainingskapazität zurückzukehren. Danach können gezielte Übungen zur Kräftigung der Bauchmuskeln (langsame Wiederholungsübungen für Bauch und Wirbelsäule) durchgeführt werden. Wichtig sind die richtige Technik sowie ein ausreichendes Dehnen vor der sportlichen Aktivität.

Langfristige Prognose

Zerrungen der Bauchmuskeln teilt man je nach Schweregrad in drei Kategorien ein, die ähnlich behandelt werden, aber unterschiedlich lang für die Heilung brauchen. Im Allgemeinen ist eine Rückkehr zu normalen sportlichen Aktivitäten möglich. Ohne schwerwiegende Komplikationen ist kein operativer Eingriff erforderlich.

»Balldrücken« mit Kurzhanteln

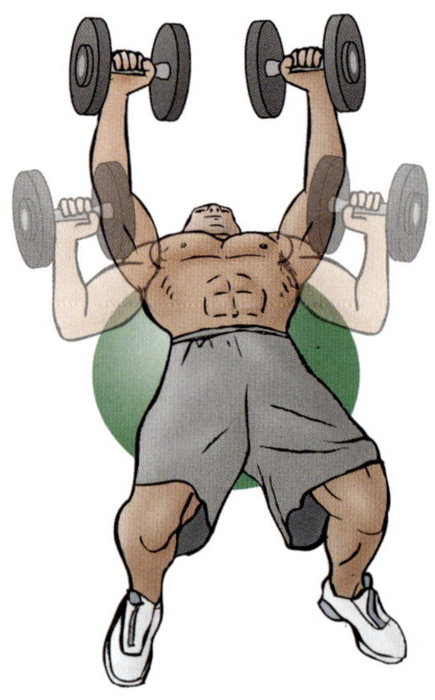

Mit dem Rücken auf einem Gymnastikball liegend beide Füße flach auf dem Boden abstellen. Ellenbogen gebeugt halten. Die Hände umfassen die Hanteln. Durch Strecken der Ellenbogen die Hanteln nach oben drücken, dann die Hanteln absenken und zurück in die Ausgangsposition kommen. Wiederholen.

Crunches auf dem Ball

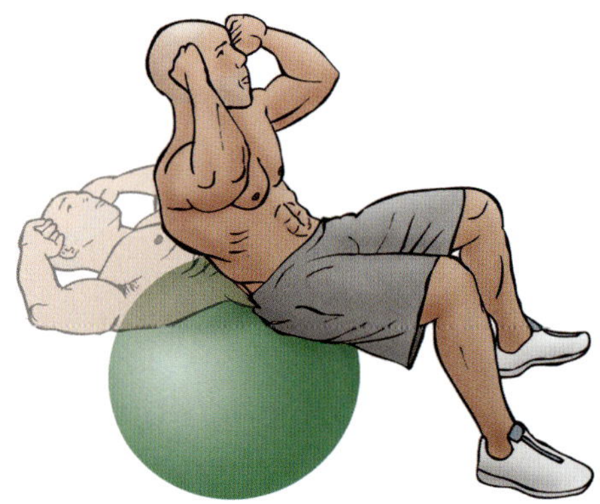

Aufrecht auf dem Gymnastikball sitzen, Füße flach auf dem Boden abstellen. Hände leicht am Kopf hinter den Ohren ablegen. Den Oberkörper langsam nach hinten auf den Ball absenken. Dann den Oberkörper zurück in die Startposition bringen. Wiederholen.

Flache Kurzhantelfliege

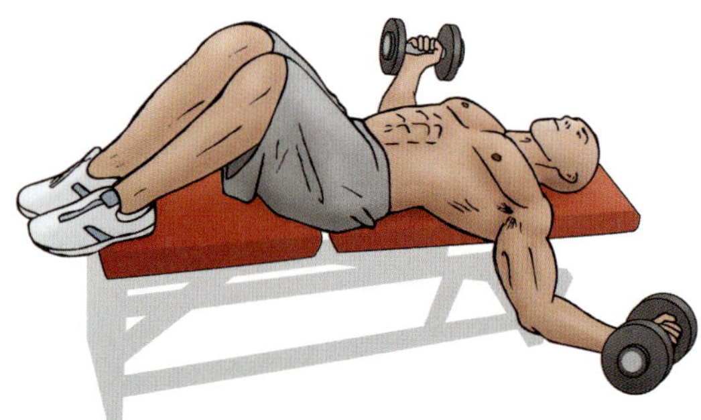

Mit Kurzhanteln in beiden Händen auf dem Rücken auf eine Bank legen. Ellenbogen leicht beugen und Arme neben dem Körper ausstrecken. Ellenbogen leicht gebeugt lassen, Hanteln nach oben und zur Körpermitte drücken, bis sie sich über der Brust treffen. Langsam die Kurzhanteln in die Startposition absenken und wiederholen.

Drehung zur Seite im Sitzen mit Gewicht

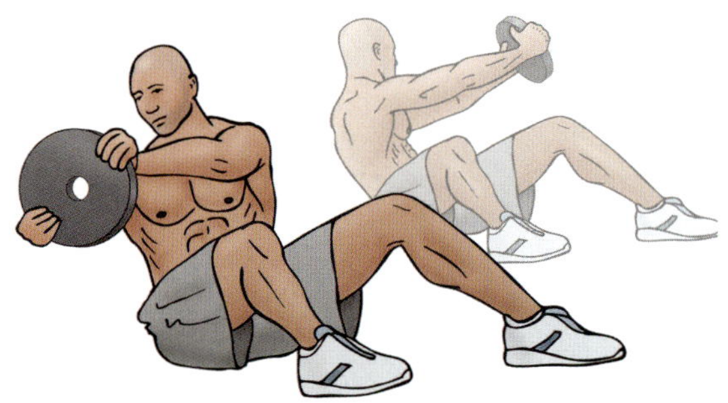

Auf dem Boden sitzend die Beine angewinkelt vor dem Körper abstellen, den Oberkörper leicht nach hinten lehnen, bis die Körperposition einem V entspricht. Eine Hantelscheibe vor der Brust halten, die Ellbogen leicht gebeugt. Den Oberkörper von einer Seite zur anderen rotieren, die Scheibe dabei mitführen.

Beine heben im Hängen

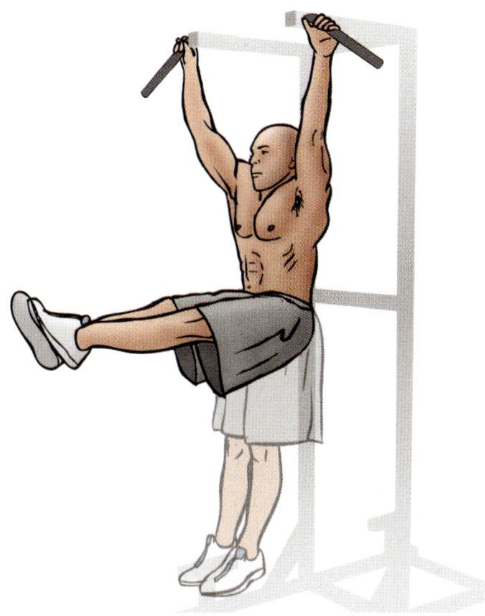

Sich mit den Armen so weit oben festhalten, dass die Zehen nicht mehr den Boden berühren. Beine gestreckt anheben, bis sie parallel zum Boden sind. Beide Beine langsam in die Startposition absenken und wiederholen.

Bauchdehnung mit dem Rücken auf dem Gymnastikball

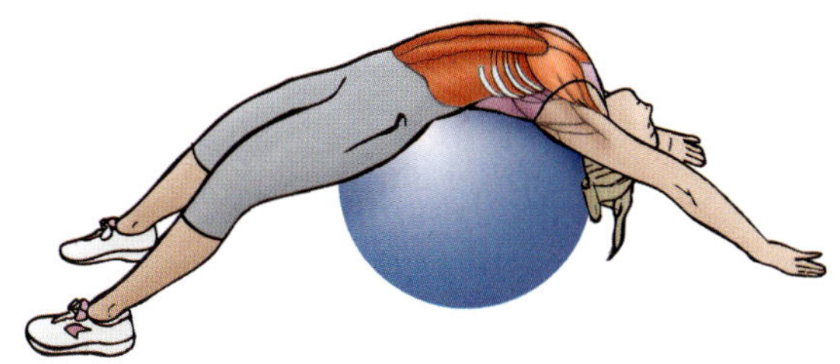

Beide Füße auf dem Boden lassen und den Rücken gegen einen Gymnastikball drücken , bis Schultern und Hals frei hängen. Arme über den Kopf strecken und diese soweit wie möglich in Richtung Boden absenken.

Brustdehnung im Türrahmen

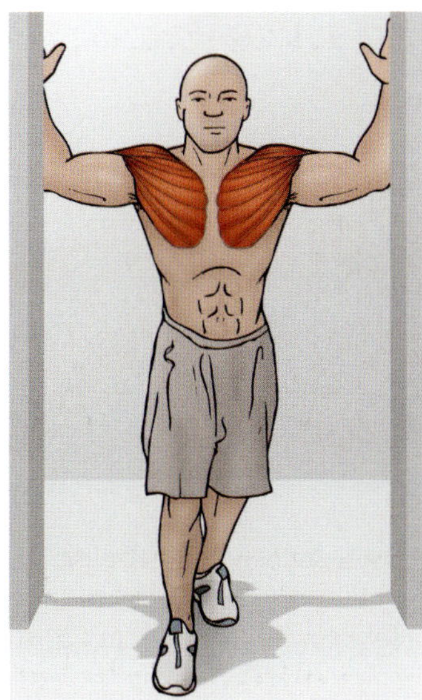

In einen Türrahmen stellen. Beide Unterarme gegen den Türrahmen drücken, die Hände auf Kopfhöhe. Das Gewicht des Oberkörpers langsam nach vorn sinken lassen.

Dehnung des Oberkörpers zur Seite

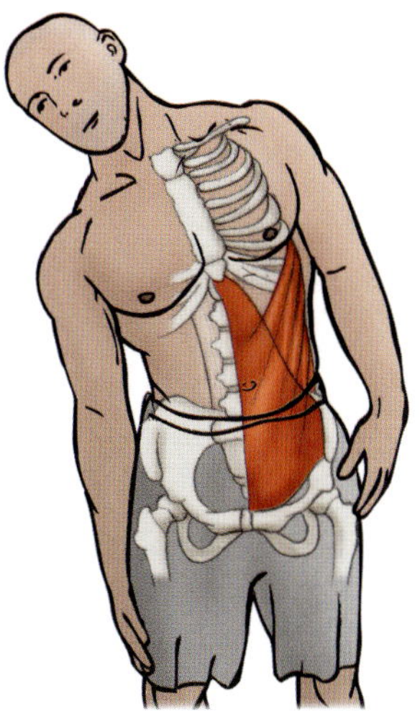

Füße schulterbreit aufstellen und nach vorn blicken. Oberkörper gerade halten und langsam nach links oder rechts beugen. Die Hand dabei am Oberschenkel entlang gleiten lassen. Nicht nach vorn beugen.

KAPITEL 12

Sportverletzungen der Hüfte, des Beckens und der Leiste

ANATOMIE UND PHYSIOLOGIE

Der Beckengürtel besteht aus zwei Hüftbeinen. Er stellt eine starke, stabile Stütze für die Wirbelsäule und die Beckenorgane dar und verbindet die Wirbelsäule mit den unteren Gliedmaßen. Die Hüftbeine sind vorne an der Schambeinfuge miteinander verbunden, die durch kräftige Bänder und eine Knorpelscheibe verstärkt wird. Mit dem Os sacrum/Kreuzbein und dem Os coccygis/Steißbein bilden die beiden Beckenknochen eine schüsselartige Struktur, die wir als Becken bezeichnen. Bei der Geburt besteht jedes Hüftbein aus drei getrennten Knochen: dem Os. ilium/Darmbein, dem Os. ischium/Sitzbein und dem Os. pubis/Schambein. Diese Knochen verschmelzen miteinander und bilden eine halbkreisförmige Vertiefung (Acetabulum), die den Oberschenkelkopf aufnimmt. Obwohl das Hüftbein einen Knochen darstellt, verwendet man als Begriffe meist die drei Knochen, aus denen es besteht. Das Os. ilium ist ein großer wulstiger Knochen, der den größten und obersten Teil des Hüftbeins bildet. Die Crista iliaca/Darmbeinkamm spürt man, wenn man die Hände seitlich auf die Hüften legt. Die Crista endet vorne an der Spina iliaca anterior superior (ASIS) und auf der Rückseite an der Spina iliaca posterior superior (PSIS). Diese ist schwer zu ertasten, verrät sich aber außen durch eine Hautvertiefung, die dorsal ungefähr auf der Höhe des zweiten Foramen sacrale liegt.

Das Ischium bildet den unteren hinteren Teil des Hüftknochens. Dieses Sitzbein ist etwa bogenförmig. An dessen unterem Ende liegt der Sitzbeinhöcker, der Tuber ischiadicum. Beim Sitzen ruht unser ganzes Gewicht auf den beiden Sitzhöckern. Das Os. pubis bildet den vorderen unteren Teil des Hüftbeins und besteht aus zwei Fortsätzen, den Rami ossis pubis.

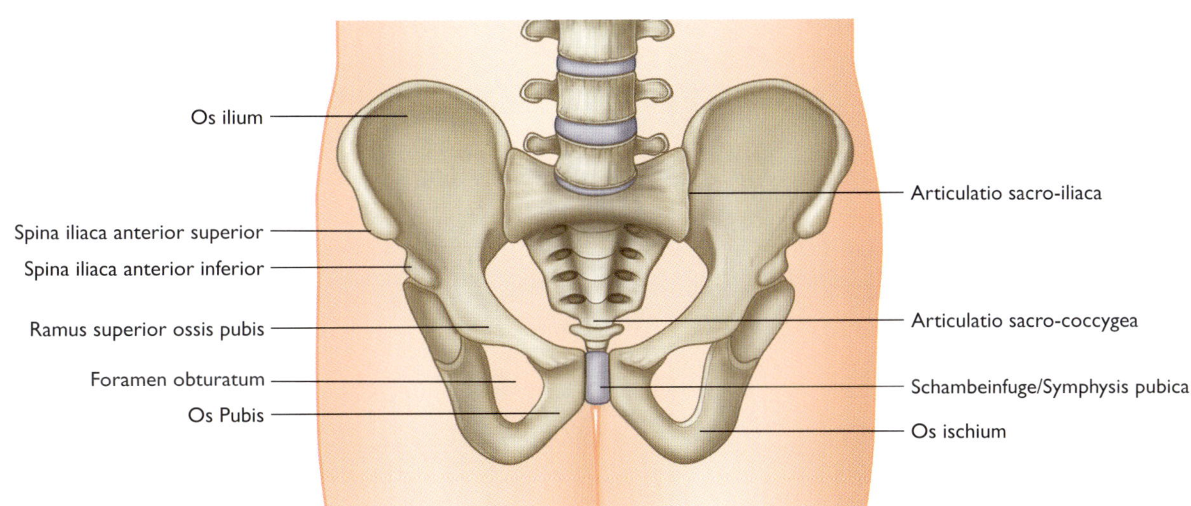

Die Knochen des Beckengürtels: Vorderansicht

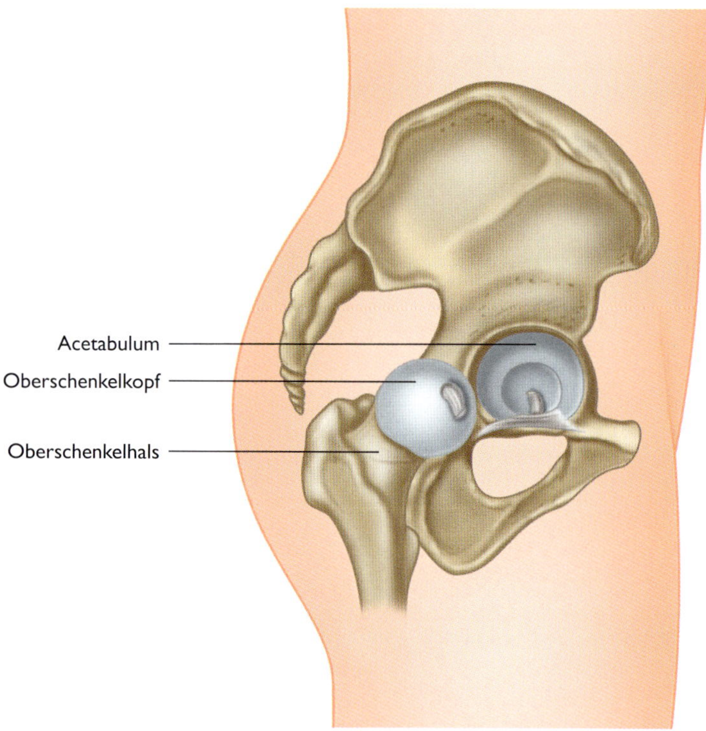

Das rechte Hüftgelenk: Seitenansicht

Die wichtigsten Beugemuskeln in der Hüfte sind der M. iliopsoas (M. iliacus und M. psoas major) sowie der M. rectus femoris. Sie bringen den Oberschenkel nach oben hin zum Bauch oder beugen den Bauch zu den Oberschenkeln wie bei einem Sit-up. Läufer, Radfahrer, Fußballer, Wanderer und alle Sportler, die bei Sprüngen ihre Beine hochheben, laufen Gefahr, ihre Hüftflexoren zu sehr zu beanspruchen.

Die Leistengegend bedeckt die Innenseite des Oberschenkels und die Verbindung zwischen Rumpf und Beinen. Zu den Muskeln in der Leiste gehören der M. pectineus, der M. adductor brevis, der M. adductor longus, der M. gracilis und der M. adductor magnus. Sie bewegen das Bein nach medial und setzen am Becken und am Oberschenkel an, einige weiter oben, andere näher am Knie.

Der kleine, dreieckige M. piriformis ist an der Innenseite des Kreuzbeins/Os sacrum sowie am Trochanter major des Oberschenkelknochens befestigt. Er verlässt das Becken durch das Foramen ischiadicum majus, hilft mit bei der seitlichen Rotation des Hüftgelenks, abduziert den Oberschenkel, wenn die Hüfte gebeugt wird, und hilft auch dabei mit, den Oberschenkelkopf im Acetabulum zu verankern.

Der M. iliopsoas besteht eigentlich aus zwei Muskeln: dem M. iliacus, der am Hüftbein ansetzt, und dem M. psoas major, der an der Lendenwirbelsäule befestigt ist. Beide Muskeln haben eine gemeinsame Ansatzstelle oder Insertion, eine Sehne an der Innenseite oben am Oberschenkelknochen. Der M. iliopsoas ist der wichtigste Beugemuskel des Hüftgelenks.

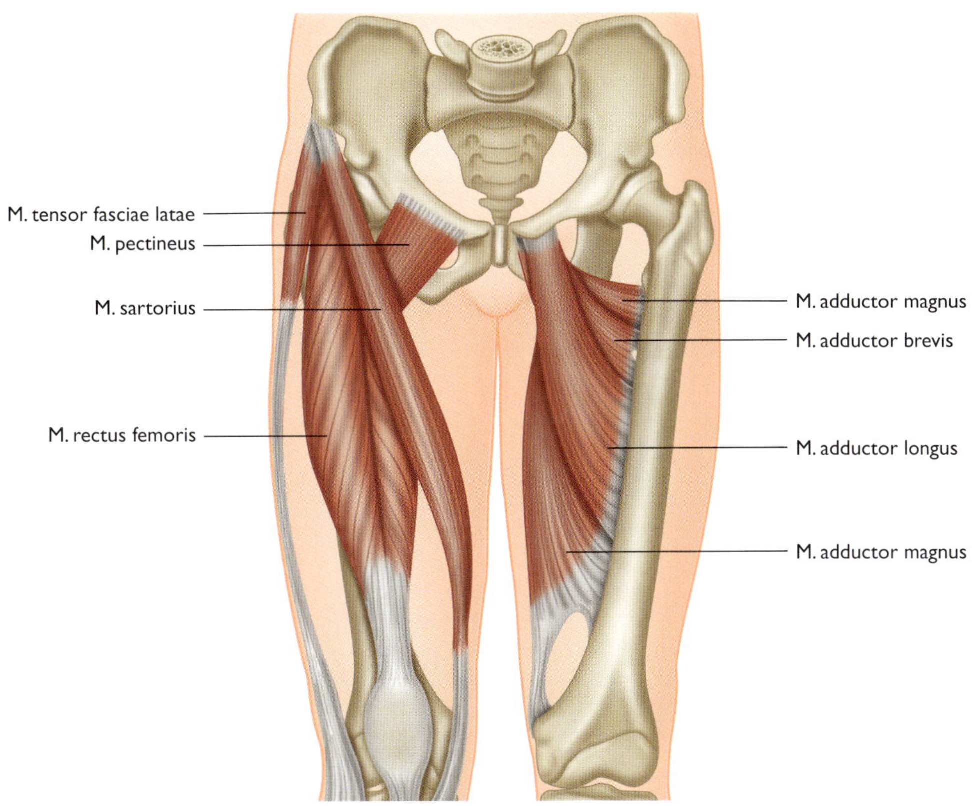

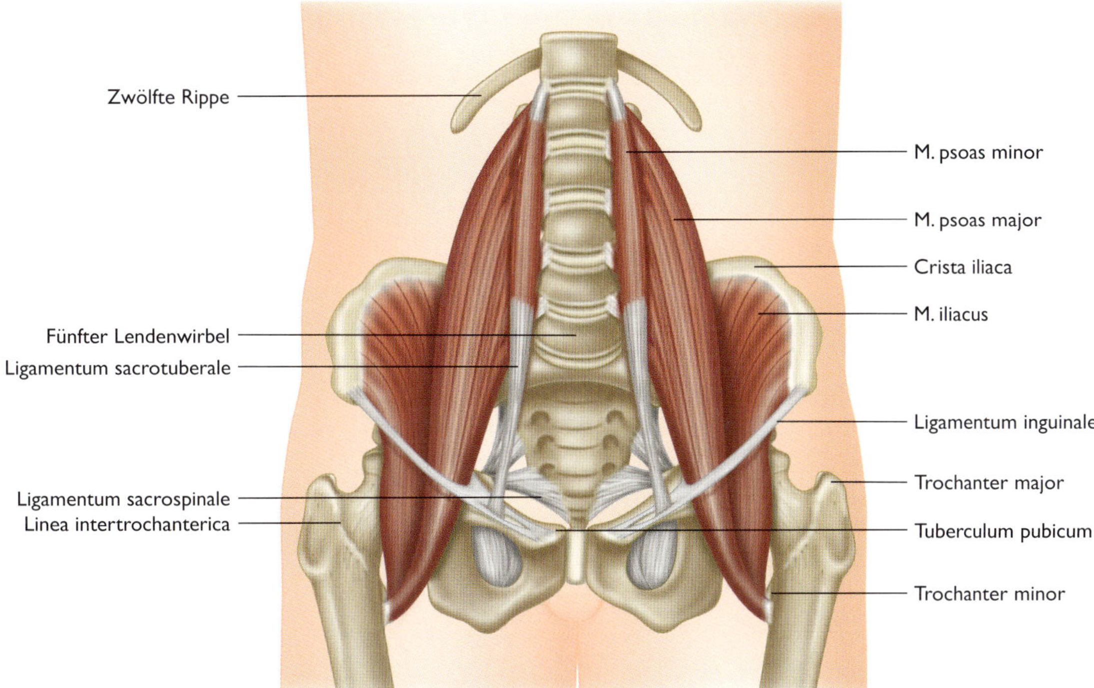

Beckenbereich mit Adduktoren und M. iliopsoas: Vorderansicht

063: VERLETZUNG DER HÜFTFLEXOREN/HÜFTBEUGER

Die Beugemuskeln liegen vorne am Becken. Sie heben den Oberschenkel oder beugen den Rumpf nach vorne, wenn die Beine fixiert sind. Diese Muskeln kommen beim Laufen, Radfahren, Balltreten und Springen regelmäßig zum Einsatz. Wenn die Belastung für diese Muskeln steigt oder wenn sie ohne Pause dauernd beansprucht werden, dann können sie überdehnen oder sogar reißen.

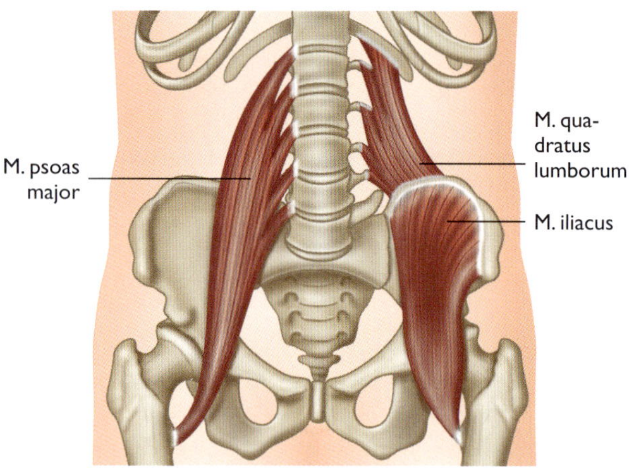

Tief liegende Beugemuskeln und M. quadratus lumborum

Ursache der Verletzung

Wiederholte Belastung der Hüftbeuger ohne angemessene Erholungszeit. Übermäßige Belastung der Muskeln ohne genügendes Training oder ohne Aufwärmphasen. Fehlhaltung beim Laufen, Radfahren oder anderen Sportarten. Erzwungene Überstreckung des Beins an der Hüfte.

Anzeichen und Symptome

Schmerzen im oberen Leistenbereich. Schmerzen an der Hüfte bei der Bewegung des Beins. Entzündung und Druckschmerz am Beugemuskel.

Komplikationen bei Nichtbehandlung

Wenn eine Überlastung der Hüftbeuger nicht behandelt wird, ist ein chronischer Verlauf möglich. Das führt zu steifen Muskeln und damit zu weiteren Verletzungen. Der Muskel kann auch teilweise reißen, bis hin zu einem totalen Abriss an der Ansatzstelle.

Erstbehandlung

Alle Aktivitäten einstellen, die die Beugemuskeln weiter belasten könnten. Eis in den ersten 48 bis 72 Stunden. Entzündungshemmende Medikamente. Wärme und Massage zur Förderung der Durchblutung und des Heilungsprozesses.

Rehabilitation und Prävention

Konditionstraining ist der Schlüssel bei der Rehabilitation und Vorbeugung überbeanspruchter Beugemuskeln der Hüfte. Starke, bewegliche Muskeln zeigen mehr Widerstandskraft. Durch Dehnung der Hüftflexoren, der Bauchmuskeln, des unteren Rückens, des M. quadriceps und der ischiokruralen Muskulatur kann die Belastung der Hüftbeuger reduziert werden. Die Stärkung des M. iliopsoas sowie der anderen Hüftmuskeln, des M. quadriceps, der Muskeln im unteren Rücken und Bauchbereich, bereitet die Hüftflexoren auf unerwartete Belastungen vor.

Langfristige Prognose

Obwohl die Möglichkeit eines chronischen Verlaufs mit Schmerzen und Steifigkeit gegeben ist, erholen sich überbeanspruchte Hüftbeuger in der Regel vollständig, wenn man ihnen die nötige Ruhe gönnt und in der aktiven Erholung Übungen zur Dehnung und Kräftigung ausführt.

Bei der Hüftprellung werden die Crista iliaca und die darüber liegenden Muskeln verletzt. Das geschieht oft durch einen heftigen Schlag. Hüftprellungen sind im Fußball am häufigsten, treten aber auch bei anderen Kontaktsportarten auf.

Manche Hüftprellungen sind so schwerwiegend wie ein Knochenbruch oder eine -absplitterung. Betroffen sind der Darmbeinkamm, den man leicht ertasten kann, wenn man die Hände auf die Hüften legt, sowie die daran ansetzenden Muskeln, die Hüftflexoren, die Bauchmuskeln und die Gesäßmuskeln, die für die Drehung der Hüfte verantwortlich sind. Durch die Verletzung dieser Muskeln werden sehr viele Bewegungen schmerzhaft.

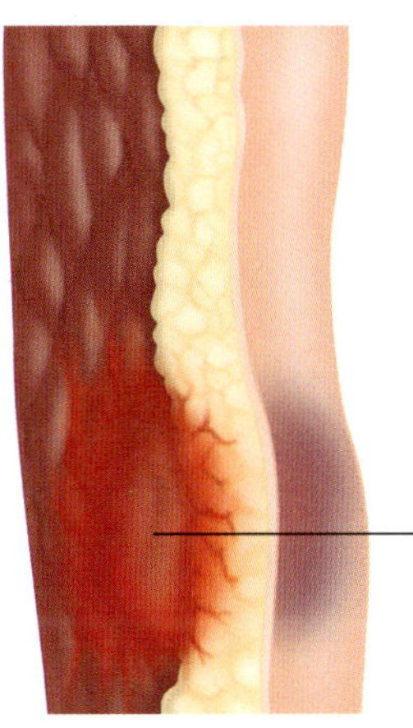

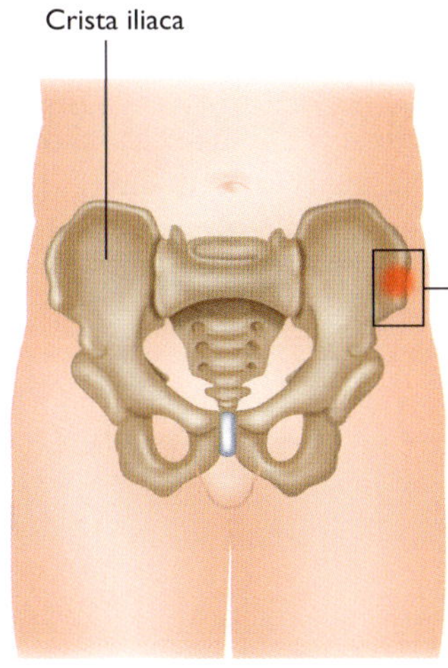

Ursache der Verletzung

Direkte Einwirkung auf die Hüfte.

Anzeichen und Symptome

Schmerzen und Druckempfindlichkeit im Bereich des Darmbeinkamms/Crista iliaca. Schmerzen bei der Bewegung der Hüfte und bisweilen beim Tragen von Lasten (durch die Beteiligung geschädigter Muskeln). Örtliche Entzündung, blaue Flecken, Schwellung.

Komplikationen bei Nichtbehandlung

Ohne Behandlung können die Schmerzen und die Entzündung zu einer Gangstörung führen und chronisch werden. Wenn der Knochen gebrochen oder anderweitg beschädigt ist, kann eine fehlende Behandlung dazu führen, dass er nicht mehr richtig zusammenwächst und weitere Verletzungen an dieser Stelle auftreten.

Erstbehandlung

Einstellung der Aktivität. Sofortbehandlung mit Eis. Röntgenuntersuchung auf Knochenbruch oder -absplitterung.

Rehabilitation und Prävention

Verwendung einer angemessener Schutzausrüstung beim Sport. Kräftigung der umgebenden Hüftmuskeln, auch um eine bessere Polsterung zu gewährleisten. Leider kann man nicht viel unternehmen, um das Hinfallen und Schläge im Hüftbereich zu verhindern.

Die Rehabilitation besteht darin, den betroffenen Bereich zu schonen. Erst danach kann man langsam die sportliche Aktivität wieder aufnehmen. Bei erneut auftretenden Schmerzen sofort abbrechen und so lange warten, bis der Bereich wieder schmerzfrei ist.

Langfristige Prognose

Hüftprellungen führen nur selten zu einer langfristigen Behinderung. Die meisten Athleten können nach der Behandlung und Ausheilung ihren Sport wieder aufnehmen. Ein chirurgischer Eingriff ist selten erforderlich.

Eine Abriss- oder Avulsionsfraktur ensteht dann, wenn eine Sehne oder ein Band durch zu starken Zug an der Ansatzstelle ein Knochenfragment herausreißt. Man spricht auch von einem knöchernen Sehnenausriss. In der Regel geschieht dies bei einer heftigen drehenden Muskelkontraktion, bei einer übermäßigen Streckung/Hyperextension oder einer Beugung/Hyperflexion. Diese Art der Verletzung tritt bei Kindern häufiger auf als bei Erwachsenen. Dabei reißt die Sehne in der Regel ab, bevor der Knochen in Mitleidenschaft gezogen wird. Bei Kindern sind die Knochen noch weicher. Abrissfrakturen treten häufig bei Jungen im Alter zwischen 13 und 17 Jahren auf, obwohl auch im mittlerem Lebensalter Verletzungen an der Verbindungsstelle zwischen Knochen und Sehne nicht selten sind.

Obwohl jede Sehne und jedes Band im Körper an einer Abrissfraktur beteiligt sein kann, tritt diese im Beckenbereich am häufigsten auf. Besonders betroffen sind Apophysen, wo größere Sehnen an Knochenfortsätzen befestigt sind. Bei Kindern treten Abrissfrakturen oft an Wachstumsfugen auf, weil diese durch das Knochenwachstum nur geringere Belastungen aushalten. Die Spina iliaca anterior superior (ASIS), die Spina iliaca anterior inferior (AIIS) und die Tuberositas iliaca sind oft von Avulsionsfrakturen betroffen. Die entsprechenden Muskeln sind M. sartorius, M. rectus femoris und die ischiokruralen Muskeln.

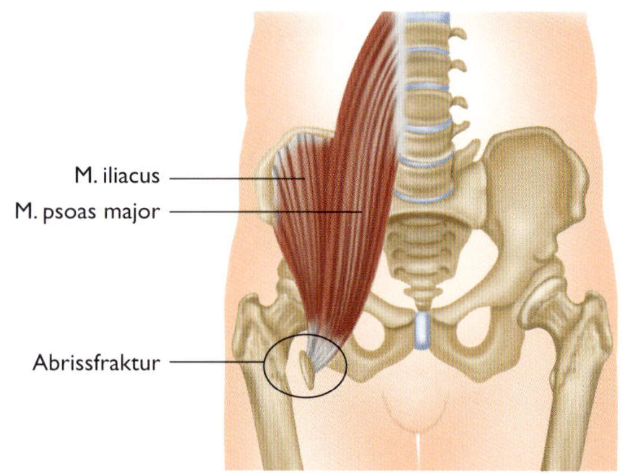

Ursache der Verletzung

Kraftvolle Drehbewegung, Streckung oder Beugung, wobei Sehnen und Bänder übermäßig beansprucht werden. Auch direkte Einwirkung auf ein Gelenk und nachfolgende zu starke Streckung der Sehnen.

Anzeichen und Symptome

Schmerzen, Schwellung. Druckempfindlichkeit an der betroffenen Stelle. Plötzlicher lokaler Schmerz, der dem Muskel entlang ausstrahlen kann.

Komplikationen bei Nichtbehandlung

Ohne Behandlung führt eine Abrissfraktur zu einer lang anhaltenden Behinderung der betroffenen Gelenke und Muskeln. Unvollständige oder nicht sachgerechte Heilung kann die Funktion anderer Muskeln beeinträchtigen.

Erstbehandlung

RICER (S. 46) anwenden. Ruhigstellung des Gelenks. Antientzündliche Behandlung. Sofortige medizinische Hilfe aufsuchen.

Rehabilitation und Prävention

Nach einer anfängliche Ruhepause für die betroffenen Muskeln und Gelenke führt ein dosiertes Training der Muskeln und Sehnen zu einer Vorbeugung späterer Frakturen. Ein langsamer Wiedereinstieg in die sportliche Aktivität ist wichtig, um eine erneute Verletzung dieses geschwächten Bereiches zu verhindern.

Langfristige Prognose

Bei richtiger Behandlung heilen die meisten einfachen Abrissfrakturen vollständig und ohne Bewegungsverlust. In seltenen Fällen wird ein chirurgischer Eingriff notwendig, besonders bei Kindern und wenn der Abriss eine Wachstumsfuge betrifft.

Verletzungen der Leiste – auch als Reiter-Verletzungen bekannt – werden durch eine Überdehnung oder einen Abriss eines oder aller Adduktormuskeln oder ihrer Sehnen an der Innenseite des Oberschenkels verursacht. Fußball, Hockey und andere Sportarten, die schnelle Drehbewegungen und Richtungsänderungen verlangen, sind die größten Risikofaktoren für Leistenverletzungen. Das reicht von einer einfachen Überdehnung der Muskeln bis zu schweren Muskelfaserrissen. Man unterscheidet drei Schweregrade der Verletzung, von Grad 1 (leicht) bis Grad 3 (schwer).

Sportler, die bei ihrer Aktivität ihre Beine kraftvoll ein- und auswärts bewegen, sind besonders anfällig für Leistenverletzungen. Betroffen ist üblicherweise der Übergang vom Muskel zur Sehne, etwa 5 cm vom Schambein entfernt.

Ursache der Verletzung

Kraftvolle Dehnung oder übermäßige Anspannung der Adduktormuskeln der Hüfte.

Anzeichen und Symptome

Grad 1: Leichter Schmerz. Steifheit der Adduktoren mit geringen oder gar keinen Auswirkungen auf die Leistungsfähigkeit.
Grad 2: Stärkerer Schmerz. Leichte Schwellung, Druckempfindlichkeit, Bewegungseinschränkung, Schmerzen beim Gehen oder Joggen.
Grad 3: Sehr schmerzhaft. Deutliche Schwellungen, Schmerzen beim Tragen von Gewichten, bisweilen sogar in Ruhe oder nachts.

Komplikationen bei Nichtbehandlung

Leistenverletzungen können unbehandelt zu Gangstörungen und chronischen Schmerzen führen, die unter Umständen wiederum Verletzungen in anderen Bereichen nach sich ziehen. Eine leichte Zerrung kann sich verschlimmern und an Ende zu einem Riss führen.

Erstbehandlung

RICER (S. 46) anwenden. Antientzündliche Behandlung. Bei einer Verletzung dritten Grades sollte man einen Arzt konsultieren.

Rehabilitation und Prävention

Nach der Erstbehandlung reagieren leichtere Verletzungen gut auf ein schrittweises Dehnungs- und Kräftigungsprogramm. Schwerere Verletzungen brauchen zusätzliche Ruhe und eine langsame Wiederaufnahme sportlicher Aktivitäten, wobei zusätzliche Aufwärmphasen einzuplanen sind.

Die Vorbeugung von Leistenverletzungen beinhaltet ein gutes Aufwärmen vor der sportlichen Aktivität, eine Dehnung der Adduktoren, um deren Beweglichkeit zu fördern, sowie eine Kräftigung der Abduktoren, der Adduktoren, der Bauchmuskeln und der Hüftbeuger. Ebenfalls zur Prävention empfehlenswert sind Aufwärm- und Dehnübungen der Adduktoren, sowie eine allgemeine Kräftigung der Adduktoren und Abduktoren, der Bauchmuskeln und der Hüftbeuger im Sinne eines guten muskulären Gleichgewichtes.

Langfristige Prognose

Die meisten Verletzungen der Leiste heilen ohne Spätfolgen aus. Nur besonders schwere Verletzungen mit vollständigem Sehnenabriss erfordern einen chirurgischen Eingriff.

Als Osteitis pubis bezeichnet man eine Entzündung der Schambeinfuge und der umgebenden Muskeln. Es handelt sich um ein chronisches Problem, das oft auf eine muskuläre Dysbalance, wiederholte übermäßige Belastungen oder eine unbehandelte Verletzung der Knochen und Muskeln in diesen Bereich zurückgeht. Fußballer, Hockeyspieler, Sprinter und andere Athleten, die viel kicken, laufen und schnelle Bewegungen zur Seite durchführen, leiden häufiger unter dieser Erkrankung.

Dabei spielt die Schambeinfuge mit ihrem Discus aus Bindegewebsknorpel eine Rolle. Es besteht zwar keine Instabilität der Schambeinfuge, jedoch eine Druckempfindlichkeit in diesem Bereich. Die Adduktorenmuskeln und die Hüftflexorenmuskeln sind auch betroffen. Wiederholte Belastungen dieses Bereichs oder veränderte Belastungswinkel aufgrund eines schwereren Traumas führen zu Veränderungen in der Struktur der Schambeinfuge, was wiederum eine veränderte Anspannungsrichtung der hier ansetzenden Muskeln bewirkt.

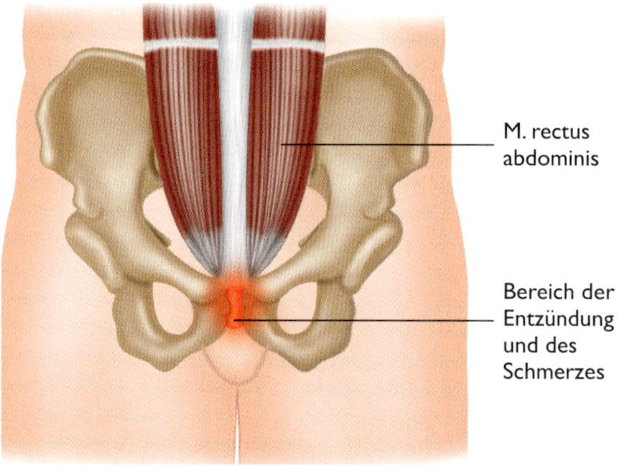

Ursache der Verletzung

Wiederholte übermäßige Belastung der Schambeinfuge durch Laufen, Kicken usw. Frühere, nicht ausgeheilte Verletzungen, die in diesem Bereich dazu führen, dass außergewöhnliche Kräfte auf die Schambeinfuge einwirken.

Anzeichen und Symptome

Schmerzen an den Adduktorenmuskeln und im Unterbauch, die sich im Bereich des Schambeins lokalisieren lassen. Sie verstärken sich beim Laufen, Kicken oder bei Abstoßbewegungen zur Richtungsänderung.

Komplikationen bei Nichtbehandlung

Eine unbehandelte Osteitis pubis führt zu einer Verschlimmerung der Schmerzen und zu einer Behinderung. Die starken Schmerzen können zu einer Fehlhaltung bei bestimmten Aktivitäten führen, die ihrerseits wieder Verletzungen hervorrufen kann.

Erstbehandlung

Eis und Ruhe. Keine Aktivitäten, die die Schmerzen verschlimmern könnten. Eine antientzündliche Behandlung.

Rehabilitation und Prävention

Bei nachlassenden Schmerzen muss die Beweglichkeit des gesamten Beckengürtels wiederhergestellt werden. Die schrittweise Wiederaufnahme sportlicher Aktivitäten sofort beenden, wenn diese Schmerzen verursachen. Eine Stärkung der Adduktoren und der Hüftbeuger ist eine gute Voraussetzung, um mit Belastungen besser zurechtkommen zu können. Richtige Aufwärmtechniken vor dem Laufen, Kicken und überhaupt allen Aktivitäten mit hohen Aufprallenergien sind ebenfalls wichtig.

Langfristige Prognose

Bei einer richtigen Behandlung bleiben nur selten Dauerschäden zurück. Volle Beweglichkeit und Kraft sollten wieder erreichbar sein. Bei anhaltenden Schmerzen und eingeschränkter Beweglichkeit die Verletzung neu bewerten.

Wiederholte Überbeanspruchung oder unnatürlich hohe Belastungen an der Oberfläche eines Knochens, oft ausgelöst durch ermüdete Muskeln, können zu einem Ermüdungsbruch führen. Laufen, Springen und andere stark beanspruchende Aktivitäten mit hohen Aufprallenergien führen im Lauf der Zeit womöglich zu kleinen Rissen oder Brüchen längs dem Knochen. Dabei können alle Knochen betroffen sein, die solchem Stress ausgesetzt sind.

Ermüdungsbrüche treten am häufigsten im Fuß, im Unterschenkel und in der Hüfte auf. Wenn ein Muskel erschöpft ist und Aufprallenergien nicht mehr absorbieren kann, überträgt sich die Belastung auf den Knochen und führt mit der Zeit zu kleinen Rissen. Müde Muskeln führen auch zu einem Ungleichgewicht der Kräfte, was wiederum bestimmte Knochen überbelastet, sodass sich Risse bilden. Ermüdungsbrüche des Schambeins, des Oberschenkelhalses und des proximalen Drittels des Oberschenkels treten häufig bei Aerobictänzern und Extremjoggern auf.

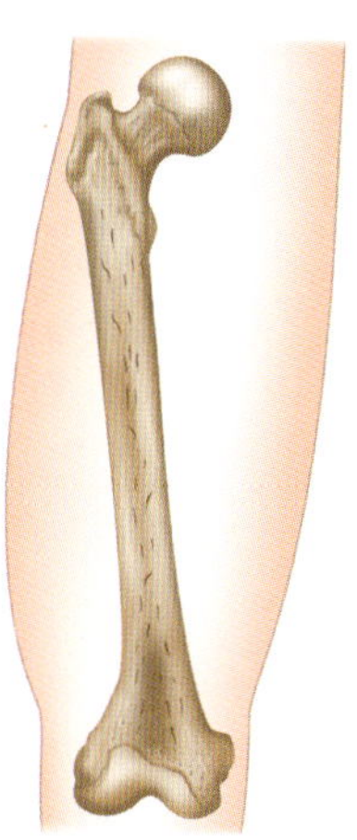

Ursache der Verletzung

Wiederholte Belastungen mit hoher Aufprallenergie. Unnatürliche Belastung eines Knochens auf verschiedenen Laufoberflächen. Aus einem Ungleichgewicht der Kräfte resultierende Überbeanspruchung von Knochen.

Anzeichen und Symptome

Ausgedehnter Schmerzbereich. Schmerz beim Stehen und Gehen. Beim Laufen ist der Schmerz zu Beginn sehr stark, nur gering oder ganz fehlend während des Laufens und am Ende oder nach dem Laufen wieder sehr stark.

Komplikationen bei Nichtbehandlung

Ohne Behandlung kann sich ein Ermüdungsbruch zu einem schwereren vollständigen Bruch entwickeln. Der Schmerz und die natürliche Schonhaltung als Reaktion darauf führen womöglich in anderen Bereichen zu Verletzungen.

Erstbehandlung

Ruhe ist am wichtigsten. Antientzündliche Medikation.

Rehabilitation und Prävention

Nachdem man sich von einem Ermüdungsbruch erholt hat, ist es wichtig, nur langsam wieder mit der sportlichen Aktivität zu beginnen. Die vollständige Heilung kann vier bis acht Wochen in Anspruch nehmen. In dieser Zeit sollte man die Trainingsprobleme finden, die zum Ermüdungsbruch führten. Ebenso wichtig ist ein allgemeines Konditionstraining mit Übungen, die allerdings keine zu große Belastung für den geschädigten Bereich darstellen dürfen.

Um Ermüdungsbrüchen vorzubeugen, ist es wichtig, sich vorher richtig aufzuwärmen und eine passende Ausrüstung zu verwenden (zum Beispiel keine abgetragenen Laufschuhe usw.). Die Trainingsleistung nur langsam erhöhen und viele kalziumreiche Lebensmittel zu sich nehmen, um das Knochenwachstum zu unterstützen.

Langfristige Prognose

Bei richtiger Behandlung und Rehabilitation heilen die meisten Ermüdungsbrüche ohne Spätfolgen aus. Einige wenige erfordern eine chirurgische Fixierung, um den Knochen zu stabilisieren.

Das Piriformis-Syndrom entsteht, wenn der M. piriformis den Ischiasnerv (Nervus ischiadicus) einengt und komprimiert. Eine fehlerhafte Haltung oder Gangstörungen führen im M. piriformis oft zu Verspannungen und mangelhafter Beweglichkeit. Das geschieht bei Frauen häufiger als bei Männern (Verhältnis 6:1). Wenn sich der M. piriformis verspannt, übt er einen Druck auf den darunter liegenden Nerven aus und erzeugt einen Schmerz ähnlich dem Ischiasschmerz. Dieser Schmerz beginnt meist in der Gesäßmitte und strahlt dann auf der Rückseite des Oberschenkels nach unten aus.

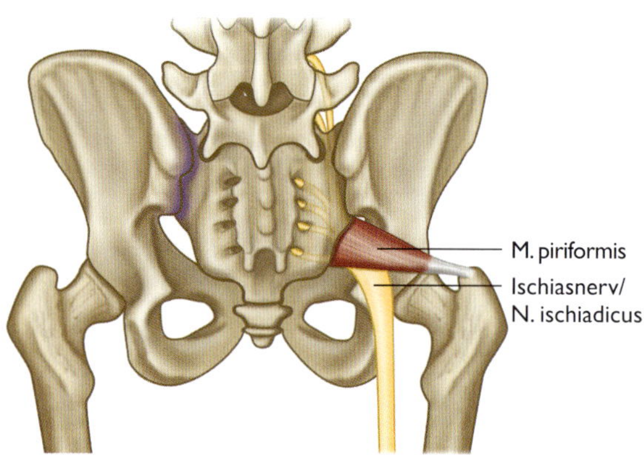

Ursache der Verletzung

Fehlhaltung oder Gangstörung beim Walken oder Joggen. Schwache Gesäßmuskeln und/oder verspannte Adduktorenmuskeln.

Anzeichen und Symptome

Schmerz entlang des Ischiasnervs. Schmerzen beim Treppensteigen oder beim Gehen bergauf. Vermehrte Schmerzen nach längerem Sitzen.

Komplikationen bei Nichtbehandlung

Ohne Behandlung werden die Schmerzen chronisch. Die Muskelverspannung führt auch zu einer großen Belastung der Sehnen und ihrer Ansatzstellen.

Erstbehandlung

RICER (S. 46) anwenden. Antientzündliche Medikation. Später Wärme und Massage zur Förderung der Durchblutung und des Heilungsprozesses.

Rehabilitation und Prävention

Während der Rehabilitation sind eine langsame Rückkehr zum Sport und wiederholte Streckübungen der Hüftmuskeln wichtig. Man beginnt mit niedriger Trainingsuntensität und -dauer. Es ist auch von Bedeutung, die auslösenden Faktoren zu identifizieren. Eine Stärkung der Gesäßmuskeln und eine verbesserte Beweglichkeit der Adduktoren verringern die Belastung und verhindern eine Verspannung des M. piriformis. Hilfreich sind Streckübungen für den M. Piriformis während die anderen Störungen behandelt werden.

Langfristige Prognose

Bei richtiger Behandlung führt das Piriformis-Syndrom nur selten zu Langzeitschäden. In seltenen Fällen ist eine Corticosteroidinjektion oder eine anderes invasive Maßnahme notwendig, um die Symptome zu lindern.

Zu einer Entzündung der Sehne des M. iliopsoas kommt es entweder durch eine Überbelastung oder durch den falschen Gebrauch der Sportausrüstung. Der Muskel wie die Sehne können sich entzünden durch wiederholte Hüftflexion wie beim Laufen, Springen oder sogar beim Gewichtheben mit häufigem Hoch- und Tiefgehen. Gelegentlich entzündet sich auch der benachbarte Schleimbeutel.

Ursache der Verletzung

Wiederholte Hüftbeugung etwa beim Laufen und Springen oder Kicken. Unbehandelte Verletzung des M. iliopsoas.

Anzeichen und Symptome

Schmerzen bei der Bewegung der Hüfte. Druckempfindlichkeit im Bereich der oberen Leiste. Der Schmerz beginnt langsam und verschlimmert sich während der Übungen.

Komplikationen bei Nichtbehandlung

Ohne Behandlung und wenn die sportliche Aktivität weiter betrieben wird kann die Entzündung des M. Iliopsoas zu einem Muskelriss führen. Eine Schleimbeutelentzündung/Bursitis ist eine weitere mögliche Folge einer unbehandelten Tendinitis.

Erstbehandlung

RICER (S. 46) anwenden. Antientzündliche Medikation. Dann Wärme und Massage zur Förderung der Durchblutung und Heilung.

Rehabilitation und Prävention

Wenn die schlimmsten Schmerzen verschwunden sind, ist es wichtig, den Muskel auf Kraft und Flexibilität zu trainieren. Wenn man die Geschmeidigkeit der Muskeln erhöht, die für die Hüftdehnung verantwortlich sind (M. gluteus maximus und die ischiokrurale Muskulatur), beschleunigt das den Heilungsprozess und beugt einem Rückfall vor. Richtige Aufwärmübungen vor dem Sport und der Aufbau eines Gleichgewichts zwischen der Kraft von Flexorenmuskeln und Extensorenmuskeln der Hüfte verhindern das Auftreten dieser Verletzung.

Langfristige Prognose

Die Sehnenentzündung des M. iliopsoas erfordert nur in seltenen Fällen mehr als eine Erstbehandlung. Der Patient erholt sich in der Regel vollständig. Bei anhaltenden oder sich verschlimmernden Schmerzen kann es notwendig werden, einen Arzt zu konsultieren.

Wenn sich die Sehnen oder Sehnenscheiden der Adduktormuskeln infolge einer Überbeanspruchung entzünden, kommt es zu Schmerzen in der Leistengegend. Am meisten betroffen sind die Sportarten Sprint, Fußball, Hürdenlauf und Reiten. Nicht ausgeheilte Verletzungen im Leistenbereich können auch zu einer Sehnenentzündung führen. Es entzünden sich dabei die folgenden Muskeln: M. pectineus, M. adductor longus, M. adductor brevis, M. gracilis, M. adductor magnus sowie deren Sehnen. Der Schmerz fühlt sich ähnlich an wie bei einer Leistenverletzung; er beginnt aber langsam und ist vom Schmerztyp her chronisch.

Ursache der Verletzung

Überbeanspruchung der Adduktorenmuskeln. Frühere Verletzungen, etwa im Leistenbereich. Verhärtete Gesäßmuskulatur.

Anzeichen und Symptome

Schmerzen in der Leistengegend. Diese treten auf, wenn man die Beine gegen einen Widerstand zur Körpermitte hin bewegt. Schmerzen beim Laufen, besonders beim Sprint.

Komplikationen bei Nichtbehandlung

Eine unbehandelte Sehnenentzündung der Adduktorenmuskeln führt zu einem muskulären Ungleichgewicht und somit zu Verletzungen weiterer Muskeln im Hüftbereich. Es können auch einer oder mehrere der beteiligten Muskeln reißen.

Erstbehandlung

Eis und Einstellen aller Aktivitäten, die Schmerzen verursachen. Antiinflammatorische Medikation. Anschließend Wärme und Massage zur Förderung von Durchblutung und Heilung.

Rehabilitation und Prävention

Die Rehabilitation bei einer Tendinitis der Adduktorenmuskeln beginnt mit schrittweiser Wiederaufnahme der Aktivität durch Übungen zur Stärkung und Beweglichkeit der betroffenen Muskeln. Zunächst legt man vor den Übungen Wärmepackungen auf den betroffenen Bereich auf. Anschließend folgen Aufwärmübungen, um sicher zu gehen, dass die Muskeln bereit sind für die eigentlichen Übungen. Ein Adduktorentraining und Dehnübungen für die entgegengesetzt arbeitenden Abduktoren beugen einem Rückfall vor. Das Ausheilen aller Verletzungen im Hüftbereich verhindert auch, dass Probleme mit den Adduktorenmuskeln auftreten.

Langfristige Prognose

Nach der Behandlung einer Sehnenentzündung der Adduktorenmuskeln treten langfristige Probleme nur selten auf. Wenn Schmerzen und eine Bewegungsbeeinträchtigung der Hüfte bestehen bleiben, sollte man sich an einen Sportarzt wenden.

Bei der Schnappenden Hüfte (Coxa saltans) hat man den Eindruck, dass bei einer Streckung oder Beugung der Hüfte etwas im Inneren schnappt. In den meisten Fällen entsteht dies dadurch, dass eine Sehne ruckartig über einen Knochenvorsprung gleitet. Das Syndrom kann mit Schmerzen einhergehen und ist sehr häufig bei Tänzern.

Man unterscheidet zwei Varianten: Bei der äußeren Form der Schnappenden Hüfte gleitet die Sehne des Tractus iliotibialis oder die Sehne des M. gluteus maximus über den Trochanter major des Oberschenkelknochens. Wenn man nach einem Sprung landet, beim Laufen, Klettern oder in der tiefen Beuge, werden diese Sehnen über den Trochanter major (großer Rollhügel) bewegt. Muskeln und Sehnen können sich dadurch entzünden.

Bei der inneren Form der schnappenden Hüfte gleitet die Sehne des M. iliopsoas über die Eminentia iliopectinea des Hüftknochens. In noch selteneren Fällen führt ein Riss im faserknorpeligen Labrum acetabulare ebenfalls zu einer schnappenden Hüfte.

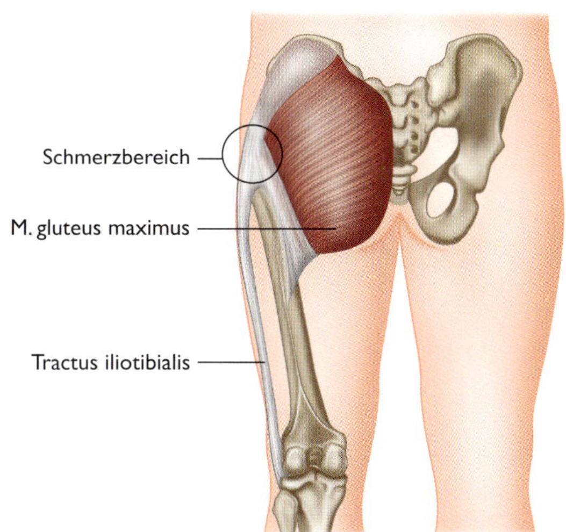

Ursache der Verletzung

Verspannungen im Tractus iliotibialis, in den Gesäßmuskeln und im M. iliopsoas. Riss im Labrum acetabulare.

Anzeichen und Symptome

Schnappendes Gefühl in der Hüfte, mit oder ohne Schmerzen. Wird in der Regel als unangenehm beschrieben.

Komplikationen bei Nichtbehandlung

Eine unbehandelte schnappende Hüfte kann zu einer Reizung oder zu einer Schleimbeutelentzündung führen. Der entzündete Muskel verhärtet sich und kann dadurch auch andere Muskeln in Mitleidenschaft ziehen.

Erstbehandlung

RICER (S. 46) anwenden. Entzündungshemmende Medikation.

Rehabilitation und Prävention

Die Rehabilitation beginnt mit Übungen zur Dehnung und Stärkung der Hüftmuskeln. Eine muskuläre Balance in Bezug auf Geschmeidigkeit und Kraft beugt einer schnappenden Hüfte vor. Richtiges Aufwärmen der Hüftmuskeln sind wichtig, bevor man sportliche Aktivitäten mit Beugungen und Streckungen beginnt. Auch wenn man pausiert, muss man sein Fitnessniveau beibehalten und weicht dabei auf Tätigkeiten aus, die den betroffenen Bereich schonen.

Langfristige Prognose

Eine Schnappende Hüfte verlangt nur selten mehr als eine Initialbehandlung mit entsprechender Rehabilitation. Man erholt sich in der Regel vollständig. Ein chirurgischer Eingriff wird nur selten notwendig.

Eine Bursitis trochanterica entsteht dann, wenn der Schleimbeutel über dem Trochanter major/ dem großen Rollhügel des Oberschenkelknochens dauernd gereizt wird. Dies geschieht vor allem beim Laufen. Der Trochanter major ist ein knöcherner Fortsatz oben seitlich am Oberschenkelknochen. An ihm setzen viele Muskeln der Hüfte und des Oberschenkels an. Die Bursa trochanterica liegt zwischen dem M. gluteus maximus und der posterolateralen Oberfläche des Trochanter major. Mehrere andere Muskeln kreuzen diesen Bereich. Da sie in der Regel über den Knochen führen, kann sich der Schleimbeutel entzünden. Der große Rollhügel liegt nahe unter der Haut und kann somit leicht von Prellungen betroffen sein. Eine Schleimbeutelentzündung am Trochanter kann auch durch eine Verspannung des Tractus iliotibialis entstehen.

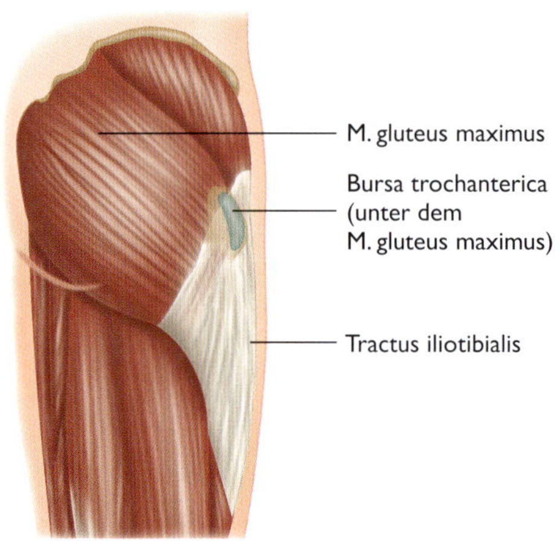

Ursache der Verletzung

Übermäßige Beanspruchung der Hüfte, etwa beim Laufen. Prellung des Schleimbeutels über dem großen Rollhügel oder ein anderes Trauma. Eingeschränkte Beweglichkeit des Tractus iliotibialis.

Anzeichen und Symptome

Druckempfindlichkeit über dem knöchernen Fortsatz des Oberschenkelknochens. Schwellung über dem Schleimbeutel. Schmerzen beim Strecken und Beugen der Hüfte.

Komplikationen bei Nichtbehandlung

Druckempfindlichkeit über dem knöchernen Fortsatz des Oberschenkelknochens. Schwellung über dem Schleimbeutel. Schmerzen beim Strecken und Beugen der Hüfte.

Erstbehandlung

Einstellung aller Aktivitäten, die zu einer Verschlimmerung führen. Eis. Antientzündliche Medikation.

Rehabilitation und Prävention

Der erste Schritt zur Verringerung der Schmerzen und der Entzündung besteht in der Einstellung aller Aktivitäten, die zur Reizung des Schleimbeutels führen. Nach einer Ruhezeit empfiehlt sich eine langsame Rückkehr zum Sport. Beenden Sie alle Aktivitäten, die zu einer Wiederkehr der Schmerzen führen. Eine ausgewogene Hüftmuskulatur in Bezug auf Geschmeidigkeit und Kraft , beugt einer Schleimbeutelentzündung vor. Richtige Aufwärmübungen der Hüftmuskeln sind wichtig, bevor man zur eigentlichen sportlichen Aktivität übergeht.

Langfristige Prognose

Bei fachgerechter Behandlung und Rehabilitation hinterlässt eine Bursitis generell keine langfristigen Schäden. Nur in extremen Fällen ist ein chirurgischer Eingriff notwendig.

Ausfallschritt nach vorn

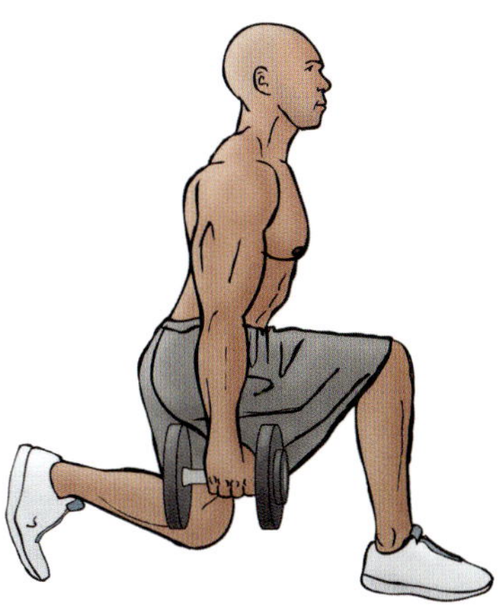

Mit einer Hantel in jeder herunterhängenden Hand einen Schritt nach vorne machen, wobei sich das Knie des anderen Beines fast bis zum Boden beugt. Wieder zur Ausgangsposition zurückkehren. Den Ausfallschritt mit dem anderen Bein wiederholen.

Kniebeuge

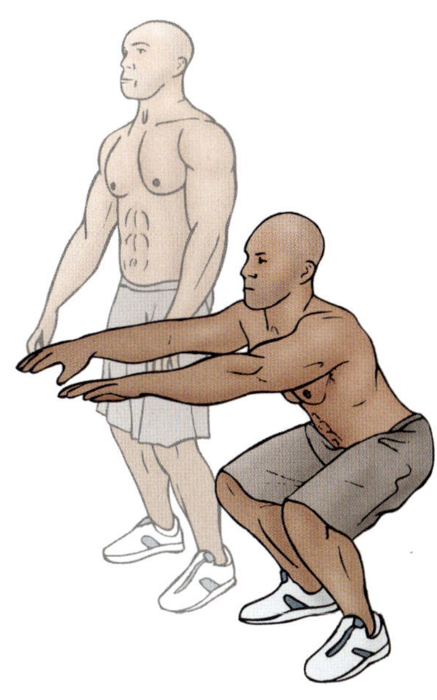

Schulterbreiter Stand, Arme auf Schulterhöhe gerade nach vorne strecken. Die Knie beugen, wie wenn man sich auf einen Stuhl setzt. Langsam in die Ausgangsposition zurückkehren, dann die Übung wiederholen.

Einbeinige Brücke

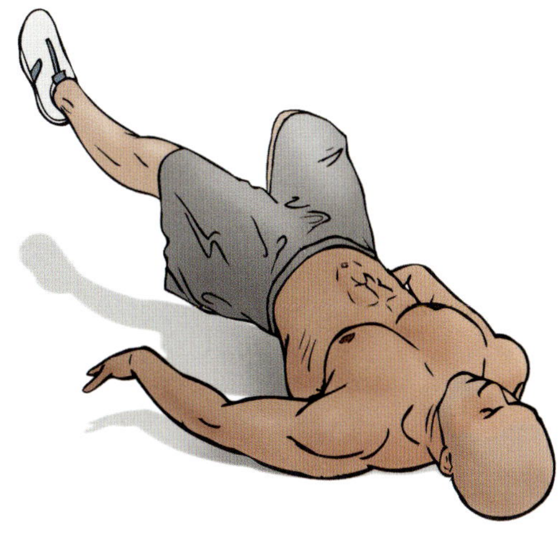

Auf den Rücken legen, mit den Armen an der Körperseite. Ein Bein gestreckt halten, das andere bis zum Po ziehen. Den Po vom Boden abheben, die Stellung für eine Sekunde halten und dann wieder absenken. Anschließend die Übung mit dem anderen Bein wiederholen.

Ausfallschritt seitwärts

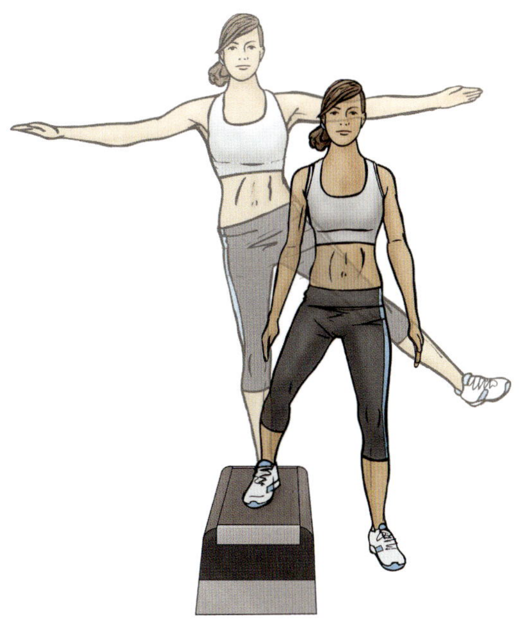

Ein Fuß steht auf einer höheren Unterlage. Die Arme seitlich in die Höhe heben, gleichzeitig mit einem Bein auf diese Unterlage steigen und das andere Bein seitlich hochheben.

Knie anheben, hängend

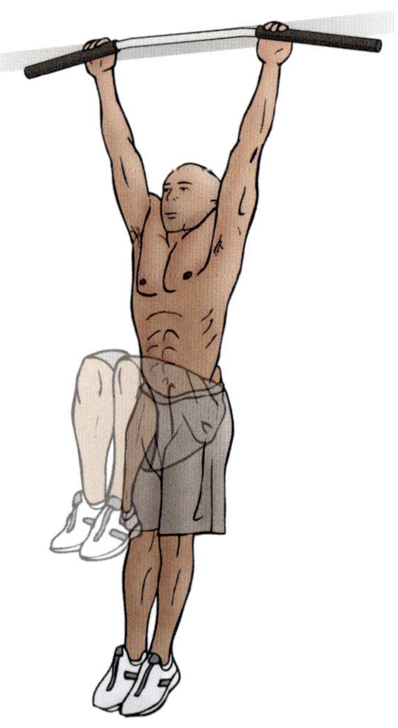

So an einer Stange hängen, dass die Füße den Boden nicht mehr berühren. Mit gestreckten Armen die Knie anheben und so nahe wie möglich an die Brust ziehen. Langsam in die Ausgangsposition zurückkehren, wiederholen.

Seitliches Dehnen der Adduktoren

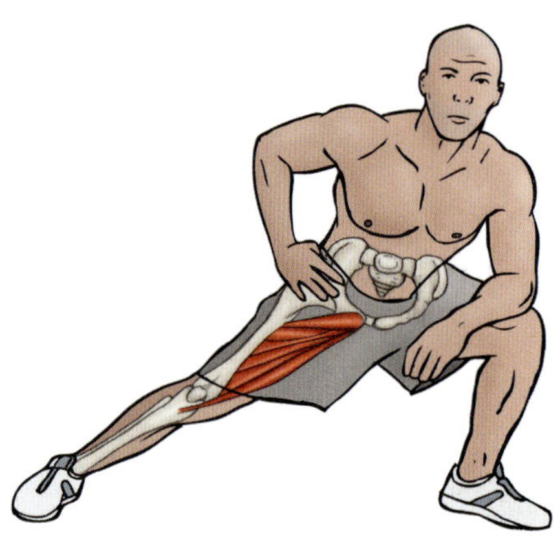

Mit weit gespreizten Beinen hinstellen. Ein Bein gestreckt halten, die Zehen zeigen nach vorne. Das andere Bein beugen und dabei die Zehen nach außen drehen. Die Leistengegend sollte sich in Richtung Boden bewegen. Den Ellenbogen auf dem gebeugten Knie oder am Boden abstützen.

Drehsitz am Boden

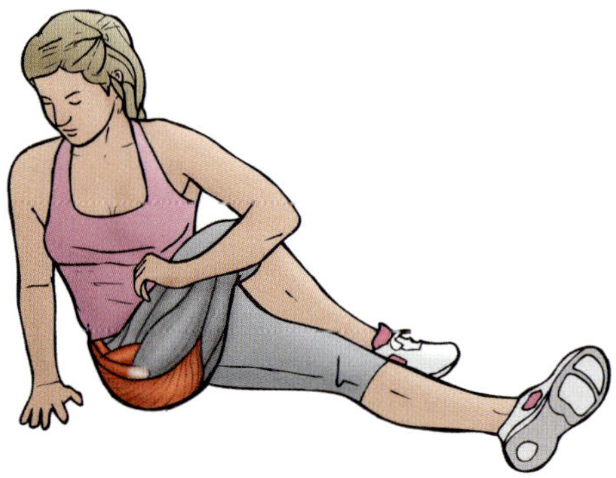

Mit einem gestreckten und einem überkreuzten Bein auf den Boden sitzen. Die Schultern drehen, einen Arm als Rotationshilfe für Schultern und Rücken auf das gebeugte Knie legen.

Beine überkreuzen, liegend

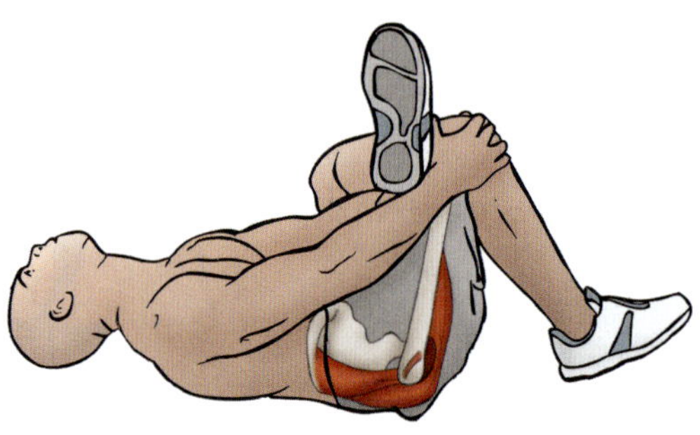

In der Rückenlage ein Bein aufstellen. Den Fuß des zweiten Beins auf dem Oberschenkel des ersten ablegen. Das gebeugte Knie mit beiden Händen umfassen und zu sich ziehen. Seite wechseln.

KAPITEL 13

Sportverletzungen der hinteren Oberschenkelmuskulatur und des Quadrizeps

ANATOMIE UND PYHSIOLOGIE

Der Oberschenkelknochen (Femur) ist der schwerste, längste und stärkste Knochen im Körper. Sein oberes proximales Ende besteht aus einem runden Kopf, der mit dem Becken im Acetabulum (der Hüftpfanne) artikuliert und mit ihm das Hüftgelenk bildet. Am unteren distalen Ende treffen der laterale und mediale Gelenkfortsatz (Condylus) auf die Tibia (Schienbein) und bilden mit ihr das Kniegelenk. M. quadrizeps, die hinteren Oberschenkelmuskeln, die Adduktoren und die Abduktore setzen am Femur an.

Die hintere Oberschenkelmuskulatur (ischiocrurale Muskulatur, Hamstrings) besteht aus drei Muskeln – Biceps femoris, Semitendinosus und Semimembranos –, die gemeinsam die Hüfte strecken und das Knie beugen. Beim Laufen bremsen sie das Bein am Ende des Vorwärtsschwungs ab und hindern den Oberkörper daran, sich in der Hüfte zu beugen.

Die Quadrizepsgruppe besteht aus vier Muskeln: Vastus lateralis, Vastus medialis, Vastus intermedius und Rectus femoris. Die Quadrizepssehne ist mit der Kniescheibe (Patella) verbunden und umgibt sie wie ein Ring. Unter der Kniescheibe wird sie zur Patellasehne, die auf der Vorderfläche der Tibia ansetzt.

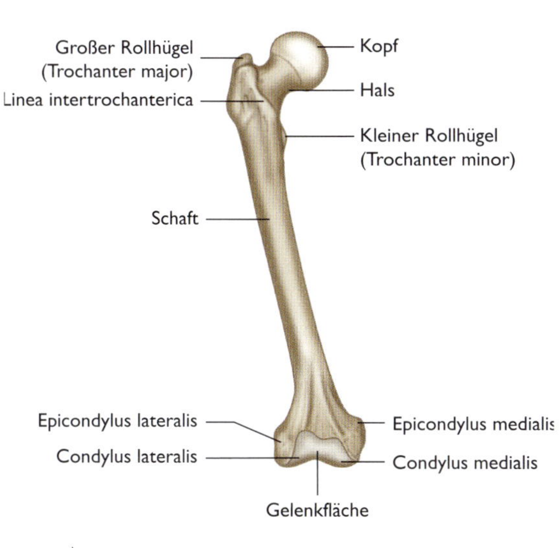

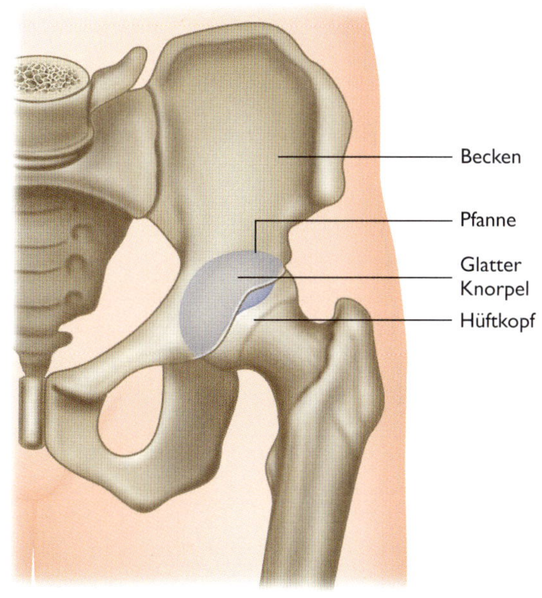

Das Hüftgelenk: a) rechtes Bein, Seitenansicht, b) Beckengürtel und Bein, Rückansicht

Wenn das Knie gebeugt und gestreckt wird, bewegt sich die Kniescheibe in der Rinne an der Vorderseite des Femur nach oben und unten, sodass die Sehne über den Knochen gleitet.

Das Iliotibialband (ITB) ist ein Band aus nicht elastischem Kollagen, das sich vom seitlichen Becken bis unter das Knie erstreckt. Oben ist es am Beckenkamm befestigt, verbindet sich mit dem Tensor fasciae latae und dem Gluteus maximus und ist unten an der seitlichen proximalen Tibia mit dem Tuberculum anterolaterale verbunden. Die tiefen Fasern sind mit der Linea aspera des Femurs am hinteren seitlichen Oberschenkel verbunden. Der Tensor fasciae latae beugt das Bein, dreht das Hüftgelenk medial und stabilisiert das Knie.

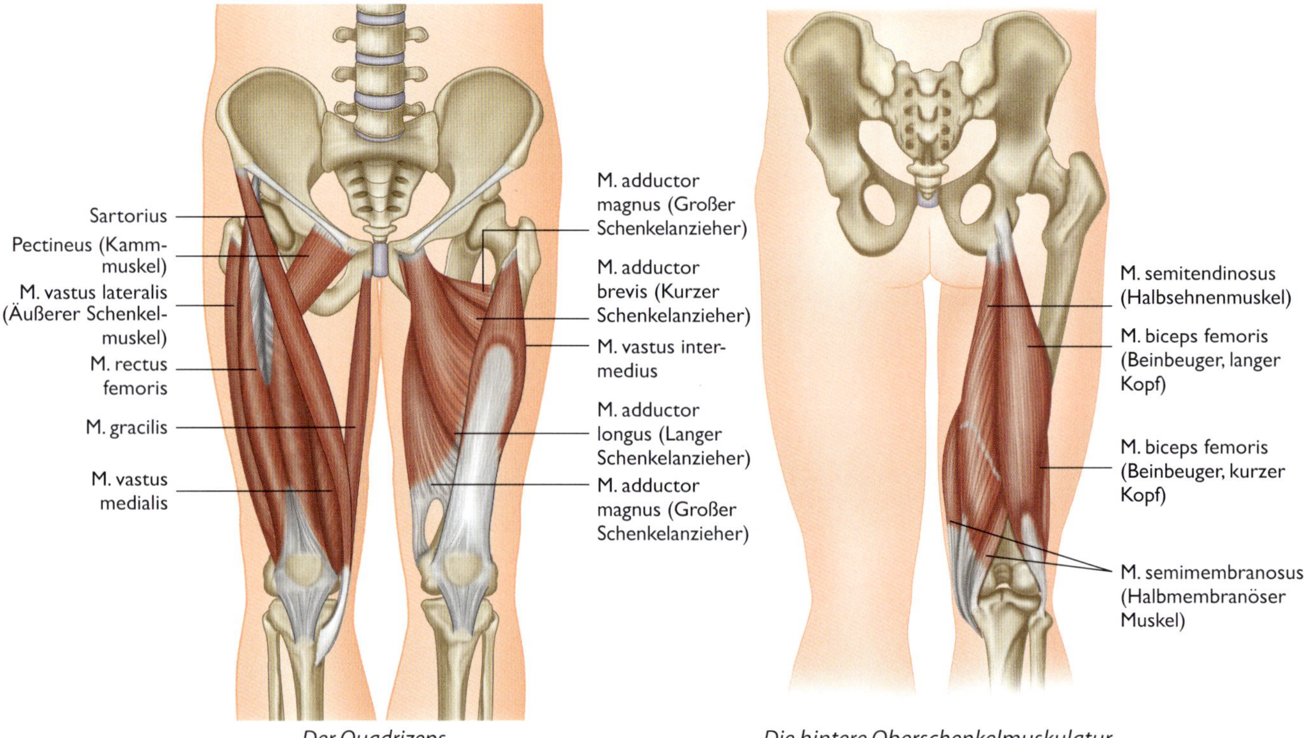

Der Quadrizeps

Die hintere Oberschenkelmuskulatur

Da der Femur und die ihn unterstützende Muskulatur so stark sind, braucht es beachtliche Kräfte, bis ein Bruch entsteht. Meist kommt eine Fraktur bei Fußball, Hockey oder anderen kontaktintensiven Sportarten vor. Am häufigsten tritt ein Bruch am Oberschenkelhals auf, da dieser einen geringeren Durchmesser hat und aus spongiösem Knochen mit einer relativ geringen Dichte besteht. Oberschenkelhalsfrakturen entstehen üblicherweise durch einen kräftigen Schlag oder beim Landen nach einem heftigen Sturz. Der Femur kann jedoch auch am Schaft brechen, meist durch Auffahrunfälle im Verkehr oder eine starke Scherkraft, die auf den Knochen wirkt.

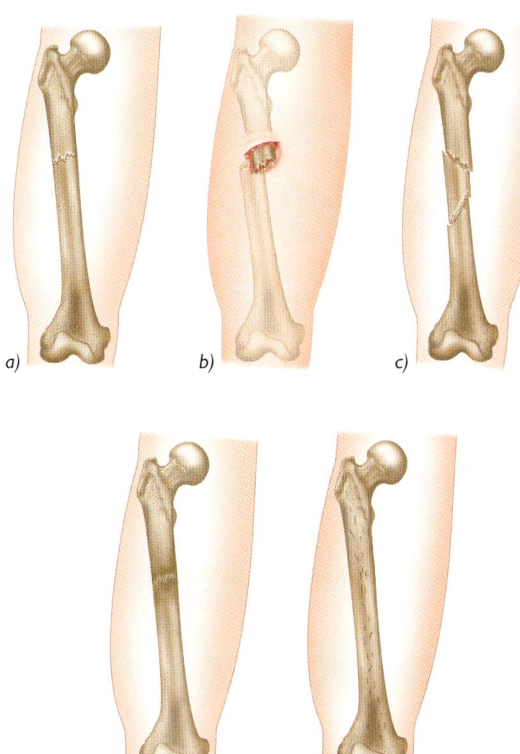

Femurfraktur: a) geschlossen, b) offen, c) kompliziert, d) pathologisch, e) Stress

Ursache der Verletzung

Ein heftiger Schlag oder eine andere Gewalteinwirkung auf den Femur, etwa bei Autounfällen oder aggressiven Angriffen in Kontaktsportarten. Stürze aus großer Höhe. Direkte Gewalteinwirkung auf den oberen Teil der Hüfte.

Anzeichen und Symptome

Starke Schmerzen. Fehlstellung und mögliche Verkürzung des Beins. Schwellung und Verfärbung. Bein kann nicht bewegt werden. Keine Belastung möglich.

Komplikationen bei Nichtbehandlung

Wird diese Verletzung nicht behandelt, ist eine dauerhafte Behinderung die Folge. Ein Blutverlust durch interne Verletzungen an Muskeln und Arterien können Schock und Tod nach sich ziehen.

Erstbehandlung

Kühlen und ruhigstellen. Sofort ärztliche Hilfe hinzuziehen.

Rehabilitation und Prävention

Nach einer Oberschenkelfraktur ist eine umfangreiche Rehabilitation erforderlich, da der Knochen heilen muss und auch die Muskulatur betroffen ist. Der Knochen muss eventuell operativ versorgt werden und mit Platten, Stangen oder Stiften gestützt werden, was die Heilungsdauer verlängert. Dazu kommt eine Physiotherapie, um die Beweglichkeit wiederherzustellen und die Muskeln zu kräftigen. Zur Vorbeugung sollten selbstverständlich Sicherheitsvorkehrungen getroffen und/oder Aktivitäten vermieden werden, die eine solche Gewalteinwirkung auf den Oberschenkel wahrscheinlich machen. Die Kräftigung von Quadrizeps, hinterer Oberschenkelmuskulatur, Adduktoren und Abduktoren bietet dem Knochen darunter zusätzlichen Schutz.

Langfristige Perspektive

Wenn die Fraktur sofort behandelt und der Knochen repariert sowie bei der Rehabilitation die entsprechenden Muskeln gestärkt werden, ist nicht mit langfristigen Folgen zu rechnen. Die vollständige Heilung kann jedoch bis zu 9 Monate dauern.

075: ZERRUNG DES QUADRIZEPS

Eine Überdehnung oder ein Reißen des Muskels oder der Sehne in einem gewichttragenden Muskel wie dem Quadrizeps ist schmerzhaft und lässt sich nur schwer durch Ruhe kurieren. Der Quadrizeps stützt Hüfte und Knie. Eine Zerrung kann durch eine zu heftige Anspannung oder eine unübliche Belastung entstehen. Wie bei anderen Zerrungen gibt es drei Kategorien, bei denen die dritte die heftigste Verletzung darstellt.

Eine Zerrung kann in allen Muskeln des Quadrizeps auftreten. Meist wird jedoch der M. rectus femoris (der gerade Schenkelmuskel) verletzt. Beim Sprinten, Springen und Gewichttraining können Mikrorisseentstehen. Wenn der Muskel bei Kontaktsportarten wie Fußball und Hockey überdehnt wird, kann er sich von der Muskel-Sehnenverbindung oder vom Knöchernen Ansatz lösen bzw. vollständig reißen.

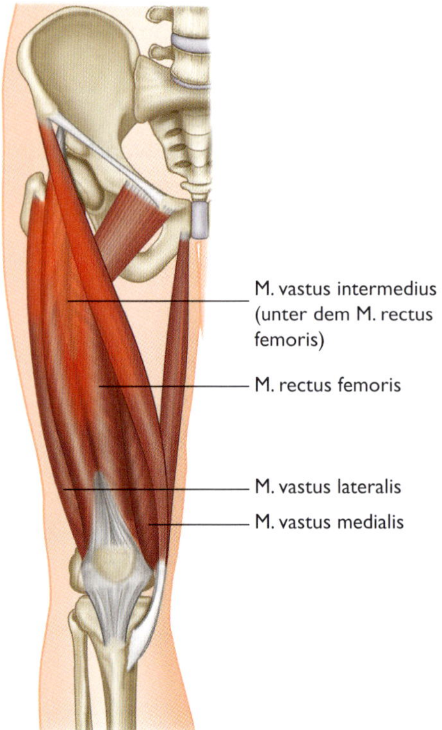

Ursache der Verletzung

Eine heftige Anspannung oder Überdehnung des Quadrizeps.

Anzeichen und Symptome

Grad 1: Leicht druckempfindlich oder schmerzhaft. Keine oder geringe Schwellung. Volle Muskelkraft. *Grad 2:* Stärkere Schmerzen und Druckempfindlichkeit. Stärkere Schwellung und Blutergüsse möglich. Deutliche Abnahme der Muskelkraft. *Grad 3 (vollständig gerissen):* Extreme Schmerzen. Verformung, Schwellung, Blutergüsse. Anspannung des Muskels nicht möglich.

Komplikationen bei Nichtbehandlung

Bei einer Zerrung von Grad 1 oder 2 kann der Muskel weiterreißen. Eine Zerrung von Grad 3 kann zu einem Verlust der Mobilität und einem Beweglichkeitsverlust des Muskels führen.

Erstbehandlung

RICER (S. 46) anwenden. Entzündungshemmer. In schweren Fällen Immobilisierung. Dann Wärme und Massage für bessere Durchblutung und schnellere Heilung.

Rehabilitation und Prävention

Nach der erforderliche Ruhezeit sollten die Aktivitäten vorsichtig wieder aufgenommen werden. Schmerzhafte Bewegungen vermeiden. Dehnung und Kräftigung des Quadrizeps sind erforderlich. Es ist wichtig, ein Gleichgewicht der Kraft von Quadrizeps und den hinteren Oberschenkelmuskeln zu erreichen, um Zerrungen zu vermeiden. Auch ein richtiges Aufwärmen und eine kontinuierlich ansteigende Belastung helfen.

Langfristige Perspektive

Quadrizepszerrungen führen nur selten zu langfristigem Schmerz oder zu Behinderungen. Ein operativer Eingriff ist nur dann notwendig, wenn ein vollständiger Riss durch Immobilisierung und Ruhe nicht abheilt.

Bei einer Zerrung der hinteren Oberschenkelmuskulatur können Muskeln und Sehnen beteiligt sein – eine recht häufige Verletzung, die insbesondere durch Sprints oder plötzliche Beschleunigung entsteht. Oft liegt die Ursache in einem muskulären Ungleichgewicht, das darin besteht, dass der Quadrizeps besser trainiert ist als die Muskeln am hinteren Oberschenkel.

Jeder Teil der hinteren Oberschenkelmuskulatur kann gezerrt werden, aber meist kommen leichte Zerrungen im knienahen Muskelbauch des Biceps femoris vor. Bei vollständigen Rissen wird auch der knienahe Ansatz durchtrennt. Eine starke Krafteinwirkung auf die Muskeln, insbesondere bei einer exzentrischen Kontraktion (wenn sich der Muskel kontrahiert und gegen Widerstand verlängert wird), kann zu Dehnungen, kleinen Rissen, aber auch zu einem vollständigen Riss führen.

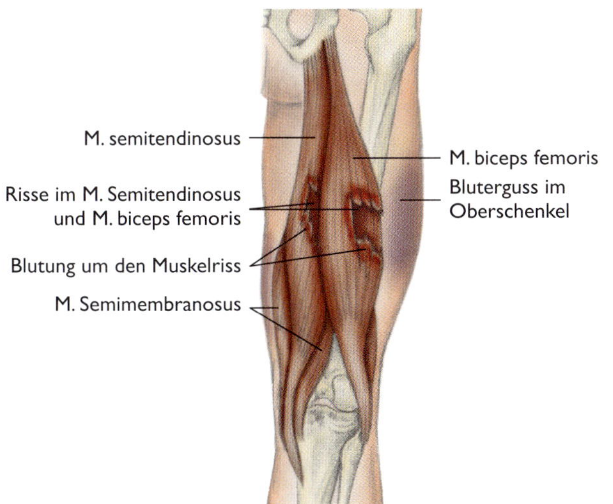

Rechtes Bein: Rückansicht

Ursache der Verletzung

Ungleiche Kraft von hinterer Oberschenkelmuskulatur und Quadrizeps. Zu starkes Dehnen des Muskels, insbesondere bei Anspannung. Extreme Überlastung des Muskels.

Anzeichen und Symptome

Grad 1: Leicht druckempfindlich oder schmerzhaft. Keine oder geringe Schwellung. Volle Muskelkraft.
Grad 2: Stärkere Schmerzen und Druckempfindlichkeit. Stärkere Schwellung und Bluterguss möglich. Gang betroffen: Humpeln.
Grad 3 (vollständig gerissen): Extreme Schmerzen. Deutliche Schwellung und Blutergüsse. Belastung nicht möglich.

Komplikationen bei Nichtbehandlung

Ohne Behandlung werden Schmerzen und Anspannung in den hinteren Oberschenkelmuskeln stärker. Die Straffheit kann zu Problemen im unteren Rücken und in der Hüfte führen. Unbehandelte Zerrungen können vollständig reißen.

Erstbehandlung

Grad 1: Entzündungshemmer.
Grad 2 und 3: RICER (S. 46) anwenden. Entzündungshemmer. Wenn ein Riss vermutet wird oder ein Gehen ohne Hilfe nicht möglich ist, ärztlichen Rat einholen. Dann Wärme und Massage zur besseren Durchblutung und schnelleren Heilung.

Rehabilitation und Prävention

Nach dem Abklingen der anfänglichen Schmerzen kann durch Dehnen der Muskeln die Heilung beschleunigt und ein erneutes Auftreten verhindert werden. Wichtig ist auch eine Kräftigung der hinteren Oberschenkelmuskulatur, bis diese genauso stark ist wie der M. quadrizeps. Wenn nach der Genesung Aktivitäten wiederaufgenommen werden, sollte die Intensität langsam gesteigert werden.

Langfristige Perspektive

Vollständig ausgeheilte Zerrungen haben nur selten langfristige Folgen. Vollständige Risse müssen eventuell operativ behandelt werden und erfordern eine langfristige Rehabilitation.

077: OBERSCHENKELPRELLUNG

Eine Oberschenkelprellung führt zu einem tiefen Bluterguss der Muskeln des Quadrizeps oder des hinteren Oberschenkels in der Nähe des Femurs. Der Bluterguss bewirkt Schmerzen und eine eingeschränkter Beweglichkeit. Bei einem Stoß oder Schlag gegen einen der hinteren Oberschenkelmuskeln oder den Quadriceps wird der Muskel durch den Druck von außen gegen den darunterliegenden Knochen gequetscht, was zu Blutungen im Muskel, Entzündungen und schließlich zur Bildung von Narbengewebe führt, das die Muskelfunktion verringert. Schwellungen und Blutergüsse üben Druck auf die umliegenden Muskelfasern aus, sodass die Beweglichkeit beeinträchtigt wird. Kontaktsportarten wie Fußball und Hockey führen häufig zu Oberschenkelprellungen, aber im Grunde kann jedes direkte Trauma auf den Oberschenkel zu einer solchen Prellung führen.

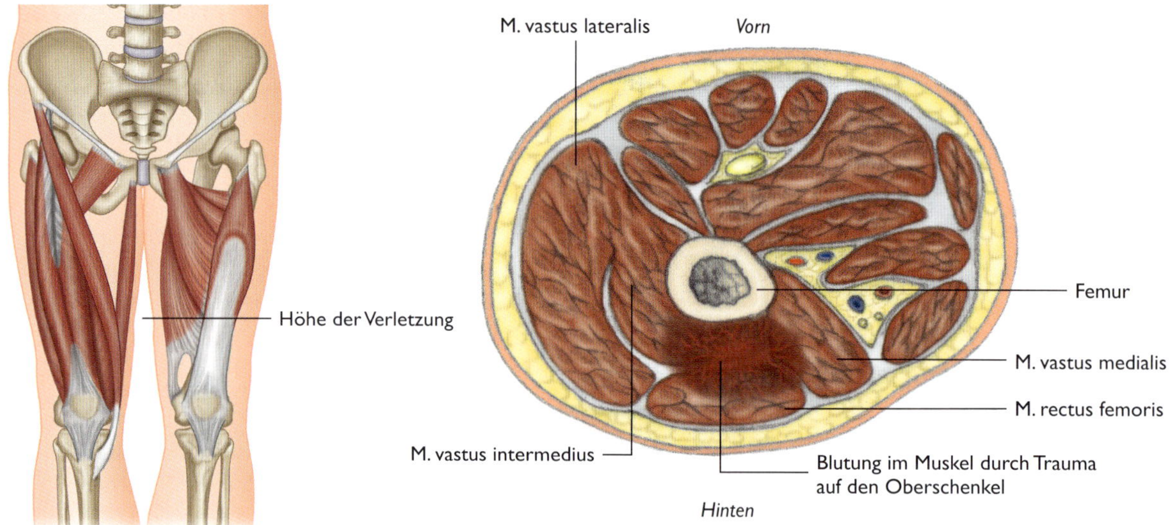

Ursache der Verletzung

Schlag oder Stoß gegen den Muskel aufgrund einer stumpfe Oberfläche (Boden, Helm, Fuß usw.).

Anzeichen und Symptome

Schmerzen und Druckempfindlichkeit im verletzten Bereich. Schwellung und Bluterguss können vorliegen. Schmerz bei Gewichtsbelastung und Dehnung des Muskels.

Komplikationen bei Nichtbehandlung

Wird eine Oberschenkelprellung nicht behandelt, können sich Knochen- oder Kalkablagerungen im Muskel bilden (Myositis ossificans). Auch ein Muskelriss kann auftreten, wenn die sportliche Aktivität, die die Verletzung verursacht hat, weiter ausgeführt wird.

Erstbehandlung

Ruhe und Kühlung. Entzündungshemmer. Dann Wärme und Massage zur Verbesserung der Durchblutung und schnelleren Heilung.

Rehabilitation und Prävention

Wenn der Schmerz nachlässt, muss die Beweglichkeit und Kraft des verletzten Muskels wiederhergestellt werden. Eine leichte Dehnung hilft, die Beweglichkeit wieder zu erreichen und die Bildung von Narbengewebe zu verhindern. Eine moderate Massage der den verletzten Muskel umgebenden Muskeln kann die Erholung beschleunigen, indem die Durchblutung verbessert und die Entstehung von Narbengewebe verhindert wird. Schutzkleidung tragen, Stöße und Schläge gegen den Oberschenkel vermeiden.

Langfristige Perspektive

Eine richtige Behandlung der Oberschenkelprellung stellt sicher, dass keine weiteren Komplikationen auftreten. Nach der Rehabilitation des verletzten Muskels sollten Beweglichkeit und Kraft wieder zum Ausgangsniveau zurückkehren.

Beim ITBS, auch Läuferknie oder Tractussyndrom genannt, reibt oder scheuert das Iliotibialband nahe der Hüfte zu stark über den Trochanter major des Femurs und/oder am Knie über den Condylus lateralis. Dies kann zu Entzündungen und starken Schmerzen führen, wenn Knie oder Hüfte gebeugt oder gestreckt werden. Auch eine Bursitis kann die Folge sein.

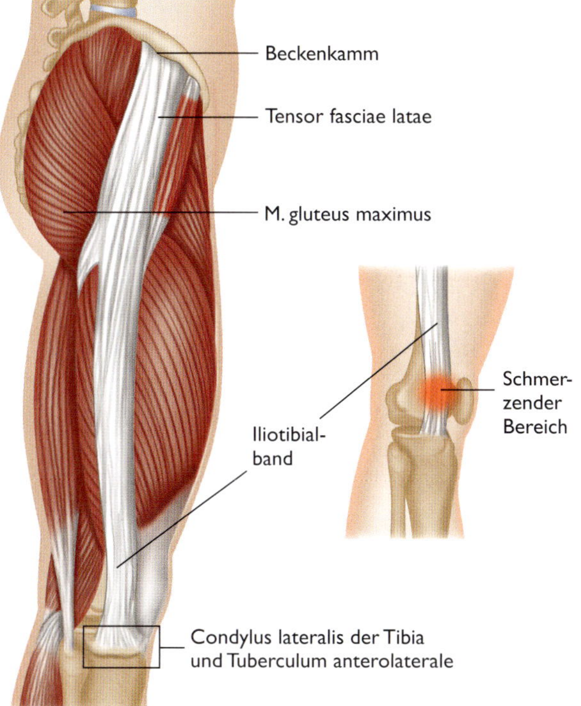

Ursache der Verletzung

Spannung oder Reibung des ITB. Wiederholtes Beugen und Strecken von Hüfte und Knie, während der Tensor fasciae latae angespannt wird, wie zum Beispiel beim Laufen. TFL und ITB verhärtet. Muskuläre Dysbalancen.

Anzeichen und Symptome

Knieschmerzen über dem Condylus lateralis. Schmerzen beim Strecken und Beugen des Knies.

Komplikationen bei Nichtbehandlung

Das ITB und der dazugehörige TFL verhärten sich durch Schmerz und Entzündung. Dies kann zu chronischen Schmerzen und weiteren Verletzungen an Knie und Hüfte führen.

Erstbehandlung

RICER (S. 46) anwenden. Entzündungshemmer. Dann Wärme und Massage zur Verbesserung der Durchblutung und schnelleren Heilung.

Rehabilitation und Prävention

Eine Steigerung der Beweglichkeit im Rahmen der Schmerzgrenze hilft, die Heilung zu beschleunigen. Wenn der Schmerz abgeklungen ist, sollten Kraft und Beweglichkeit aller Muskeln in Oberschenkel und Hüfte gesteigert werden, um das muskuläre Gleichgewicht zu verbessern und erneute Probleme zu verhindern. Außerdem sollten Fehler bei der Lauftechnik aufgedeckt werden.

Langfristige Perspektive

Das ITBS kann erfolgreich behandelt werden, ohne Spätfolgen zu hinterlassen. Allerdings können Entzündungen und Schmerzen wieder auftreten, wenn die sportliche Aktivität erneut aufgenommen wird. Um zukünftige Probleme zu vermeiden, sollten Fehler bei der Lauftechnik korrigiert werden.

079: TENDINITIS DER QUADRIZEPSSEHNE

Eine Entzündung der Quadricepssehne kann durch wiederholte Belastung des Muskels oder eine Überbelastung ohne vorheriges Training des Muskels entstehen. Es können leichte Risse in der Sehne auftreten, wenn sie unter Belastung gedehnt wird. Schmerzen direkt über der Kniescheibe, insbesondere beim Strecken des Knies, begleiten meist diese Verletzung.

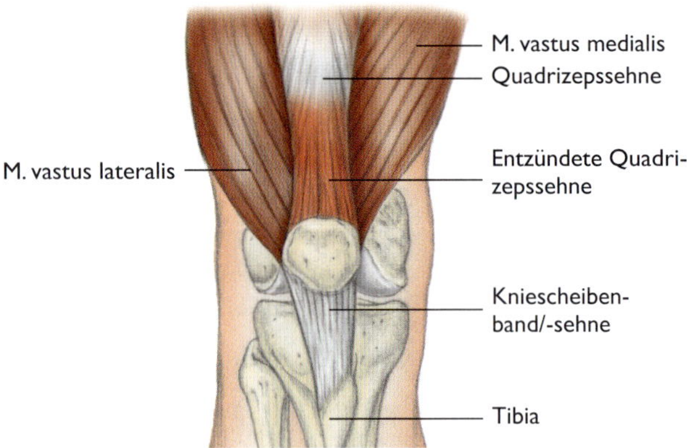

Rechtes Bein: Vorderansicht

Ursache der Verletzung

Wiederholte Belastung der Sehne, zum Beispiel beim Laufen oder Springen. Wiederholtes Beschleunigen und Abbremsen, zum Beispiel beim Hürdenlauf oder Fußball. Unbehandelte Verletzung des Quadrizeps.

Anzeichen und Symptome

Schmerzen direkt über der Kniescheibe. Springen, Laufen, Knien oder Herabsteigen einer Treppe können den Schmerz verstärken.

Komplikationen bei Nichtbehandlung

Die Quadrizepsmuskeln können sich verhärten und verkürzen, die Sehne kann schwächer werden, wenn die Verletzung nicht behandelt wird. Dies könnte einen Riss der Sehne zur Folge haben. Eine Veränderung beim Gehen oder Landen (beim Hürdenlauf) führt unter Umständen zu weiteren Verletzungen.

Erstbehandlung

Ruhe und Kühlung. Entzündungshemmer. Änderungen im Trainingsablauf.

Rehabilitation und Prävention

Die Rehabilitation sollte Dehnungs- und Kräftigungsübungen für den Quadrizeps umfassen. Sportliche Aktivitäten wie Schwimmen können helfen, um die Belastung der Sehne während der Rehabilitation zu verringern. Eine Rückkehr zur normalen sportlichen Aktivität sollte erst dann erfolgen, wenn der Schmerz vollständig verschwunden und die Kraft wieder ganz aufgebaut ist. Ein starker, flexibler Quadrizeps hilft, diese Verletzung zu vermeiden.

Langfristige Perspektive

In den meisten Fällen einer Tendinitis ist eine vollkommene Genesung ohne langfristige Behinderung oder Schmerzen möglich. Ein operativer Eingriff ist nur in ganz seltenen Fällen erforderlich.

Squat mit Langhantel

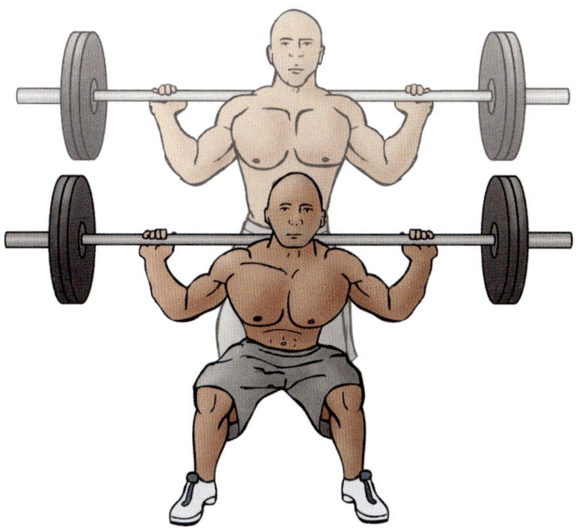

Beine schulterbreit aufstellen und Langhantel auf den unteren Nacken auflegen. Füße auf dem Boden lassen und Knie beugen, wie um sich hinzusetzen. Langsam zurück in die stehende Position kommen.

Lunge mit Langhantel

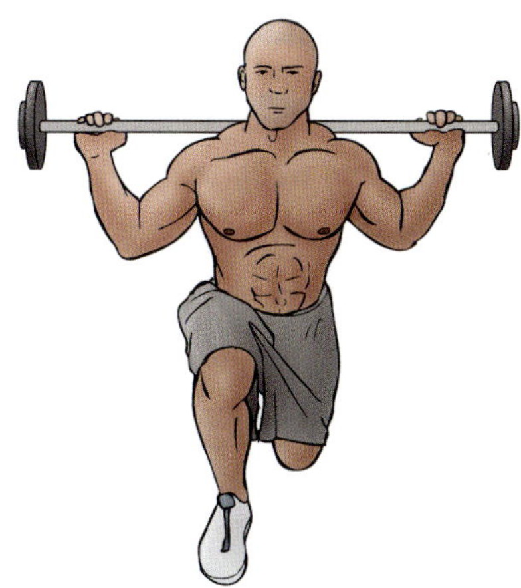

Füße schulterbreit aufstellen und Langhantel auf den unteren Nacken auflegen. Den linken Fuß nach vorn stellen und das rechte Bein senken, ohne mit dem Knie den Boden zu berühren. Den Körper zurück in die Startposition drücken, den rechten Fuß nach vorn stellen und das linke Bein senken.

Step mit Langhantel

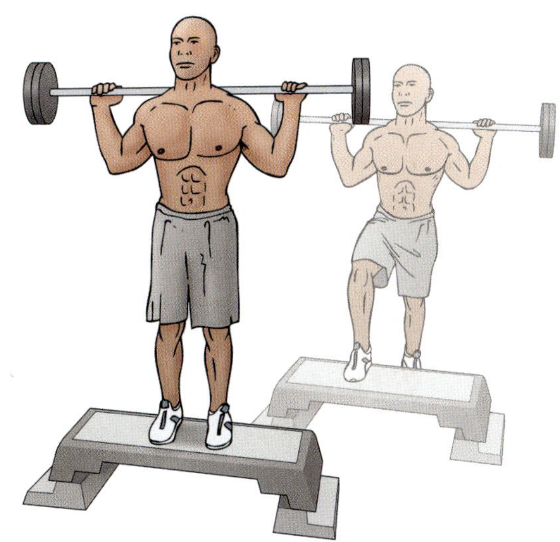

Sich vor eine Plattform oder einen Step stellen, Langhantel auf den unteren Nacken auflegen. Mit dem rechten Fuß auf die Plattform steigen, den linken dazustellen. Mit dem linken Fuß von der Plattform heruntersteigen und den rechten danebenstellen (dann das Gleiche mit dem anderen Bein).

Nordic Curl

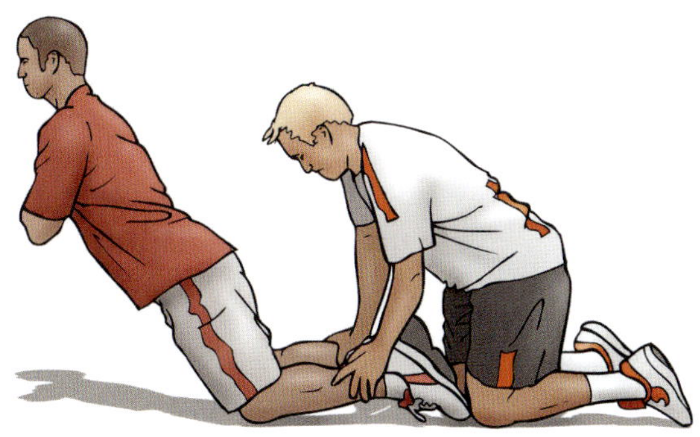

Unterstützung zum Festhalten an den Knöcheln holen und mit dem Bauch auf den Boden legen. Ohne mit den Händen gegen den Boden zu drücken den Oberkörper anheben, bis eine nahezu kniende Position erreicht ist. Anschließend lösen und die Übung wiederholen.

Beinpresse

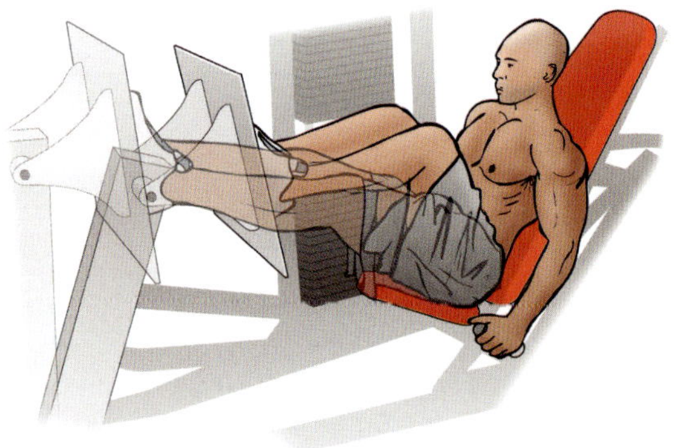

Auf das Gerät zur Beinpresse setzen, die Füße schulterbreit vorne auf die Platte stellen. Mit den Beinen die Platte wegschieben, bis die Knie fast durchgedrückt sind. Langsam in die Startposition zurückkehren und wiederholen.

Curl für die Hamstrings im Liegen

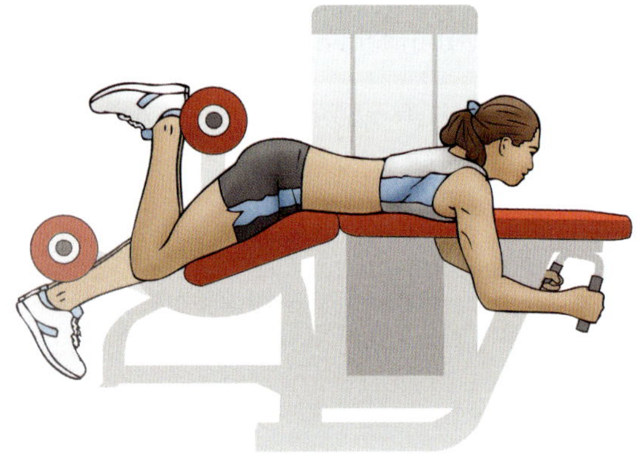

Auf den Bauch legen und die Füße unter die zylinderförmigen Rollen schieben. Knie beugen und die Rolle so weit nach oben führen wie möglich. Langsam in die Startposition zurückkehren und wiederholen.

Stretching der Hamstrings im Liegen

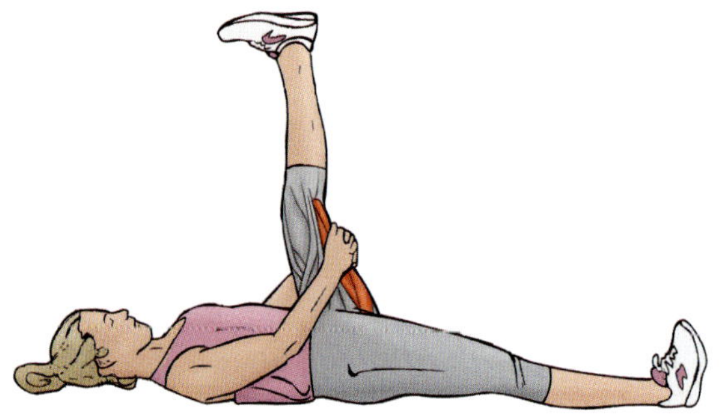

Auf den Rücken legen und ein Bein lang auf dem Boden ausstrecken. Das andere zur Brust ziehen und nach oben strecken.

Quad-Stretch im Knien

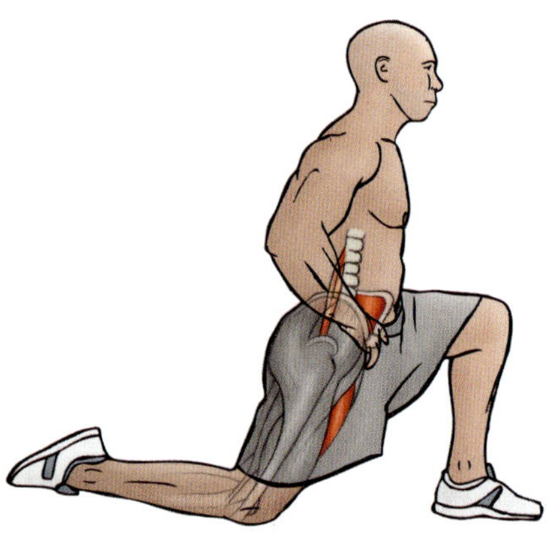

Ein Bein aufstellen, auf dem anderen knien. Gegebenenfalls festhalten, um das Gleichgewicht zu halten. Die Hüfte nach vorn drücken.

KAPITEL 14

Sportverletzungen am Knie

ANATOMIE UND PHYSIOLOGIE

Das Kniegelenk verbindet die Knochen des Oberschenkels mit denen des Unterschenkels. Eigentlich besteht es aus zwei Gelenken: dem patellofemoralen und dem tibiofemoralen Gelenk. Im tibiofemoralen Gelenk bilden Condylus lateralis und Condylus medialis des Femurs den oberen Teil. Der untere Teil wird vom Tibiakopf des Schienbeins gebildet. Die Kniescheibe (Patella) ist ein Sesambein, das über der Vorderfläche des Kniegelenks in der Vertiefung zwischen den Femurcondylen ruht. Direkt unter und seitlich des Knies verbindet sich das Fibulaköpfchen mit der Tibia und bildet das obere Tibiofibulargelenk.

Hinweis: *Oft ist nicht klar, ob es sich um die Patellarsehne oder das Ligamentum patellae handelt. Das Ligamentum patellae führt von der Kniescheibe nach unten zur Tuberositas tibiae. Wenn man die Kniescheibe als richtigen Knochen betrachtet, sollte das Ligamentum patellae als Kniescheibenband bezeichnet werden, da es zwei Knochen (Kniescheibe und Tibia) verbindet. Wenn die Kniescheibe jedoch als Sesambein innerhalb der Quadrizepssehne definiert wird, ist auch die Bezeichnung Patellarsehne korrekt, da sie Muskel und Knochen verbindet. Dazu kommt, dass eine Sehne im Lauf der Zeit altert und einem Band ähnlicher wird. In diesem Kapitel wird durchgängig von der Patellarsehne gesprochen.*

Das Knie wird durch feste, fibröse Bänder stabilisiert. Die Seitenbänder verhindern übermäßige Bewegungen von Seite zu Seite. Das äußere Seitenband (Ligamentum collaterale laterale, LCL) verbindet den Femur mit dem Fibulaköpfchen; das innere Seitenband (Ligamentum collaterale mediale, LCM) verbindet Femur und Tibia.

Das hintere Kreuzband befindet sich an der Rückseite des Knies in der faserigen Gelenkkapsel und verbindet Femur und Tibia. Es kontrolliert das Rückwärtsgleiten der Tibia. Das vordere Kreuzband liegt ebenfalls in der Gelenkkapsel und verbindet Tibia und Femur im Zentrum des Knies. Es steuert die Drehung und das Vorwärtsgleiten der Tibia. Äußeres und inneres Seitenband sowie vorderes und hinteres Kreuzband sind die vier wichtigsten Bänder im Knie.

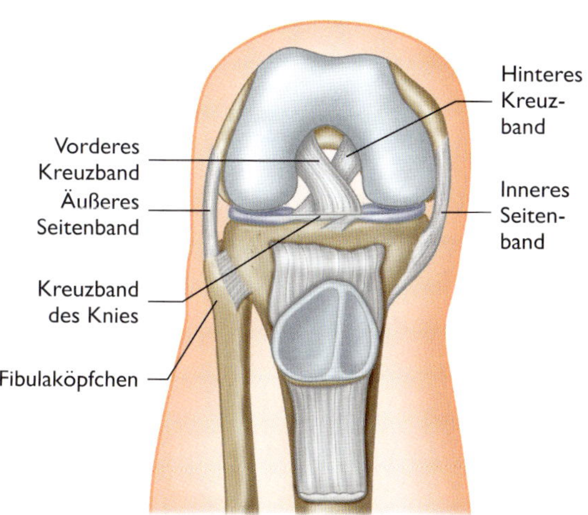

Rechtes Bein: Frontansicht mit um 90 Grad gebeugtem Knie

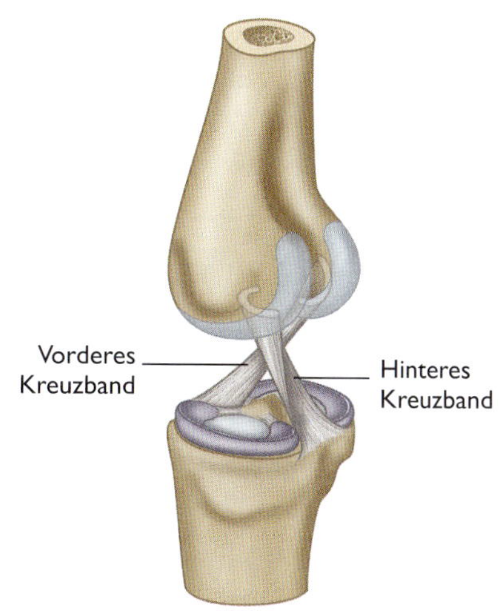

Die Kreuzbänder bei getrennten Knochen

Es gibt weitere Bänder, die das Kniegelenk zusätzlich stabilisieren. Das Ligamentum transversum (Querband) verläuft vor dem Außen- und Innenmeniskus (siehe unten) und verbindet diese beiden. Die schrägen, bogenförmigen Kniekehlenbänder runden die Bandstruktur ab und helfen bei der Stabilisierung des Knies im hinteren seitlichen Teil.

Das Kniegelenk enthält zudem zwei besonders spezialisierte Strukturen, die sogenannten Menisken – halbmondförmige Keile aus Faserknorpel, die an der flachen Oberfläche der Tibiaoberseite befestigt sind. Sie verbessern die Passgenauigkeit der Gelenkoberflächen, verringern die Reibung zwischen Tibia und Femur, verteilen das Körpergewicht und fungieren als Stoßdämpfer. Auf diese Weise ist eine flüssige Bewegung des Kniegelenks in den richtigen Bahnen sichergestellt. Die Menisken verschleißen jedoch leicht und werden bei Sportverletzungen häufig beschädigt.

Die fibröse Gelenkkapsel des Kniegelenks wird durch die Sehnen der Muskeln verstärkt, die über das Gelenk ziehen. Die Quadrizepssehne verläuft vom Quadrizepsmuskel zur Kniescheibe und wird darunter zur Kniescheibensehne (Patellarsehne), die mit der Tibia verbunden ist. Auf der Rückseite verlaufen die Sehnen der hinteren Oberschenkelmuskulatur (Hamstrings) über das Kniegelenk bis zu ihrem Ansatz an der Tibia. Die Sehnen des M. gastrocnemius führen von diesem an der Wadenrückseite nach oben und setzen an den Femurcondylen an. Medial wird die Kapsel durch den Pes anserinus (»Gänsefuß«) und seine Sehnen (Sartorius, Gracilis, Semitendinosus) gestützt.

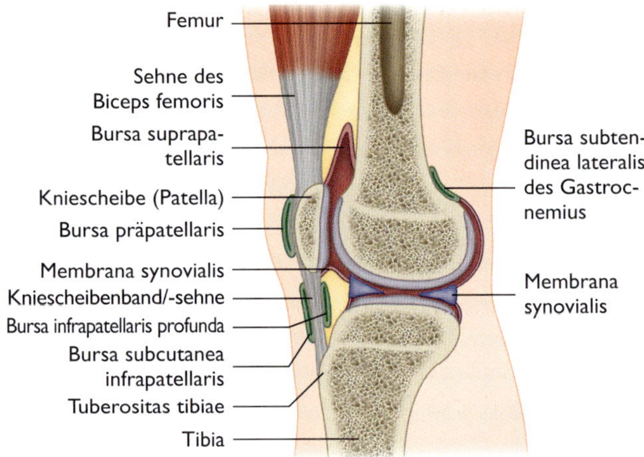

Das Kniegelenk: Seitenansicht

Die Synovialmembran umgibt das Kniegelenk und produziert die Synovialflüssigkeit oder »Gelenkschmiere«. Die gesamte Gelenkkapsel ist mit dieser Synovialmembran ausgekleidet. Sie garantiert die Gleitfähigkeit und schützt den Knorpel.

Schleimbeutel polstern und schützen die Knochen, Sehnen und Bänder des Knies. Sie sind um das Kniegelenk herum sehr zahlreich und einige direkt mit der Membrana synovialis verbunden.

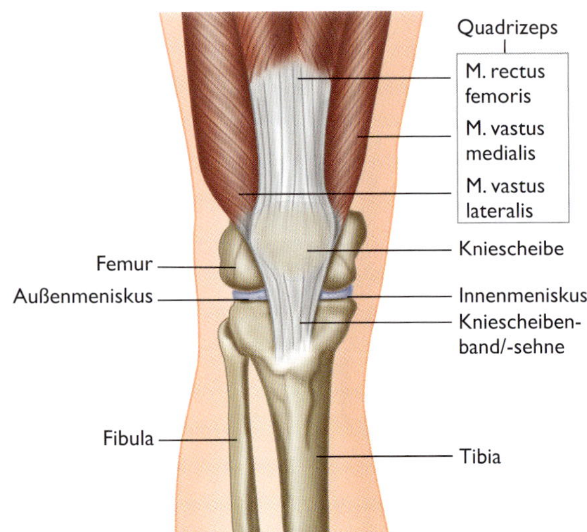

Das Kniegelenk: Vorderansicht

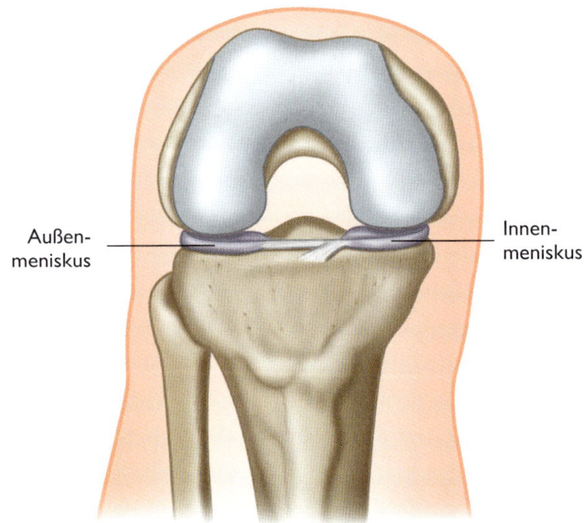

Das Kniegelenk, rechtes Bein: Vorderansicht

Die klinisch wichtigen Bursen sind vorne die suprapatellaren und infrapatellaren Schleimbeutel, hinten der Kniekehlen-Schleimbeutel sowie die Bursa anserina.

Die Muskeln um das Kniegelenk sind gemeinsam für die Bewegung des Ober- und Unterschenkels sowie für die Stabilität des Kniegelenks verantwortlich. Die größten Muskeln an der Oberschenkelvorderseite sind Sartorius und Quadrizeps mit Rectus femoris, Vastus medialis, Vastus intermedius und Vastus lateralis. Die größten Muskeln auf der Rückseite des Oberschenkels sind die Hamstrings mit Biceps femoris, Semitendinosus und Semimembranosus.

Die wichtigsten Muskeln an der Innenseite des Oberschenkels sind Pectineus, Gracilis und die Adduktoren mit Adductor brevis, Adductor longus und Adductor magnus. Auf der Außenseite des Oberschenkels sind es der Tensor fasciae latae und im geringen Grad die Glutealmuskeln mit Gluteus maximus, Gluteus medius und Gluteus minimus. Zu den größten Muskeln des Unterschenkels gehören vorn Tibialis anterior sowie hinten Gastrocnemius und Soleus.

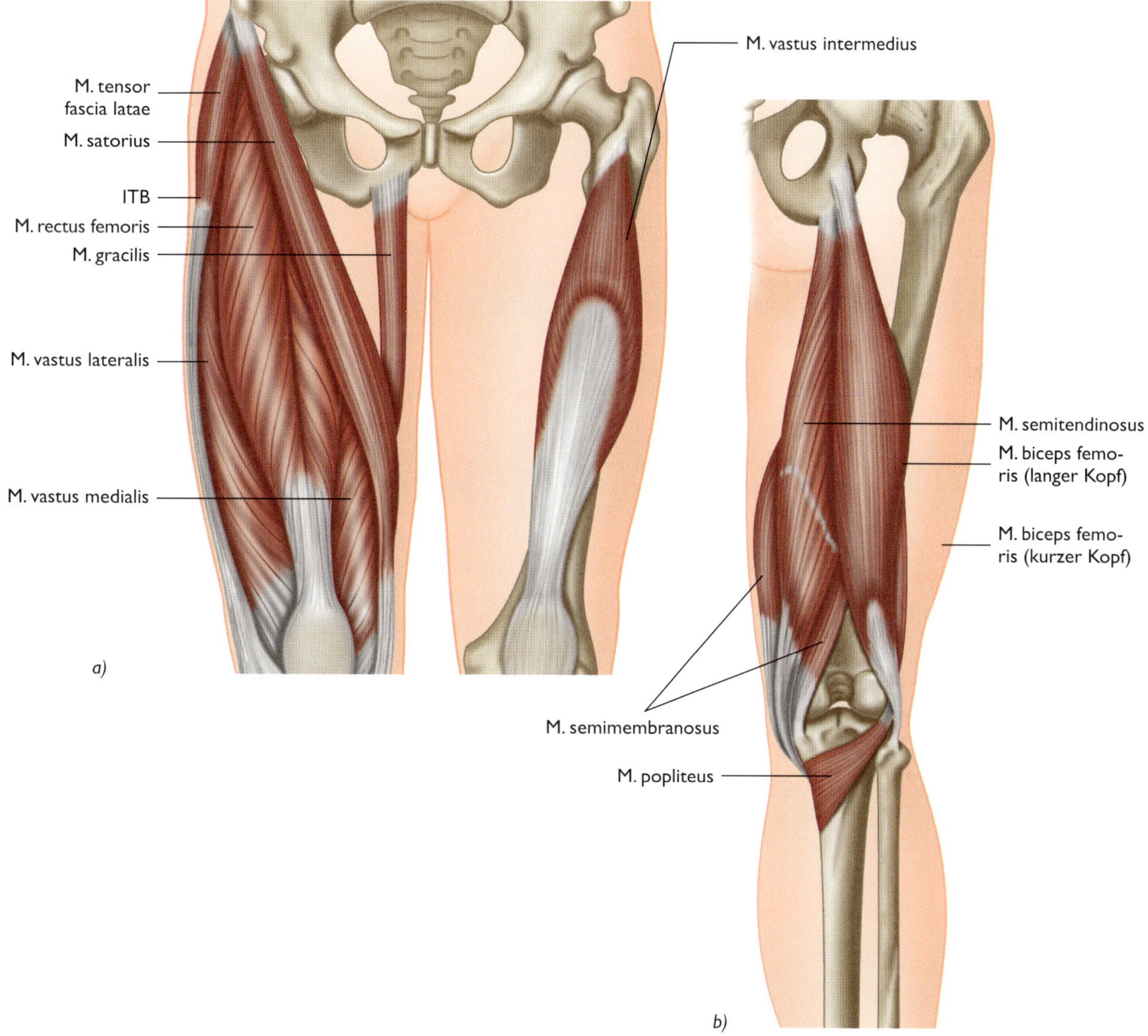

Das Bein: a) Vorderansicht, b) Rückansicht

Zerrungen des Knie-Innenbands werden üblicherweise durch Gewaltanwendung von außen verursacht, wie zum Beispiel ein Angriff beim Fußball. Wenn von außen eine Kraft auf das Kniegelenk einwirkt, klappt es auf der Innenseite auf und das mediale kollaterale Band wird gedehnt. Je nachdem, wie stark diese Dehnung ist, kommt es zu einer einfachen Überdehnung oder einem teilweisen bis vollständigen Riss.

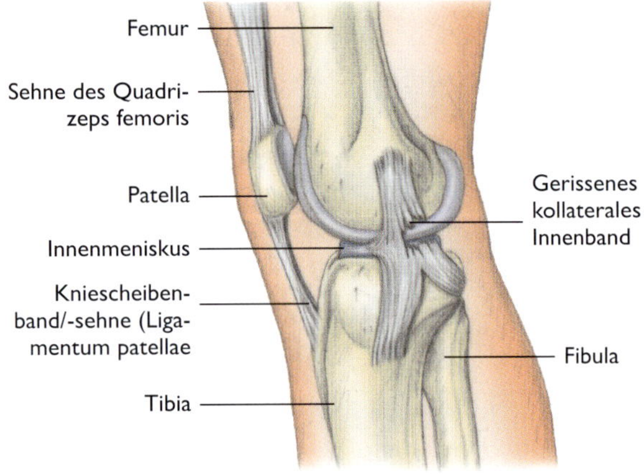

Ursache der Verletzung

Gewalteinwirkung auf die Außenseite des Kniegelenks.

Anzeichen und Symptome

Schmerzen im inneren Kniebereich. Schwellung und Druckempfindlichkeit. Instabilität des Knies und Schmerz bei Belastung.

Komplikationen bei Nichtbehandlung

In seltenen Fällen heilt das Band von selbst, aber es besteht bei ausbleibender Behandlung die Gefahr einer stärkeren Zerrung. Schmerzen und Instabilität können möglicherweise bleiben. Eine weitere sportliche Belastung des beschädigten Knies kann aufgrund der Instabilität zu Verletzungen an anderen Bändern führen.

Erstbehandlung

RICER (S. 46) anwenden. Ruhigstellung. Entzündungshemmer.

Rehabilitation und Prävention

Abhängig vom Schweregrad der Verletzung können Ruhe und eine langsame Wiederaufnahme der sportlichen Aktivität ausreichen. Bei schwerwiegenderen Zerrungen ist während der Kräftigungsphase der Rehabilitation und der ersten Zeit nach der Rückkehr zum Sport eine Schiene erforderlich. Sehr schwere Zerrungen erfordern eine längere Immobilisierung und eine Sportpause. Wenn Beweglichkeit und Kraft zurückkehren, können Standräder und andere Geräte hilfreich sein. Bevor der Sport erneut aufgenommen wird, sollten die Oberschenkelmuskeln aufgebaut werden, um weitere Verletzungen zu vermeiden.

Langfristige Perspektive

Das Band heilt in der Regel vollständig, aber in einigen Fällen kann es zu einer bleibenden Schlaffheit auf der inneren Seite des Knies kommen. Sehr selten ist ein operativer Eingriff erforderlich, um die Ligamente zu nähen. Auch ein Meniskusriss kann zu einer Innenbandzerrung führen und muss operativ behoben werden.

Das vordere Kreuzband wird oft bei schnellen Sportarten verletzt, bei denen Richtungsänderungen und Zusammenstöße Alltag sind, also zum Beispiel beim Fußball.

Der häufigste Verletzungsmechanismus ist, wenn das Knie gedreht wird, während man den Fuß aufsetzt. Diese Belastung kann zu einem Riss im vorderen Kreuzband führen, ausgehend von einem leichten Reißen einiger Muskelfasern bis hin zu einem vollständigen Riss. Auch ein harter Schlag gegen das Knie kann die Ursache sein. Dann sind meist auch andere Bänder und der Meniskus betroffen. Ein heftiger Schmerz bei der Verletzung sowie eine Schwellung des Kniegelenks weisen auf einen vorderen Kreuzbandriss hin.

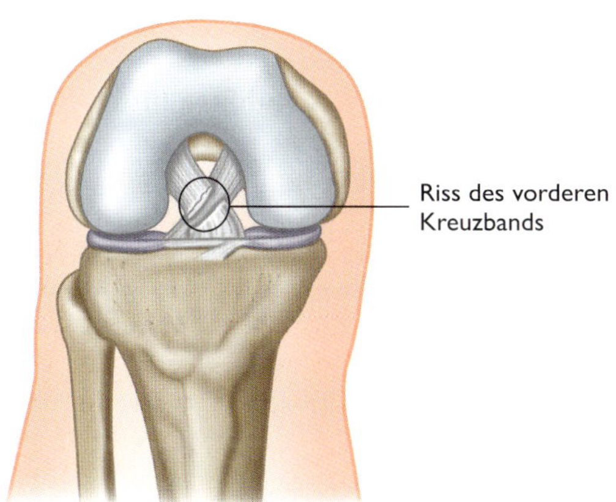

Ursache der Verletzung

Heftiges Drehen des Knies beim Aufsetzen des Fußes. Gelegentlich ein Schlag oder Tritt gegen das Knie, insbesondere, wenn der Fuß auf dem Boden steht.

Anzeichen und Symptome

Sofortiger Schmerz, der aber wieder abebben kann. Schwellung des Kniegelenks. Instabilität des Knies, insbesondere am Schienbein (Tibia).

Komplikationen bei Nichtbehandlung

Wird diese Verletzung nicht behandelt, kann sie nicht richtig heilen. Eine Instabilität des Gelenks führt womöglich zu Verletzungen anderer Bänder. Chronische Schmerzen und Instabilität können weitere Einschränkungen nach sich ziehen.

Erstbehandlung

RICER (S. 46) anwenden. Ruhigstellung. Sofortige Überweisung an die Sportmedizin.

Rehabilitation und Prävention

Sobald die Schmerzen nachlassen und Stabilität und Kraft zurückkehren, können ungefährliche sportliche Aktivitäten wie Indoorcycling bzw. Spinning wieder aufgenommen werden. Wichtig ist aber auch ein Training für mehr Bewegung und Kräftigung ohne Gewichtsbelastung, zum Beispiel Schwimmen. Der Quadrizeps und die hintere Oberschenkelmuskulatur sowie die Wadenmuskulatur sollten gekräftigt werden, um das vordere Kreuzband zu schützen. Ein gutes Konditionstraining vor dem Beginn anstrengender Aktivitäten vermittelt ebenfalls einen Schutz.

Langfristige Perspektive

Wenn das Kreuzband vollständig gerissen ist, muss es operativ wieder befestigt werden. Kleinere Risse heilen oft ohne Operation ab. Bis eine Wiederaufnahme der gewohnten sportlichen Aktivitäten möglich ist, kann es oft lang dauern und die Ausübung mancher Sportarten eingeschränkt sein.

Der Meniskus kann reißen, wenn das Knie stark verdreht wird. Manchmal ist ein Meniskusriss Teil einer anderen Verletzung, etwa eines Bänderrisses. Von einer unglücklichen Dreierkombination spricht man, wenn ein Schlag gegen die Innenseite des Knies einen Riss des Innenbands (Ligamentum collaterale mediale) des vorderen Kreuzbands und des Meniskus nach sich zieht. Das geschieht oft bei Sportarten, bei denen der Fuß zur Richtungsänderung schnell auf den Boden gesetzt werden muss. Der Innenmeniskus wird viel häufiger verletzt als der Außenmeniskus, da er stärker am Schienbein befestigt und deshalb weniger beweglich ist.

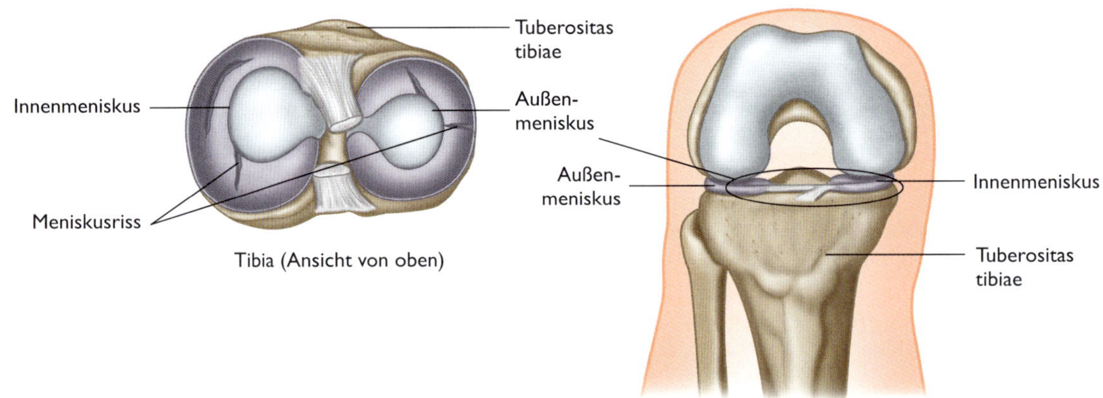

Tibia (Ansicht von oben)

Gebeugtes Knie (Vorderansicht)

Ursache der Verletzung

Heftiges Verdrehen des Kniegelenks, meist bei gleichzeitigem Beugen. Kann Teil eines Bänderrisses sein.

Anzeichen und Symptome

Schmerzen im Kniegelenk. Schwellung. Knacken und Schnappen im Gelenk.

Komplikationen bei Nichtbehandlung

Ein Meniskusriss kann zu vorzeitigem Verschleiß der Knorpel an den Knochenenden und unter der Kniescheibe führen; dies wiederum führt zu einer Arthritis und zu einer Flüssigkeitsansammlung im Kniegelenk (Erguss). Lose Knorpelteile und zackige Kanten eines beschädigten Meniskus können ein Knacken und eine Blockierung im Gelenk nach sich ziehen.

Erstbehandlung

RICER (S. 46) anwenden.
Entzündungshemmer.

Rehabilitation und Prävention

Die Muskeln um das Knie sollten gekräftigt werden, um ein erneutes Reißen des Meniskus zu verhindern. Ein starker Quadrizeps und eine kräftige hintere Oberschenkelmuskeln unterstützen das Knie und sorgen dafür, dass es nicht so sehr verdreht wird, dass ein Meniskusriss entsteht. Auch ein sorgfältiges Dehnen der Muskeln ist notwendig, da zu kurze und straffe Muskeln zu Problemen im Knie führen können. Nach der chirurgischen Versorgung des Meniskus sollte das Knie so weit es ohne Schmerzen möglich ist belastet werden. Eine Rückkehr zu sportlichen Aktivitäten sollte langsam geschehen.

Langfristige Perspektive

Ein Meniskusriss muss normalerweise arthroskopisch repariert werden. Dabei werden die gerissenen Enden des Meniskus entfernt, der restliche Meniskus bleibt intakt. Aus diesem Grund heilen die meisten Risse ohne langfristige Schäden.

Eine Schleimbeutelentzündung (Bursitis) kann sehr schmerzhaft sein, insbesondere im gewichttragenden Kniegelenk. Da die Bursen (Schleimbeutel) die Aufgabe haben, das Knie zu polstern und dort zu »schmieren«, wo Reibungen auftreten, führt eine Entzündung zu Schmerzen bei den meisten Aktivitäten mit Einsatz des Körpergewichts sowie bei Kniebeugung und Kniestreckung. Das Kniegelenk hat durchschnittlich 14 Bursen.

Die Bursa präpatellaris wird aufgrund ihrer oberflächlichen Lage am häufigsten verletzt. Wiederholtes Hinknien bzw. ein Schlag oder Stoß gegen die Kniescheibe kann sie beschädigen. Die Bursae infrapatellaris entzünden sich meist durch häufiges Springen und Landen, da hierbei das Ligamentum patellae und die Bursa gegeneinanderreiben. Die Pes-anserina-Bursa ist bei Verletzungen seltener beteiligt, kann sich jedoch durch Belastung der Knieinnenseite ebenso entzünden, zum Beispiel bei einem falschen Gang oder beim Tragen von Laufschuhen, die eine falsche Größe haben oder verschlissen sind. Bursen können anschwellen, wenn Flüssigkeit aus dem Kniegelenk selbst austritt, zum Beispiel im Fall einer Kniekehlen-Bursitis, auch als Bakerzyste bekannt.

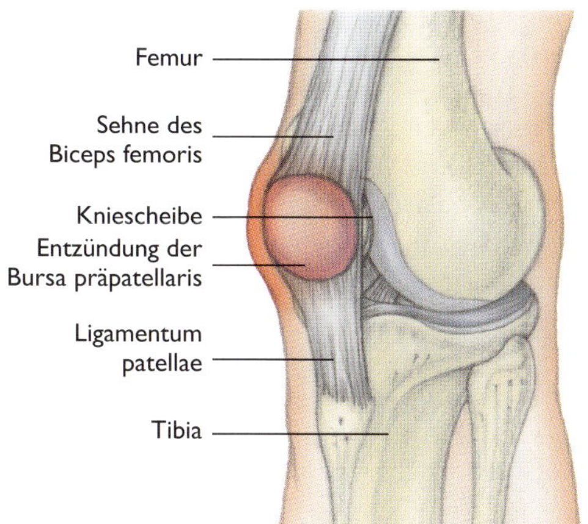

Ursache der Verletzung

Wiederholter Druck auf die Bursa oder Trauma der Bursa. Wiederholte Reibung zwischen Bursa und Sehne oder Knochen.

Anzeichen und Symptome

Schmerzen und Druckempfindlichkeit. Schwellung. Schmerzen und Steifheit beim Knien oder Treppabsteigen.

Komplikationen bei Nichtbehandlung

Wenn eine Bursa reißt und ihre Flüssigkeit verliert, geht die natürliche Polsterfunktion verloren. Die Flüssigkeitsansammlung führt außerdem zu einem Verlust der Beweglichkeit im Kniegelenk.

Erstbehandlung

RICER (S. 46) anwenden. Entzündungshemmer.

Rehabilitation und Prävention

Eine Kräftigung der Muskeln um das Knie hilft, das Gelenk zu stützen. Eine größere Beweglichkeit nimmt einen Teil des Drucks weg, den die Sehnen auf die Bursa ausüben. Ruhepausen bei längerem Knien oder Hocken sowie das Herausfinden der zugrunde liegenden Probleme (falsche Ausrüstung oder Körperhaltung) sorgen dafür, dass die Bursitis nicht erneut auftritt.

Langfristige Perspektive

Wenn sie ordentlich behandelt wird, dauert eine Bursitis selten lang. Es ist notwendig, gelegentlich die Flüssigkeit aus dem Gelenk abzupunktieren.

Die Plica synovialis ist eine dünne, fibröse Membran, die noch aus der Knieentwicklung beim Fötus stammt: In einem frühen Stadium teilte sie das Knie in drei separate Bereiche auf, die sich jedoch später zu einem einzigen schützenden Hohlraum, der Kniegelenkshöhle, entwickelten.

Die Plica führt selten selbst zu Problemen, kann sich jedoch entzünden, wenn eine Reibung erfolgt oder sie zwischen Kniescheibe und Femur eingeklemmt wird, was häufig passiert, wenn das Knie gebeugt und belastet wird. Dies wiederum führt zu noch mehr Reibung – ein Teufelskreis entsteht.

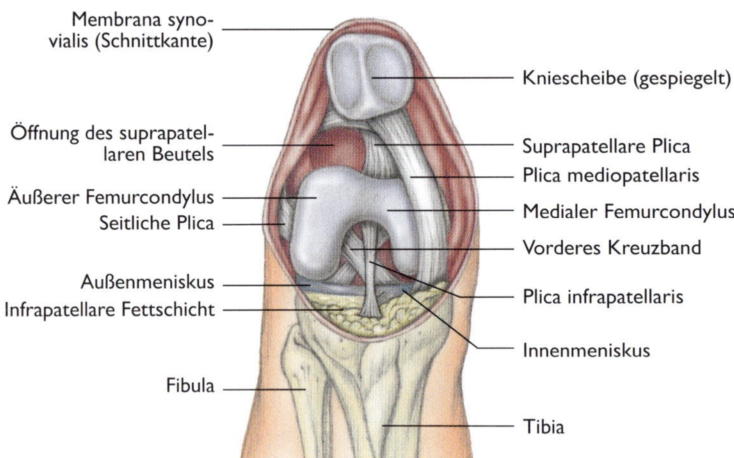

Ursache der Verletzung

Trauma des gebeugten Knies. Wiederholte Belastung, insbesondere bei medialer Gewichtsbelastung, etwa beim Radfahren.

Anzeichen und Symptome

Schmerzen. Druckempfindlichkeit über der Plica synovialis.

Komplikationen bei Nichtbehandlung

Unbehandelt wird sich die Plica synovialis weiter entzünden und die Beugefähigkeit des Knies einschränken. Der Schmerz kann auch zu einer Gang- oder Haltungsveränderung führen, was wiederum andere Verletzungen durch Überlastung nach sich zieht.

Erstbehandlung

Sportliche Aktivität verringern. RICER (S. 46) anwenden. Entzündungshemmer.

Rehabilitation und Prävention

Kräftigung des Quadrizeps und der hinteren Oberschenkelmuskulatur, um den Druck von der Plica synovialis zu nehmen. Mehr Beweglichkeit in diesen Muskeln hilft ebenfalls, die Belastung zu mindern. Die richtige Ausrüstung, insbesondere die richtigen Laufschuhe, können die Reizung beenden und das Knie während der sportlichen Aktivität wieder in die richtige Führung bringen.

Langfristige Perspektive

Sobald der Schmerz abgeklungen ist, kann eine Rückkehr zur normalen sportlichen Aktivität erfolgen. Sehr selten ist ein arthroskopischer Eingriff erforderlich, um die Plica zu entfernen. Es hat sich gezeigt, dass dies keine negativen Auswirkungen hat. Die Wiederaufnahme der sportlichen Aktivität ist in vollem Umfang möglich.

Die Osgood-Schlatter-Erkrankung ist eine Traktionsverletzung der Tibia-Apophyse, wo das Ligamentum patellae direkt unter dem Knie an der Tuberositas tibiae zieht. Betroffen sind aktive junge Menschen, wobei Jungen (insbesondere zwischen 10 und 15 Jahren) häufiger erkranken als Mädchen und das linke Knie öfter betroffen ist als das rechte. Wenn der Quadrizeps zu straff ist oder das Knie wiederholt gestreckt und gebeugt wird, kann diese Überlastung zu Entzündungen und Schmerzen führen. Eine ähnliche Krankheit, die Larsen-Johansson-Krankheit, führt zu Schmerzen und Druckempfindlichkeit über dem unteren Ende der Kniescheibe, wird jedoch ähnlich wie der Morbus Osgood-Schlatter behandelt.

Die Knochen eines noch in der Entwicklung befindlichen Skeletts sind nicht so hart wie reife Knochen. Wenn also das Band an der Tibia zieht, können kleine Knochensplitter abbrechen, was zu Entzündungen und Schmerzen führt. Wenn der Körper versucht, diesen Bereich zu reparieren und zu schützen, baut er dort, direkt unter dem Knie, noch mehr Knochen auf, sodass die für diese Krankheit charakteristische Beule entsteht. Bei Jugendlichen wird dieses Problem in Wachstumsschüben noch einmal verschärft, da die Knochen schneller länger werden als die dazugehörigen Muskeln. Die Sehnen werden stärker belastet. Beim Laufen, Springen und Kicken wird der Quadrizeps ständig kontrahiert und wieder entspannt, was den Ansatz an der Tibia ebenfalls belastet.

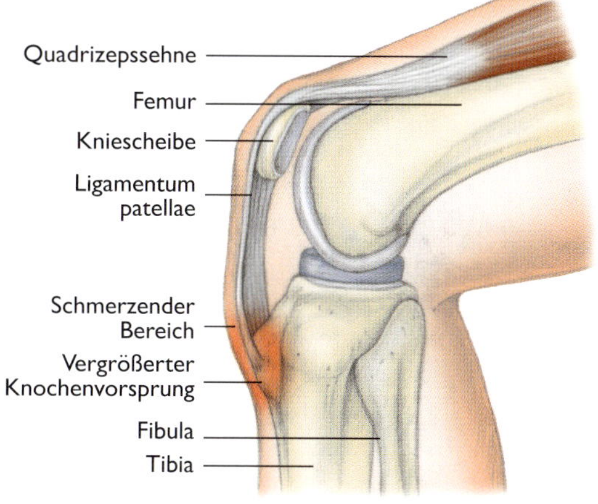

Ursache der Verletzung

Straffer Quadrizeps durch Wachstumsschub. Vorherige Knieverletzung. Wiederholte Kontraktionen der Quadrizepsmuskeln.

Anzeichen und Symptome

Schmerzen, die sich bei vollständiger Muskelstreckung und in der Hocke verschlimmern. Werden bei Ruhe weniger. Schwellung über der Tuberositas tibiae direkt unter dem Knie. Rötung und Entzündung der Haut direkt unter dem Knie.

Komplikationen bei Nichtbehandlung

Unbehandelt verursacht die Erkrankung weitere Schmerzen und Entzündungen. Es kommt womöglichzu einem Muskelschwund im Quadrizeps sowie in seltenen Fällen zu einer kompletten Abrissfraktur der Tibia.

Erstbehandlung

RICER (S. 46) anwenden. Entzündungshemmer.

Rehabilitation und Prävention

Die meisten Fälle von Morbus Osgood-Schlatter reagieren gut auf Ruhe und einen Trainingsplan mit Dehnung und Kräftigung des Quadrizeps. Während der Rehabilitation ist es wichtig, Aktivitäten zu begrenzen, die Schmerzen verursachen und das Problem verstärken. Eine langsame Steigerung der Intensität und richtiges Aufwärmen helfen, ein erneutes Auftreten zu verhindern.

Langfristige Perspektive

Die Krankheit heilt meist von selbst, wenn die Knochen kräftiger werden und ausreifen. Schmerzen und Entzündung verschwinden, meist ohne langfristige Folgen. In seltenen Fällen können Corticosteroid-Injektionen bei der Heilung helfen. Eine Osteochondrosis dissecans tritt auf, wenn ein Knochenfragment an der Oberfläche des Gelenks nicht mehr mit Blut versorgt wird. Das führt zu avaskulärer Nekrose. Die Knorpelmasse wird spröde, und kleine Stücke brechen ab, was Schmerzen und Entzündungen verursacht. Das Knie fühlt sich nicht mehr stabil an, ein Knacken oder eine Blockierung ist zu spüren. Dieser Prozess kann in verschiedenen Gelenken auftreten, meist jedoch im Knie und häufig bei Jungen und jungen Männern zwischen 10 und 20 Jahren.

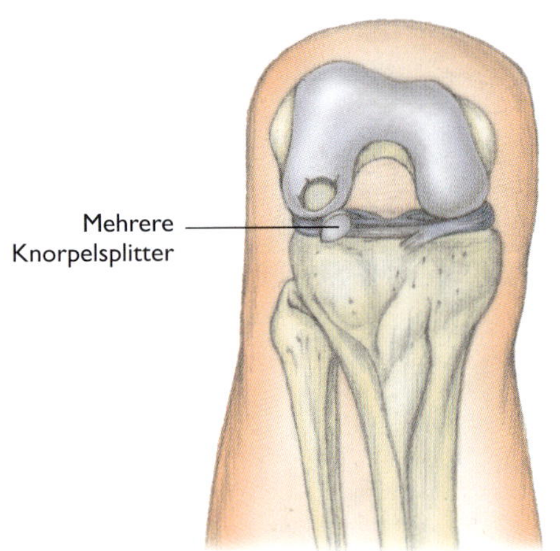

Ursache der Verletzung

Verlust der Blutversorgung am Ende des Knochens und des Knorpelansatzes. Ein Schlag oder Stoß gegen das Gelenk, sodass das Knorpelgewebe vom Knochen abreißt oder bricht. Wiederholte Reibung, die dazu führt, dass der Knorpel spröde wird und absplittert.

Anzeichen und Symptome

Konkrete oder diffuse Schmerzen und Schwellungen, insbesondere bei sportlicher Aktivität. Steifheit nach Ruhezeiten. Klicken oder Schwäche im Gelenk. Kurzzeitige Blockierung, wenn sich das Knorpelfragment verschoben hat und frei im Gelenk bewegt.

Komplikationen bei Nichtbehandlung

Wenn die Osteochondrosis dissecans nicht behandelt wird, können die losen Splitter die innere Oberfläche des Gelenks weiter schädigen und schließlich zu einer degenerativen Osteoarthritis führen. Die Splitter können auch andere Knorpel im Gelenk beschädigen oder »zerkratzen«.

Erstbehandlung

Ruhe und Überweisung an die Sportmedizin. Immobilisierung. Entzündungshemmer. Eine positive Diagnose wird durch ein Röntgenbild gestellt.

Rehabilitation und Prävention

Eine Kräftigung der Muskeln um das Knie sorgt für mehr Stabilität beim Sport. Die Wiederholung bestimmter Übungen sollte verringert werden. Die Behandlung kleinerer Verletzungen am Gelenk kann helfen, dass die Blutversorgung nicht mehr abgeschnitten wird. Aktivitäten vermeiden, die Schmerzen verursachen, und langsam wieder zum vollen Training zurückkehren.

Langfristige Perspektive

Wenn sich die Splitter nicht vom Knochen lösen, kann diese Verletzung von selbst verheilen. Falls sie sich jedoch im Knie verbreiten und der Körper sie nicht auflöst, ist eventuell ein operativer Eingriff erforderlich. Bei jüngeren Sportlern kann man mit einer vollständigen Heilung und Rückkehr zur sportlichen Aktivität rechnen. Bei älteren folgt auf eine Osteochondrosis dissecans meist eine degenerative Osteoarthritis.

Schmerzen in der Kniekehle (Patella), insbesondere nach langem Sitzen oder Bergablaufen, können von einer falschen Bewegung der Kniescheibe über dem Femur oder straffen Sehnen herrühren. Die Gelenkknorpel unter der Kniescheibe können sich ebenfalls entzünden, was zu einer Chondromalacia patellae oder Kniescheibenknorpelerweichung führen kann, von der meist Frauen betroffen sind.

Der Winkel zwischen den zwei Zuglinien des Quadrizeps und des Ligamentum patellae wird Q-Winkel genannt. Wenn die Kniescheibe diese Linie auch nur geringfügig verlässt, können eine Reizung und Schmerzen die Folge sein. Straffe Sehnen üben zusätzlichen Druck auf die Kniescheibe aus und führen zu Entzündungen.

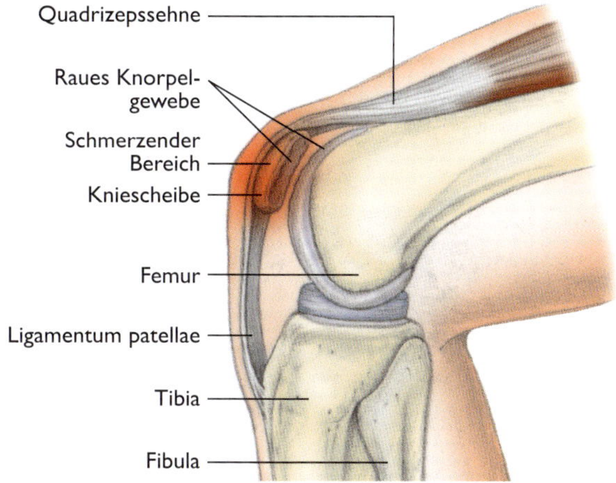

Ursache der Verletzung
Falsche Laufhaltung oder schlechte Schuhe. Schwacher oder zu straffer Quadrizeps. Chronische Dislokationen der Kniescheibe.

Anzeichen und Symptome
Schmerzen an oder unter der Kniescheibe, die sich nach langem Sitzen oder Bergabgehen verschlimmern. Beim Beugen des Knies tritt ein Klicken oder Knirschen auf. Dumpfer Schmerz in der Kniemitte.

Komplikationen bei Nichtbehandlung
Wenn die durch dieses Syndrom entstehende Entzündung nicht behandelt wird, kann sie stärker werden und die umliegenden Strukturen dauerhaft schädigen. Falls sich die Sehne entzündet, kann sie irgendwann reißen. Auch das Knorpelgewebe unter der Kniescheibe kann sich entzünden.

Erstbehandlung
Ruhe und weniger intensives sowie kürzeres Training. Kühlung und Entzündungshemmer.

Rehabilitation und Prävention
Die Rehabilitation beginnt mit der Wiederherstellung der Kraft und Beweglichkeit des Quadrizeps. Wenn nach Abklingen der Schmerzen die sportlichen Aktivitäten wieder aufgenommen werden sollen, ist eine langsame Steigerung der Intensität empfehlenswert. Wiederholte Belastungen des Knies sind zu vermeiden. Richtige Aufwärmtechniken stellen sicher, dass der Schmerz nicht zurückkehrt. Starke, flexible Quadrizeps- und hintere Oberschenkelmuskeln sowie eine Vermeidung von Überlastung helfen bei der Vorbeugung des patellofemoralen Schmerzsyndroms (PFSS). Auch ein gutes Aufwärmen vor dem Training ist hilfreich.

Langfristige Perspektive
Wird das PFSS ordnungsgemäß behandelt, gibt es nur selten langfristige Folgen. Wenn das Syndrom anderweitig nicht zu behandeln ist, kann ein operativer Eingriff erforderlich sein.

Sportarten, bei denen wie beim Basketball oder Volleyball viel gesprungen wird, können zu einer Tendinitis der Patellasehne führen. Deshalb wird dieses Syndrom auch Springerknie genannt. Die Kräfte, denen die Sehne immer wieder ausgesetzt ist, können zu Entzündungen und Schmerzen führen. Der Schmerz wird meist direkt unter der Kniescheibe (Patella) empfunden.

Das Patellaspitzensyndrom betrifft den Sehnen-Knochen-Übergang der Quadrizepssehne, wo diese mit dem oberen Pol der Kniescheibe verbunden ist, und der Patellarsehne, wo sie mit dem unteren Pol der Kniescheibe sowie der Tuberositas tibiae verbunden ist. Die Schmerzen konzentrieren sich meist auf das Ligamentum patellae, können aber auch am Ansatz des Ligamentum patellae an der Tuberositas tibiae auftreten.

Das Ligamentum patellae ist beim Strecken des Knies beteiligt und bekommt den ersten Aufprall ab, wenn nach einem Sprung wieder der Boden berührt wird. Es muss sich dehnen, wenn der Quadrizeps sich zusammenzieht, um die Beugung des Knies zu verlangsamen. Diese wiederholte Belastung kann zu einem leichten Trauma der Sehne führen und eine Entzündung verursachen. Wiederholtes Beugen und Strecken des Knies kann die Sehne ebenfalls belasten, wenn sie sich nicht im richtigen Pfad bewegt.

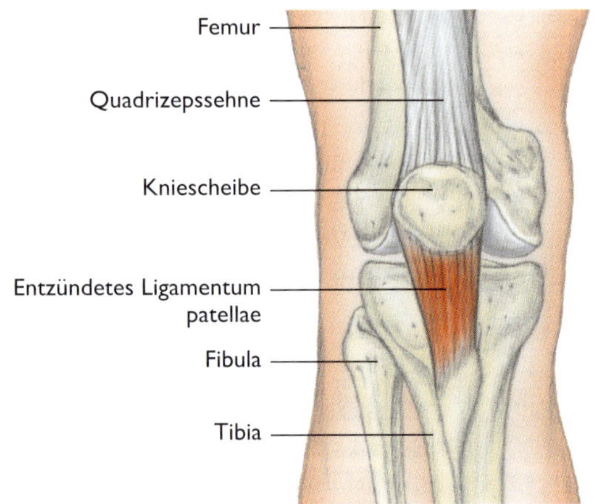

Ursache der Verletzung

Wiederholtes Springen und Landen, Laufen und Kicken. Unbehandelte leichte Verletzungen der Patellarsehne.

Anzeichen und Symptome

Schmerzen und Entzündung der Patellarsehne, insbesondere durch wiederholtes oder exzentrisches Kniestrecken bzw. Knien. Schwellung, Druckempfindlichkeit in der Umgebung der Sehne.

Komplikationen bei Nichtbehandlung

Wie bei den meisten Tendinitisformen führen unbehandelte Entzündungen zu weiteren Irritationen bis hin zum Reißen der Sehne. Auch eine Beschädigung des benachbarten Gewebes ist möglich.

Erstbehandlung

RICER (S. 46) anwenden. Entzündungshemmer.

Rehabilitation und Prävention

Ein Dehnen von Quadrizeps, hinterer Oberschenkelmuskulatur und Wadenmuskeln reduziert den Druck auf die Patellarsehne. Während der Rehabilitation ist es wichtig, die Ursache der Verletzung herauszufinden. Ordentliches Aufwärmen und das richtige Training helfen bei der Vermeidung einer erneuten Verletzung, ebenso anfänglich eine Stützbandage unter dem Knie. Ein starker Quadrizeps sowie ausgeglichen trainierte Muskeln um das Knie sorgen für mehr Stabilität.

Langfristige Perspektive

Bei einer richtigen Behandlung und Rehabilitation ist eine vollständige Heilung ohne bleibende Schäden zu erwarten. Gelegentlich kehrt das Syndrom aufgrund einer geschwächten Sehne zurück, insbesondere bei älteren Sportlern.

Wenn die Gelenkknorpel der Kniescheibe weicher werden und langsam degenerieren, ist das bei sportlichen Menschen häufig das Ergebnis einer Überlastung, eines Traumas oder anormaler Krafteinwirkung auf das Knie. Bei älteren Menschen kann ein sogenanntes Läuferknie aber auch durch Arthritis entstehen. Anzeichen sind Schmerzen unter der Kniescheibe und ein reibendes Gefühl, wenn das Knie gestreckt wird.
Die Unterseite der Kniescheibe wird durch dicke Gelenk- oder Hyalinknorpel geschützt, die aus Kollagenfasern und Wasser bestehen. Das Knorpelgewebe kann bei wiederholten Mikrotraumata durch Überbelastung oder anormale Gewichtsbelastung des Knies beschädigt und weicher werden. Das macht die Oberfläche rauer, was zu zusätzlichen Entzündungen und Schmerzen führt. Diese Krankheit wird in vier aufeinanderfolgende Stadien eingeteilt, vom Aufweichen und einer Blasenbildung bis hin zu vollständigen Knorpeldefekten und der Freilegung des subchondralen Knochens.

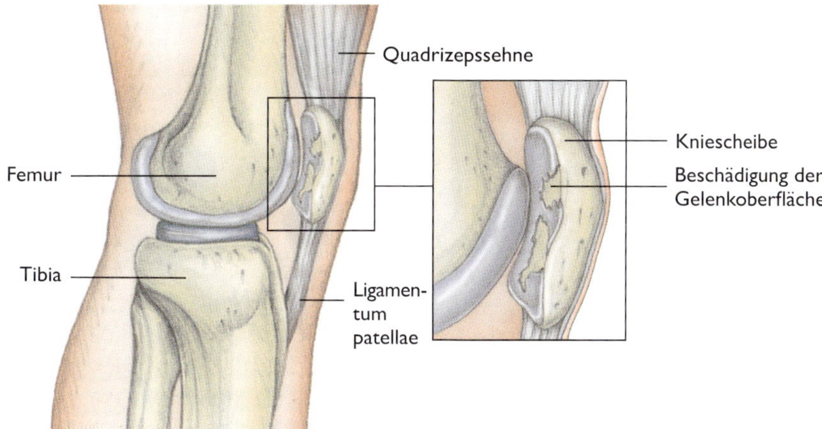

Ursache der Verletzung
Wiederholte Mikrotraumata der Knorpel durch Überbelastung. Eine falsche Ausrichtung der Kniescheibe. Vorherige Fraktur oder Dislokation der Kniescheibe.

Anzeichen und Symptome
Schmerzen, die nach langem Sitzen, beim Treppensteigen oder Aufstehen aus dem Sitzen schlimmer werden. Druckempfindlichkeit über der Kniescheibe. Schabendes oder reibendes Gefühl, wenn das Knie gestreckt wird.

Komplikationen bei Nichtbehandlung
Knorpel, die degenerieren und rau werden, können Narben auf der Knochenoberfläche erzeugen, gegen die sie reiben. Dies kann zu weiteren Entzündungen führen. Raue Knorpel können splittern und die Splitter sich im Gelenk verteilen.

Erstbehandlung
Ruhe und Eis. Entzündungshemmer.

Rehabilitation und Prävention
Begrenzung der sportlichen Aktivität, bis der Schmerz abklingt, dann eine langsame Wiederaufnahme. Eine Kräftigung und Dehnung des Quadrizeps ist wichtig, um den Druck auf die Kniescheibe zu vermindern. Aktivitäten, die die Schmerzen verstärken, tiefe Kniebeugen etwa, sollten ebenso wie anormale Belastungen des Knies bis zur gänzlichen Schmerzfreiheit vermieden werden. Hintere Oberschenkel- und Quadrizepsmuskulatur kräftigen und beweglich halten.

Langfristige Perspektive
Die Chondromalacia patellae reagiert üblicherweise gut auf Behandlung und Entzündungshemmer. In seltenen Fällen kann ein operativer Eingriff erforderlich sein, um eine falsche Ausrichtung der Kniescheibe zu korrigieren.

Eine Dislokation der Kniescheibe tritt meist beim Abbremsen auf, zum Beispiel beim Übergang vom Laufen zum Gehen. Die Kniescheibe rutscht dabei teilweise aus der Vertiefung zwischen den Femurcondylen heraus, was die Beweglichkeit nicht einschränkt. Es können aber Schmerzen und Schwellungen auftreten. Bei Sportlern und Sportlerinnen mit einer muskulären Dysbalance oder einer Strukturstörung, wie einer hohen Kniescheibe, ist die Wahrscheinlichkeit einer Patelladislokation größer.

Wenn der äußere Muskel des Quadrizeps (Vastus lateralis) stärker ist als der innere Muskel (Vastus medialis), entsteht eine ungleiche Spannung an der Patella und die Kniescheibe wird aus ihrer Position gezogen. Zudem können bei einer zu heftigen Muskelkontraktion beim Aufsetzen des Fußes, Ändern der Richtung und Landen nach einem Sprung der äußere Femurcondylus und die Kniescheibe verletzt werden.

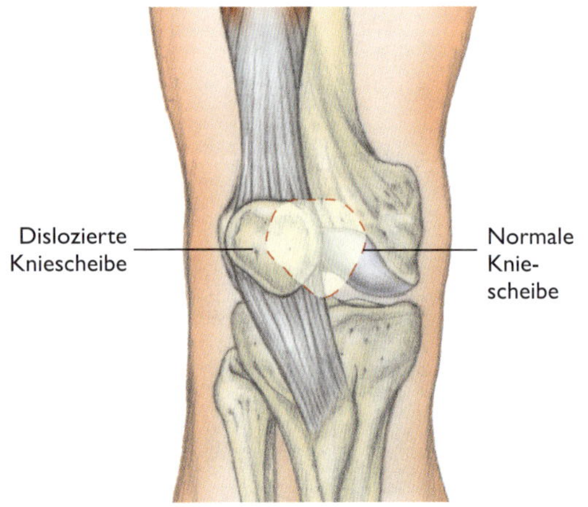

Ursache der Verletzung

Ungleiches Kraftverhältnis zwischen äußerem und innerem Quadrizeps. Stoß oder Schlag seitlich gegen die Kniescheibe. Verdrehung des Knies.

Anzeichen und Symptome

Druckgefühl unter der Kniescheibe. Schmerzen und Schwellung hinter der Kniescheibe. Schmerzen beim Beugen oder Strecken des Knies.

Komplikationen bei Nichtbehandlung

Immer wiederkehrende Dislokationen können zu kleinen Frakturen in der Kniescheibe, Rissen im Gelenkknorpel und Überbelastungen der Sehnen führen. Wenn es nicht gelingt, eine Dislokation zu behandeln, kann sie auch chronisch werden.

Erstbehandlung

RICER (S. 46) anwenden. Entzündungshemmer.

Rehabilitation und Prävention

Während der Rehabilitation sollten sportliche Aktivitäten ausgeführt werden, die die Verletzung nicht verschlimmern – Schwimmen oder Radfahren zum Beispiel statt Laufen. Eine Kräftigung des M. vastus medialis und die Dehnung des M. vastus lateralis hilft bei der Korrektur der ungleich trainierten Muskeln, die für die Krankheit verantwortlich sein können. Bei der anfänglichen Wiederaufnahme der sportlichen Aktivität kann eine Bandage zur Stabilisierung der Kniescheibe unterstützend wirken. Um Dislokationen zu vermeiden, sollten die Muskeln um das Knie stark und beweglich gehalten werden. Direkte Schläge oder Stöße gegen die Kniescheibe sind zu vermeiden.

Langfristige Perspektive

Dislokationen reagieren gut auf Ruhe, Rehabilitation und Entzündungshemmer. Nur selten ist ein operativer Eingriff erforderlich, um wiederkehrende Dislokationen durch falsche Ausrichtung oder Instabilität der Kniescheibe zu beheben.

Beinstreckung

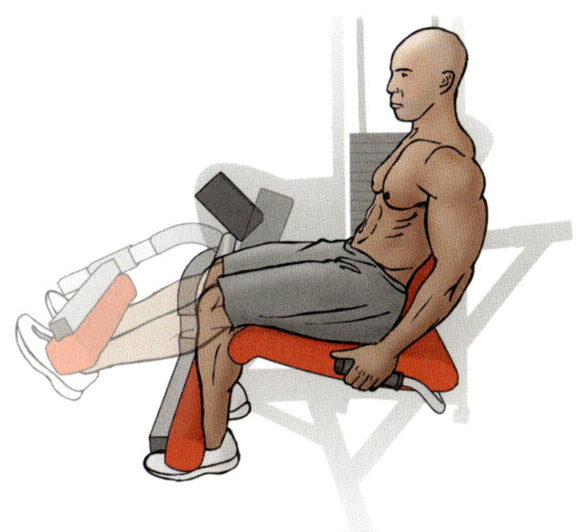

Im Sitzen die Oberseiten der Füße unter die zylinderförmigen Rollen legen. Gegen die Rollen nach oben drücken, bis die Beine fast durchgedrückt sind. Langsam in die Startposition absenken und wiederholen.

Vorwärts-Lunge mit Kurzhantel

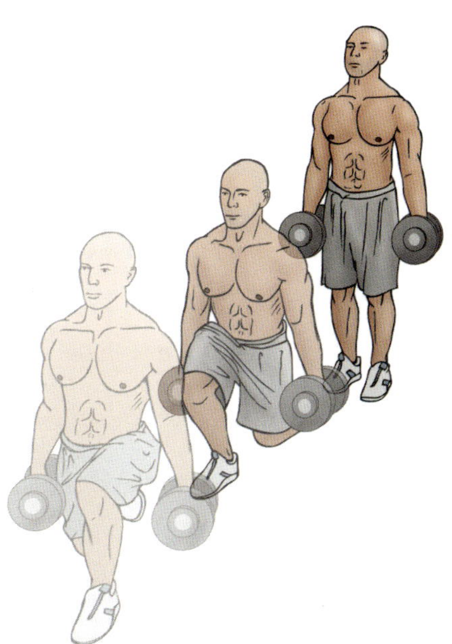

Mit einer Hantel in jeder Hand einen Fuß nach vorn stellen und das andere Knie absenken, bis es fast den Boden berührt. Statt in die Startposition zurückzukehren, mit dem hinteren Bein einen großen Ausfallschritt nach vorn machen und das andere Knie absenken, bis es fast den Boden berührt.

Step mit Kurzhantel

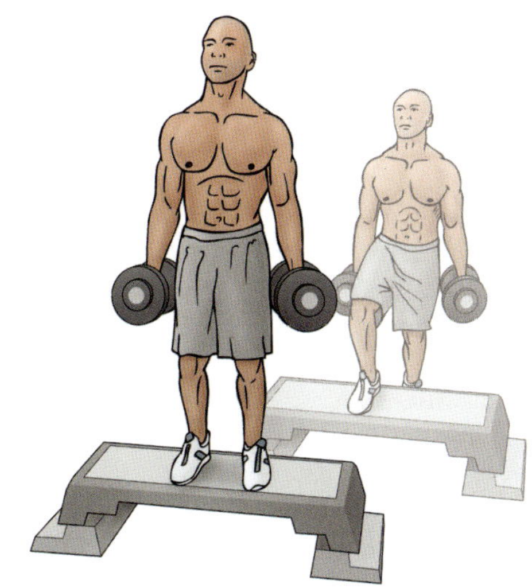

Mit einer Hantel in jeder Hand auf einen Step oder eine erhöhte Plattform steigen. Wieder absteigen. Dabei die Füße abwechseln.

Wall Sit

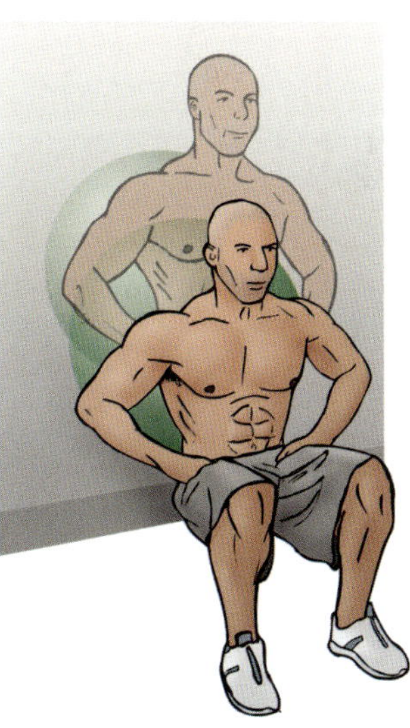

Gerade hinstellen. Einen Gymnastikball zwischen dem Rücken und der Wand halten. Langsam bis in eine sitzende Position nach unten gleiten. Einige Sekunden halten, dann wieder zurück in die Standposition kommen.

Radfahren

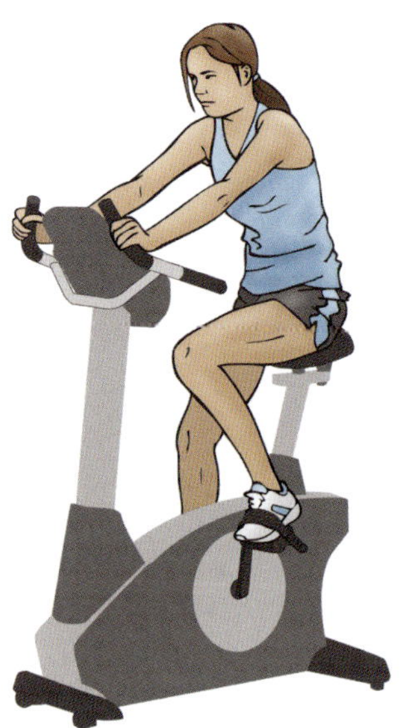

Auf das Standrad setzen und die Handgriffe umfassen. Füße sicher auf die Pedale stellen und treten.

Quadrizepsdehnung im Stehen

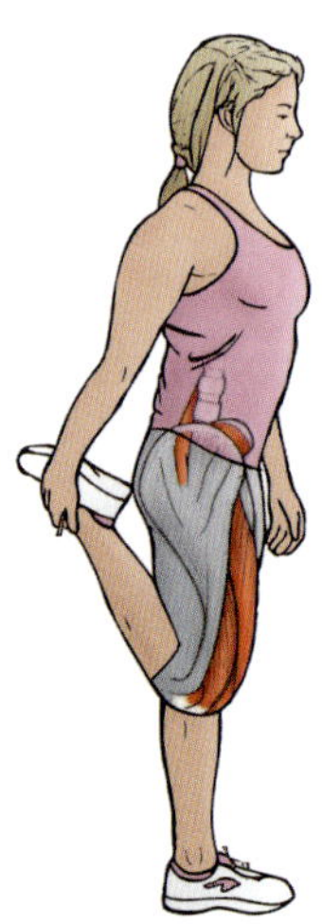

Aufrecht stehen und auf einem Bein balancieren. Den anderen Fuß hinten zum Gesäß ziehen. Die Knie zusammenhalten und die Hüfte nach vorn drücken. An der Wand oder anderswo festhalten, um das Gleichgewicht zu halten.

Äußere Seitendehnung

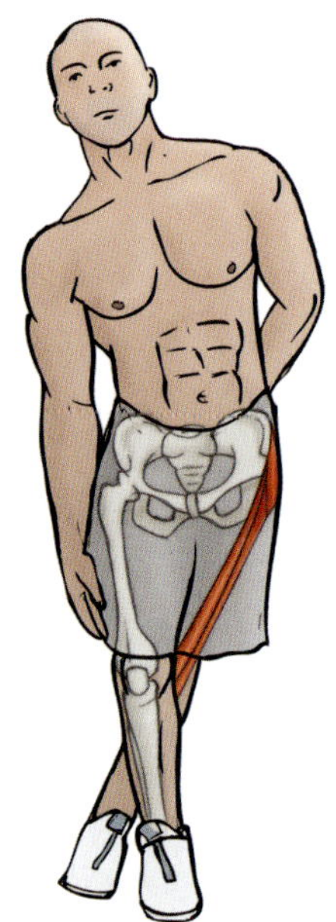

Aufrecht stehen und einen Fuß hinter dem anderen kreuzen. Seitlich zu dem Fuß beugen, der hinter dem anderen steht.

KAPITEL 15

Sportverletzungen der Wade und des Schienbeins

ANATOMIE UND PHYSIOLOGIE

Die Tibia (das Schienbein) ist der größere, medial liegende Knochen des Unterschenkels. Am proximalen Ende verbinden sich Condylus medialis und Condylus lateralis mit dem distalen Ende des Femurs und bilden das Kniegelenk. Die Tuberositas tibiae ist ein rauer Bereich auf der vorderseitigen Oberfläche der Tibia, und der Schienbeinknöchel kann als innerer Knochen des Knöchels erfühlt werden.

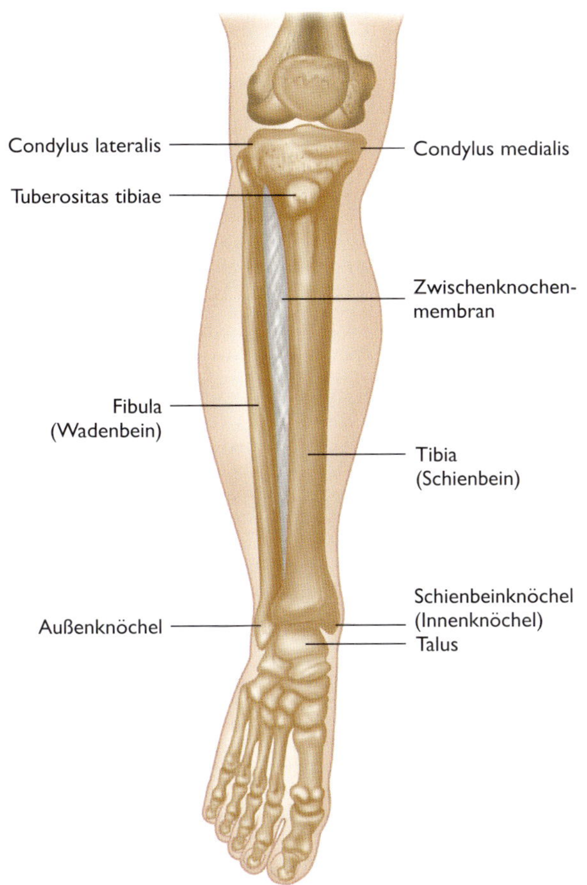

Tibia und Fibula des rechten Beines: Vorderansicht

Die Tibia ist der gewichttragende Knochen des Unterschenkels und bekommt deshalb einen Großteil der Wucht ab, die beim Laufen und Springen auf den unteren Teil des Beins wirkt. Die dünne, stockähnliche Fibula (das Wadenbein) liegt lateral und parallel zur Tibia. Sie trägt kein Gewicht, ist jedoch wichtig für die Muskelverbindungen. Der distale Kopf der Fibula kann als Außenknöchel erfühlt werden.

Zu den Muskeln an der Wade gehören M. gastrocnemius und M. soleus, bekannt als Triceps surae und Plantaris. Diese Muskeln sind über die Achillessehne mit dem Fuß verbunden und für den Plantarreflex des Fußes am Knöchelgelenk verantwortlich. Das heißt, sie ermöglichen es dem Menschen, zu springen, sich vom Boden abzustoßen und auf Zehenspitzen zu stellen. Der vordere Schienbeinmuskel (M. tibialis anterior) beginnt am Condylus lateralis der Tibia und endet an den medialen und plantaren Oberflächen der Knochen des medialen Fußgewölbes. Tibialis anterior ist für die Dorsalflexion des Fußes verantwortlich und sorgt bei jedem Schritt dafür, dass sich der vordere Fuß hebt. M. tibialis anterior und posterior drehen zusammen Fuß und Knöchel nach innen, während die Fibularismuskeln für die Auswärtsdrehung sorgen.

Die Achillessehne ist die größte Sehne im Körper – etwa 15 Zentimeter lang und 2 Zentimeter dick. Ihr Name geht auf den mythischen griechischen Krieger Achilles zurück. Sie beginnt an der Muskel-Sehnen-Verbindung der Wadenmuskeln und reicht bis zum hinteren Teil des Fersenbeins (Kalkaneus). Die Sehne wird durch die retrokalkaneale Bursa vom Kalkaneus getrennt und durch die subkutane kalkaneale Bursa von der Haut. Sie sorgt für die Plantarflexion des Fußes am Knöchel, wenn die Wadenmuskeln sich zusammenziehen. Die Achillessehne wird beim Sport relativ häufig verletzt.

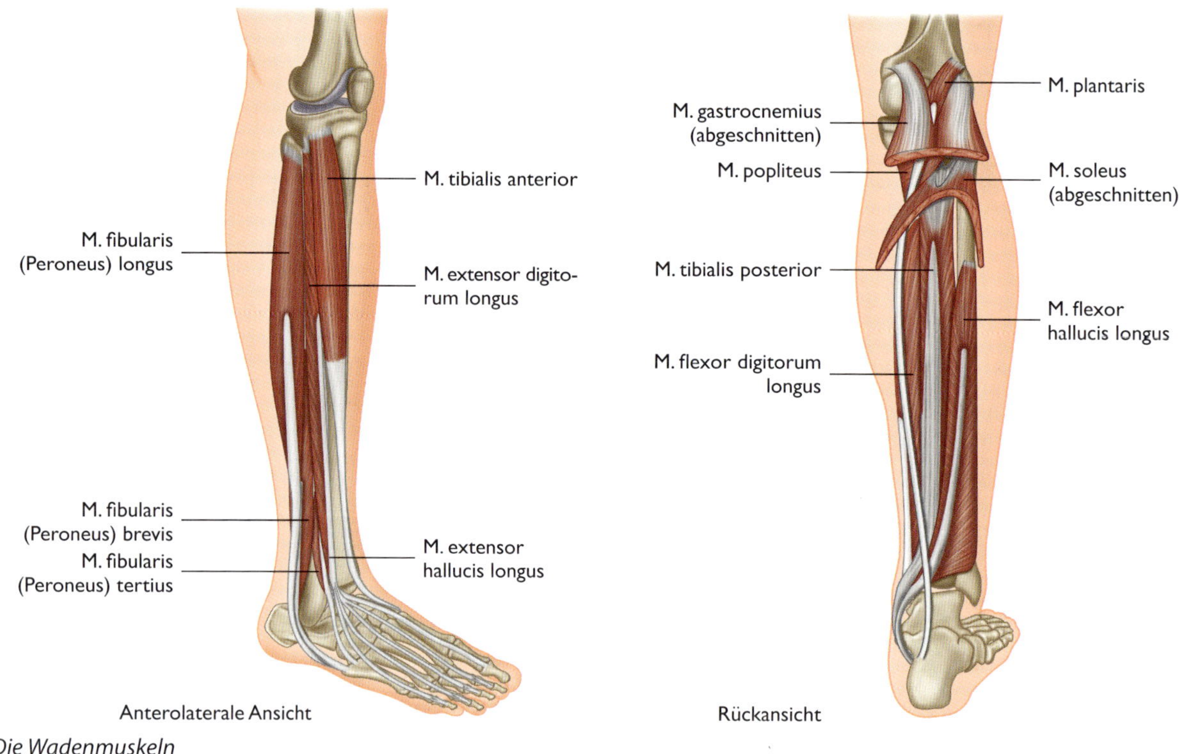

Die Wadenmuskeln

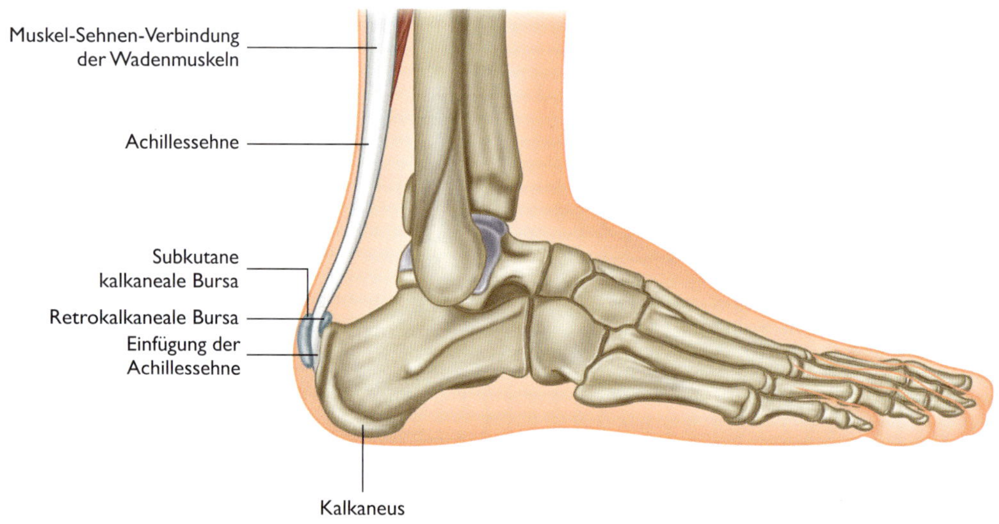

Die Achillessehne: Seitenansicht

Tibia und Fibula sind von einer Substantia corticalis (kurz: Kortikalis) umgeben und bestehen darunter aus spongiösem Knochenmaterial. Die Kortikalis ist stabiler und kann mit großer Belastung umgehen. Wenn die äußere Hülle bricht, nennt sich dies Fraktur. Der Knochen kann teilweise oder vollständig brechen.

Tibia und Fibula können unabhängig voneinander brechen, aber meist geschieht die Fraktur an beiden gleichzeitig. Am häufigsten geschieht dies nah am Knie oder Knöchel. Da sich über der Tibia nur wenig Haut und anderes Gewebe befindet, handelt es sich bei diesen Frakturen oft um offene Frakturen, das heißt, dass der Knochen die Haut durchbricht.

Ursache der Verletzung

Direkte Gewalteinwirkung auf die Knochen entlang des Schafts oder extreme Belastung des Knochens, zum Beispiel beim Landen nach einem Sturz. Rotation oder indirekte Kräfte, die auf die Knochen wirken, zum Beispiel bei Angriffen im Fußball. Verdrehungen, insbesondere wenn der Knochen belastet wird oder der Fuß fest auf dem Boden steht.

Anzeichen und Symptome

Schmerzen. Gehen, Belastungen und oft auch Bewegungen des Beins nicht möglich. An der Frakturstelle kann eine Deformität auftreten, oder die Fraktur kann offen sein (siehe oben). Schwellung und Druckempfindlichkeit.

Komplikationen bei Nichtbehandlung

Eine Instabilität im unteren Bein ist eine langfristige Komplikation eines unbehandelten Bruchs. Eine Beschädigung der Blutgefäße kann zu inneren Blutungen und Schwellungen sowie zu Blutzirkulationsproblemen im Fuß führen. Wenn Nerven betroffen sind, entwickelt sich womöglich eine Fußheberschwäche oder auch ein Gefühlsverlust im unteren Bein und Fuß.

Erstbehandlung

Bein ruhigstellen. Blutungen stillen, die bei einer offenen Fraktur auftreten. Sofort ärztlich behandeln lassen.

Rehabilitation und Prävention

Nachdem die Fraktur abgeheilt ist, müssen Kraft und Beweglichkeit der Muskeln wiederhergestellt werden. Je nach Position der Fraktur und Umfang der Immobilisierung ist Training für mehr Beweglichkeit in Knie und Knöchel erforderlich. Nach der Genesung sollten sportliche Aktivitäten vorsichtig wiedereingeführt werden, um eine erneute Verletzung zu vermeiden. Kräftige Waden- und Tibialis-anterior-Muskeln schützen Fibula und Tibia zusätzlich.

Langfristige Prognose

Wenn der Bruch ordnungsgemäß gerichtet wird und gut abheilt, führt er zu keinen weiteren Problemen. In einigen Fällen können Stifte oder Stangen erforderlich sein, um die Knochen während der Heilung in Position zu halten. Wenn Blutgefäße oder Nerven verletzt sind, kann ein operativer Eingriff erforderlich werden.

Die Wadenmuskeln werden beim Starten eines Sprints, beim Springen, beim Richtungswechsel und beim Aufrichten aus einer tiefen Kniebeuge (Squat) benutzt. Da es sich dabei meist um plötzliche Bewegungen handelt, werden die Wadenmuskeln kräftig zusammengezogen. Bei fehlendem Aufwärmen kann es zu einer Wadenzerrung kommen: Ein Fuß wird falsch gesetzt, oder die Kontraktion ist exzentrisch und entspricht nicht der Kraft der Muskeln.

Beim Losrennen und Richtungswechsel sind die Muskeln besonders verletzlich. Sie können an der Verbindungsstelle, an der die Sehne angebracht ist, reißen. Ein exzentrisches Zusammenziehen (der Muskel zieht sich beim Landen nach einem Sprung zusammen) kann, falls der Muskel müde oder nicht kräftig genug ist, ebenfalls zu einem Reißen führen.

Ursache der Verletzung

Zu heftiges Zusammenziehen von M. gastrocnemius oder M. soleus. Zu heftige exzentrische Kontraktion. Falsche Fußposition beim Abdrücken oder Landen.

Anzeichen und Symptome

Schmerzen im Wadenmuskel, meist auf halber Höhe. Schmerzen beim Stehen auf Zehenspitzen und manchmal beim Beugen des Knies. Schwellung oder Bluterguss an der Wade.

Komplikationen bei Nichtbehandlung

Unbehandelte Zerrungen können zu einem kompletten Muskelriss führen. Da wir die Wadenmuskeln zum Stehen und Gehen benötigen, können diese Tätigkeiten schmerzen oder sogar unmöglich werden. Ein Humpeln oder eine Abweichung von der normalen Gangart, die durch diese Verletzung entsteht, führt dann unter Umständen auch in anderen Bereichen zu Problemen.

Erstbehandlung

RICER (S. 46) anwenden. Entzündungshemmer. Dann Wärme und Massage für bessere Blutzirkulation und schnellere Heilung.

Rehabilitation und Prävention

Während der Schmerz nachlässt, hilft leichtes Dehnen. Wenn der Schmerz vollständig nachgelassen hat, beugen Kräftigung und Dehnung zukünftigen Verletzungen vor. Ein richtiges Aufwärmen vor dem Training schützt die Muskeln vor dem Reißen. Kräftige, flexible Muskeln sind vor Zerrungen besser geschützt und erholen sich schneller.

Langfristige Prognose

Wenn Muskelzerrungen durch Ruhe und Therapie ordentlich ausgeheilt werden, haben sie kaum langfristige Folgen. In sehr seltenen Fällen, wenn der Muskel vollständig abreißt, ist ein operativer Eingriff erforderlich.

Zerrungen der Achillessehne können äußerst schmerzhaft sein, und sie brauchen lange, um zu heilen. Eine solche Verletzung behindert häufig, da sie beim Gehen und auch in der Balance und Gewichtsverteilung eine Rolle spielt. Ursache sind häufig plötzliche Aktivitäten wie Springen und Laufen oder solche, bei denen gegen einen Widerstand angekämpft wird wie beim Rugby und Gewichtheben).

Die Zerrung kann in drei Kategorien eingeordnet werden.
Grad 1: Überdehnung oder kleiner Riss in höchstens 25 % der Sehne.
Grad 2: 25 bis 75 % der Sehnenfasern sind gerissen.
Grad 3: 75 bis 100 % sind gerissen.

Ursache der Verletzung

Abrupte, zu heftige Kontraktion der Wadenmuskeln, insbesondere wenn Muskel und Sehne kalt oder wenig beweglich sind. Übermäßige Gewalteinwirkung auf den Fuß, sodass der Knöchel in die Dorsiflexion gezwungen wird.

Anzeichen und Symptome

Schmerzen in der Achillessehne – von leichtem Unbehagen (Grad 1) bis zu schweren, immobilisierenden Schmerzen (Grad 3). Schwellung und Druckempfindlichkeit. Schmerzen beim Stehen auf Zehenspitzen. Knöchel lässt sich nicht anziehen. Steifheit in der Wade und im Fersenbereich nach längerer Ruhezeit.

Komplikationen bei Nichtbehandlung

Ein kleiner Riss kann zu einem vollständigen Abriss führen. Wenn die entzündete Sehne über die Ferse reibt, sind Bursitis und Tendinitis mögliche Folgen.

Erstbehandlung

RICER (S. 46) anwenden. Entzündungshemmer. Dann Wärme und Massage für bessere Blutzirkulation und schnellere Heilung. Bei Grad 3 Ruhigstellung und medizinische Versorgung.

Rehabilitation und Prävention

Ruhe ist wichtig. Eine Rückkehr zur normalen Aktivität sollte langsam geschehen. Eine Dehnung und Kräftigung der Wadenmuskeln ist für die Rehabilitation genauso wichtig wie für die Vermeidung zukünftiger Verletzungen. Ein Aufwärmen der Wadenmuskeln vor sportlichen Aktivitäten verhindert Zerrungen, insbesondere, wenn der Sport plötzliche Bewegungen verlangt.

Langfristige Prognose

Aufgrund der geringen Blutversorgung brauchen Sehnen länger für die Heilung als Muskeln. Aber mit Ruhe und Rehabilitation kann die Achillessehne ihre volle Funktion wiedererlangen. Große Risse müssen meist operativ behandelt werden.

094: ENTZÜNDUNG DER ACHILLESSEHNE

Die Achillessehne führt über die Rückseite der Ferse: Sie gleitet über den Knochen, während die Muskeln sich strecken und zusammenziehen. Eine Entzündung (Tendinitis) kann sehr schmerzhaft sein, da diese Struktur das gesamte Körpergewicht trägt und Schuhe oft dagegendrücken. Wenn sie zusätzlich belastet wird, entzündet sie sich immer weiter.

Sportarten wie Basketball, Joggen, Volleyball und andere Aktivitäten, bei denen viel gelaufen und gesprungen wird, können zu einer Entzündung der Achillessehne führen. Wiederholtes Zusammenziehen der Wadenmuskeln und falsche Schuhe oder eine Überpronation des Fußes können ebenfalls Ursachen sein.

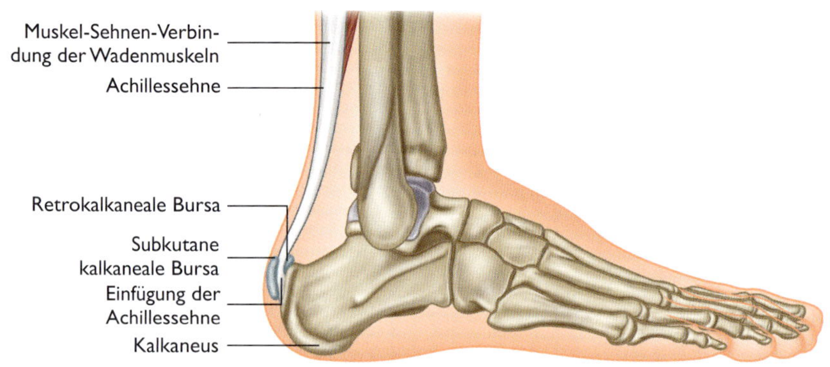

Ursache der Verletzung

Wiederholte Belastung durch Laufen und Springen. Falsche Schuhe oder schlechtes Abrollmuster beim Laufen. Unbehandelte Verletzungen in Wade oder Achillessehne.

Anzeichen und Symptome

Schmerzen und Druckempfindlichkeit der Sehne. Schwellungen. Schmerzen beim Zusammenziehen der Wadenmuskeln. Laufen und Springen bereitet Probleme.

Komplikationen bei Nichtbehandlung

Entzündungen der Sehne können zu einer Abnutzung führen und schließlich zu einem Sehnenriss. Außerdem können sich die Sehne und die daran befestigten Muskeln straffen, was auch einen Riss nach sich ziehen kann.

Erstbehandlung

Ruhe. Verringerung oder Beendigung der sportlichen Aktivität. Kühlung und Entzündungshemmer. Dann Wärme und Massage für bessere Blutzirkulation und schnellere Heilung.

Rehabilitation und Prävention

Nach einer Ruhezeit von durchschnittlich 5 bis 10 Tagen kann mit sanften Dehn- und Kräftigungsübungen begonnen werden. Vor Beginn der Aktivität hilft Wärme, die Sehne geschmeidiger zu machen. Ordentliches Aufwärmen sowie Dehn- und Kräftigungsübungen für die Wadenmuskeln helfen bei der Vermeidung einer erneuten Verletzung.

Langfristige Prognose

Eine Tendinitis hat bei richtiger Behandlung keine langfristigen Folgen. Bis zur Genesung kann es zwischen 5 Tagen und mehreren Wochen dauern, ein operativer Eingriff ist selten erforderlich.

Unter dem Schienbeinkantensyndrom leiden oft routinierte Läufer, aber auch Menschen, die gerade erst mit dem Joggen anfangen. Mit diesem Begriff verbinden sich verschiedene Schmerzarten, für die es auch diverse Ursachen gibt. Meist meint man damit einen Schmerz über dem Schienbein, der durch gereizte Sehnen und ihre Verbindungen zum Knochen sowie bei Entzündungen auftritt. Veränderungen an der Dauer, Häufigkeit oder Intensität des Lauftrainings und wiederholte Belastungen können dieses Syndrom hervorrufen.

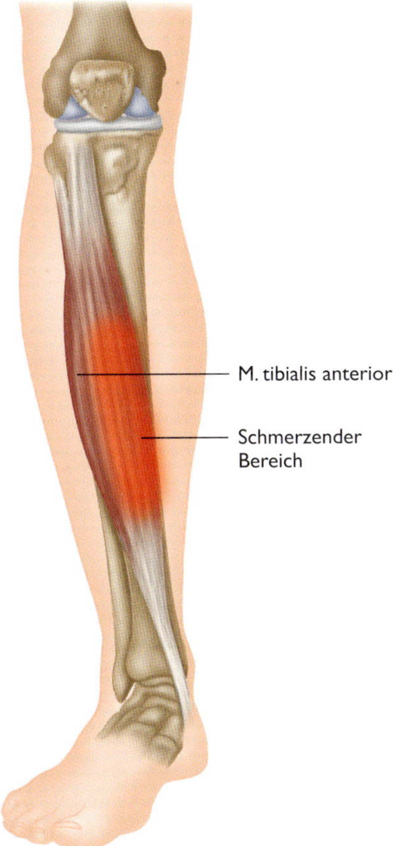

Ursache der Verletzung

Eine wiederholte Überlastung der Tibialis-anterior-Muskeln führt zu Entzündungen an der Knochenverbindung. Auch wiederholte Stöße, die auf die Tibia wirken, zum Beispiel beim Laufen und Springen, gelten als Ursache.

Anzeichen und Symptome

Ein dumpfer Schmerz über der Innenseite der Tibia, der bei Aktivität stärker wird. Druckempfindlichkeit der Innenseite der Tibia, eventuell auch eine leichte Schwellung.

Komplikationen bei Nichtbehandlung

Wenn das Syndrom nicht behandelt wird, kann es zu extremen Schmerzen führen, die ein weiteres Laufen unmöglich machen. Unter Umständen zieht die Entzündung auch andere Verletzungen nach sich, etwa das Kompartmentsyndrom.

Erstbehandlung

RICER (S. 46) anwenden. Entzündungshemmer. Dann Wärme und Massage für bessere Blutzirkulation und schnellere Heilung.

Rehabilitation und Prävention

Wichtig ist der Wechsel zu weniger belastenden Aktivitäten wie Schwimmen oder Radfahren, damit während der Heilung die Kondition aufrechterhalten wird. Eine Dehnung der Tibialis-anterior-Muskeln hilft ebenfalls. Damit die Verletzung nicht erneut auftritt, sollte (tageweise) zwischen belastenden und weniger belastenden Aktivitäten abgewechselt werden. Außerdem sollten die Muskeln im Unterschenkel gekräftigt werden.

Langfristige Prognose

Das Schienbeinkantensyndrom kann ohne langfristige Folgen erfolgreich behandelt werden. Nur in seltenen Fällen reagiert es nicht auf Ruhe und Rehabilitation, sodass eine chronische Entzündung entsteht, die schließlich einen operativen Eingriff erforderlich macht.

Sportarten mit wiederholter Stoßwirkung auf den Unterschenkel (Laufen, Springen) können zu kleinen Sprüngen im Knochen führen. Solche sogenannte Stressfrakturen treten meist im gewichttragenden Knochen auf – der Tibia.

Die Kräfte, die entstehen, wenn der Fuß auf den Boden trifft, werden über die ganze Länge der Tibia weitergeleitet. Knochen befinden sich üblicherweise in einem ständigen Prozess der Neubildung und Remodellierung, wobei Kalzium aus einem Knochenbereich in einen anderen übertragen wird. Die Knochenbereiche mit geringem Kalzium sind relativ schwach – wenn die Kräfte dort angelangen, kann der Knochen leicht zersplittern. Im Lauf der Zeit wird diese Fraktur immer tiefer. Auch erschöpfte Muskeln sind ein Risiko, da sie einen Teil der Belastung auffangen sollen, dies aber im ermüdeten Zustand nicht können.

Sportler mit geringer Knochendichte – aufgrund falscher Ernährung oder genetischer Veranlagung – sind für diese Verletzung anfälliger. Auch Training auf harten Böden über lange Dauer und Entfernung ist gefährlich. Frauen erleiden häufiger Stressfrakturen als Männer, da ihre Knochendichte durch eine unregelmäßige bzw. ausbleibende Menstruation, Esstörungen oder Osteoporose verringert ist.

Ursache der Verletzung

Wiederholte Belastung des Knochens durch Sportarten mit Stoßwirkung wie Laufen oder Springen. Geringe Knochendichte. Muskelermüdung und dadurch ein geringeres Auffangen der Stöße.

Anzeichen und Symptome

Schmerzen bei Gewichtsbelastung, die bei Aktivität schlimmer und bei Ruhe besser werden. Die Schmerzen sind in der frühen Phase der Aktivität am schwersten, werden in der Mitte weniger und am Schluss wieder heftiger. Lokale Druckempfindlichkeit und Schwellungen möglich.

Komplikationen bei Nichtbehandlung

Wird eine Stressfraktur nicht behandelt, kann sie sich zu einer vollständigen Fraktur entwickeln und zu Komplikationen wie Blutungen und Nervenschädigung führen. Aufgrund des Schmerzes müssen sportliche Aktivitäten möglicherweise komplett ausgesetzt werden. Das Gewebe um die Verletzung kann ebenfalls beschädigt werden.

Erstbehandlung

RICER (S. 46) anwenden. Entzündungshemmer. Wenn der Unterschenkel instabil wird oder kein Gewicht mehr tragen kann, sollte eine Überweisung an die Sportmedizin erfolgen.

Rehabilitation und Prävention

Während der Heilung sollten nicht belastende Aktivitäten ausgeführt werden (Schwimmen oder Radfahren), um das Fitnesslevel aufrechtzuerhalten. Eine kräftige Unterschenkelmuskulatur hilft, die Stoßbewegungen aufzufangen. Auch ein ordentliches Aufwärmen und Cross-Training-Techniken sorgen dafür, Stressfrakturen zu vermeiden.

Langfristige Prognose

Mit ausreichend Ruhe heilen Stressfrakturen üblicherweise ohne langfristige Folgen ab. Wird die sportliche Aktivität zu früh wieder aufgenommen, kann die Verletzung erneut auftreten. Sehr selten ist ein operativer Eingriff erforderlich, um den Knochen an der Frakturstelle zu verstärken.

Die Muskeln im Körper werden von einer Schicht aus faserigem Bindegewebe überzogen: den Faszien. Diese schaffen ein »Kompartiment« für den Muskel, mit dem Knochen auf der einen und den Faszien auf der anderen Seite. Im Unterschenkel formen Tibia und Fibula eine festere Kammer. Die Tibialis-anterior-Muskeln führen über Tibia und Fibula und werden von den Faszien umschlossen. Das Tibialis-anterior-Syndrom (eine Art des Kompartmentsyndroms) wird in der Regel durch eine Schwellung oder Vergrößerung der Tibialis-anterior-Muskeln im vorderen Bereich des Unterschenkels verursacht. Eine intramuskuläre Schwellung durch Trauma oder Überbelastung erzeugt in diesem Kompartiment einen Druck, der Blutfluss und Muskelfunktion beeinträchtigt. Eventuell werden auch die Nerven zusammengedrückt, was zu Taubheit und Schwäche im Fuß führt. Das Tibialis-anterior-Syndrom ist meist chronisch. Beim Joggen und bei anderen Aktivitäten, bei denen der Fuß ständig gestreckt und angezogen wird, entsteht es besonders leicht. Es kann zu Schmerzen kommen, insbesondere bei der Dorsiflexion des Knöchels oder beim Anheben der Zehen, sowie zu verringerten Gefühlen und Schwäche im Fuß. Fast alle Verletzungen, bei denen es zu Blutungen oder lokalen Schwellungen kommt, können ein Kompartmentsyndrom hervorrufen.

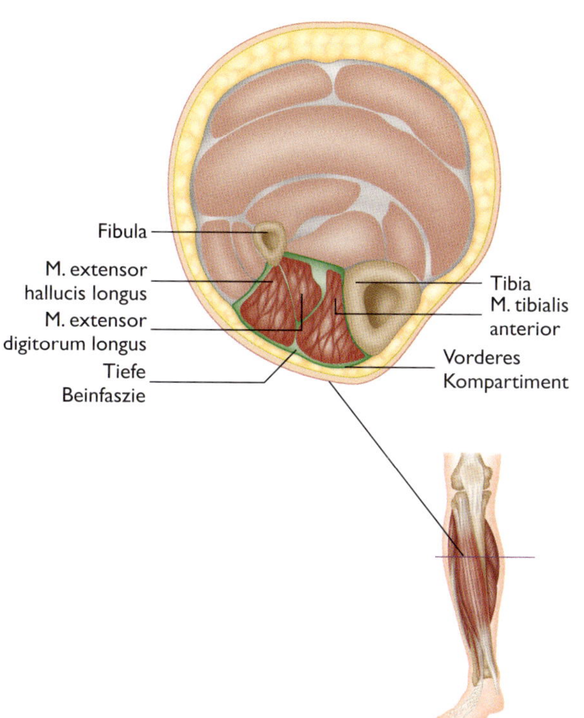

Ursache der Verletzung

Akut: Trauma der Tibialis-anterior-Muskeln, das zu einer Blutung und/oder Schwellung führt.
Chronisch: Überbelastung der Muskeln, die zu Entzündung, Schwellung und Druckaufbau im Kompartiment führt. Schnelles Wachstum des Muskels, sodass sich die Faszien nicht schnell genug mitentwickeln können (geschieht bei Verwendung von Anabolika).

Anzeichen und Symptome

Schmerzen und Steifheit im Schienbein, insbesondere lateral. Verstärkt sich bei Bewegung. Geringe Gefühlsempfindung auf der Oberseite des Fußes über dem zweiten Zeh. Schwäche und Kribbeln im Fuß.

Komplikationen bei Nichtbehandlung

Erhöhter Druck im Kompartiment kann zu permanenten Schäden an Nerven und Blutgefäßen führen. Die zugrundeliegende Verletzung wird vermutlich eine weitere Reizung und Schwellung verursachen.

Erstbehandlung

Ruhe, Kühlung und Hochlegen (keine Kompression). Entzündungshemmer. Eventuell Sportmassage zur Dehnung der Faszien.

Rehabilitation und Prävention

Eine Dehnung der Muskeln am Schienbein hilft beim Lösen des Drucks und Verlängern des Muskels. Bei einer Beschleunigung der Heilung können auch Massagen für die Dehnung der Faszien helfen. Langsamer Kraftaufbau und ein gutes Dehnungsprogramm sorgen dafür, dass das Syndrom nicht mehr auftritt. Vermieden werden sollte ein direktes Trauma des Schienbeins, um die akute Form des Syndroms nicht hervorzurufen.

Langfristige Prognose

Eine Dehnung der Muskeln am Schienbein hilft beim Lösen des Drucks und Verlängern des Muskels. Bei einer Beschleunigung der Heilung können auch Massagen für die Dehnung der Faszien helfen. Langsamer Kraftaufbau und ein gutes Dehnungsprogramm sorgen dafür, dass das Syndrom nicht mehr auftritt. Vermieden werden sollte ein direktes Trauma des Schienbeins, um nicht die akute Form des Syndroms hervorzurufen.

Wadenstrecker im Stehen

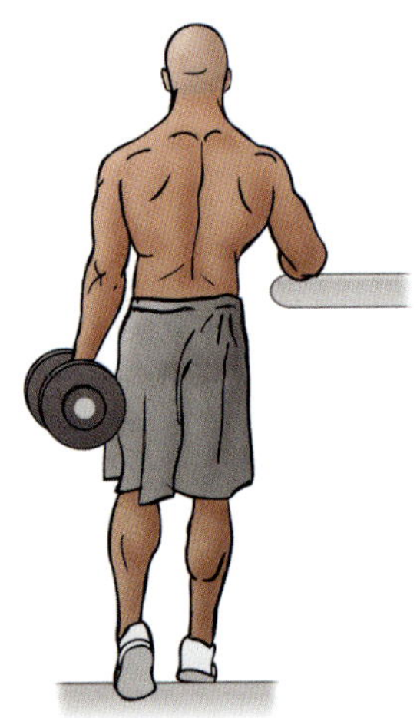

Eine Kurzhantel in die Hand nehmen, mit der anderen festhalten. Zehen an die Kante eines Steps stellen und die Ferse nach unten drücken. Durch Heben der Ferse langsam auf die Zehenspitzen kommen. Dann langsam zurück in die Startposition, wiederholen und den Fuß wechseln.

Squat Jump

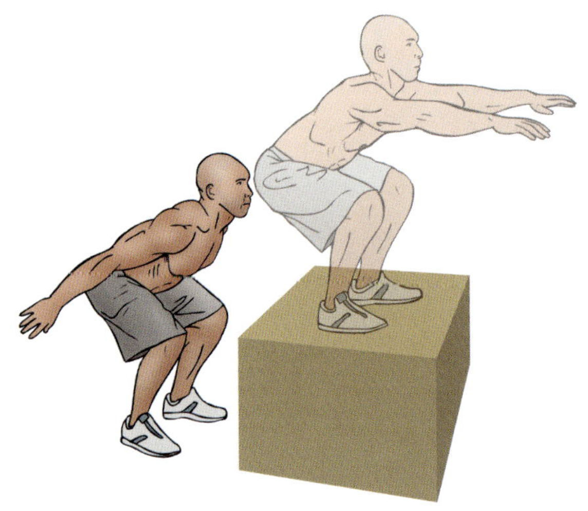

Beine schulterbreit aufstellen, Arme nach hinten strecken und Knie beugen. Nach vorne auf einen Kasten springen. Langsam heruntersteigen und wiederholen.

Wadenheber im Sitzen

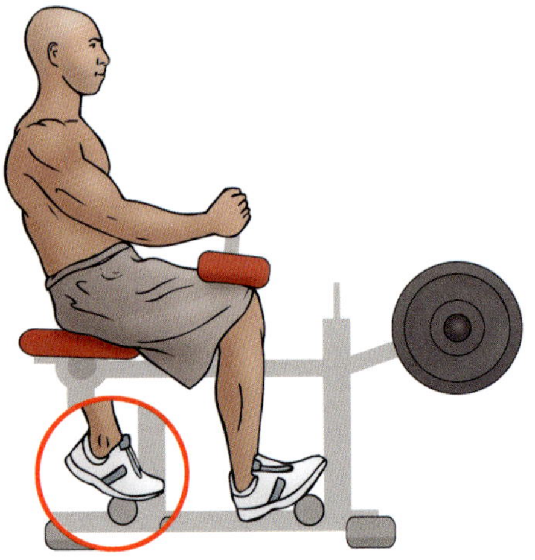

Im Sitzen die Zehen an den Rand der Vorrichtung setzen und die Knie unter das Polster klemmen. Das Gewicht durch langsames Anheben der Ferse heben. Wieder absenken bis in die Startposition und wiederholen.

Ein-Bein-Kreuzheben

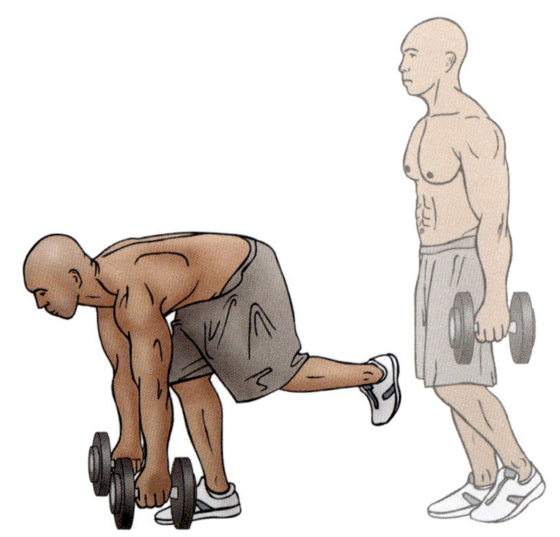

Aufrecht stehen. Neben dem Körper je eine Kurzhantel in der Hand halten. Auf einem Bein balancieren, ein Knie leicht gebeugt. Langsam den Oberkörper nach vorn beugen, die Hanteln Richtung Boden führen. Das andere Bein nach hinten anheben. Zurück in die Startposition und wiederholen.

Wadendehnung mit Bein nach hinten

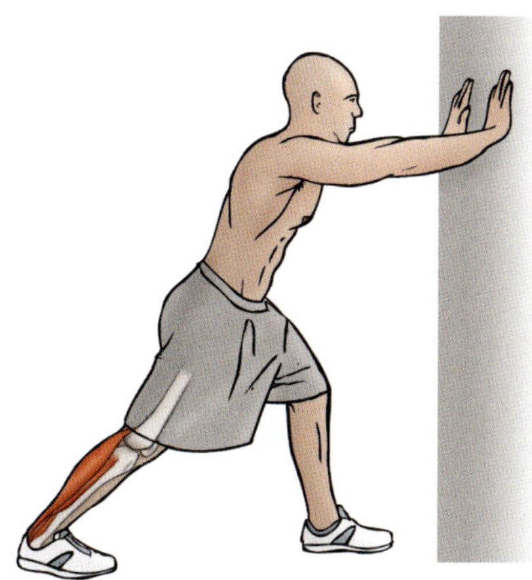

Aufrecht stehen und mit den Händen an der Wand abstützen. Einen Fuß so weit weg von der Wand stellen wie möglich. Bei beiden Füßen darauf achten, dass die Zehen nach vorn zeigen und die Fersen auf dem Boden stehen. Das hintere Bein durchstrecken und sich vorsichtig zur Wand beugen.

Achillesdehnung

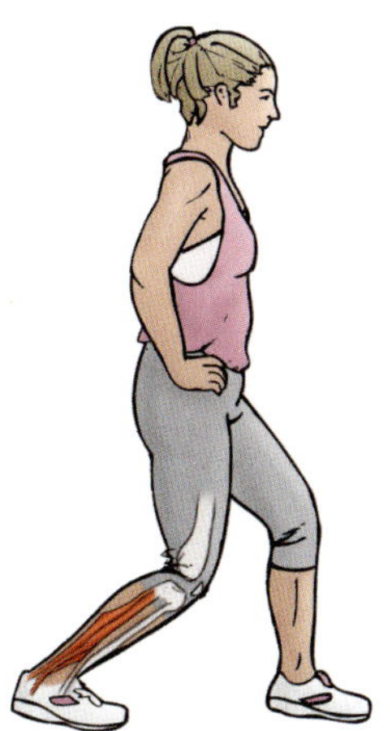

Aufrecht stehen und einen großen Schritt nach hinten machen. Das hintere Bein beugen und die Ferse Richtung Boden drücken.

KAPITEL 16

Sportverletzungen des Knöchels

ANATOMIE UND PHYSIOLOGIE

Das Talokrural- oder Sprunggelenk ist ein Dreh- oder Scharniergelenk und führt Tibia, Fibula sowie den Talus- und Kalkaneus des Fußes zusammen. Seine wichtigste Funktion ist das Strecken und Beugen des Fußes. Der Kalkaneus (das Fersenbein) liegt unter dem Talus (dem Sprungbein), der proximal mit Tibia und Fibula am Talocruralgelenk artikuliert und distal mit dem Kalkaneus im Subtalargelenk. Die kuppelförmige Gelenkfläche des Talus ist zur Federung mit Knorpelgewebe bedeckt.

Die weiteren Fußwurzelknochen (Tarsalia) sind das Kahnbein, das mediale Keilbein (Os cuneiforme, das mittlere Keilbein, das äußere Keilbein und das Würfelbein.

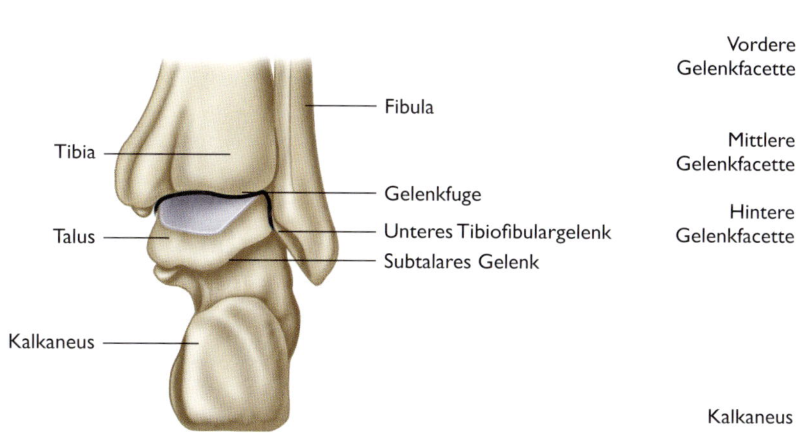

Der Sprunggelenkkomplex: Rückansicht

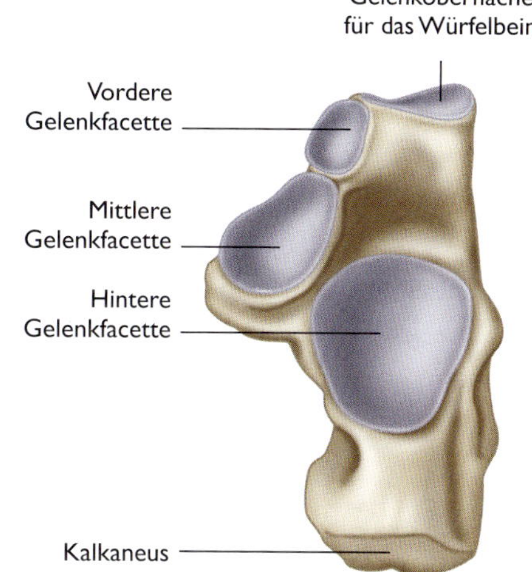

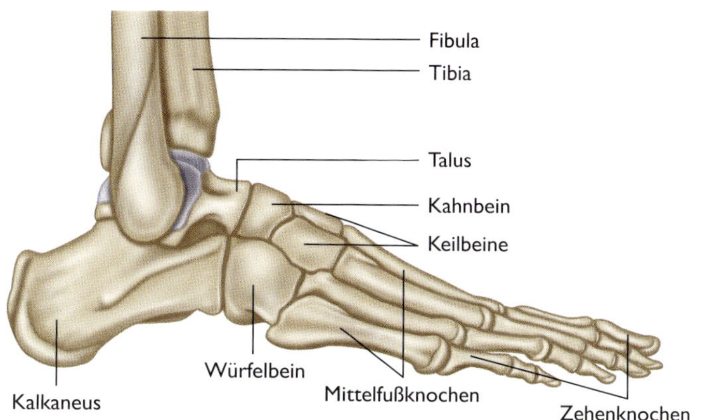

Der Fuß: Seitenansicht

Stabilisiert wird der Knöchel von kräftigen Kollateralbändern. Medial schützt das Ligamentum deltoideum vor Verdrehungen nach außen (Eversion), die drei Bänder des lateralen Kollateralbands verlaufen zwischen Fibula, Talus und Kalkaneus. Die hinteren und vorderen Bänder verbinden Tibia und Fibia.

Die Sehne des M. tibialis posterior verläuft hinter dem Innenknöchel (der innere köcherne Vorsprung) und ist an vielen Stellen mit den Knochen unter dem medialen Fußgewölbe verbunden. Sie unterstützt das Fußgewölbe und hilft bei der Einwärtsdrehung des Fußes. Die Sehnen von M. peroneus longus und M. peroneus brevis verlaufen von den Peronealmuskeln zum Fuß. Dabei führen sie in einer Rinne hinter dem Außenknöchel vorbei (der äußere Knochenvorsprung am Knöchel) und sind unter dem medialen Fußgewölbe sowie mit dem ersten und fünften Mittelfußknochen verbunden. Sie werden von einer Sehnenscheide in ihrer Position gehalten, durch ein Band verstärkt und helfen, gemeinsam mit den Peronealmuskeln, bei der Stabilisierung des Knöchels. Zudem unterstützen sie die Wadenmuskeln bei der Plantarflexion.

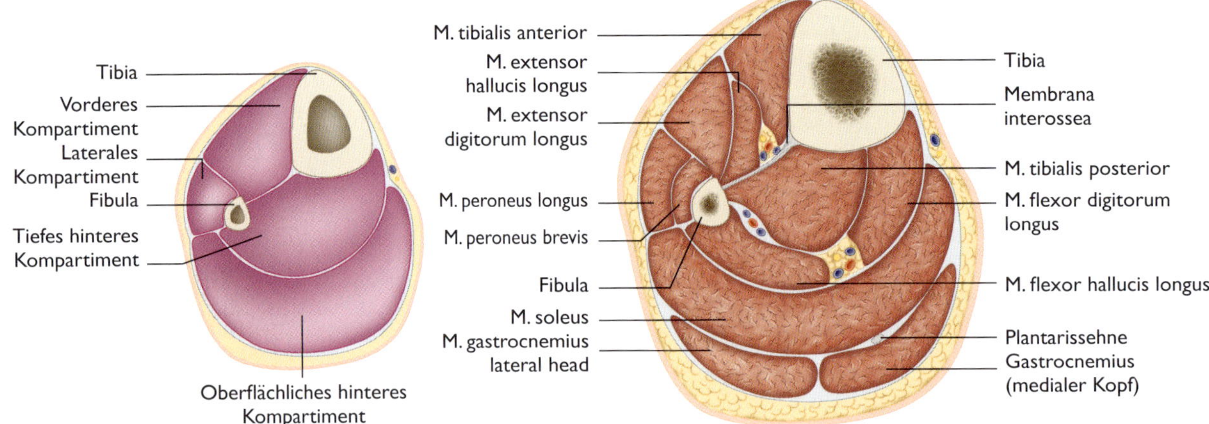

Die elf das Sprunggelenk betreffenden Muskeln werden von den Faszien in vier Kompartimente (Muskellogen) unterteilt.

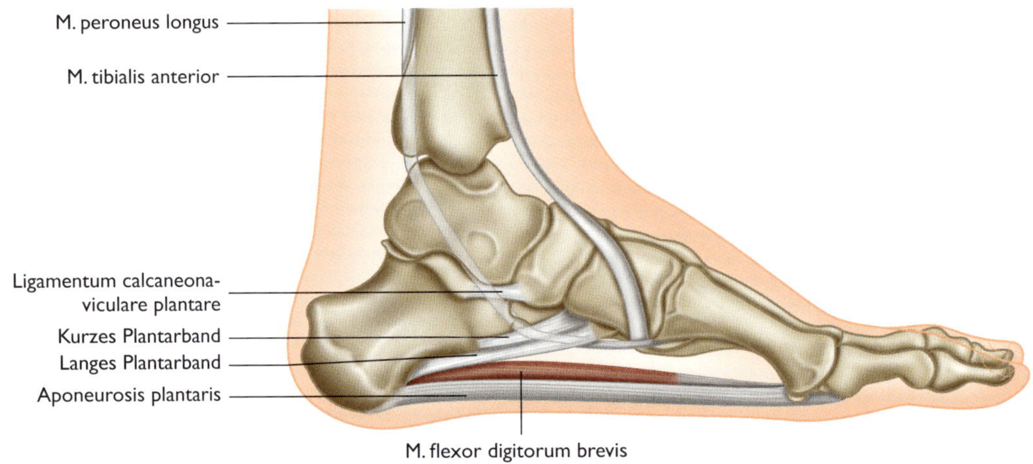

Die Bänder des Knöchels unterstützen die Stabilität und bieten Halt: Seitenansicht.

M. flexor digitorum longus (FDL), M. flexor hallucis longus (FHL) und M. tibialis posterior liegen im tiefen hinteren Kompartiment des Unterschenkels. FDL und FHL beugen die Zehen. M. tibialis posterior ist der am tiefsten gelegene Muskel und hilft zusammen mit dem FHL bei der Aufrechterhaltung des medialen Fußgewölbes. M. peroneus longus und M. peroneus brevis liegen im lateralen Kompartiment des Unterschenkels. Sie sorgen für die Plantarflexion und die Eversion und helfen bei der Vermeidung von Inversionszerrungen. Der Verlauf der Sehne, die mit dem M. peroneus longus verbunden ist, hilft bei der Erhaltung des transversalen und lateralen Längsgewölbes des Fußes.

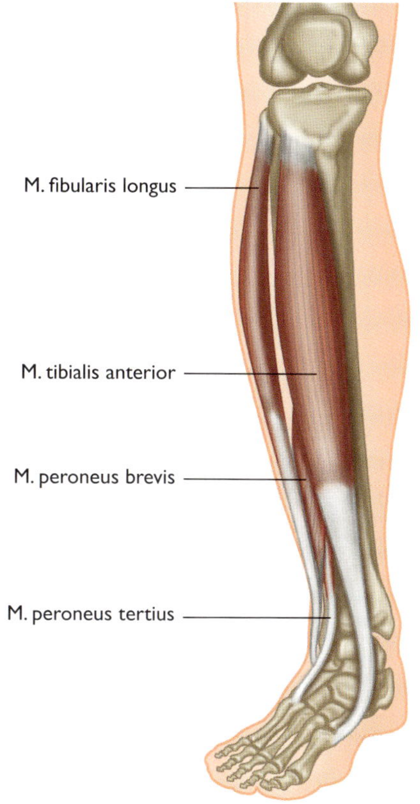

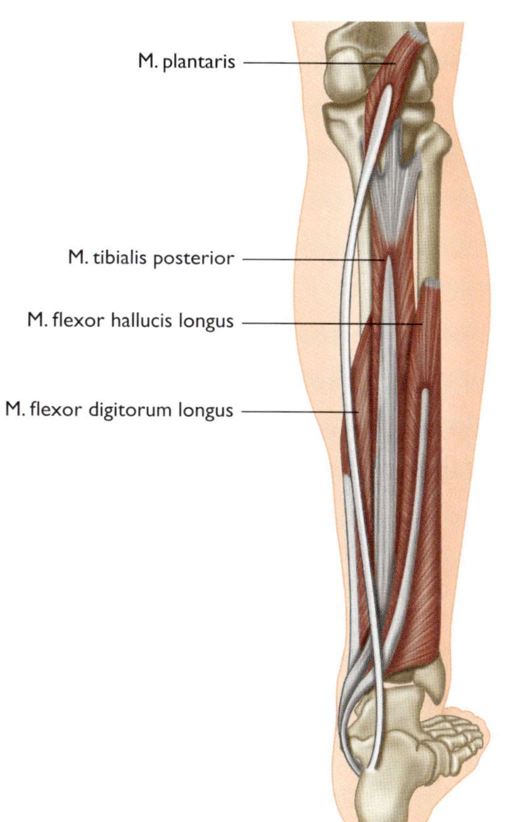

Die Muskeln der unteren Wade: Vorder- und Rückansicht

089: KNÖCHELFRAKTUR

Da der Knöchel an allen Lauf- und Springaktivitäten beteiligt ist, ist er sehr anfällig für Verletzungen. Die meisten Sportler haben sich mindestens einmal im Leben eine leichte Knöchelzerrung zugezogen. Knöchelfrakturen kommen weniger oft vor, aber immer noch häufiger als andere Frakturen. Sie können beim Laufen oder Springen auf unebenen Böden oder wechselnder Laufoberfläche entstehen. Auch bei Kontaktsportarten wie Fußball und Rugby, bei denen der Knöchel leicht verdreht werden kann, kommen Knöchelfrakturen vielfach vor.

Bei einer Knöchelfraktur können einzelne oder alle Knochen und Bänder betroffen sein. Meist ist das Ende der Fibula oder der Tibia beteiligt (oder beide), oft kombiniert mit Bänderüberdehnungen oder -rissen.

Ursache der Verletzung

Verdrehen oder Umknicken des Knöchels, sodass die Knochenenden brechen. Gewalteinwirkung auf die Innen- oder Außenseite des Knöchels bei aufgestelltem Fuß.

Anzeichen und Symptome

Schmerzen bei Berührung. Schwellung und Verfärbung. Keine Belastung möglich. Eventuell Verformung des Gelenks.

Komplikationen bei Nichtbehandlung

Eine nicht behandelte Knöchelfraktur kann zu einer unvollständigen Heilung der Knochen führen. Wenn der Knöchel beim Gehen oder Laufen weiter belastet wird, können in Gelenknähe verlaufende Bänder, Blutgefäße und Nerven beschädigt werden.

Erstbehandlung

Sportliche Aktivität beenden. Das Gelenk ruhigstellen und kühlen. Medizinische Hilfe holen.

Rehabilitation und Prävention

Während der Immobilisierung des Knöchels ist es wichtig, durch Oberkörper- und Gewichttraining die allgemeine Kondition aufrechtzuerhalten. Wenn der Knöchel für die normalen sportlichen Aktivitäten wieder bereit ist, sollten die Muskeln im Unterschenkel gekräftigt und gedehnt werden, um eine schnelle Erholung zu gewährleisten. Zu Beginn kann eine Schiene erforderlich sein, um den Knöchel zu stützen. Kräftigere Muskeln in Wade und vorderem Kompartiment unterstützen den Knöchel und vermindern das Risiko einer erneuten Verletzung. Laufen und Springen auf unebenem Boden sollten möglichst vermieden werden.

Langfristige Prognose

Auch wenn für Sportler, die sich einmal den Knöchel gebrochen haben, eine etwas größere Wahrscheinlichkeit für eine erneute Verletzung besteht, kommt es durch geeignete Kräftigung und Rehabilitation im Allgemeinen zu einer vollständigen Genesung. Trümmerfrakturen, Mehrfachbrüche oder Frakturen, die zu einer Fehlstellung der Knochen führen, müssen chirurgisch mit Stiften versorgt werden, damit sich die Knochen während der Heilung nicht verschieben.

Alle, die Sport treiben, setzen sich dem Risiko einer Knöchelzerrung aus – einer akuten Verletzung eines oder mehrerer Bänder, die die Knöchelstruktur unterstützen. Wenn der Fuß verdreht oder zu heftig gezerrt wird, werden sie überdehnt oder reißen. Verantwortlich sind oft Kontaktsportarten, bei denen viel gesprungen, gesprintet bzw. auf unterschiedlichen oder unebenen Böden gelaufen wird wie beim Basketball, Fußball, Cross-Country und Hockey.

Laterale Knöchelzerrungen treten meist auf, wenn der Knöchel während der Plantarflexion überlastet wird. Am häufigsten verletzt wird das Ligamentum talofibulare anterius. Der Malleolus medialis kann dabei als Drehpunkt dienen, sodass bei weiterer Belastung auch das Ligamentum calcaneofibulare verletzt wird. Die Peronealsehnen können einen Teil dieser Last aufnehmen. Mediale Knöchelzerrungen sind aufgrund des kräftigen Deltabands und der Knochenstruktur seltener. Werden Bänder über das normale Maß hinaus gedehnt, können einige ihrer Fasern reißen.

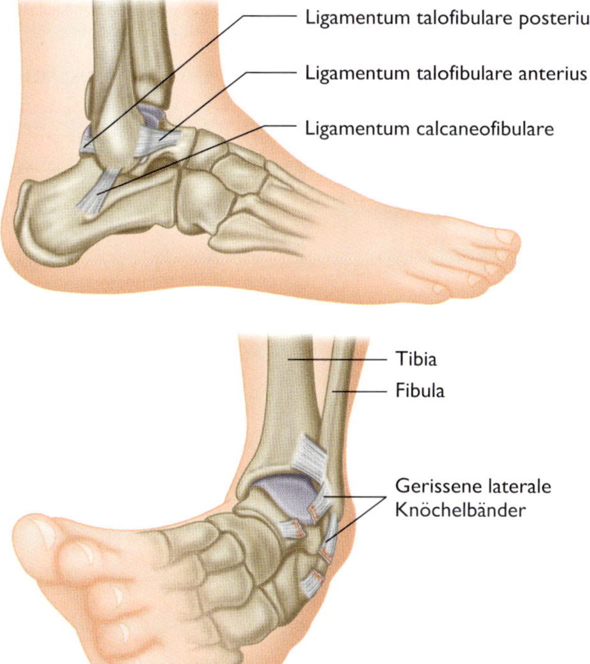

Ursache der Verletzung

Plötzliches Drehen oder Umknicken des Fußes. Gewalteinwirkung auf den Fuß, meist lateral.

Anzeichen und Symptome

Grad 1: Keine oder kaum Schwellung, leichte Schmerzen und Steifheit im Gelenk.
Grad 2: Moderate Schwellung und Steifheit, mittlere bis schwere Schmerzen, Schwierigkeiten beim Belasten und eine gewisse Instabilität im Gelenk.
Grad 3: Starke Schwellung und Schmerzen. Belastung nicht möglich. Instabilität und Funktionsverlust im Gelenk.

Komplikationen bei Nichtbehandlung

Chronische Schmerzen und Instabilität im Sprunggelenk. Verlust von Kraft und Beweglichkeit sowie möglicherweise der Funktion. Gesteigertes Risiko einer erneuten Verletzung.

Erstbehandlung

RICER (S. 46) anwenden. Zerrungen des zweiten und dritten Grads müssen ruhiggestellt und sofort medizinisch behandelt werden.

Rehabilitation und Prävention

Eine Kräftigung der Muskeln des Unterschenkels ist wichtig, um zukünftige Zerrungen zu vermeiden. Ein Gleichgewichtstraining hilft, die Propriorezeption (die Wahrnehmung der Körpers für Bewegung und Gelenkstellung) zu verbessern und die geschwächten Bänder zu kräftigen. Übungen zur Verbesserung der Beweglichkeit sind sinnvoll. Bei einer Rückkehr zu sportlichen Aktivitäten kann anfangs eine Schiene erforderlich sein, die jedoch kein Ersatz für Dehnung und Kräftigung sein darf.

Langfristige Prognose

Bei fachgerechter Rehabilitation und Kräftigung sollte es nicht zu langfristigen Schwierigkeiten kommen. Eventuell ist die Gefahr einer erneuten Knöchelverletzung leicht erhöht. Sportler und Sportlerinnen, die weiterhin Schwierigkeiten mit dem Knöchel haben, benötigen eventuell erneut medizinische Hilfe, einschließlich (in seltenen Fällen) eines chirurgischen Eingriffs, um die Bänder zu straffen.

100: TENDINITIS IN DER TIBIALIS-POSTERIOR-SEHNE

Schmerzen entlang der medialen Seite des Unterschenkels, Knöchels und Fußes können auf eine Entzündung der Tibialis-posterior-Sehne zurückzuführen sein. Diese schützt den Fuß vor Verdrehungen nach außen und unterstützt das mediale Fußgewölbe. Das kann zu Reibung und Spannung an der Sehne führen, die sich noch einmal steigern, wenn sich das Fußgewölbe absenkt. Ursache können eine schlechte Lauftechnik, schlechte Schuhe oder unbehandelte Verletzungen sein.

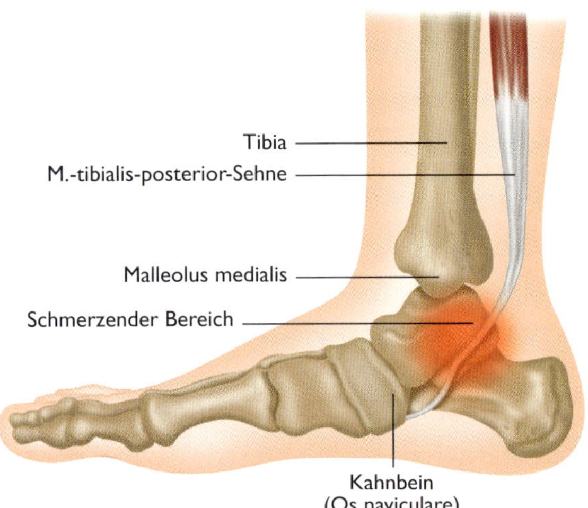

Ursache der Verletzung

Schlechte Lauftechnik. Falsche Schuhe. Vorherige Verletzung an der Innenseite des Knöchels.

Anzeichen und Symptome

Schmerzen und Druckempfindlichkeit an der Innenseite von Schienbein, Knöchel und Fuß. Schmerzen beim Gehen und Laufen. Eventuell Schwellung über der Sehne.

Komplikationen bei Nichtbehandlung

Wenn diese Entzündung nicht behandelt wird, kann sich das Fußgewölbe absenken und die Sehne komplett reißen. Die Schmerzen führen eventuell zu einem anderen Aufsetzen beim Laufen, was Verletzungen in den anderen Fuß- und Knöchelstrukturen nach sich ziehen kann.

Erstbehandlung

RICER (S. 46) anwenden. Entzündungshemmer.

Rehabilitation und Prävention

Wenn der Schmerz abgeklungen ist, sollten die Wadenmuskeln gedehnt und gekräftigt werden, um die Sehne zu unterstützen und die Heilung zu beschleunigen. Möglicherweise ist eine Unterstützung für das Fußgewölbe notwendig, bis die Sehne geheilt ist und die Muskeln gekräftigt sind. Eine langsame Rückkehr zur sportlichen Aktivität und richtiges Aufwärmen sind wichtig, um ein Wiederauftreten der Sehnenentzündung zu verhindern. Passende Schuhe und Korrekturen mechanischer Schwächen unterstützen dies.

Langfristige Prognose

Eine korrekte Behandlung sollte zu einer vollständigen Heilung führen. Je länger die Tendinitis besteht, bevor sie behandelt wird, desto länger dauert die Genesung. In manchen Fällen sind orthopädische Einlagen erforderlich, um Rückfälle zu verhindern.

101: SUBLUXATION DER PERONEALSEHNE

Die Sehnen von M. peroneus longus und M. peroneus brevis ziehen von den Peroneusmuskeln in der lateralen Wade bis hinunter zum Fuß. Sie führen in einer Knochenrinne um den Malleolus herum. Eine Subluxation (Dislokation) der Peronealsehne entwickelt sich meist nach einer Zerrung und Fraktur zu einem chronischen Krankheitsbild. Aufgrund der beschädigten Bandstrukturen verläuft die Sehne nicht mehr in der für sie vorgesehenen Rinne. Schmerzen im äußeren Knöchel und ein Schnappen können Hinweise auf eine solche Verletzung sein.

Laufen und Springen kann für die Sehne eine repetitive Belastung darstellen, insbesondere wenn wiederholt eine Subluxation auftritt. Einige Sportler sind anfällig dafür, wenn die Rinne, durch die die Sehne läuft,zu flach oder gar nicht vorhanden ist. Die Subluxation der Peronealsehne kann auch auftreten, wenn die Spitze des Außenknöchels durch eine erzwungene Dorsiflexion oder einen direkten Schlag bricht.

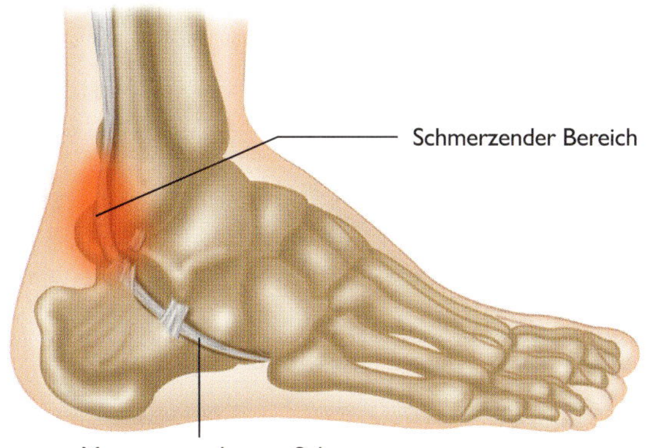

Ursache der Verletzung

Ein Reißen oder Überdehnen der Bänder, die die Sehne unterstützen, meist durch eine Knöchelzerrung oder -fraktur. Wiederholte Belastung der Sehne, was zu einer Entzündung und Schwellung führt, sodass die Sehne aus der Rille rutscht.

Anzeichen und Symptome

Schmerzen und Druckempfindlichkeit entlang der Sehne. Gefühl eines Schnappens oder Krachens auf der äußeren Knöchelseite. Eventuell Schwellung an der Unterseite der Fibula.

Komplikationen bei Nichtbehandlung

Wenn die Peronealsehne ihren üblichen Pfad verlässt, wird sie gereizt und entzündet sich. Dies kann ohne Behandlung zu einem partiellen oder vollständigen Riss führen.

Erstbehandlung

RICER (S. 46) anwenden. Entzündungshemmer. Eventuell Ruhigstellung, insbesondere bei einer akuten Dislokation.

Rehabilitation und Prävention

Wenn der Schmerz nachgelassen hat und der Fuß wieder funktionstüchtig ist, hilft eine Kräftigung der Muskeln im Unterschenkel, um die Sehnen zu unterstützen. Eine fachgerechte Behandlung verhindert eine Subluxation. Kräftige Waden- und Schienbeinmuskeln stützen die gesamten Fuß- und Knöchelstrukturen und verhindern ebenfalls eine Subluxation.

Langfristige Prognose

Wird die Subluxation sofort behandelt, reagiert sie generell gut auf eine konservative Behandlung. In einigen Fällen ist ein operativer Eingriff erforderlich, um die Sehnenscheide und die Bänder, die die Sehne bedecken, zu reparieren und die Stabilität wiederherzustellen.

102: ENTZÜNDUNG DER PERONEALSEHNE

Die Sehnen des M. peroneus longus und M. peroneus brevis führen von den Peroneusmuskeln in der lateralen Wade bis hinunter zum Fuß. Die Peroneusmuskeln helfen bei der Stabilisierung des Fußes und unterstützen den Knöchel, damit das Gelenk nicht nach außen kippt. Die Peronealsehne entzündet sich meist bei Überlastung der Peroneusmuskeln, durch eine Zerrung beim Umknicken nach außen oder aber durch Überpronation, da die Peroneusmuskeln den Fuß in diesem Fall stärker stabilisieren müssen.

Beim Laufen und Springen werden die Peroneusmuskeln wiederholt gestreckt und gebeugt, sodass sich die Sehnen entzünden können. Läufer, die auf unebenen Oberflächen unterwegs sind oder eine Überpronation aufweisen, entwickeln diese Tendinitis häufiger.

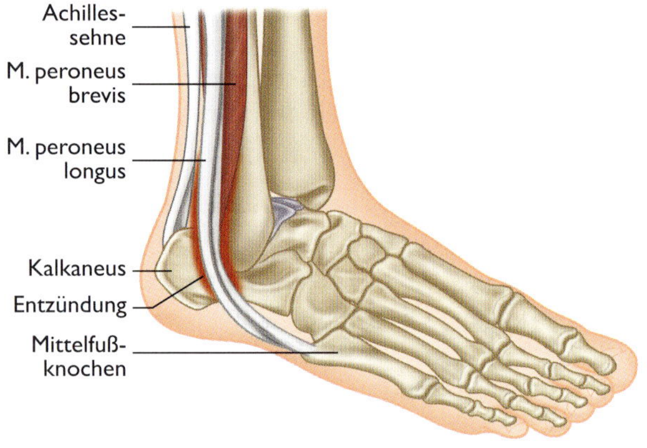

Ursache der Verletzung
Überpronation des Fußes beim Laufen oder Springen. Vorherige Knöchelverletzung, die zu einem falschen Verlauf der Sehnen geführt hat.

Anzeichen und Symptome
Schmerzen und Druckempfindlichkeit entlang der Sehnen. Die Schmerzen sind zu Beginn der Aktivität besonders stark und verringern sich währenddessen. Allgemein jedoch im Laufe der Zeit stärkere Schmerzen.

Komplikationen bei Nichtbehandlung
Eine nicht behandelte Tendinitis kann zu einem vollständigen Sehnenriss führen und eine Subluxation nach sich ziehen. Eine chronische Entzündung kann eine Beschädigung der Bänder um die Sehnen herum verursachen.

Erstbehandlung
Ruhe, insbesondere kein Laufen und Springen. Kühlen. Entzündungshemmer.

Rehabilitation und Prävention
Ein Dehnen der Wadenmuskeln und ein langsames Wiederaufnehmen der sportlichen Aktivitäten sind für die Rehabilitation wichtig. Während der Genesungszeit sollten anormale Fußstellungen oder Gangarten erkannt und korrigiert werden, da diese zu dem Problem beitragen können. Zur Prävention sind starke, flexible Muskeln im Unterschenkel notwendig, die Fuß und Knöchel unterstützen.

Langfristige Prognose
Bei einer ordentlichen Behandlung heilt die Tendinitis üblicherweise ohne bleibende Folgen ab. In seltenen Fällen reagiert sie jedoch nicht auf eine herkömmliche Behandlung, sodass ein operativer Eingriff erforderlich ist, um den Druck, der für die Entzündung verantwortlich ist, aufzuheben. In einigen Fällen können orthopädische Einlagen für das mediale Fußgewölbe hilfreich sein.

Osteochondrosis dissecans tritt auf, wenn ein Knochenfragment an der Gelenkoberfläche nicht mehr mit Blut versorgt wird. Folge ist eine avaskuläre Nekrose. Frakturen können an der Oberfläche des Sprungbeins auftreten. Oder die Knorpel werden bei einer Drehverletzung verletzt, bei der das Sprungbein mit Tibia oder Fibula direkt in Kontakt kommt. Die schlechte Blutversorgung der Gelenkknorpel führt dazu, dass der Körper die Beschädigung nur schwer selbst reparieren kann. Spröde Teile des beschädigten Knorpels können abbrechen und im Gelenk zu Schmerzen und Entzündungen führen.

Im Knöchelgelenk ist nicht viel Platz. Ein loses Knochen- oder Knorpelfragment darin führt zu Schmerzen, Schwellungen und zu einem Bewegungsverlust. Während das Fragment immer wieder seine Position verändert, können die Symptome kommen und gehen. Eine Knöchelverletzung kann genauso die Ursache sein wie eine verringerte Blutversorgung des Fußes.

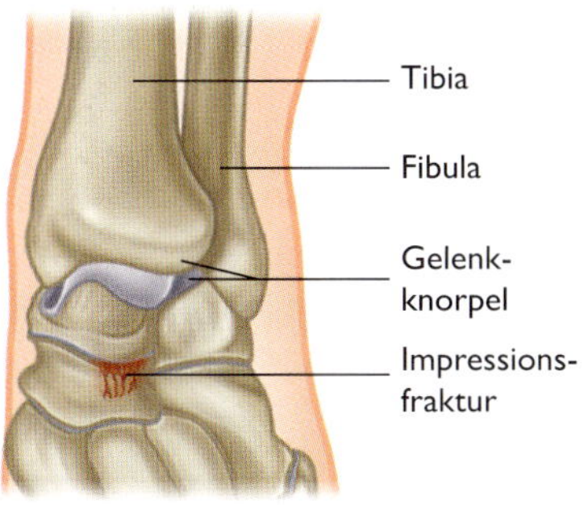

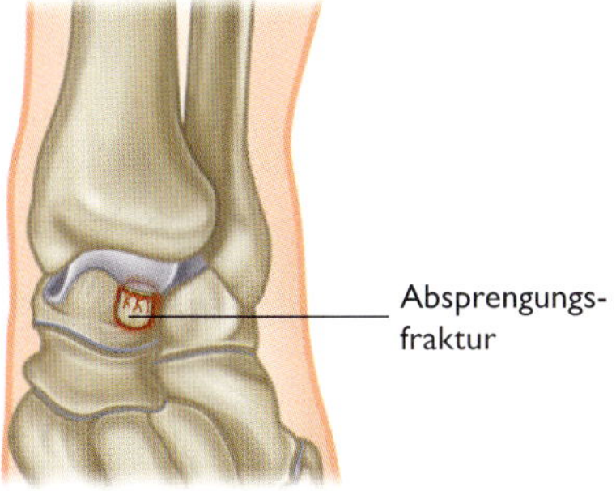

Ursache der Verletzung

Durchblutungsstörungen an der Gelenkoberfläche des Sprungbeins in Kombination mit einer Knochenverletzung. Eine wiederholte Belastung der Knorpel- und Knochenoberfläche im Sprungbein. Eine vorherige Knöchelverletzung.

Anzeichen und Symptome

Schmerzen und Beschwerden im Gelenk. Wenn sich das Fragment löst und im Gelenk bewegt, können Schwellungen und Bewegungsverlust auftreten. Ein Schnappgefühl im Knöchel ist möglich.

Komplikationen bei Nichtbehandlung

Freie Gelenkkörper können unbehandelt zu Vernarbungen und zusätzlichem Schaden führen. Wenn bei Bewegungen die freien Gelenkkörper gegen Knorpel- und Knochenflächen scheuern, kommt es zum Verschleiß und möglicherweise zu Arthritis.

Erstbehandlung

Entzündungshemmende Medikamente. Ruhigstellung des Gelenkes. Überweisung an einen Sportmediziner.

Rehabilitation und Prävention

Um den Knöchel nach dieser Art Verletzung zu rehabilitieren, ist zur Unterstützung des Gelenks eine Kräftigung der Muskeln im Unterschenkel erforderlich. Falls der Knöchel während der Behandlung ruhiggestellt wurde, helfen Übungen zum Dehnen und Verbessern der Beweglichkeit. Eine langsame Rückkehr zur üblichen sportlichen Aktivität hilft, ein erneutes Auftreten zu verhindern. Auch kleinste Gelenkverletzungen sollten sofort behandelt werden, um die Blutversorgung des Gelenks sicherzustellen und das Sprungbein zu schützen.

Langfristige Prognose

Oft lösen sich die Fragmente nicht vollständig vom Knochen, sodass der Körper sie wieder absorbieren kann. Wenn sich jedoch ein Teil löst, ist eventuell ein operativer Eingriff erforderlich. Ein Knochensplitter, der das Gelenk über längere Zeit belastet, kann gerade bei älteren Sportlern zu einer Osteoarthritis führen.

104: SUPINATION (AUSWÄRTSDREHUNG)

Eine Supination tritt am Subtalargelenk zwischen Talus und Kalkaneus (Fersenbein) auf. Die distalen (unteren) Enden von Tibia und Fibula liegen am oberen Sprunggelenk auf dem Talus auf. Dies wird üblicherweise als Dreh- oder Scharniergelenk bezeichnet, da seine Hauptfunktion das Anziehen und Ausstrecken des Knöchels ist. Das Subtalargelenk darunter ermöglicht die Ein- und Auswärtsdrehung (Pro- und Supination) des Fußes. Diese Bewegungen helfen beim Halten des Gleichgewichts und absorbieren Stöße.

Bei der Supination wird der Fuß also am Knöchel nach außen gedreht – eine ganz normale Bewegung beim Abstoßen (Laufen, Gehen oder Springen). Eine Übersupination kann jedoch die lateralen Bänder, Sehnen und Muskeln des Unterschenkels und Knöchels beeinträchtigen. Bei einer akuten Übersupination können die Bänder in Fuß und Knöchel überdehnt werden oder reißen. Bei einer ständigen Übersupination wird die Knöchelstruktur und somit die Stabilität geschwächt.

Ursache der Verletzung

Schwache oder lockere Sehnen und Bänder im Knöchel. Schwache oder müde Muskeln im Unterschenkel. Zu heftiges Auswärtsdrehen des Knöchels. Falsche oder abgenutzte Schuhe. Laufen (oder Landen) auf einem unebenen oder schrägen Boden.

Anzeichen und Symptome

Schmerzen an Fußgewölbe, Ferse und/oder an den Knien und Hüfte. Instabilität im Knöchel. Schmerzen an der Knöchelaußenseite. Bei einer akuten Übersupination (zum Beispiel bei einer Knöchelzerrung) werden die Schmerzen stärker.

Komplikationen bei Nichtbehandlung

Kann zu chronischer Schwäche und Instabilität des Knöchels führen. Schmerzen und ein veränderter Gang haben möglicherweise eine Kompensierung und Verletzungen anderer Strukturen und Gewebe zur Folge. Die Bänder können durch übermäßiges Dehnen ihre Elastizität verlieren und reißen.

Erstbehandlung

Ruhe, Kühlen und Entzündungshemmer/Schmerzmittel. Eine akute Übersupination muss eventuell ärztlich versorgt und ruhiggestellt werden. Bei einer chronischen Supination muss das zugrundeliegende Problem gelöst und der Fuß bis zur Heilung entsprechend geschont werden.

Rehabilitation und Prävention

Ordentliches Aufwärmen ist wichtig sowie eine Kräftigung und Dehnung der Muskeln im Unterschenkel, damit der Knöchel unterstützt und richtig ausgerichtet wird. Orthopädische Einlagen und eine Ganganalyse sollten in Erwägung gezogen werden. Die Rückkehr zu sportlichen Aktivitäten sollte langsam geschehen. Falsche Laufmuster sind zu korrigieren. Richtige Schuhe und ein ebener, flacher Boden zum Laufen (oder Landen) sind notwendig.

Langfristige Prognose

Mit einem guten Rehabilitationsplan lässt sich die Supination gut behandeln. Je schneller dies geschieht, desto kürzer ist die Genesungszeit. In seltenen Fällen ist ein operativer Eingriff erforderlich, um die Sehnen zu straffen oder Knochenfehlstellungen zu korrigieren.

Eine Pronation tritt am Subtalargelenk zwischen Talus und Kalkaneus (Fersenbein) auf. Die distalen (unteren) Enden von Tibia und Fibula liegen am oberen Sprunggelenk auf dem Talus auf. Dies wird üblicherweise als Dreh- oder Scharniergelenk bezeichnet, da seine Hauptfunktion das Anziehen und Ausstrecken des Knöchels ist. Das Subtalargelenk darunter ermöglicht die Ein- und Auswärtsdrehung (Pro- und Supination) des Fußes. Diese Bewegungen helfen beim Halten des Gleichgewichts und absorbieren Stöße.

Bei der Pronation wird der Fuß im Laufen oder Gehen am Knöchel nach innen gedreht. Eine gewisse Pronation ist Teil des normalen Gangs, aber eine übermäßige Einwärtsdrehung kann zu chronischen Verletzungen führen, eine akute Überpronation zu Zerrungen oder Verstauchungen. Die kräftigen Innenbänder des Knöchels dienen zur Unterstützung und verhindern eine Überpronation, ebenso wie die Tibialis-anterior- und Tibialis-posterior-Muskeln im Unterschenkel. Wenn die Bänder locker sind oder die Muskeln müde, wird die Pronation stärker. Dadurch senkt sich das Fußgewölbe ab, was die Bänder noch weiter dehnt. In der mittleren Phase des Gangzyklus, bei dem Gewicht auf der Struktur lastet, gibt es die Tendenz, dass der Kalkaneus nach innen zeigt und der Vorderfuß nach außen, während der Knöchel in die Dorsiflexion geht.

Ursache der Verletzung

Lockere oder gerissene Sehnen durch vorherige Knöchelverletzungen. Schwache oder müde Muskeln im Unterschenkel. Falsche oder zerschlissene Schuhe. Unebener Boden beim Laufen/Landen.

Anzeichen und Symptome

Schmerzen in Fußgewölbe, Ferse und/oder Knien sowie in der Hüfte. Schmerzen in der Landephase beim Laufen oder Springen. Sichtbares Nach-innen- Knicken von Fuß und Knöchel. Instabilität im Knöchel. Bei akuter Überpronation kann der Schmerz plötzlich stärker werden, zum Beispiel als Folge von Zerrungen. Bei einer chronischen Pronation wird der Schmerz in den meisten Fällen graduell stärker.

Komplikationen bei Nichtbehandlung

Die Pronation wird mit Schienbeinkantensyndrom, Plantarfasziitis, Chondromalacia patellae, Tendinitis und sogar Stressfrakturen in Zusammenhang gebracht. Je länger eine Pronation vorherrscht, umso mehr werden die Innenbänder von Fuß und Knöchel überdehnt, sodass der Knöchel immer instabiler wird. Die Fußgewölbe senken sich ab und führen zu weiteren Problemen. Eine chronische Überpronation des Fußes kann sich zu einem chronischen Leiden mit Überlastungsverletzungen auswirken.

Erstbehandlung

Ruhe, Kühlen und Entzündungshemmer/Schmerzmittel. Akute Verletzungen immobilisieren und den Knöchel nicht mehr belasten. Bei chronischen Verletzungen an die Sportmedizin überweisen, die das Problem analysieren und beheben kann.

Rehabilitation und Prävention

Das zugrundeliegende Problem muss behoben werden – wenn es zum Beispiel an einem unebenen Boden liegt, sollte die sportliche Tätigkeit nur noch auf ebenem Boden ausgeführt werden. Wenn es an falschen Sportschuhen liegt, sollten neue oder andere ausprobiert werden. Bei Bedarf orthopädische Einlagen tragen und ein Gangtraining absolvieren. Ordentlich aufwärmen. Kräftigung und Dehnung der Muskeln im Unterschenkel. Um ein erneutes Auftreten zu verhindern, sollte die Knöchelverletzung vor der Rückkehr zur sportlichen Aktivität erst vollständig abgeheilt sein.

Langfristige Prognose

Eine Pronation reagiert üblicherweise gut auf Behandlung, aber je länger sie unbehandelt geblieben ist und je mehr die Bänder belastet wurden, desto länger dauert die Heilung. In sehr seltenen Fällen ist ein operativer Eingriff erforderlich, um zugrundeliegende orthopädische Probleme zu beheben.

Wadenheber

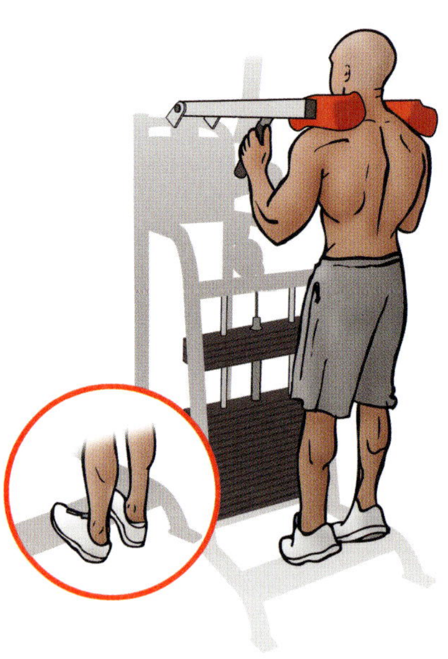

Aufrecht stehen und die Zehen auf den Rand der Plattform stellen. Die Schultern sicher unter den gepolsterten Gewichten positionieren. Langsam auf die Zehenspitzen stellen und das Gewicht nach oben drücken. Langsam zurück in die Startposition. Wiederholen.

Knöchelsprünge

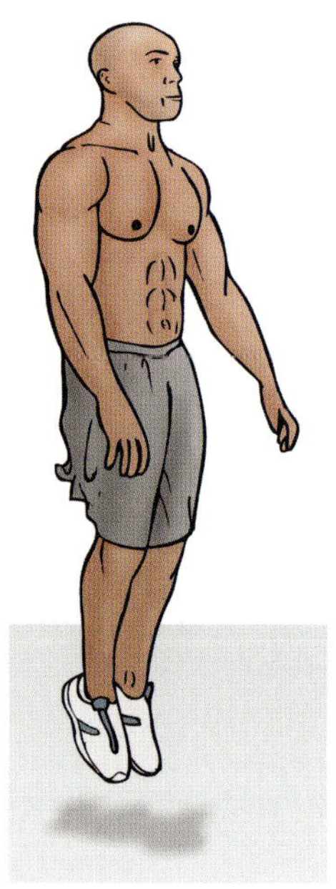

Arme seitlich am Körper halten und nur mit der Kraft von Knöcheln und Waden vom Boden abspringen.

Einbeiniger Wadenheber

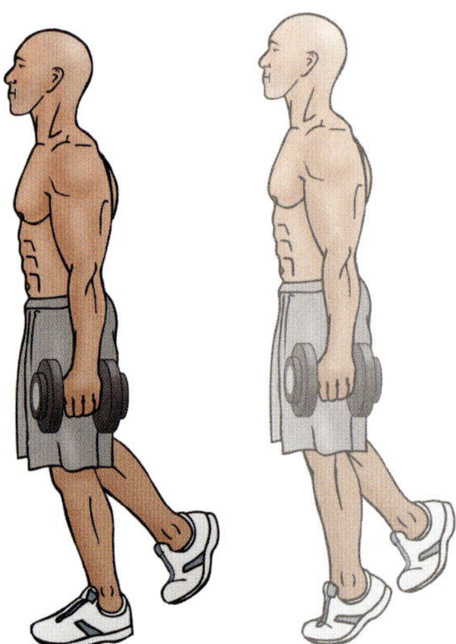

Mit einer Kurzhantel in jeder Hand ein Bein vom Boden heben. Das andere Bein langsam auf die Zehenspitzen stellen und in die Startposition zurückkehren. Wiederholen und die Seite wechseln.

Gänsemarsch

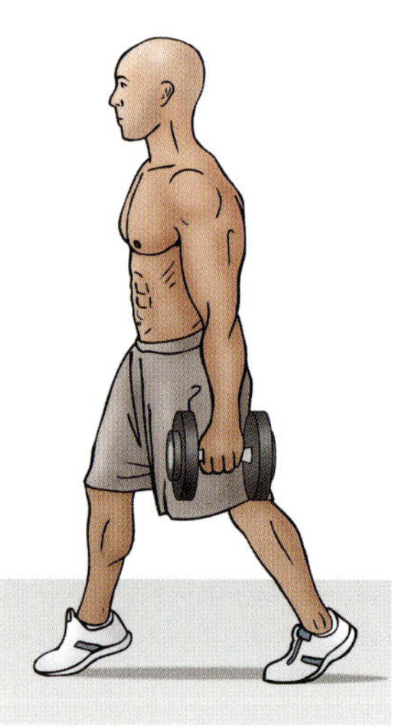

Mit einer Kurzhantel in jeder Hand zehn Schritte nach vorn machen und dabei auf Zehenspitzen bleiben.

Achillesdehnung

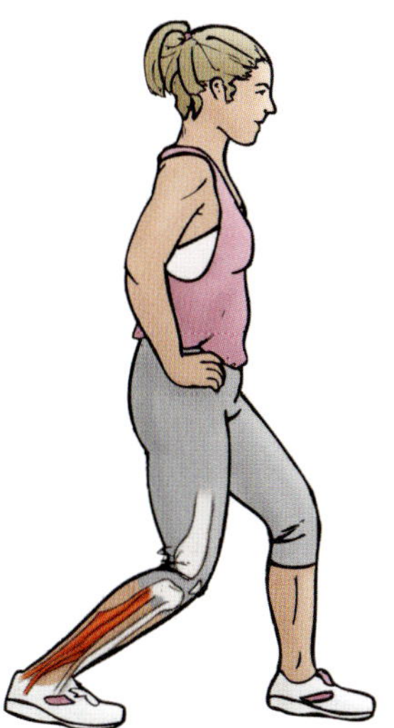

Aufrecht stehen und einen großen Schritt nach hinten machen. Das hintere Bein beugen und die Ferse in Richtung Boden drücken.

Schienbeindehnung über Kreuz

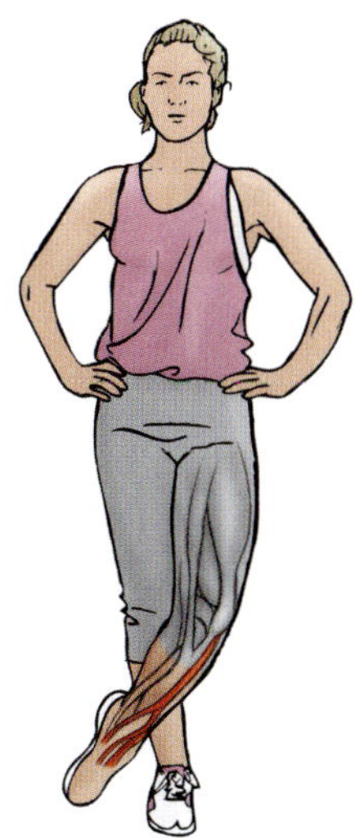

Aufrecht stehen und die Zehenspitzen des einen Fußes vor den anderen Fuß stellen. Das andere Bein langsam beugen, um den Knöchel in Richtung Boden zu drücken.

KAPITEL 17

Sportverletzungen des Fußes

ANATOMIE UND PHYSIOLOGIE

Der Fuß besteht aus 26 kleinen Knochen. Die sieben Fußwurzelknochen (Tarsalien) bilden den Knöchel, wobei die beiden größten – der Kalkaneus (das Fersenbein) und der Talus – das Körpergewicht tragen. Der Talus sitzt zwischen Tibia, Fibula und Kalkaneus. Tibia und Fibula ruhen auf dem Talus, der wiederum auf dem Kalkaneus ruht. Die anderen Fußwurzelknochen sind Kahnbein, inneres Keilbein, mittleres Keilbein, äußeres Keilbein und Würfelbein (Kuboid). Die fünf Mittelfußknochen (Metatarsalien) sind lange schmale Knochen, die den Spann oder die Sohle des Fußes ausmachen. Die Zehenknochen bestehen aus kurzen, schmalen Knochen. Der große Zeh hat zwei Gelenke, die anderen Zehen haben je drei.

Die Sesambeine des Fußes befinden sich auf der Plantaroberfläche des ersten Mittelfußknochenkopfes. Sie sind kugelförmig und in die Sehne des Flexor hallucis brevis (FHB) eingebettet. Sie verringern die Reibung und führen die Sehne, um die vom FHB produzierte Kraft zu übertragen, sodass der Mensch beim Gehen und Laufen mit den Zehen abstößt. Die Sesambeine helfen außerdem, die Knochen des großen Zehs anzuheben und das Körpergewicht zu tragen.

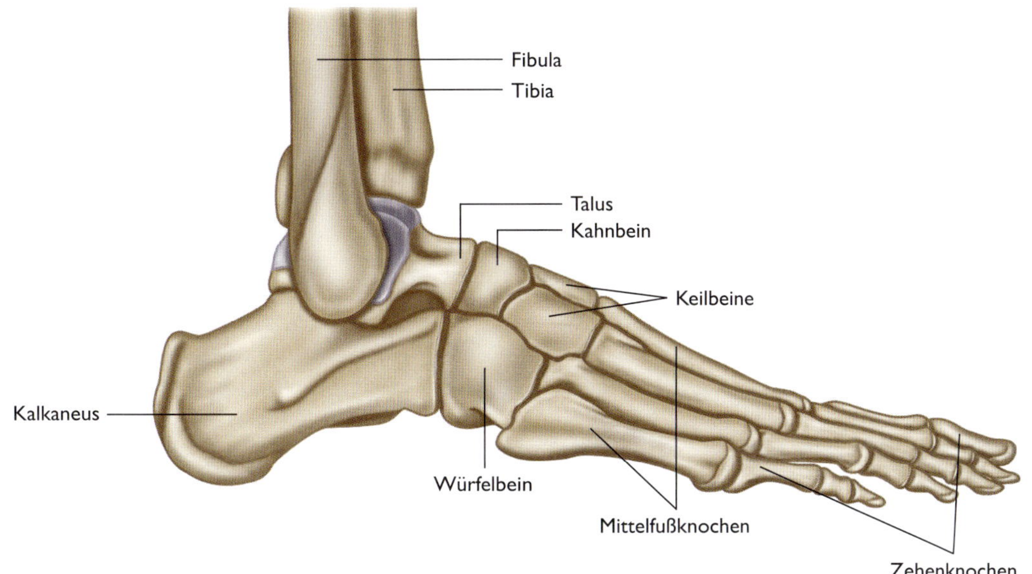

Die Knochen des rechten Fußes: Seitenansicht

Da es zwischen den Knochen des Fußes so viele Gelenke gibt, werden sie meist in Gruppen beschrieben: Subtalargelenk (zwischen Talus und Kalkaneus), Intertarsalgelenke (zwischen Talus, Kahnbein, Würfelbein und Keilbeinen), Tarsometatarsalgelenke (zwischen Keilbeinen, Würfelbein und Mittelfußknochen), Großzehengrundgelenk und Interphalangealgelenk.

Zusätzlich zu den Bändern, die die vielen Gelenke zwischen den nebeneinanderliegenden Fußknochen stabilisieren, verlaufen starke Bänder kreuzweise über die Plantaroberfläche (die Fußsohle).

Der Fuß ist keine rigide Struktur. Die Knochen senken sich bei Gewichtsbelastung ab, beim Gehen werden sie proniert und supiniert. Diese dynamische Beweglichkeit wird durch die medialen und lateralen Längsgewölbe und zwei Quergewölbe unter den Tarsal- und Metatarsalknochen unterstützt. Die Gewölbe kommen durch die Form der Fußknochen zustande und werden von kräftigen Bändern (das Ligamentum calcaneonaviculare plantare des medialen Gewölbes ist eines der klinisch wichtigsten Bänder) und den Muskeln in Fuß und Unterschenkel unterstützt.

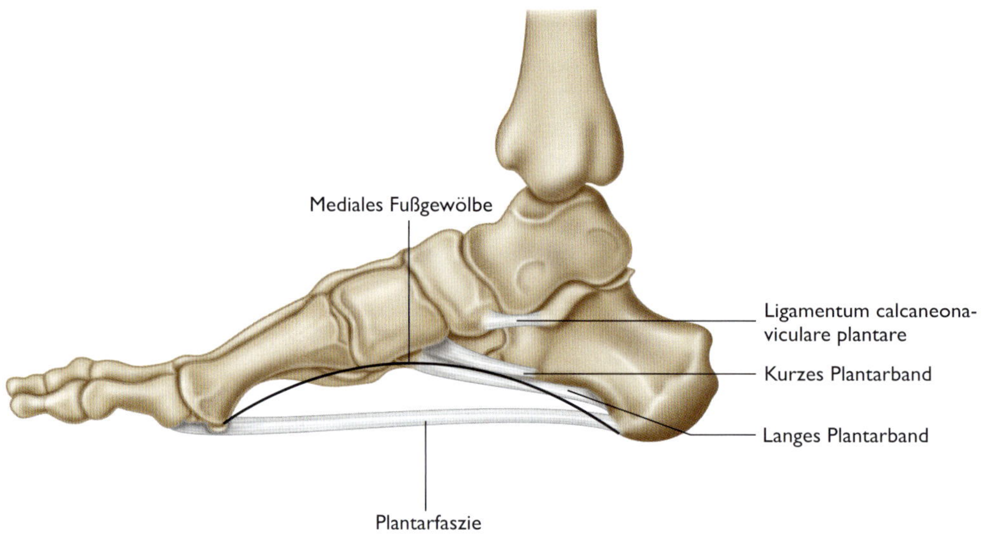

Das mediale Fußgewölbe

Faszienbänder (Rentinaculum) halten die Sehnen der Muskeln in Fuß und Unterschenkel um den Knöchel herum an ihrer Position. Die Plantarfaszie ist eine dicke, kräftige kollagene Bänderschicht, die sich vom Kalkaneus bis zu den Zehengliedknochen erstreckt. Sie sorgt für eine Polsterung und strukturelle Unterstützung des Fußes wie der Fußgewölbe und agiert als Verbindungspunkt für die vielen Muskeln im Fuß.

Der Fuß wird von zahlreichen Muskeln gesteuert. Einige davon beginnen schon im Unterschenkel. Andere sind intrinsisch: Das heißt, sie beginnen im Fuß selbst. Zusammen mit der Gelenkstruktur ermöglichen sie eine breite Vielfalt von Bewegungen in Fuß und Knöchel, unter anderem das Strecken und Anziehen (Plantarflexion) des Knöchels und der einzelnen Zehenknochen.

Das Ein- und Auswärtsdrehen geschieht im Subtalargelenk zwischen Kalkaneus und Talus. Der ganze Fuß kann von der Mittellinie des Körpers adduziert und abduziert, die Zehen können auseinandergestreckt oder zusammengezogen werden. Bewegungen, die mehrere Gelenke umfassen, sind die Drehung des Fußes am Knöchel sowie Pronation und Supination. M. extensor hallucis longus (EHL) und M. extensor digitorum longus (EDL) sind die wichtigsten Streckmuskeln der Zehen. Ihre Sehnen führen über die Vorderseite von Knöchel und Fuß und sind mit den Zehengelenken verbunden. Sie sorgen für die Dorsiflexion des Fußes und arbeiten den Beugemuskeln entgegen. Die Beugemuskelgruppe, die aus M. flexor hallucis longus (FHL) und M. flexor digitorum longus (FDL) besteht, besitzt Sehnen, die hinter dem Schienbeinknöchel und unter dem Fuß entlangführen sowie mit den Zehen verbunden sind. Diese Muskeln ermöglichen die Plantarflexion von Fuß und Zehen.

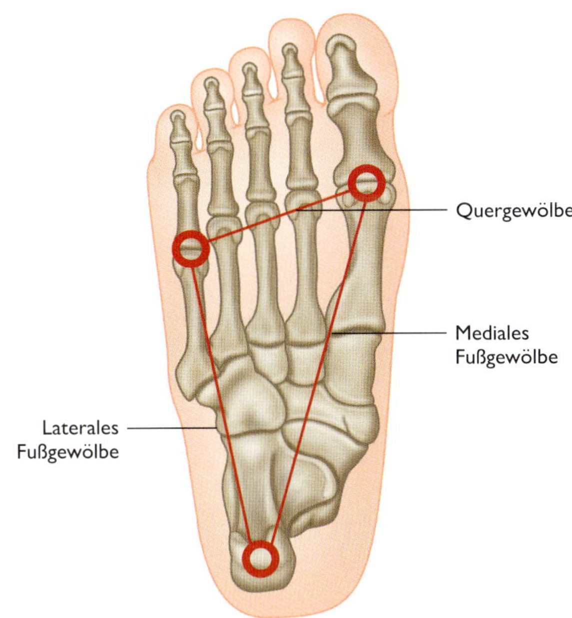

Die drei Gewölbe im Fuß

In der Fußsohle gibt es vier Muskelschichten. Die erste Schicht ist die oberflächlichste, die bei Belastung dem Boden am nächsten ist und aus M. abductor hallucis (Großzehenspreizer), M. flexor digitorum brevis sowie M. abductor digiti minimi besteht. M. abductor digiti minimi bildet den lateralen Rand der Fußsohle. Die zweite Schicht besteht aus aus Mm. lumbricales pedis und M. quadratus plantae sowie den Sehnen von M. flexor hallucis longus und M. flexor digitorum longus. Die dritte Schicht besteht aus M. flexor hallucis brevis, M. adductor hallucis und M. flexor digiti minimi brevis. Die vierte Schicht liegt am tiefsten und besteht aus den vier Mm. interossei dorsales, den drei Mm. interossei plantales sowie den Sehnen von M. tibialis posterior und M. peroneus longus.

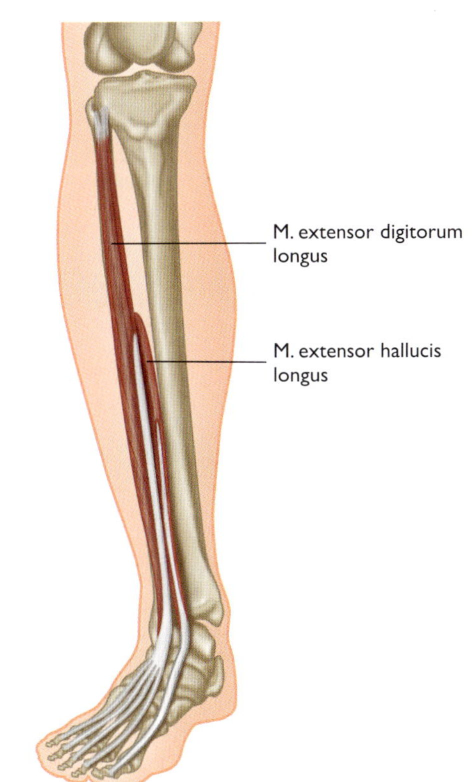

Die wichtigsten Streckmuskeln der Zehen

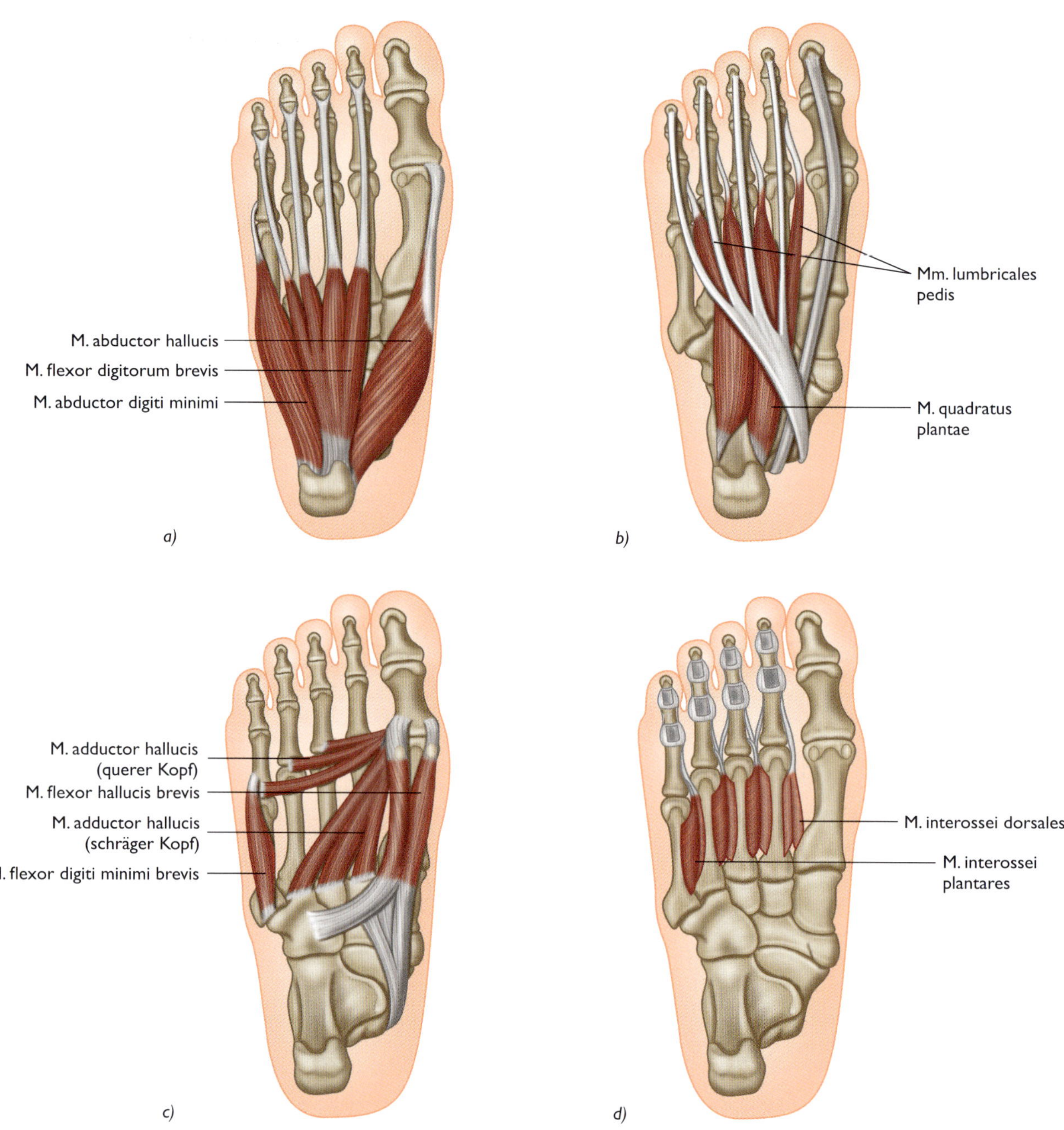

Die vier Muskelschichten im Fuß: a) erste Schicht, b) zweite Schicht, c) dritte Schicht, d) vierte Schicht

Eine Fußfraktur kann an allen 26 Knochen geschehen, tritt jedoch meist an den Mittelfußknochen auf, wenn eine direkte Kraft auf ihren Schaft einwirkt. Sportarten, bei denen man heftig landet oder mit anderen kollidiert, stellen für den Fuß ein Risiko dar. Sportler mit geringerer Knochendichte durch Nährstoffmangel, Osteoporose (oder ausbleibende Menstruation bei Frauen) sind anfälliger für Frakturen.

Ursache der Verletzung
Trauma der Fußknochen, zum Beispiel durch Sturz, Schlag, Zusammenstoß oder Verdrehen.

Anzeichen und Symptome
Schmerzen, auch sehr starke Schmerzen, mit und ohne Belastung. Schwellung und Verfärbung. Eventuell Verformung an der gebrochenen Stelle. Gegebenenfalls wird das Gehen unmöglich. Taubheit in Fuß oder Zehen.

Komplikationen bei Nichtbehandlung
Eine nicht behandelte Fraktur kann die Blutgefäße und Nerven an und um die Frakturstelle beschädigen. Die Knochen heilen falsch oder gar nicht ab. Schwäche und Instabilität des Fußes sind die Folge.

Erstbehandlung
Sportliche Aktivität sofort beenden. Kühlen, hochlegen, eventuell ruhigstellen. Ärztlich behandeln lassen.

Rehabilitation und Prävention
Wenn der Schmerz abgeklungen ist, sollten die Muskeln, die während der Heilung nicht bewegt wurden, sorgfältig gedehnt werden. Auch eine Kräftigung ist ein Muss, um weitere Frakturen im Fuß zu vermeiden. Ein direktes Trauma sollte auf jeden Fall vermieden werden. Auch die Wahl der richtigen Schuhe hilft, eine solche Verletzung zu vermeiden.

Langfristige Prognose
Wenn der Bruch vollständig abheilt, wird der Knochen meist kräftiger als zuvor. Komplizierte/mehrfache Brüche oder Frakturen, nach denen die Knochen nicht mehr richtig ausgerichtet sind, müssen chirurgisch mit Stiften versehen werden, damit die Knochen sich während der Heilung nicht verschieben. Wenn die Bänder betroffen sind, erhöht sich das Risiko einer erneuten Verletzung.

107: BURSITIS AN DER FERSE

Der Fersenschleimbeutel (Bursa) liegt zwischen der Achillessehnenverbindung und dem Kalkaneus (Fersenbein) und hilft beim »Schmieren« und Polstern der Sehne, wenn sie über den Knochen gleitet. Er wird gereizt, wenn Knöchel und Fuß wiederholte Bewegungen ausführen, zum Beispiel beim Gehen, Laufen oder Springen. Die Reibung, die beim Auf und Ab der Sehne über dem Schleimbeutel verursacht wird, wenn beim Abdrücken des Fußes gleichzeitig eine kräftige Plantarflexion stattfindet, quetscht den Schleimbeutel zwischen Sehne und Knochen ein und kann zu einer Entzündung führen.

Auch alte Schuhe oder solche in falscher Größe (an der Ferse zu eng) sowie eine Überpronation des Fußes können zu Problemen mit dem Schleimbeutel und der Achillessehne führen.

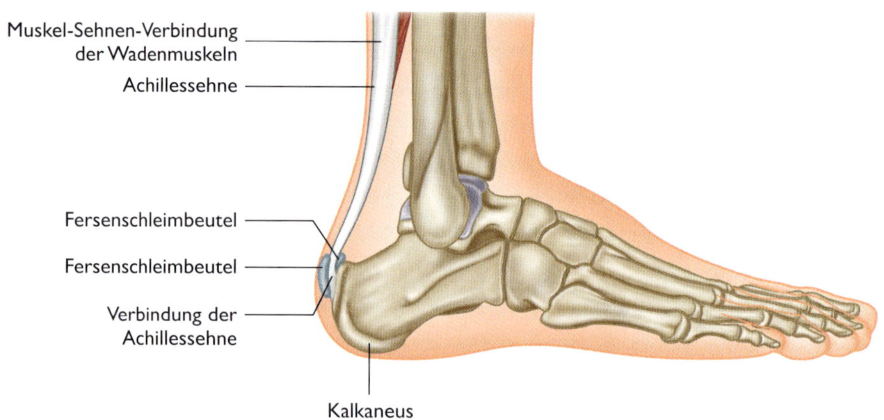

Ursache der Verletzung

Wiederholte Belastung der Bursa durch Reibung der Achillessehne beim Gehen, Laufen oder Springen. Zu schnelle Steigerung der Dauer oder Entfernung. Falsches Schuhwerk. Fehlstellung beim Gehen (Überpronation). Verletzung der Achillessehne.

Anzeichen und Symptome

Schmerzen, insbesondere beim Gehen, Laufen oder Springen. Druckempfindlichkeit im Fersenbereich. Rötung und leichte Schwellung an der Ferse.

Komplikationen bei Nichtbehandlung

Der Schleimbeutel kann reißen, wenn die Verletzung nicht behandelt wird. Dieser vollständige Riss könnte wegen vermehrter Reibung zu anderen Problemen mit der Achillessehne führen. Aufgrund der Schmerzen kann es schwierig werden, sich beim Gehen, Laufen oder Springen auf die Zehenspitzen zu stellen.

Erstbehandlung

Sportliche Aktivitäten, die Schmerzen verursachen, einstellen. Kühlen. Entzündungshemmer.

Rehabilitation und Prävention

Eine Kräftigung der Wadenmuskeln und eine Dehnung der Unterschenkelmuskeln unterstützen die Heilung. Um das Fitnessniveau zu halten, sollten Sportarten ausgeübt werden, die den schmerzenden Bereich nicht belasten. Kräftige, flexible Muskeln und ein richtiges Aufwärmen sorgen dafür, dass die Bursitis nicht erneut auftritt.

Langfristige Prognose

Durch richtige Behandlung und Ruhe sollte die Entzündung vollständig abheilen. In seltenen Fällen muss die Flüssigkeit, die sich durch die Entzündung angesammelt hat, abpunktiert werden. Ein operativer Eingriff ist nur erforderlich, wenn die Bursitis auf Ruhe und Rehabilitation nicht reagiert.

Stressfrakturen im Fuß werden üblicherweise durch wiederholte Belastung der Fußknochen verursacht. Laufen oder Springen auf hartem Boden, eine zu schnelle Veränderung der Dauer und Wegstrecke des Trainings oder müde Muskeln, die den Aufprall nicht mehr abfedern können, führt zu kleinen Rissen im Knochen, die schließlich eine Stressfraktur nach sich ziehen können.

Eine Stressfraktur kann an allen Fußknochen auftreten, geschieht jedoch meist an den Mittelfußknochen. Auch der Kalkaneus kann verletzt werden, wenn falsche Schuhe getragen werden oder eine alte Verletzung nicht ausgeheilt wurde. Ein Schwachpunkt im Knochen durch eine vorherige Verletzung oder eine Knochenneustrukturierung kann ebenfalls eine Stressfraktur nach sich ziehen.

Ursache der Verletzung

Wiederholtes Trauma der Fußknochen. Ein geschwächter Knochenbereich durch vorherige Verletzung oder andere Probleme. Ermüdung der Muskeln, sodass sie den Aufprall nicht mehr abmildern können.

Anzeichen und Symptome

Schmerzen an der Frakturstelle. Schmerzen bei Belastung; in schweren Fällen wird das Gehen unmöglich. An der Frakturstelle kann auch eine Schwellung auftreten. Verlust der Funktion des Fußes möglich.

Komplikationen bei Nichtbehandlung

Es kann zu schwereren Stressfrakturen (inklusive vollständigem Knochenbruch) kommen. Schwellungen und Entzündungen können zu Blutzirkulations- und Nervenproblemen im Fuß führen. Der Schmerz kann schlimmer werden und zu Behinderung und Arbeitsunfähigkeit führen.

Erstbehandlung

RICER (S. 46) anwenden. Entzündungshemmende Medikamente.

Rehabilitation und Prävention

Eine Kräftigung der Fußmuskeln hilft, die Auswirkungen von Körpergewicht und Stößen beim Auftreten zu verringern. Nach der Genesung ist eine langsame Rückkehr zur sportlichen Aktivität notwendig, um ein Wiederauftreten zu vermeiden. Richtige Schuhe, gute Aufwärmtechniken, eine Vermeidung harter Böden sowie eine kalziumreiche Ernährung beugen den Stressfrakturen vor.

Langfristige Prognose

Stressfrakturen heilen üblicherweise gut ab und haben bei korrekter Rehabilitation und Ruhe keine langfristigen Folgen. Die Frakturstelle ist nach dem Heilungsprozess meist kräftiger als zuvor. Nur in schweren Fällen, in denen der Knochen vollständig bricht und nicht auf Ruhigstellung und Rehabilitation reagiert, ist ein operativer Eingriff erforderlich.

Die Sehnen der Muskeln, die für das Beugen und Strecken der Zehen wie des Fußes verantwortlich sind, können gereizt werden und sich entzünden. Überbelastung, straffe Gegenspielermuskeln (Antagonisten) und/oder Wadenmuskeln, Fehlfunktionen des Gelenks oder ein anormaler Gang können zu dieser Sehnenentzündung führen. Die Strecksehnen sind häufiger betroffen, aber die Tendinitis an den Beugesehnen ist schmerzhafter und behindert mehr. Am häufigsten haben Tänzer darunter zu leiden.

Ursache der Verletzung

Tendinitis der Strecksehne: Straffe Wadenmuskeln, Überbeanspruchung der Streckmuskeln, abgesenkte Fußgewölbe.

Tendinitis der Beugesehne: Wiederholte Belastung der Sehne durch übermäßige Dorsiflexion (Streckung) des Fußes.

Anzeichen und Symptome

Tendinitis der Strecksehne: Schmerzen am Fußrücken und bei der Dorsiflexion. Eventuell Kraftverlust.

Tendinitis der Beugesehne: Schmerzen entlang der Sehne, im medialen Fußgewölbe und hinter dem inneren Fußknöchel. Schmerzen beim Gehen oder Anziehen der Zehen gegen einen Widerstand.

Komplikationen bei Nichtbehandlung

Eine nicht behandelte Sehnenentzündung kann zu einer Belastung der dazugehörigen Muskeln und einem vollständigen Riss der Sehne führen. Der Schmerz kann so stark werden, dass keine Aktivitäten mehr möglich sind.

Erstbehandlung

Beenden der Aktivitäten, die Schmerzen verursachen. Kühlen. Entzündungshemmer.

Rehabilitation und Prävention

Während der Ruhephase ist es wichtig, die Ursachen des Problems zu ermitteln. Ein Dehnen der Wadenmuskeln und des Tibialis anterior am Schienbein hilft, den Druck auf die Sehne zu verringern. Zur Vorbeugung trägt richtiges Aufwärmen und eine langsame Steigerung des Trainings bei. Orthopädische Einlagen können bei der Rückkehr zum Sport helfen, Probleme mit dem Fußgewölbe zu lösen.

Langfristige Prognose

Meist heilt eine Tendinitis durch Ruhe und Behebung der Ursachen vollständig ab. In seltenen Fällen ist ein operativer Eingriff erforderlich, um den Druck auf die Sehne zu verringern und die Entzündung zu lindern.

Die Verzweigungen des Plantarnervs verlaufen zwischen den Köpfen der Mittelfußknochen und innervieren die Zehen. Dort können sie zusammengedrückt werden, sodass Entzündungen und Schwellungen die Folge sind. Das Morton-Neurinom wird durch eine Schwellung des Nervs und Narbengewebe verursacht. Es zeigt sich durch Schmerzen, Brennen und/oder Taubheit der Plantarfläche des Fußes, üblicherweise zwischen dem dritten und vierten Mittelfußknochen.

Gehen, Laufen (insbesondere Sprinten) und Springen belasten die Mittelfußknochen wiederholt und können zur Entstehung eines Morton-Neurinoms führen. Auch Verformungen des Fußes, ein falscher Gang durch Überpronation oder zu enge Schuhe mit Kompression des Fußes können diese Krankheit verursachen.

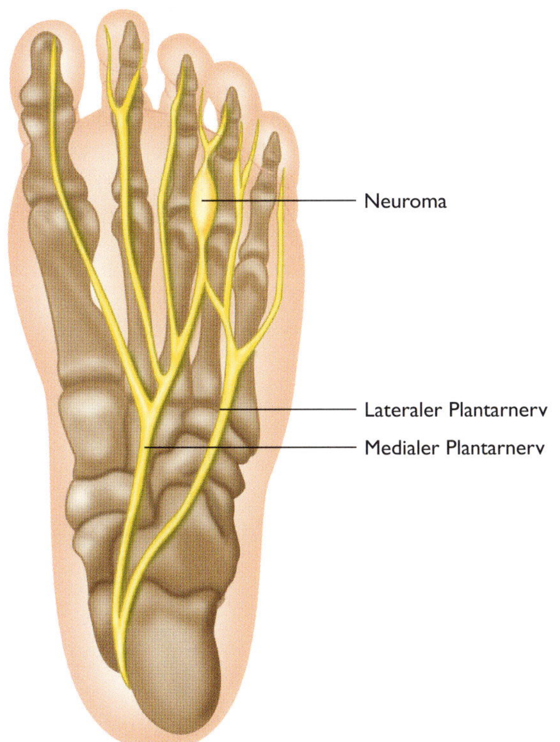

Ursache der Verletzung

Wiederholte Belastung oder Trauma des Fußballens durch Gehen, Laufen oder Springen. Pronation. Schuhe, die den Fuß zusammendrücken. Verletzungen der Mittelfußknochen des dritten und vierten Zehs.

Anzeichen und Symptome

Schmerzen und/oder ein Brennen im betroffenen Bereich. Möglicherweise Gefühlsverlust im dritten und vierten Zeh. Eventuell Taubheit, Kribbeln oder Krampf im Vorderfuß. Bei Gewichtsbelastung in Schuhen starke Schmerzen an der Außenseite des Fußes, die beim Barfußlaufen abebben.

Komplikationen bei Nichtbehandlung

Wenn das Neurinom nicht behandelt wird, können die Nerven dauerhaft geschädigt werden. Auch ein permanenter Gefühlsverlust in den Zehen kann die Folge sein. Die Schmerzen werden schlimmer und führen schließlich unter Umständen zu einer Behinderung.

Erstbehandlung

Aktivität einstellen oder variieren. Entzündungshemmer. Kühlen.

Rehabilitation und Prävention

Die Rückkehr zur sportlichen Aktivität sollte langsam geschehen, wiederholte Traumata des Vorderfußes sollten vermieden werden. Eventuell ist eine Polsterung bei Wiederaufnahme der sportlichen Aktivität sinnvoll. Am wichtigsten, um diese Verletzung zu vermeiden, ist die Verwendung richtiger Schuhe, in denen der Vorderfuß genug Platz hat. Schuhe mit Einengung der Zehen und Absatz sollten vermieden werden.

Langfristige Prognose

Wenn das Neurinom ordnungsgemäß behandelt wird, bleiben keine langfristigen Folgen zurück. Je länger die Verletzung nicht behandelt wird, desto länger dauert die Heilung. Ein operativer Eingriff kann notwendig sein, wenn eine konservative Behandlung nicht zum Erfolg führt.

Die Sesambeine in der Sehne des Flexor hallucis brevis am Kopfende des ersten Mittelfußknochens können verletzt werden und sich entzünden, ähnlich einer Tendinitis. Läufer, Tänzer und Baseball-Catcher sind für diese Verletzung anfällig. Eine zu schnelle Steigerung des Trainings führt zu einem zusätzlichen Trauma der kleinen Sesambeine.

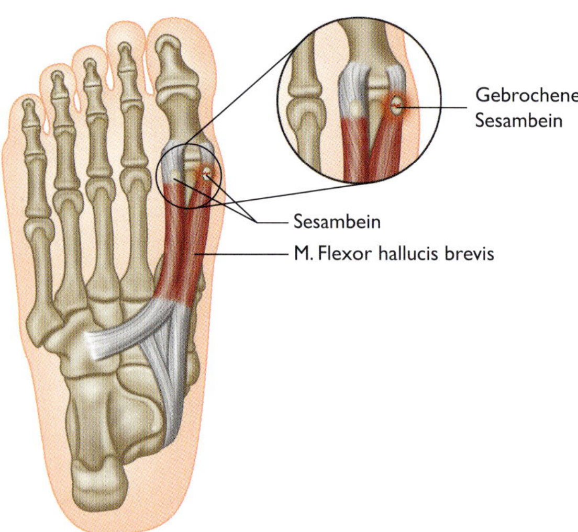

Ursache der Verletzung

Steigerung der Aktivität ohne ordentliches Training. Wenig natürliche Polsterung im Vorderfuß, sodass die Sesambeine ungeschützt sind. Hohes Fußgewölbe, das dazu führt, dass auf den Fußballen gelaufen wird.

Anzeichen und Symptome

Langsames Einsetzen des Schmerzes über dem Sesambein und der es umgebenden Sehne. Schmerzen werden bei Aktivität schlimmer.

Komplikationen bei Nichtbehandlung

Wenn diese Verletzung nicht behandelt wird, kann sie schlimmer werden, sodass der Schmerz zur Behinderung führt. Eine Entzündung der Sehne kann zu Reizungen des umgebenden Gewebes führen. Wie bei einer Tendinitis kann ein vollständiger Riss auftreten.

Erstbehandlung

Ruhe. Kühlen. Entzündungshemmer.

Rehabilitation und Prävention

Es sollten sportliche Aktivitäten ausgewählt werden, die den verletzten Bereich nicht belasten, damit er heilen kann, aber das Fitnessniveau aufrechterhalten. Eine Kräftigung der Muskeln im Unterschenkel unterstützt den Fuß. Polsterungen im Schuh können hilfreich sein, wenn mit dem Sport wieder begonnen wird. Eine graduelle Steigerung der Distanz oder Trainingsdauer sorgt dafür, dass die Sesamoiditis nicht erneut auftritt, ebenso wie ordentliches Aufwärmen vor dem Training. Orthopädische Einlagen korrigieren Probleme mit dem Fußgewölbe und können auch einer Sesamoiditis vorbeugen.

Langfristige Prognose

Die Sesamoiditis reagiert gut auf Ruhe und Entzündungshemmer. Eine vollständige Genesung ist zu erwarten. In seltenen Fällen, wenn die Krankheit auf konventionelle Behandlungen nicht reagiert, ist ein operativer Eingriff erforderlich.

Enge oder schlecht sitzende Schuhe können zu Schwellungen und einer Vergrößerung des Großzehengrundgelenks führen, Hallux genannt. Auch Verletzungen am großen Zeh, übermäßige Belastungen der Außenseite des Zehs und eine verringerte Kraftübertragung beim Gehen durch Probleme mit dem medialen Fußgewölbe sind ebenfalls mögliche Ursachen. Frauen entwickeln häufiger einen Hallux als Männer, weil sie häufiger enge Schuhe tragen. Ähnliches kann auf der Außenseite des kleinen Zehs auftreten und wird »Schneiderballen« genannt.

Eine Fußballenentzündung beginnt meist am inneren Bereich des Zehengrundgelenks, das Zeh und Fuß verbindet. Wenn durch enge Schuhe, eine Verletzung oder andere Erkrankung Druck auf den Zeh ausgeübt wird, sodass er nach innen gedrängt wird, entzündet und vergrößert sich das Gelenk. Auch der Schleimbeutel (Bursa) über der Innenseite des ersten Mittelfußknochenkopfs entzündet sich. Der erste Mittelfußknochen bewegt sich nach medial, während der Zeh sich nach lateral zum zweiten Zeh bewegt, manchmal sogar unter ihn gleitet und eine Hallux-valgus-Fehlstellung erzeugt.

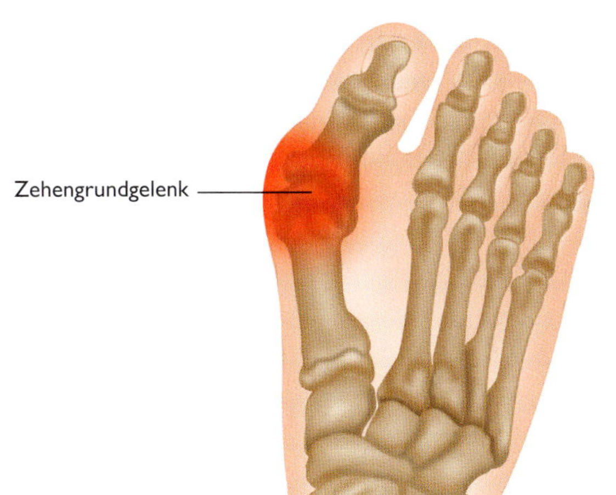

Ursache der Verletzung

Eng sitzende Schuhe. Unbehandelte Verletzung des großen Zehs oder ungewohnter Druck auf die Außenseite des ersten Zehens. Überpronation des Fußes.

Anzeichen und Symptome

Schwellung am Grundgelenk des großen Zehs. Hallux-valgus-Fehlstellung. Rötung und Druckempfindlichkeit im betroffenen Bereich. Schmerzen beim Gehen.

Komplikationen bei Nichtbehandlung

Fußballenentzündungen, die nicht behandelt werden, können zu weiteren Komplikationen wie Bursitis, Schwierigkeiten beim Gehen, Arthritis und chronischen Schmerzen führen. Hallux-valgus-Fehlstellungen können aufgrund der Fehlstellung weitere Probleme nach sich ziehen.

Erstbehandlung

Enge Schuhe entsorgen und stattdessen Schuhe tragen, in denen mehr Platz ist, insbesondere beim Sport. Eine gute Polsterung des Bereichs kann die Schmerzen etwas erträglicher machen. Entzündungshemmer.

Rehabilitation und Prävention

Bei der Fußballenentzündung ist Prävention besonders wichtig. Schuhe mit genug Platz für den Fuß sowie eine Polsterung des betroffenen Bereichs beim Sport helfen. Unnötiger Druck sollte vermieden und selbst die kleinste Zehenverletzung behandelt werden.

Langfristige Prognose

Fußballenentzündungen reagieren recht gut auf Behandlung. Wenn dies einmal nicht der Fall ist und die Funktion des Fußes stark eingeschränkt wird, ist zur Korrektur eventuell ein operativer Eingriff erforderlich, nach dem, je nach Verfahren, die Heilung fast sofort oder erst nach mehreren Monaten geschieht.

Die Hammerzehe wird so genannt, weil sie ähnlich wie ein Hammer oder eine Klaue aussieht. Das Zehengrundglied (meist das des zweiten Zehs) wird am Grundgelenk überstreckt (Dorsiflexion), während das Mittelglied am proximalen Interphalangealgelenk stark gebeugt wird. Auch das distale Endglied kann überstreckt sein. Diese Kombination übt starken Druck auf den Fußballen aus, sodass die Oberseite des Mittelglieds am Schuh reibt. Hornhaut oder Hühneraugen entstehen aufgrund des Drucks des Zehen gegen den Schuh.

Schlecht sitzende Schuhe können genauso die Ursache dieser Störung sein wie eine Schwäche in den intrinsischen Fußmuskeln oder Nervenschäden an den Beugemuskeln. Diabetes, ein Schlaganfall, Arthritis oder eine vorherige Verletzung führen ebenfalls gelegentlich zu einer fehlerhaften Flexion der Zehen.

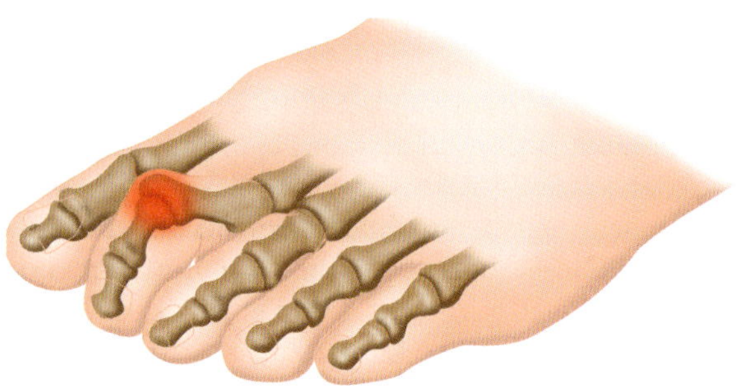

Ursache der Verletzung

Schlecht sitzende Schuhe. Muskel- oder Nervenschäden an den Beugemuskeln der Zehen.

Anzeichen und Symptome

Ein hammerähnliches Aussehen des Zehs. Schmerzen und Schwierigkeiten beim Bewegen des Zehs. Entwicklung von Hornhaut oder Hühneraugen am betroffenen Zeh.

Komplikationen bei Nichtbehandlung

Hammerzehen können zu anderen Problemen wie Arthritis, schmerzhaften Hühneraugen und Hornhaut sowie einer Tendinitis in der Beugesehne führen. Manchmal kann es unmöglich werden, den Zeh zu strecken.

Erstbehandlung

Schuhe mit mehr Platz für den Vorderfuß tragen. Entzündungshemmer.

Rehabilitation und Prävention

Ein Dehnen und Kräftigen der Zehen beschleunigt die Heilung und führt, falls die Zehen noch flexibel genug sind, zur richtigen Anordnung. Passende Schuhe und ein regelmäßiges Dehnen der Zehen helfen bei der Vorbeugung. Um die Schmerzen zu verringern, kann eine Polsterung oder Schiene eingesetzt werden.

Langfristige Prognose

Ein operativer Eingriff kann erforderlich werden, wenn der Zeh nicht mehr beweglich ist und andere Behandlungsmethoden nicht wirken.

Bei Schmerzen am Grundgelenk des großen Zehs kann eine Turf-Zehe die Ursache sein. Sportler und Sportlerinnen, bei denen der Zeh immer wieder gegen die Innenseite des Schuhs gestaucht wird oder die sich wiederholt beim Laufen oder Springen abstoßen, sind anfällig für diese Verletzung. Die Turf-Zehe entsteht meist durch eine erzwungene Überstreckung des Zehengrundgelenks. Der Name kommt vom englischen Begriff »turf« für »Rasen«, da die Turf-Zehe häufig bei Sportlerinnen und Sportlern auftritt, die auf Kunstrasen aktiv sind.

Die Turf-Zehe entwickelt sich am Grundgelenk des großen Zehs. Die Plantarfläche der Gelenkkapsel oder das Band reißt, sodass Instabilität und Schmerzen die Folge sind. Dies kann zu Dislokationen, Knorpelverschleiß und schließlich Arthritis führen. Die Sehnen, die über das Gelenk laufen, können auch beteiligt sind, ebenso wie die Gelenkkapsel, die reißen kann. Ein Anstoßen des Zehs, ein Abstoßen beim Laufen oder Springen bringt die Gelenkkapsel unter Stress und kann zu Rissen führen.

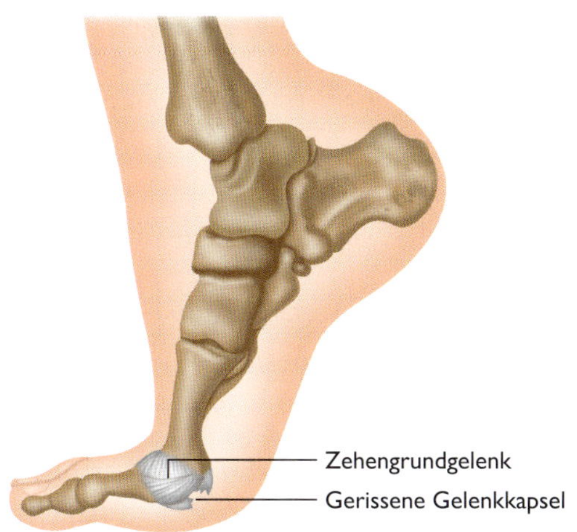

Ursache der Verletzung
Das Stoßen des Zehs gegen die Innenseite des Schuhs. Ein wiederholtes Abstoßen vom Zeh, besonders auf härterem Boden wie Kunstrasen.

Anzeichen und Symptome
Schmerzen am Zehengrundgelenk. Eventuell Schwellungen des Gelenks. Die Schmerzen verstärken sich beim Abstoßen.

Komplikationen bei Nichtbehandlung
Die Turf-Zehe kann zu chronischen Schmerzen führen und macht das Laufen oder Springen eventuell unmöglich. Unbehandelt können sich auch andere Probleme wie eine Zehendislokation oder Arthritis entwickeln.

Erstbehandlung
Ruhe. Kühlen. Entzündungshemmer.

Rehabilitation und Prävention
Wenn der Schmerz nachlässt, ist es wichtig, die Zehen zu kräftigen und ihre Beweglichkeit zu verbessern. Es kann auch helfen, die Richtung, in der beim Abstoßen Druck auf den Fuß ausgeübt wird, zu verändern. Wechselndes Training auf härterem und weicherem Boden verhindert die Entstehung dieser Störung. Spezielle Einlagen zur Unterstützung des Zehs können bei der Rückkehr zur sportlichen Aktivität sinnvoll sein. Die Wiederaufnahme eines vollständigen Trainings sollte jedoch langsam geschehen.

Langfristige Prognose
Die Turf-Zehe hat die Tendenz, erneut aufzutreten, wenn der Sport weiterhin auf der gleichen Bodenstruktur ausgeübt wird. In den meisten Fällen verschwinden die Schmerzen, und die normale Funktion kehrt wieder. In sehr seltenen Fällen ist ein operativer Eingriff erforderlich, um die Symptome zu lindern.

115: PLATTFUSS (PES PLANUS)

Beim Pes planus – dem Platt- oder Senkfuß – senkt sich der Fuß so ab, dass das mediale Längsgewölbe in Richtung Boden abfällt. Menschen mit Plattfüßen haben oft Schwierigkeiten, passende Schuhe zu finden, sodass es zu weiteren Problemen oder Störungen im Gang kommen kann. Das Gegenteil vom Plattfuß ist der Pes cavus oder Hohlfuß, der weniger häufig ist.

Beim Plattfuß steht die Abflachung des Gewölbes mit einer Überpronation im Zusammenhang, einer übermäßigen Einwärtsdrehung des Fußes und Knöchels, die oft zu anderen Verletzungen an Fuß, Knöchel und Knien, Hüfte und unterem Rücken führen kann. Das niedrige Gewölbe belastet die Wadenmuskeln wie den Innenknöchel und kann Knöchelzerrungen und das Schienbeinkantensyndrom begünstigen. Sportler mit Plattfüßen sollten die Kraft im Fußgewölbe und in den dazugehörigen Muskeln maximieren.

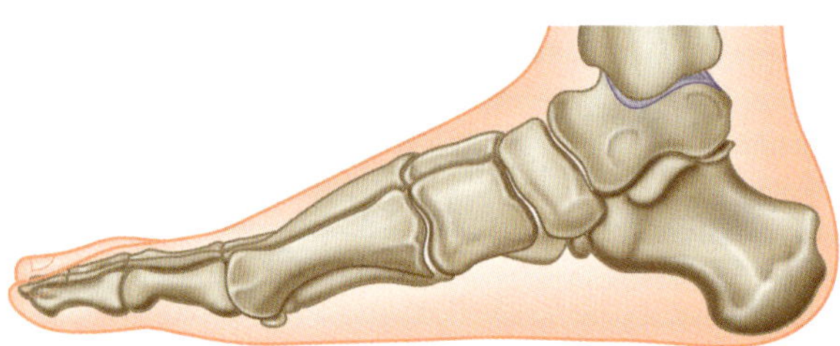

Ursache der Verletzung

Schwäche oder Instabilität der Muskeln, Sehnen und Bänder im Unterschenkel und Fußgewölbe. Kann vererbt sein, durch ein Trauma oder eine Krankheit hervorgerufen werden.

Anzeichen und Symptome

Tiefes, abgeflachtes Fußgewölbe, sodass die gesamte Fußsohle mit dem Boden in Kontakt kommt. Schmerzen in Fuß, Knöchel und Unterschenkel, insbesondere beim Gehen, Laufen oder bei langem Stehen.

Komplikationen bei Nichtbehandlung

Die meisten Menschen mit Plattfüßen haben keine Schmerzen oder andere Probleme, aber Sportler und Sportlerinnen oder anderweitig sehr aktive Menschen können Schmerzen verspüren und andere Strukturen in Fuß, Knöchel und Unterschenkel verletzen. Auch Fußballenentzündungen sind möglich.

Erstbehandlung

Wenn Schmerzen auftreten, helfen Ruhe und Aktivitäten, bei denen die Füße nicht belastet werden. Falls die Schmerzen fortbestehen, sollte die Sportmedizin oder die Podologie eine Fuß- und Ganganalyse durchführen.

Rehabilitation und Prävention

Kräftigungsübungen für Knöchel, Füße und Zehen sind der erste und wichtigste Schritt. Fußgymnastik (Spiele und Übungen für Füsse und Zehen) sowie Barfußlaufen auf Sand oder anderen unebenen Böden helfen bei der Kräftigung der Weichteile in Fuß und Unterschenkel. Richtig sitzende oder maßgeschneiderte Schuhe sowie orthopädische Einlagen unterstützen das Fußgewölbe und verhindern Verletzungen durch Instabilität des Fußes.

Langfristige Prognose

Bei einer korrekten Behandlung kann ein Großteil der Schmerzen behoben werden. Ein operativer Eingriff kann eine letzte Möglichkeit sein, wenn der Schmerz sehr stark ist und andere Behandlungen nicht helfen.

Beim Pes cavus oder Hohlfuß hat der Fuß ein klauenähnliches Aussehen. Menschen mit Hohlfüßen haben oft Schwierigkeiten, passende Schuhe zu finden, sodass es zu weiteren Problemen oder Gangstörungen kommen kann. Das Gegenteil vom Hohlfuß ist der Pes planus oder Plattfuß, der viel häufiger auftritt.

Beim Hohlfuß führt die übermäßige Höhe und fehlende Beweglichkeit des Längsgewölbes zu straffen Wadenmuskeln, einer höheren Belastung der Achillessehne und Schmerzen im Vorderfuß, da das Absetzen des Fußes die Mittelfußköpfchen belastet. Auch Wadenmuskeln und Außenknöchel sind betroffen. Sportler mit Hohlfuß sollten Übungen machen, um die Beweglichkeit des Fußgewölbes wie der dazugehörigen Muskeln zu maximieren, oder passendere Sportarten finden.

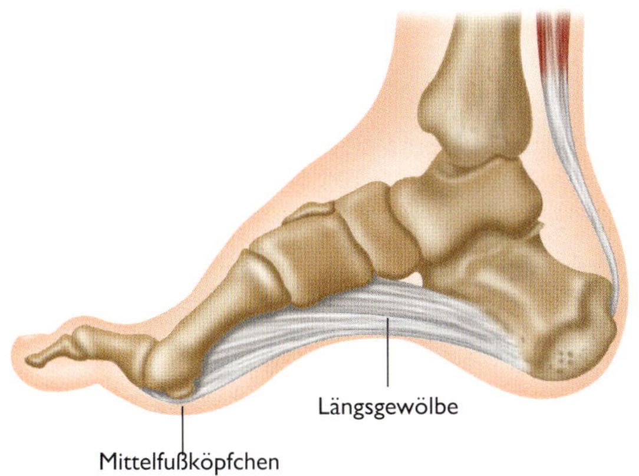

Ursache der Verletzung

Kann vererbt sein, durch ein Trauma oder eine neurologische Krankheit hervorgerufen werden. Der Hohlfuß ist auch eine mögliche Folge von Kontrakturen oder eines gestörten Muskelgleichgewichts.

Anzeichen und Symptome

Hohes, unbewegliches Fußgewölbe. Schmerzen im Fuß, insbesondere beim Gehen oder Laufen. Die Zehen können gebeugt sein.

Komplikationen bei Nichtbehandlung

Der Hohlfuß kann zu chronischen Schmerzen und möglicherweise Verletzungen an anderen Strukturen im Fuß führen. Eine Instabilität in Fuß und Knöchel ist häufig und kann Zerrungen und Verstauchungen verursachen.

Erstbehandlung

Wadenmuskeln und Fuß dehnen. Die Sportmedizin hinzuziehen, falls sehr schmerzhaft und eine Selbstbehandlung nicht hilft.

Rehabilitation und Prävention

Das Dehnen der Wadenmuskeln und des Fußes ist der erste und zugleich der wichtigste Schritt. Es sollten gut passende Schuhe getragen werden, um das Fußgewölbe zu unterstützen und Verletzungen durch Instabilität des Fußes zu vermeiden. Eine Kräftigung der Muskeln im Unterschenkel hilft ebenfalls bei der Unterstützung des Fusses. Falls ein operativer Eingriff erforderlich ist, müssen nach der Ruhigstellung Kraft und Beweglichkeit der Muskeln wiederhergestellt werden.

Langfristige Prognose

Bei einer korrekten Behandlung sollte ein Großteil der durch den Hohlfuß verursachten Schmerzen zu beheben sein. Ein operativer Eingriff kann bei starken Schmerzen sinnvoll sein, wenn keine andere Behandlung hilft.

Die Plantarfasziitis kommt von einer Überlastung der Plantarfaszie oder Aponeurosis plantaris am Ansatz auf dem Kalkaneus. Die Plantarfaszie ist eine kräftige, fibröse Platte, die von der Tuberositas des Kalkaneus zu den Köpfen der Mittelfußknochen führt. Sie unterstützt das Längsgewölbe des Fußes, dient als Muskelansatz und polstert die Fußknochen ab.

Wiederholte Knöchelbewegungen, insbesondere bei zu straffen Wadenmuskeln, können die Plantarfaszie am Kalkaneus reizen. Schmerzen treten dabei meist an der Ferse auf, insbesondere nach langer Ruhezeit. Das Gehen oder Laufen auf harten Böden steigert das Risiko für diese Verletzung. Platt- oder Hohlfüße sowie falsche Schuhe können ebenfalls eine Plantarfasziitis verursachen.

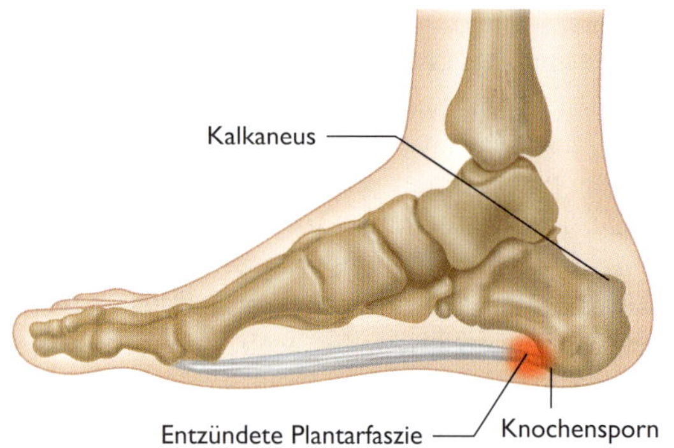

Ursache der Verletzung

Laufen auf hartem Boden. Schlecht sitzende Schuhe. Probleme mit dem Fußgewölbe. Trainingsfehler. Überbelastung. Überpronation. Geringe Beweglichkeit der Wadenmuskeln (M. gastrocnemius, M. soleus und M. plantaris) und der Achillessehne..

Anzeichen und Symptome

Schmerzen unter der Ferse, insbesondere nach dem Sport und nach längerer Ruhezeit. Während der Aktivität kann sich der Schmerz verringern, kommt danach jedoch wieder zurück.

Komplikationen bei Nichtbehandlung

Eine nicht behandelte Plantarfasziitis kann zu chronischen Schmerzen führen, die Änderungen im Geh- oder Laufverhalten nach sich ziehen. Dies wiederum kann Probleme mit Knie, Hüfte und unterem Rücken verursachen.

Erstbehandlung

Ruhe. Kühlen. Ultraschall. Entzündungshemmer. Dann Wärme und Massage zur Verbesserung der Blutzirkulation und schnelleren Heilung.

Rehabilitation und Prävention

Ein Dehnen der Achillessehne und der Plantarfaszie hilft bei einer schnellen Heilung und der Vermeidung eines erneuten Auftretens. Bei der Rückkehr zur sportlichen Aktivität kann anfangs das Tragen orthopädischer Einlagen sinnvoll sein. Eine Kräftigung der Muskeln im Unterschenkel schützt die Faszie und verhindert ein Wiederauftreten.

Langfristige Prognose

Die Plantarfasziitis heilt nach einigen Wochen oder Monaten meist vollständig ab. Corticosteroid-Injektionen können erforderlich sein, falls die Erstbehandlung nicht funktioniert.

Ein Fersensporn ist eine Spitze oder ein Stachel aus Knochen am Kalkaneus. Fersensporne werden oft mit Plantarfasziitis in Zusammenhang gebracht, obwohl sie auch allein auftreten können. An anderen Knochen kann es ebenfalls zu Spornbildungen kommen.

Wenn ein Teil des Knochens verletzt oder gereizt wird, wird Kalzium an diesen Punkt geleitet, um ihn zu stärken. Diese Kalziumablagerungen entwickeln sich zu Knochenspornen. Im Fuß können sich die Fersensporne an der Unterseite des Kalkaneus bilden sowie dort, wo die Sehnen und Bänder an den Knochen befestigt sind. Die Knochensporne reizen die Sehnen, die darüber führen, sodass diese sich entzünden und den Sporn noch vergrößern.

Sportler mit alten Verletzungen oder Reizungen der Sehnen-Knochen-Verbindungen haben ein größeres Risiko, einen Knochensporn zu bekommen.

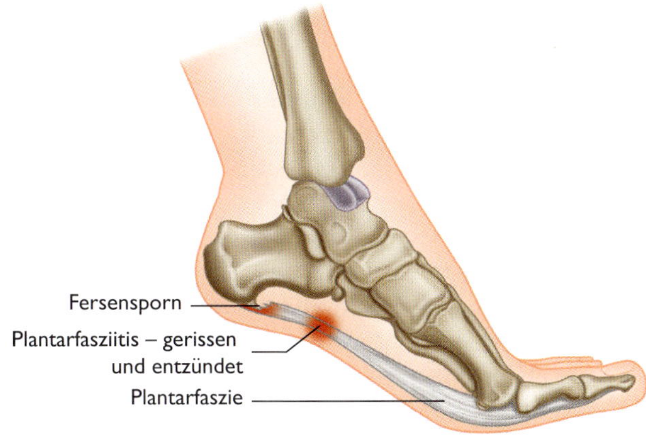

Ursache der Verletzung

Reizung der Plantarfaszie an der Verbindungsstelle zum Kalkaneus. Unbehandelte kleine Knochenverletzung. Kalziumablagerungen an der Außenseite eines gesunden Knochens.

Anzeichen und Symptome

Schmerzen und Druckempfindlichkeit an der Ferse. Schaben oder Klicken, wenn die Sehne über den Sporn läuft.

Komplikationen bei Nichtbehandlung

Ein Fersensporn kann die Sehne verletzen, die darüber gleitet, was zu einer weiteren Entzündung führt und den Sporn vergrößert.

Erstbehandlung

Aktivitäten einstellen, die Schmerzen verursachen. Entzündungshemmende Medikamente.

Rehabilitation und Prävention

Die Ursachen herausfinden, die für die Reizung der Plantarfaszie verantwortlich sind. Ein Dehnen der betroffenen Muskeln und Sehnen beschleunigt die Heilung. Orthopädische Hilfsmittel wie Fersenschalen verringern die Belastung des Kalkaneus und können eingesetzt werden, wenn die sportlichen Aktivitäten wiederaufgenommen werden sollen. Selbst kleinste Verletzungen am Fuß sollten behandelt werden, damit sich keine Fersensporne entwickeln.

Langfristige Prognose

Fersensporne reagieren gut auf Ruhe und Rehabilitation. Orthopädische Einlagen können sinnvoll sein, um die Symptome zu lindern und bei der Heilung zu helfen. Ein operativer Eingriff ist gelegentlich erforderlich, wenn die Symptome auf eine konservative Behandlung nicht reagieren.

119: BLUTUNG UNTER DEM NAGEL (SUBUNGUALES HÄMATOM)

Ein subunguales Hämatom ist eine Blutung unter dem Zehennagel, die durch eine Verletzung oder Infektion des Nagelbetts verursacht wird. Meist geht ihm eine Quetschung voran. Die entstehende Bluttasche kann klein bleiben oder sich unter dem ganzen Nagel ausbreiten.

Der Nagel dient eigentlich zum Schutz des darunterliegenden Nagelbetts, aber bei einem Quetschtrauma, einem Fremdkörper unter dem Nagel oder einer Infektion kann das weiche Nagelbett trotzdem verletzt werden, sodass es zu einer Blutung kommt. Da der Nagel eine harte Oberfläche bildet, bleibt die Blutung darunter. Durch den erhöhten Druck entstehen Schmerzen. Abhängig vom Schweregrad der Verletzung kann auch der Knochen darunter betroffen sein.

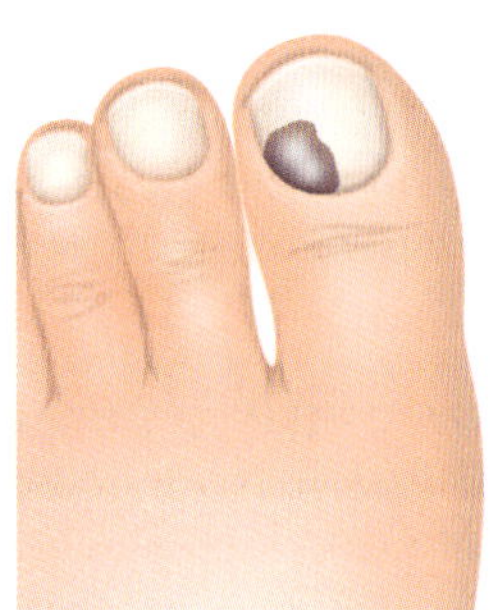

Ursache der Verletzung

Quetschverletzung am Zeh. Fremdkörper unter dem Nagel, der das Nagelbett verletzt. Infektion unter dem Nagel, die zu einer Blutung führt.

Anzeichen und Symptome

Schmerzen und Druckgefühl unter dem Nagel. Rote, rötlich braune oder andere dunkle Verfärbung unter dem Nagel.

Komplikationen bei Nichtbehandlung

Die Blutung und der dadurch entstehende Druck unter dem Nagel kann das Gewebe verletzen und mit der Zeit zu einer Nekrose führen. Der Nagel kann abfallen, was wiederum bei falscher Behandlung eine Infektion nach sich ziehen kann. Wenn der Knochen gebrochen war, bleibt womöglich ein chronischer Schmerz zurück.

Erstbehandlung

Ruhe, Kühlen und Hochlegen. Wenn der Nagel abfällt, muss der Bereich gut geschützt und abgedeckt werden. Wenn infolge eines Quetschtraumas eine Fraktur vermutet wird, sollte medizinischer Rat eingeholt werden.

Rehabilitation und Prävention

Während der Behandlung muss eventuell der Nagel entfernt werden, oder er fällt von selbst ab, sodass das Nagelbett freiliegt. Es ist wichtig, diesen Bereich gut zu schützen, um Infektionen zu vermeiden und eine Heilung zu ermöglichen. Eventuell ist eine Polsterung des Zehs hilfreich. Stöße gegen die Zehen sollten vermieden werden. Die Zehen sollten bei sportlichen Aktivitäten geschützt werden.

Langfristige Prognose

Ein subunguales Hämatom reagiert normalerweise gut auf Behandlung. In Fällen, in denen mehr als 25 Prozent des Nagelbetts betroffen sind und der Druck nicht nachlässt, muss durch einen Arzt das Blut aus dem Nagelbett abgeleitet werden. Wenn eine Infektion die Ursache ist, sind eventuell orale oder lokale Antibiotika notwendig.

Ein eingewachsener Zehennagel kann überaus schmerzhaft sein. Ursache dafür sind Traumata des Zehs, schlecht sitzende Schuhe oder eine falsche Nagelpflege. Beim Zehennagel handelt es sich um eine Platte aus Hornhaut, die normalerweise nach außen und weg von der Zehenbasis wächst. Sie besteht aus Epithelschichten aus der Glanzschicht (Stratum lucidum) der Haut. Wenn der Nagel zu nah an der Basis geschnitten wird oder abbricht, kann er an der Seite in die Haut wachsen oder die Haut kann über den Zehennagel wachsen.

Verletzungen wie ein Anstoßen des Zehs oder eine Zehenfraktur können bewirken, dass der Zeh in die Haut wächst. Zu enge Schuhe üben Druck auf die Außenseite des Zehs aus, sodass die Haut über den Nagel wächst. Schmerz und Infektion können auch von der Haut kommen, die über den Nagel wächst oder vom Nagel, der seitlich in die Haut wächst. Rötungen und Schwellungen an der Außenseite des Zehs können auch beobachtet werden.

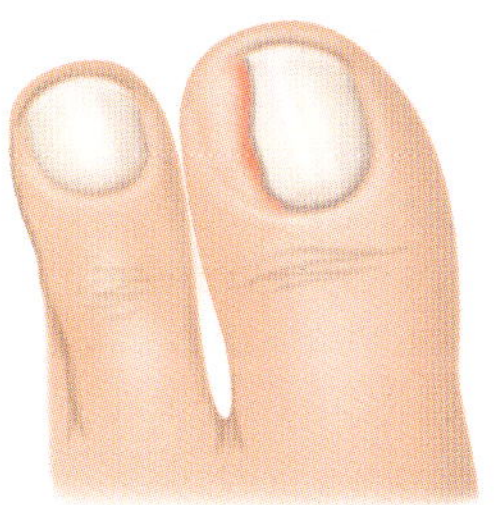

Ursache der Verletzung

Trauma des Zehs, zum Beispiel durch Anstoßen. Enge oder schlecht sitzende Schuhe. Eine falsche Nagelpflege.

Anzeichen und Symptome

Schmerzen. Rötung und Schwellungen im betroffenen Bereich. Eiter oder andere Anzeichen für eine Infektion.

Komplikationen bei Nichtbehandlung

Wenn ein eingewachsener Zehennagel nicht behandelt wird, kann er sich infizieren, und diese Infektion kann nach und nach auf den ganzen Zeh oder sogar Fuß übergreifen. Der Schmerz kann chronisch werden, sodass bestimmte Schuhe nicht mehr getragen werden können. Eventuell entwickelt sich ein Hinken.

Erstbehandlung

Fuß in warmem Wasser einweichen. Enge Schuhe entsorgen. Während des Tages die Füße trocken halten. Hilfe bei der Fußpflege durch einen Podologen einholen.

Rehabilitation und Prävention

Bei der Behandlung eines eingewachsenen Nagels ist es wichtig, weitere Traumata oder Verletzungen zu vermeiden. Socken wechseln, um die Füße trocken zu halten. Schuhe sollten immer genug Platz für Zehen und Vorderfuß lassen, um die Heilung zu beschleunigen und ein erneutes Auftreten zu vermeiden. Auch ein Schutz vor weiteren Traumata ist wichtig. Wenn der Fuß angestoßen oder anderweitig verletzt wurde, ist es wichtig, die Zehennägel auf Brüche und Stellen zu untersuchen, an denen der Nagel in die Haut drückt.

Langfristige Prognose

Eingewachsene Zehennägel reagieren üblicherweise gut auf die Behandlung und heilen vollständig ab. In manchen Fällen können sie wiederholt auftreten, wenn die Ursache des Problems nicht behoben wird. Falls eine Infektion aufgetreten ist, die nicht auf eine konservative Behandlung reagiert, kann ein operativer Eingriff erforderlich sein, um einen Teil oder den ganzen Zehennagel sowie das infizierte Gewebe zu entfernen.

Springen

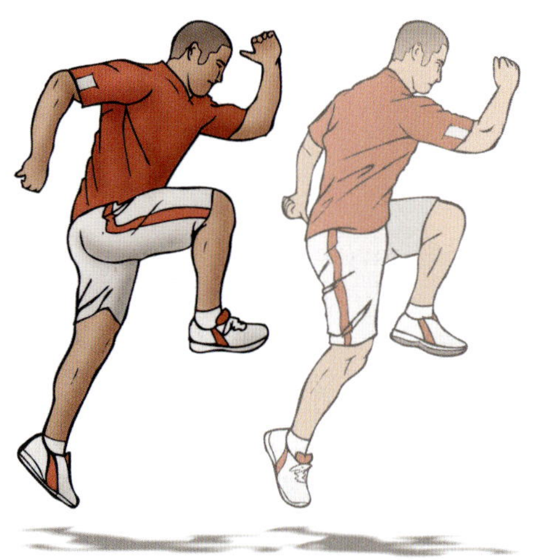

Im Laufen ein Knie hoch anheben. Wiederholt nach oben und vorn springen, dabei vom hinteren Fuß abstoßen. Die Arme mit übertriebenen Bewegungen mitführen.

Wadenmuskeldehnung für den M. soleus

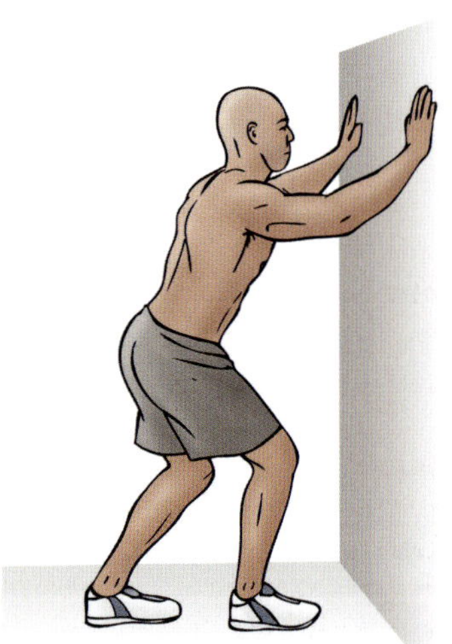

Aufrecht stehen und mit den Händen an der Wand abstützen. Einen Fuß hinter den anderen stellen. Bei beiden Füßen müssen die Zehen nach vorn zeigen. Fersen auf dem Boden halten. Das hintere Bein beugen und sich gegen die Wand lehnen.

Zickzack-Shuffle

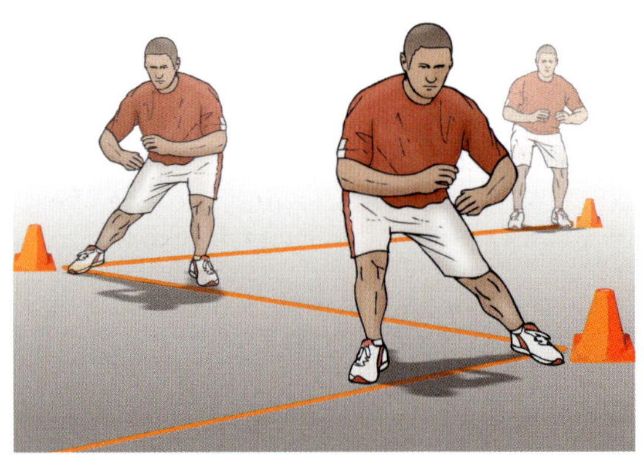

Den Oberkörper leicht nach vorn lehnen und den Fuß nach außen schieben, um links und rechts die Kegel zu erreichen.

Fußdehnung

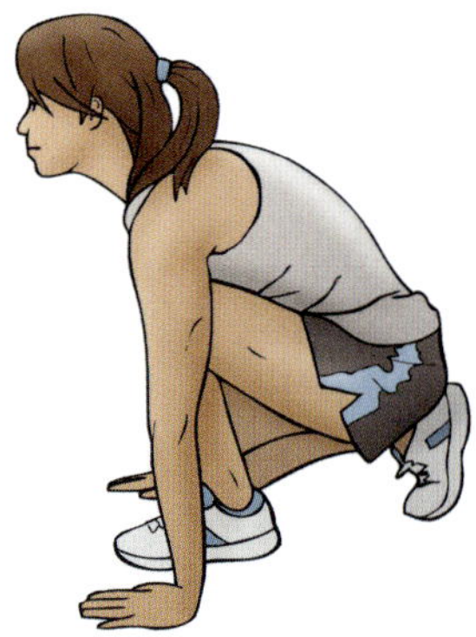

Auf einem Fuß knien, die Hände auf dem Boden. Das Körpergewicht über das Knie bringen und das Knie langsam nach vorn schieben. Die Zehen des anderen Fußes auf dem Boden halten und dehnen.

Glossar

Abrasion Abtragen oder Abschürfen äußerer Hautschichten; Schürfwunde.

Achilles-Tendinitis Entzündung der Achillessehne.

Adhäsive Kapsulitis Schmerzhafte Schulterentzündung zwischen der Gelenkkapsel und dem peripheren Gelenkknorpel des Glenohumeralgelenks der Schulter; führt zu Schmerzen, Steifheit und eingeschränkter Beweglichkeit. Auch als »Frozen Shoulder«-Syndrom bekannt.

Akute Verletzung Spontanes Auftreten von Beschwerden aufgrund eines plötzlichen Verletzungsereignisses.

Arthropathie Gelenkerkrankung jeder Art.

Atrophie Abbau oder Zersetzung von Gewebe durch Krankheit, mangelnde Bewegung oder Unterernährung.

Artikuläre Dysfunktion Störung, Blockade oder Fehlform eines Gelenkes

Avulsionsfraktur Bruch, bei dem sich ein Knochenfragment am Sehnenansatz vom Hauptknochen löst, oft aufgrund übermäßiger Zugkräfte.

Baker-Zyste Ausstülpung hinter der Kniekehle, verursacht durch Austritt von Synovialflüssigkeit in die popliteale Bursa.

Bandscheibenvorfall Riss in der Bandscheibe, durch den ihr weicher Kern nach außen tritt. Die Bandscheibe verformt sich, verändert ihre Lage und drückt auf die vom Rückenmark abgehenden Nerven – oder sogar auf das Rückenmark selbst.

Blase Flüssigkeitsansammlung unter der Haut, die durch Reibung an harten oder rauen Oberflächen entstehen kann, durch die sich die Epidermis von der Dermis löst.

Blumenkohlohr Hämatom (Bluterguss) zwischen Perichondrium und Knorpel des Außenohres.

Bursa (synovialis) Ein mit Synovialflüssigkeit gefüllter Gewebesack, der typischerweise als Schleimbeutel zwischen Sehnen und Knochen zu finden ist, Druck umverteilt und Reibung reduziert.

Bursitis Schleimbeutelentzündung, wie z.B. subakromiale Bursitis (in der Schulter).

Callus, auch **Kallus** Schwiele, Verhärtung der Haut, meistens durch ein körperliches Trauma.

Chondralfraktur Fraktur (Absprengung) am Gelenkknorpel eines Gelenkes.

Chondromalacia patellae Degenerative Erkrankung des Gelenkknorpels der Patella durch abnormale Druck- oder Abriebkräfte.

Chronische Verletzung Eine sich langsam entwickelnde Erkrankung mit anhaltenden Symptomen, die in einen schmerzhaften Entzündungszustand gipfelt.

Colles-Fraktur Fraktur von Elle und Speiche proximal zum Handgelenk, was zu einer Verschiebung des distalen Segments in dorsaler und radialer Richtung führt.

De Quervain's Tenosynovitis Entzündliche Tenosynovitis der Abductor pollicis longus- und Extensor pollicis brevis-Sehnen im Daumen.

Dehnung/Überdehnung Verletzung von Muskel- oder Bändergewebe.

Diffuse Verletzung Verletzung, die sich über einen großen Körperbereich erstreckt, meistens hervorgerufen durch Unfälle bei niedrigen Geschwindigkeiten unter Hochdruckkräften.

Diskogene Schmerzen Schmerzen, die durch Verletzungen oder Verschiebungen von Bandscheiben oder Kniescheiben verursacht werden.

Diskopathie Erkrankungen der Bandscheibe.

Efferente Nerven Nerven, die Reize aus dem zentralen Nervensystem übertragen.

Entzündung Abwehrreaktion auf Gewebeschäden, die durch Schmerzen, Schwellungen, Rötungen, Hitze und Funktionsverlust gekennzeichnet sind.

Epikondylitis Auch bekannt als »Tennisellenbogen«. Lokal begrenztes Schmerz- (Überlastungs-) syndrom an der äußeren Seite des Ellenbogens.

Epiphysenfraktur Fraktur der Epiphyse (Wachstumsplatte eines langen Knochens) bei Kindern und Jugendlichen; kann zu einem verzögerten Knochenwachstum führen.

Erythem Rötung der Haut durch erhöhte Blutfülle in den Kapillaren.

Fasziitis Entzündung des Fasziengewebes, das die Muskeln umgibt.

Fersensporn Knochenspornbildung am Fersenbein.

Fraktur Knochenbruch oder -anbruch.

Frozen Shoulder-Syndrom siehe Adhäsive Kapselentzündung.

Ganglionzyste Gutartige, runde, schwammige Beulen unter der Haut, häufig auf der dorsalen Seite des Handgelenks.

Gehirnerschütterung Durch gewalttätiges Schütteln oder Erschüttern des Gehirns kommt es zu einer sofortigen, normalerweise vorübergehenden Beeinträchtigung seiner neurologischen Funktionen.

Gelenksdysfunktion Störung, Beeinträchtigung oder Anomalie eines Gelenks.

Golferarm oder **Golferellenbogen** Periostentzündung am medialen Epicondylus des Humerus durch Überbeanspruchung (z.B. beim Golfen) durch Greifen, Beugen und Pronieren des Unterarms.

Hallux Der erste oder große Zeh.

Hallux rigidus Schmerzhafte Flexionsdeformität der Großzehe, bei der es zu Bewegungseinschränkungen im Großzehengrundgelenk kommt.

Hallux valgus Schiefstand der Großzehe zur zweiten Zehe.

Hämatom Lokale Masse aus Blut und Lymphe im Gewebe.

Hammerzehe Fehlstellung der Zehen in Hyperextension/Hyperflexion.

Hinteres Kompartment-Syndrom Schmerzen und verminderte Funktionsfähigkeit durch Kompression der Gefäße in den hinteren Faszienlogen des Unterschenkels.

Hüftgelenkssyndrom, auch **Schnapphüfte** In der Bewegung wird ein schnappendes Gefühl an der Hüfte gehört oder gefühlt.

Ilio-tibiales Band-Syndrom, auch **ITBS** oder **Läuferknie** Ein durch Überbeanspruchung entstehendes Schmerzsyndrom der unteren Extremitäten, das sich vom Beckenkamm der Hüfte bis unter das Knie erstrecken kann.

Impingement-Syndrom Funktionsbeeinträchtigung der Gelenkbeweglichkeit durch Degeneration oder Einklemmung von Kapsel- oder Sehnenmaterial, häufig auf chronische Schulterzustände bezogen, die durch wiederholte Überkopfaktivität verursacht werden. Betroffen sind das Labrum glenoidale, der lange Bizepskopf und die subacromiale Bursa.

Innervation Nervale Versorgung eines Gewebes.

Ischämie Lokaler Sauerstoffmangel durch verminderte Durchblutung.

Ischias Schmerzen im Verlauf des Ischiasnervs durch Bandscheibenvorfall, muskel- oder facettenbedingte Gelenkerkrankungen oder die Kompression durch den M. Piriformis.

Kalzifizierende Tendinitis Entzündung und Kalzifizierung der Muskelsehnen, wird am häufigsten in der Rotatorenmanschette der Schulter diagnostiziert.

Kapsulitis Entzündung einer Gelenkkapsel.

Karpaltunnelsyndrom Kompression des N. medianus beim Durchtritt durch den Karpaltunnel; führt zu Schmerzen und Kribbeln in der Hand.

Knochenbruchheilungsstörung Fraktur, bei der sich die Heilung verzögert oder der Knochen nicht wieder korrekt zusammenwächst.

Kollateralband siehe Ligamentum collaterale

Kompartmentsyndrom Zustand, bei dem ein erhöhter intramuskulärer Druck die Durchblutung und Funktion der Gewebe innerhalb der Faszienloge behindert. Häufig bei Überanstrengung und oft im vorderen Schienbeinbereich.

Kompression oder **Druckkraft** Axialbelastung, die (Gewebe-) Druck auf eine Struktur erzeugt.

Kontraindikation Eine gesundheitliche Ausgangssituation, die durch eine bestimmte Behandlung nachteilig beeinflusst werden würde.

Kontraktur Verwachsung eines immobilisierten Muskels, die zu einem verkürzten kontraktilen Zustand führt.

Kontusion Kompressionsverletzung mit Ansammlung von Blut und Lymphe in einem Muskel. Auch bekannt als blauer Fleck.

Krallenzehe Zehendeformität mit dorsaler Subluxation der Zehen 2–5. Häufig bei Patienten mit rheumatoider Arthritis, verbunden mit Schmerzen beim Gehen und einem schlurfenden Gangbild.

Kreuzbänder Große Bänder, die das Knie in anteroposteriorer Richtung durchkreuzen.

Lähmung Teilweiser oder vollständiger Verlust der Fähigkeit, ein Körperteil zu bewegen.

Larson-Johansson-Syndrom Entzündung oder teilweiser Abbruch der Patella- (Kniescheiben-) Spitze durch Zugkräfte an der Sehne

Läsion Jeder pathologische oder traumatische Gewebeschaden bzw. Funktionsverlust eines Teils des Gewebes.

Lazeration Glatte oder zerklüftete Risswunde der Haut, die sich durch Unterhautgewebe, Muskeln und damit verbundene Nerven und Blutgefäße ziehen kann.

Leistenbruch Vorwölbung von Baucheingeweiden durch einen geschwächten Teil der Bauchwand.

Ligamentum collaterale oder **Kollateralband** Große Bänder, die die mediale und laterale Seite eines Gelenks verbinden.

Lordose Die konkave Krümmung der Wirbelsäule im Lendenwirbelbereich.

Mallet-Finger oder **Hammerfinger** Ausriss der Streckensehne vom distalen Fingerknochen durch starke Flexion.

Meniskus Knorpelscheibe im Knie, die die Gelenkbelastung reduziert.

Meralgia paraesthetica Nervenkompressionssyndrom. Einklemmung des Nervus cutaneus femoris lateralis, eines seitlichen Oberschenkelnervs am Leistenband, was zu Schmerzen und Taubheitsgefühlen an der Außenfläche des Oberschenkels in der vom Nerv versorgten Region führt.

Metatarsalgie Über den Mittelfußköpfchen der Füße auftretende, oft belastungsabhängige Schmerzen.

Mikrotrauma Kleinere Verletzung des Gewebes des muskuloskelettalen Systems.

Mobus Sever Überdehnungsverletzung oder Osteochondrose in der Fersenbeinapophyse bei Jugendlichen.

Morbus Osgood-Schlatter Entzündung oder teilweiser Abriss des Ligamentum patellae an der Tibiaapophyse, ausgelöst durch Traktionskräfte.

Morton-Neuralgie Schmerzen im Bereich der Mittelfußknochen , die durch die Kompression von Ästen der Plantarnerven durch die Mittelfußköpfchen verursacht werden.

Morton-Neurom Verdickung und Fibrose, die eine Kompression des Plantarnervs im Fuß verursacht, was zu einer Morton-Neuralgie führen kann.

Muskelspindel Verkapselter Rezeptor im Muskel, der wie ein Sinnesorgan die Dehnung im Muskelgewebe registriert.

Myositis ossificans Ansammlung von Kalziumablagerungen im Muskelgewebe.

Myositis Entzündung des Bindegewebes im Muskel.

Neuritis Nervenentzündung.

Neuropathie Funktionsstörung oder pathologische Veränderung eines Nervs.

NSAID Nicht-steroidales entzündungshemmendes Antirheumatikum.

Ödem Ansammlung von Lymphflüssigkeit im Gewebe, die dadurch verursacht wird, dass das lymphatische System die Lymphe nicht richtig abtransportiert

Osteitis Entzündung eines Knochens, die zu Vergrößerung, Berührungsempfindlichkeit und einem stumpfen, dauernden Schmerz führt.

Osteoarthritis. Nicht entzündliche Gelenkerkrankung, gekennzeichnet durch Degeneration des Gelenkknorpels, Hypertrophie des Knochens an den Rändern und Veränderungen in der Synovialmembran, besonders bei älteren Menschen.

Osteochondritis dissecans Lokalisierte avaskuläre Nekrose, die daraus resultiert, daß sich Gelenkknorpel und subchondraler Knochen voneinander lösen.

Painful-Arc-Syndrom Schulterschmerz beim Anheben des Armes zur Seite im Winkel zwischen 60 und 120 Grad.

Passive Dehnung Dehnung von Muskeln, Sehnen und Bändern durch eine andere Dehnungskraft als der Spannung, die in den Antagonistenmuskeln erzeugt wird.

Patellofemorales Stress-Syndrom Ein schmerzhafter Zustand, bei dem das laterale Retinaculum patellae fest ist oder der M. vastus medialis schwach. Dies führt zu einem lateralen Abweichen und zu Druck auf die laterale Gelenkfläche der Patella.

Pes cavus Ungewöhnlich hohes mediales Fußgewölbe.

Pes planus Flacher Fuß (Plattfuß) oder eingesunkenes Fußgewölbe (kann flexibel oder fest sein).

Plantar-Faszie Spezialisiertes Faszienband, das die plantare Oberfläche des Fußes bedeckt und den Längsbogen des Fußgewölbes unterstützt.

Plyometrisches Training Spezielle, schnelle Form des Krafttrainings, die mit explosiven Bewegungen die Muskelkraft entwickelt.

Prognose Vorhersage des wahrscheinlichen Fortschritts oder der Folgen einer Verletzung.

Propriozeptoren Spezielle tiefe, sensorische Nervenzellen in Gelenken, Bändern, Muskeln und Sehnen, die empfindlich auf Dehnung, Spannung und Druck reagieren und für die Wahrnehmung der Stellung und Bewegung der Gelenke wie der Gliedmaßen im Raum verantwortlich sind.

Querkraft Eine Kraft, die parallel oder tangential zu einer Ebene wirkt, die durch ein Objekt verläuft.

Q-Winkel Winkel zwischen der Kraftlinie des M. quadriceps femoris und dem Ligamentum patellae.

Radikulopathie Erkrankung der Wurzeln der Spinalnerven

Rheumatoide Arthritis Autoimmunerkrankung, bei der das Immunsystem das körpereigene Gewebe angreift. Verursacht Entzündungen in vielen Körperregionen und Schäden an den Synovialgelenken.

Rotatorenmanschette Die SITS- (Supraspinatus-, Infraspinatus-, Teres minor- und Subscapularis-) Muskeln, die den Oberarmkopf in der Fossa glenoidalis halten und eine Oberarmrotation erzeugen.

RSI-Syndrom Verletzungssyndrom durch wiederholte Belastung. Bezieht sich auf alle Überbeanspruchungszustände wie Überlastung oder Tendinitis, in jedem Teil des Körpers.

Sacroiliitis Entzündung des Iliosakralgelenkes.

Seronegative Spondyloarthropathien Gruppe entzündlicher rheumatischer Erkrankungen, die eine Synovitis der peripheren Gelenke verursachen.

Sesambeine Kleine Knochen, die in Sehnen eingebettet sind – am größten ist die Patella.

Sesamoiditis Entzündung der Sesambeine des ersten Mittelfußknochens.

Skapulokostales Syndrom Schmerzen im oberen oder hinteren Teil des Schultergürtels als Folge einer langjährigen Veränderung der Beziehung zwischen Schulterblatt und hinterer Brustwand.

Skoliose Wirbelsäulenverkrümmung mit Drehung zur Seite

Somatischer Schmerz Schmerz aus Haut, Bändern, Muskeln, Knochen, Bindegewebe oder Gelenken.

Stressfraktur (Marschfraktur) Haarriss eines Knochens, verursacht durch übermäßige, wiederholte Beanspruchung.

Spasmus Vorübergehende Muskelkontraktion, Krampf.

Spondyloarthropathie Erkrankungen der kleinen Wirbelgelenke.

Spondylolisthesis, auch **Wirbelgleiten** Vorwärtsbewegung eines Wirbels über einen anderen.

Spondylolyse Fraktur eines Wirbels oder Spaltbildung (meist am Wirbelbogen).

Spondylose Degenerative Wirbelsäulenveränderungen durch Arthrose.

Spongiös Knochengewebe mit relativ geringer Dichte.

Spongiosa, auch **Trabekelsystem** Knochengewebe von relativ geringer Dichte.

Statische Dehnung Langsames, anhaltendes Muskeldehnen zur Steigerung der Flexibilität.

Stenose Anormale Verengung von Rohren oder Kanälen, z.B. Spinalkanalstenose, Verengung des Wirbelkanals, verursacht durch Knocheneinwachsungen in den Spinalraum.

Stress Die Verteilung von Anstrengung/Beanspruchung/Belastung innerhalb des Körpers.

Subunguales Hämatom Ansammlung von Blut unter dem Nagel.

Synovitis Entzündung einer Synovialmembran, insbesondere der eines Gelenks.

Tendinitis Sehnenentzündung.

Tendinopathie Erkrankung einer Sehne.

Tendinitis calcarea, auch **kalzifizierende Tendinitis** Entzündung und Verkalkung der Muskelsehne; häufig diagnostiziert in der Rotatorenmanschette des Schultergelenks.

Tennisarm Tendinitis der Streckmuskulatur des Unterarms am Ansatz des seitlichen Epikondylus des Oberarmknochens. Auch bekannt als laterale Epikondylitis.

Tenosynovitis Sehnenscheideentzündung.

Tiefe Venenthrombose (TVT) Die Bildung eines fest anhaftenden Blutgerinnsels in der Wand einer oder mehrerer der tiefen Venen des Unterschenkels.

Überlastungsverletzungen Jede Verletzung, die durch übermäßige, sich häufig wiederholende Bewegungen eines Körperteils verursacht wird.

Verstauchung Verletzung der Gewebebänder.

Quellen und Literaturhinweise

Quellen

Anderson, D.M. (chief lexicographer): 2003. *Dorland's Illustrated Medical Dictionary, 30th edition.* Saunders, an imprint of Elsevier, Philadelphia.

Anderson, M.K. & Hall, S.J.: 1997. *Fundamentals of Sports Injury Management.* Williams & Wilkins, Baltimore.

Arnheim, D.D.: 1989. *Modern Principles of Athletic Training.* Times Mirror, MO.

Bahr, R. & Maehlum, S.: 2004. *Clinical Guide to Sports Injuries.* Human Kinetics, Champaign.

Cramer, J.T., Housh, T.J., Weir, J.P., Johnson, G.O., Coburn, J.W. & Beck, T.W.: 2005. *The acute effects of static stretching on peak torque, mean power output, electromyography, and mechanomyography.* European Journal of Applied Psychology. Vol. 93: 5–6, 530–539.

Delavier, F.: 2001. *Strength Training Anatomy.* Human Kinetics, Champaign.

Dornan, P. & Dunn, R.: 1988. *Sporting Injuries.* University of Queensland Press, Queensland.

Jarmey, C.: 2008. *The Concise Book of Muscles, 2nd edition.* Lotus Publishing, Chichester.

Jarmey, C.: 2006. *The Concise Book of the Moving Body.* Lotus Publishing, Chichester.

Klossner, D.: 2006. *NCAA Sports Medicine Handbook.* The National Collegiate Athletic Association, IN.

Lamb, D.R.: 1984. *Physiology of Exercise.* Macmillan Publishing Co., New York.

Levy, A.M. & Fuerst, M.L.: 1993. *Sports Injury Handbook.* John Wiley & Sons, Inc., New York.

Micheli, L.J.: 1995. *Sports Medicine Bible.* HarperCollins Publishers, Inc., New York.

Norris, C.M.: 1998. *Sports Injuries: Diagnosis and Management.* Butterworth Heinemann, Oxford.

Reid, M.G.: 1994. *Sports Medicine Awareness Course.* Sports Medicine Federation, ACT, Australia.

Rushall, B.S. & Pyke, F.S.: 1990. *Training for Sports and Fitness.* Macmillan Education Australia, New South Wales.

Sports Medicine Australia: 1986. *The Sports Trainer.* Jacaranda Press, Queensland.

Tortora, G.J. & Anagnostakos, N.P.: 1990. *Principles of Anatomy and Physiology.* Harper & Row, New York.

United States Consumer Product Safety Commission: 2000. *Consumer Product Safety Review. Spring, Vol. 4: 4.*

Walker, B.E.: 1998. *The Stretching Handbook.* Walkerbout Health, Robina.

Walker, B.E.: 2006. *The Sports Injury Handbook.* Walkerbout Health, Robina.

Walker, B.E.: 2011. *The Anatomy of Stretching, 2nd edition.* Lotus Publishing, Chichester.

Literaturhinweise (alle erschienen im Verlag COPRESS SPORT, Grünwald)

Cole, Brian; Panariello, Rob; *Basketball Anatomie. Der vollständig illustrierte Trainings-Ratgeber zur Steigerung der Leistungsfähigkeit und Vermeidung von Verletzungen*

Davies, Craig; DiSaia, Vince; *Golf Anatomie. Illustrierter Ratgeber für mehr Kraft, Beweglichkeit und Ausdauer im Golf*

Ellsworth, Abigail; *Anatomie des Yoga. Der vollständig illustrierte Ratgeber für anatomisch richtiges Üben*

_dies. *Core Training Anatomie. Der Ratgeber für anatomisch richtiges Core-Training*

Greene Haas, Jacqui; *Dance Anatomie. Der vollständig illustrierte Ratgeber für Beweglichkeit, Kraft und Muskelspannung im Tanz*

Hansen, Derek; Kennelly, Steve; *Plyometrie Anatomie. Der vollständig illustrierte Ratgeber für die Entwicklung explosiver Kraft*

Isacowitz, Rael; Clippinger, Karen; *Pilates Anatomie. Illustrierter Ratgeber für Stabilität und Balance*

Kirkendall, Donald T.; *Fußball Anatomie. Der vollständige illustrierte Ratgeber für mehr Schnelligkeit, Kraft, und Beweglichkeit im Fußball*

McLEod, Ian; *Schwimmen Anatomie. Der vollständig illustrierte Ratgeber für Technik, Kraft, Schnelligkeit und Ausdauer*

Nelson, Arnold G.; Kokkonen, Jouko; *Stretching Anatomie. Der vollständig illustrierte Ratgeber für die anatomisch richtige Muskeldehnung und -kräftigung*

Niel-Asher, Simeon; *Referenzbuch Triggerpunkt Behandlung. Hilfe und Selbsthilfe*

Puleo, Joseph; Milroy, Patrick; *Laufen Anatomie Der vollständig illustrierte Ratgeber für Technik, Kraft, Schnelligkeit und Ausdauer*

Sovndal, Shannon; *Radsport Anatomie. Der vollständig illustrierte Ratgeber für Technik, Kraft, Schnelligkeit und Ausdauerigkeit und Beweglichkeit im Tennis*

Staugaard-Jones, Jo Ann; *Funktionelle Anatomie Yoga. Muskulatur, Asanas und Bewegungen*

Striano, Philip; *Anatomie des gesunden Rückens. Die besten Übungen für einen starken und schmerzfreien Rücken mit zahlreichen Fotos, Illustrationen und Tipps für die Hals-, Brust und Lendenwirbelsäule*

Thömmes, Frank; *Faszientraining. Physiologische Grundlagen, Trainingsprinzipien, Anwendung im Team- und Ausdauersport sowie Einsatz in Prävention und Rehabilitation*

Register

L

M

N

O

P

Q

R

S